介入诊疗器材应用与护理

Application and Nursing of Catheter Materials in Interventional Therapy

主　编　侯桂华　肖　娟　王　英

主　审　苏　晞　袁祖贻

北京大学医学出版社

JIERU ZHENLIAO QICAI YINGYONG YU HULI

图书在版编目（CIP）数据

介入诊疗器材应用与护理 / 侯桂华，肖娟，王英主编 . —北京：北京大学医学出版社，2021.4（2023.8 重印）
ISBN 978-7-5659-2389-0

Ⅰ . ①介…　Ⅱ . ①侯…②肖…③王…　Ⅲ . ①介入性治疗－医疗器械－临床应用②护理学　Ⅳ . ① R459.9

中国版本图书馆 CIP 数据核字（2021）第 057547 号

介入诊疗器材应用与护理

主　　编：侯桂华　肖　娟　王　英
出版发行：北京大学医学出版社
地　　址：（100191）北京市海淀区学院路 38 号　北京大学医学部院内
电　　话：发行部 010-82802230；图书邮购 010-82802495
网　　址：http://www.pumpress.com.cn
E-mail：booksale@bjmu.edu.cn
印　　刷：北京信彩瑞禾印刷厂
经　　销：新华书店
责任编辑：高　瑾　　责任校对：靳新强　　责任印制：李　啸
开　　本：889 mm×1194 mm　1/16　印张：23　字数：636 千字
版　　次：2021 年 4 月第 1 版　2023 年 8 月第 2 次印刷
书　　号：ISBN 978-7-5659-2389-0
定　　价：198.00 元

编委会名单

主　编：

侯桂华（北京大学第一医院）

肖　娟（西安交通大学第一附属医院）

王　英（武汉亚洲心脏病医院）

主　审：

苏　晞（武汉亚洲心脏病医院）

袁祖贻（西安交通大学第一附属医院）

副主编：

史震涛（北京大学首钢医院）

朱　丽（复旦大学附属中山医院）

药素毓（兰州大学第一医院）

温红梅（厦门大学附属心血管病医院）

赵文利（河南省人民医院•郑州大学人民医院）

郑明霞（四川大学华西医院）

张　勤（江苏省苏北人民医院）

李　芳（航天中心医院）

编　者：

王朝华（四川大学华西医院）

陈付利（四川省医学科学院•四川省人民医院）

李旭平（广西壮族自治区人民医院）

荆丽敏（北京电力医院）

居洁勤（宁波市第一医院）

陆剑嵘（南京大学附属南京鼓楼医院）

李晓明（北京中医药大学东直门医院）

梁青龙（贵州省人民医院）

张　艺（重庆北部宽仁医院）

周　舸（华中科技大学同济医学院附属同济医院）

庄海峰（徐州市中心医院）

张　月（武汉亚洲心脏病医院）

刘　旸（武汉亚洲心脏病医院）

白　婷（西安交通大学第一附属医院）

姚　亮（复旦大学附属中山医院）

张　蕾（南京大学附属南京鼓楼医院）

凌兴华（复旦大学附属中山医院）

任云霞（西安交通大学第一附属医院）

罗　轩（西安交通大学第一附属医院）

王微微（江苏省人民医院）

胡　晔（兰州大学第一医院）

邢尔坤（兰州大学第一医院）

马玉峰（河南省人民医院•郑州大学人民医院）

序

介入诊疗是临床治疗多种血管疾患的重要技术，近年来已在多领域深入拓展应用。在新技术开展的同时，医疗器材及介入诊疗材料也在日益增多，并在完成疾病诊断和治疗过程中发挥重要作用。由于介入手术种类多，介入诊疗应用导管材料各异，所以学习掌握各种导管材料的分类、功能、用途及特点是介入护士重要的专业技能。

工欲善其事，必先利其器。长期的工作实践已体现介入诊治中护士通过观察并及时准确配合术者使用和调整导管材料，可以使手术过程顺畅，进而保证患者安全，提升医疗护理质量。因此，不断学习导管材料的专业理论知识和掌握其使用技能，是临床护理发展的必然趋势。

随着科学技术的发展，越来越多的新理论、新知识、新技术运用到了护理领域，大大丰富了护理学的内容，加速了护理事业的发展。时代要求护理人员无论在知识上、技术上，还是个人修养上都应具有更高的素质。高素质护理人才应具备的能力包括：处理复杂临床问题的能力，健康指导能力，与人有效合作的能力，独立分析和解决问题的能力，评判性思维能力，获得信息和自学的能力，从事科研工作的能力。现代护理已不再是一项附属于医疗的技术性职业，护理专业成为健康服务系统的一个独立的分支，平行于医疗专业及其他健康服务专业。因而，护士成为健康服务系统中的重要一员，成为医生的合作伙伴、健康服务的参与者，在健康服务中发挥不可替代的重要作用。

2021 年 2 月

前　言

介入诊疗技术以其创伤小、恢复快等特点，在临床上得以广泛开展并应用于人体的各血管系统疾病和部分脏器疾病的治疗，介入诊疗技术的日趋成熟和更多新技术的不断应用有力地推动其向多层面、多领域深入拓展。能够完成介入诊疗使患者得到有效的治疗与医疗器材及介入诊疗材料不断创新完善息息相关。因此要求临床工作的医护人员要学习掌握器材的结构、分类分型、使用特点等知识。但由于介入诊疗技术应用领域广泛，器材耗材种类繁多，介入导管室护理及技术人员要努力学习掌握扎实的理论知识，提高器材规范使用的意识，掌握和总结使用规律，才能更好地配合介入诊疗术全程安全顺畅，用精湛的专业护理技能为患者提供优质的服务。

为了满足广大介入护理人员的需求，编委会组织了国内介入领域护理专家和骨干，依托中国心血管健康联盟，精心编写完成了本书。主要内容涵盖心血管介入、大血管介入、神经介入、周围血管介入、肿瘤介入、妇产科介入、非血管介入等介入诊疗材料应用和围术期护理；重点总结了介入手术室卫生环境要求和规范化操作，以及介入器械的分类、管理及使用等。旨在帮助介入一线护理人员更好地掌握介入临床护理专业知识，提高介入业务水平和护理技能，更好地为临床实践服务，并促进介入护理向专业化、同质化、高效化方向发展。

本书共 10 个章节，以图文并茂的形式全面介绍了各种介入诊疗导管材料的结构与特点，并解析导管材料作用。相信能使广大介入护理工作者快速掌握并用于临床实践，进一步帮助介入护理人员掌握各专科护理知识和专科技能。

最后，感谢全体编者的辛勤付出，在短时间内保证了本书编撰完成。感谢大家将对介入护理的热爱和多年积累的工作经验倾注于此书中。

由于自身学术造诣浅薄和临床实践的局限性，书中的内容难免存在疏漏、不足甚至失误之处，期盼读者们提出宝贵意见和批评指正，以促进介入护理在规范发展的道路上不断迈进，更好地为广大患者服务。

侯桂华　肖　娟　王　英

2021 年 2 月

目　　录

第一章 总 论
Chapter 1 Introduction

随着社会的快速进步和现代医疗技术的发展，日益成熟的介入诊疗技术已成为当前临床快捷有效地治疗各种疾患的医疗新学科。介入诊疗已成为目前应用最广泛、发展普及速度最快的诊疗技术之一。赋予传统意义上的内科诊疗与外科诊疗以崭新的内涵，同时改变了人们传统的医疗理念，成为21世纪临床医学发展的新趋势。大批的医学工作者从理念上提升、技术上改进，在临床实践中不断总结经验深入研发，使介入诊疗材料及相关器械更加精细，使得介入诊疗材料及相关器械有了划时代的发展，为临床应用不断提供更多的操作方便、使用灵活、创伤小、治疗效果良好的新型导管材料。从早期简单的导管材料应用到先进仪器设备及多种微创介入性治疗新材料、新器械应用于临床，介入诊疗范畴也在不断纵深拓展。介入医疗不断的快速发展不仅需要依赖于精湛的介入诊疗技术，也与各种介入导管材料及医疗仪器快速研发推进紧密相关。

工欲善其事，必先利其器。介入导管材料临床应用如同外科医生使用手术器械。性能良好安全可靠的导管材料具有输送顺畅、显影好、定位准确、创伤小、并发症少等特点。介入术者于术中得心应手地熟练操作不同的介入导管材料可以保证顺利到达治疗确定部位、精准安全地完成介入诊疗。因而优质良好的导管材料可以助力医生实施精准诊治，同时取得预期的临床治疗效果。

介入诊疗技术临床实践过程中，医、技、护紧密配合能够降低疾病并发症发生率和疾病复发率，减少住院时间，提高患者生命质量和生活满意度。伴随医疗发展介入护理已成为多层面、多学科融合且专业特色突出的护理学科。在临床工作中广大护理技术人员坚持努力学习新知识，掌握新仪器，了解新材料，不断提升专业技能，使护理在介入诊疗中起到了良好配合和技术支持的作用。由于介入手术种类较多，应用导管材料繁杂，所以学习掌握各种导管材料的性能及特点是介入护理重要的专业需求。

第一节 介入诊疗及介入器材概述

介入导管材料及医疗器械临床应用与人类的生命健康紧密相关，随着社会快节奏发展，疾病谱也发生了很大的变化，介入诊疗可以涉及的病种越来越多，广大患者对介入诊疗的认识逐渐提高，同时接受介入诊疗意愿增强等因素使得临床介入诊疗需求不断加大。随着介入诊疗技术不断提升和深入拓展，更多新技术的应用需求也在日益增长，新的医疗器材及介入诊疗材料不断涌现，并在完成疾病诊断和治疗过程中发挥重要作用。

一、介入诊疗术

介入诊疗是在医学影像指导下选择或超选择性血管造影、细胞穿刺和细胞病理学检查等新技术基础上发展起来的，包括几个方面：①利用导管技术在影像监视下对疾病进行非手术操作。②在影像监视下，利用经皮穿刺、导管插入等技术，取得组织学、细菌学、生理和病理资料，明确病变的性质。③在影像医学的引导下，完成不同部位及血管疾病的介入治疗。④提供新的给药途径和手术方法。与传统的给药途径和手术方法相比较，它更直接有效、简便微创。

介入诊疗术于国外始于 20 世纪 60 年代，大多是在 Seldinger 穿刺插管技术的基础上发展而来，目前它不仅用于血管系统疾病和出血的治疗，还广泛用于全身其他系统多种疾病的诊断和治疗。介入诊疗术发展历程简述如下：

1. 最早 Lussenhop 和 Spence 在 X 线引导下应用导管栓塞了一例动静脉畸形（AVM）。

2. 1964 年 Dotter 和 Judkin 推出一种经皮穿刺共轴扩张导管系统，扩张周围血管直到血管再通，但由于并发出血和栓塞概率高，没能推广应用。

3. 1973 年 Gruntzig 发明双腔带囊扩张导管，达到扩张狭窄血管的目的，从而使经皮腔内血管成形术（PTA）得到发展。

4. 在治疗肿瘤方面，1972 年 Rosch 对肝、肾恶性肿瘤进行栓塞。

5. 20 世纪 70 年代 Maddison 和 Spigos 对脾进行部分栓塞治疗脾功能亢进。

6. 1969 年 Kaude 经皮肝穿刺进行胆道外引流，1978 年 Hoevels 进行胆道内外引流及内支架植入术治疗胆道狭窄。

7. 1970 年 Christoffersen 和 1972 年 Oscarson 在 X 线或 CT、超声引导下行实质脏器的细针穿刺活检，脓肿引流等。

20 世纪 70 年代初，国内各学科将介入诊疗技术应用于临床，集中在心血管内科、神经外科、血管外科、肿瘤科、消化科、呼吸科、骨科、泌尿科、妇产科等多个系统疾病的诊断和治疗。尤其对以往认为不治或难治的病症，在影像学路径的引导下采取经皮穿刺插管，对患者进行药物灌注、血管栓塞或扩张成形等"非外科手术"方法诊断和治疗各种疾病，介入方式开拓了除内科保守治疗、外科以外的微创介入诊疗途径；在临床治疗中发挥着积极的作用，成为不可缺少的新的诊疗方法，并在现代医疗诊治领域迅速确立其重要地位。

二、介入诊疗范围

当前介入诊疗分为：心血管系统介入、神经系统介入、周围血管介入、肿瘤介入、非血管性介入、大血管介入。

（一）心血管系统介入

1. 先天性心脏病介入

（1）应用封堵器治疗房间隔缺损（ASD）、室间隔缺损（VSD）、动脉导管未闭（PDA）、卵圆孔未闭（PFO）等；

（2）应用弹簧圈或粘堵剂治疗 PDA。

2. 结构性心脏病介入

（1）应用球囊扩张治疗肺动脉瓣狭窄；

（2）经导管主动脉瓣介入治疗（TAVR）；

（3）左心耳封堵术；

（4）经导管二尖瓣钳夹术。

3. 冠状动脉血管介入

（1）应用经皮腔内冠状动脉成形术（PTCA）＋支架植入术治疗冠状动脉狭窄；

（2）冠状动脉腔内旋磨术；

（3）冠状动脉内溶栓术。

4. 心律失常介入

（1）射频消融治疗各种房性及室性心律失常；

（2）心脏起搏器治疗各种心动过缓、除颤及心脏再同步化治疗（三腔起搏器植入）。

（二）神经系统介入

1. 脑缺血介入

（1）颈、椎动脉血管内成形术；

（2）颅内动脉狭窄或闭塞成形术；

（3）无名动脉、锁骨下动脉成形术。

2. 脑动脉瘤介入

各类动脉瘤栓塞或隔绝术。

3. 脑血管畸形介入

（1）脑动静脉畸形栓塞；

（2）硬脑膜动静脉瘘栓塞；

（3）颈动脉海绵窦瘘栓塞；

（4）静脉窦血栓取栓或溶栓治疗。

4. 脊髓介入

（1）硬脊膜动静脉瘘栓塞；

（2）有瘘型脊髓血管畸形栓塞；

（3）血管球或病灶型脊髓血管畸形栓塞。

5. 脑肿瘤介入

（1）脑膜瘤栓塞；

（2）血管纤维瘤栓塞；

（3）颈动脉体瘤栓塞；

（4）听神经瘤栓塞；

（5）脊髓血管母细胞瘤栓塞；

（6）经脑血管行椎体转移瘤栓塞。

（三）周围血管介入

1. 腔内介入治疗动脉系统疾病

（1）动脉成形术：锁骨下动脉、下肢动脉、腹腔动脉等闭塞、狭窄、夹层成形治疗；

（2）动脉瘤治疗：胸、腹主动脉瘤覆膜支架隔绝、髂动脉瘤弹簧圈栓塞或覆膜支架隔绝；肝动脉瘤弹簧圈栓塞或覆膜支架隔绝；

（3）动脉出血介入栓塞治疗：支气管动脉、肾动脉、肝动脉、脾动脉、子宫动脉、肠系膜动脉、胃十二指肠动脉、肋间动脉栓塞等；

（4）动脉血栓性及栓塞性治疗：药物溶栓、碎栓、机械取栓术。

2. 腔内介入治疗静脉系统疾病

（1）静脉成形术：上、下腔静脉，锁骨下静脉，髂、股静脉，肝静脉，肾静脉狭窄等成形治疗；

（2）门脉高压分流治疗；

（3）静脉系统药物溶栓、碎栓、机械取栓术；

（4）上、下腔静脉滤器置入术、回收术；

（5）下肢静脉曲张介入治疗：射频消融、激光、剥脱、硬化治疗；

（6）血液透析动静脉瘘静脉回路狭窄成形术；

（7）精索静脉曲张栓塞术。

（四）肿瘤介入

1. 血管性

（1）经导管血管栓塞术；

（2）数字减影血管造影（DSA）超选择性动脉化疗、栓塞。

2. 非血管性

（1）物理消融：射频消融（RFA）、微波消融（MWA）、激光消融（LA）、高强度超声聚焦消融（HIFU）、冷冻、IRE；

（2）化学消融：无水乙醇注射治疗（PEI）；

（3）放射性粒子：^{123}I 粒子；

（4）腔镜类治疗。

（五）非血管性介入

1. 经皮经肝胆囊穿刺引流

2. 经胃镜逆行胰胆管造影、内镜下鼻胆管引流术（ENBD）、内镜下乳头括约肌切开术（EST）。

3. 经皮经肝穿刺胆管引流、胆道狭窄或闭塞支架植入术、食管狭窄支架植入术、胃肠吻合口狭窄支架植入术、气道压迫狭窄支架植入术、结肠支架植入术、直肠支架植入术、十二指肠支架植入术。

（六）大血管介入

1. 胸腹主动脉瘤腔内隔绝术。

2. 胸腹主动脉夹层支架植入术。

三、介入治疗方法

（一）血管性介入治疗方法

1. 血管收缩治疗

经导管向有关动脉内滴注加压素，以控制胃肠道出血，例如食管胃底静脉曲张破裂出血、胃黏膜弥漫性出血及结肠憩室出血等。

2. 肿瘤化疗

导管留置于供应肿瘤的动脉，滴注化疗药物，使局部用药浓度加大，避免或减轻化疗引起的全身反应。

3. 经动脉灌注抗癌药物

由动脉内注入抗癌药物，使肿瘤内药物浓度比一般周围静脉给药时要高得多，使疗效明显提高，而全身不良反应明显减轻。它适用于治疗肝癌、肺癌，也用于治疗头颈部肿瘤、胃癌、胆管肿瘤、胰腺癌、盆腔肿瘤及四肢恶性肿瘤。

4. 经导管减压术

主要用于缓解肿瘤对胆管或尿道的压迫所造成的梗阻症状。由于此法比外科手术创伤小，尤其适用于年老体弱的患者，因而得到较广泛的应用。

5. 经导管血管栓塞法（transcatheter embolization）

动脉栓塞疗法为将导管插入肿瘤的供血动脉内，选择适当的栓塞剂，填塞供血动脉，截断瘤体的血液供应，使瘤体梗死。它适用于肝、肾以及盆腔肿瘤的治疗，也适用于肿瘤所致的出血紧急治疗。

6. 经皮腔内血管成形术（percutaneous transluminal angioplasty，PTA）

PTA 应用于冠状动脉，称为经皮腔内冠状动脉成形术（percutaneous transluminal coronary angioplasty，PTCA），使硬化的冠状动脉扩张，以达到治疗冠心病的目的。PTA 亦可应用于髂、股、腘动脉及肾动脉。PTA 使用的导管为带胶囊的双腔导管，将胶囊段置于狭窄血管处，囊内注入含有造影剂的液体，加压至 3～6 个大气压，每次持续 10～15 s。加压可重复 3～4 次，多数能使狭窄血管达到扩张的效果。PTA 多用于动脉粥样硬化性狭窄的血管，其机制是粥样斑块受压，内膜和中层撕裂、伸展，使管腔增宽。其他原因的血管狭窄，如多发性大动脉炎、先天性血管狭窄，有时也可用 PTA 治疗。

（二）非血管性介入治疗方法

1. 经皮穿刺活检术（percutaneous needle biopsy，PNB）

应用特制穿刺针抽吸或取组织进行病理检查。使用细针经皮直接穿刺身体各部位病变区，由于针头有特殊装置，便于取出病变处的活检标本；也可用细针直接抽吸病变的组织碎块，再做活检。

2. 经皮经肝穿刺胆管引流（percutaneous transhepatic choledochus drainage，PTCD 或 PTD）

由于恶性（如胆管癌、胰头癌）或良性（如总胆管结石）病变，引起肝外胆道梗阻，临床出现黄疸。PTCD 可行胆道内或胆道外胆汁引流，缓解梗阻，减轻黄疸，为根治手术提供有利条件。行 PTCD 前需先做经皮经肝穿刺胆管造影（percutaneous transhepatic cholangiography，PTC），确定胆管梗阻的部位、程度、范围与性质。

3. 经皮肾穿刺肾盂造瘘术（percutaneous transrenal pyelotomy）

主要用于尿路梗阻引流，也可利用造瘘术的导管将肾盂或输尿管内结石向下推移，送至膀胱排出。使用细针经皮穿肾，进入肾盂，先做经皮顺行肾盂造影（percutaneous antigrade pyelography）观察尿路形态、狭窄或梗阻部位及其程度，而后沿穿刺针送进引导钢丝，再将导管插入，留置于肾盂内。

4. 椎间盘切除术、胆道和泌尿系结石碎石术、深部组织引流术等

避免手术带来的出血多、创伤大等问题，为患者准确而轻松地解决问题。

5. 应用 PTA ＋支架或单纯 PTA 治疗消化道、泌尿道、胆道、气道、鼻泪管、输尿管狭窄

6. 应用栓塞术或经输卵管注入硬化剂治疗宫外孕

7. 肾囊肿专项减压，输尿管切开取石，以及肾切除、肾上腺切除、半尿路切除、前列腺癌根治、全膀胱切除等泌尿系统操作

8. 其他

阑尾切除、胆囊切除、脾切除、胰腺部分切除、胃底折叠术、膈疝修补术、巨结肠根治术、卵巢囊肿、剥瘤术、高位无肛手术等。

四、介入诊疗应用影像设备

（1）DSA 下 X 线透视引导：用于各种腔内介入等；

（2）计算机断层扫描（CT）引导：肝癌射频消融等；

（3）超声（US）引导：经皮肝穿刺引流术等；

（4）磁共振成像（MRI）引导。

五、介入器材及导管材料

介入导管材料是一种以达到辅助治疗和疾病控制为目的临时应用于人体的医疗器械。介入导管材料临床应用因直接作用于人体不同部位及血管开口的特殊性，品种多、应用范围广、使用量大、安全质量要求高。临床介入诊疗技术中医生需要在医学影像设备的引导下，通过一系列介入导管材料与器械（或称为微创材料与器械）对疾病进行诊断、治疗。目前介入材料品种和使用数量日趋上升，研究者使用高科技的技术，选用高分子耐高压、柔韧性强的材料生产出用于临床上的多种不同功能导管、导丝、球囊、支架和各种电生理导管及其配件产品，并随着发展而不断改进。研究者为了保证导管在手术中推送顺滑，管腔内输送介入器材顺畅，已将管腔内壁制成亲水涂层；为增强导管支撑力及掌控性，同时又防止扭曲，又在管壁的中层加入尼龙网状纤维组织，能使管壁变得更薄、更坚固而且管腔尽量加大。因此，介入治疗技术发展的同时，介入材料也在不断地改进、更新、发展。

心脑血管疾病的介入治疗是介入医学工程中最具有代表性的技术之一，目前心脑血管疾病已经超过肿瘤、癌症等，成为当前人类健康的"头号杀手"。介入医学的发展彻底改变了心脑血管疾病的传统治疗方法。该领域内的介入器械也成为研发和生产的热点，传统的冠状动脉粥样硬化性心脏病（简称冠心病）的治疗采用冠状动脉旁路移植术（coronary artery bypass graft，CABG）。该手术利用患者自身无重要功能的动脉或静脉作为桥血管，跨过冠状动脉的病变部位，与远端正常冠状动脉相吻合，形成体动脉循环向远端冠状动脉的直接供血。该手术需要开胸，因此创伤大，患者恢复时间长。而微创介入治疗即经皮腔内冠状动脉成形术（percutaneous transluminal coronary angioplasty，PTCA）的发展和成熟彻底改变了传统治疗方案。1977年9月，Gruentzig在苏黎世成功地完成了世界上第一例经皮腔内冠状动脉成形术，震惊整个医学界，从此开始了冠心病介入治疗的新纪元。这种治疗不需要开胸、全麻和心肺体外转流，患者保持清醒。操作者通过经皮穿刺外周动脉，插入一种特别的球囊导管及支架到达冠状动脉，扩张狭窄的病变局部，释放网状金属支架，达到与CABG类似的疗效。与CABG相比，该技术不需要开胸，痛苦和创伤极小。

由于微创介入手术的不断成熟和普及，介入支架术除了用于治疗冠心病外还广泛应用于人体其他部位、腔道狭窄的治疗，包括脑血管介入器械、周围血管介入器械和电生理介入器械等，在这些血管或腔道中应用微创介入支架术，其原理与冠状动脉支架植入术大致相同，通过介入器械将支架植入血管或腔道的狭窄部位，起到支撑腔道、保持腔道通畅的作用，但这些介入材料、形状和介入方法各不相同。

第二节 介入导管材料的分类使用

介入医疗整体发展及其在临床各领域的广泛应用，推动介入护理快速形成与发展，知己知彼方能百战百胜。了解和掌握导管材料使用是介入护理的重要专业技能，熟知每一种材料的用途、规格型号、材料分类已经成为专业护理技能：介入导管材料品种繁多，系统学习掌握介入材料，导管室护士就能够做到在配合各项介入手术时熟练准确准备、及时传递，避免出现误备误用造成不必要的损失和不良事件发生。

（1）常规检查类介入耗材包括血管内造影导管、超滑导丝等。

（2）治疗类介入耗材包括球囊扩张导管、支架、起搏器、神经血管重塑装置等。

一、常用介入导管材料名称一览

1. 血管穿刺针 vascular puncture needle
2. 穿刺鞘管 introducer sheath
3. 造影导丝 angiographic guide wires
4. 造影导管 angiographic catheter
5. 微导管 microcatheter
6. 溶栓灌注导管 thrombolysis infusion catheter
7. 环柄注射器 control syringes
8. 取栓导管 embolectomy catheter
9. 爪形子针 claws needle/squid needle
10. 单针射频 single-pole radio frequency（RF）
11. 微波消融针 microwave ablation needle
12. 高压注射器 high-pressure injector
13. 高压连接管 high pressure line/high-pressure connecting tube
14. 压力传感器 disposable pressure transducer
15. 压力延长管 pressure line
16. 三通连接器 3-way mainfolds
17. Y型止血阀 Y connector kit/Y-type hemostatic valve
18. 球囊扩张压力泵 balloon in-deflation device
19. 指引导管 guiding catheters
20. 导引导丝 guide wire
21. 球囊扩张导管 balloon dilatation catheter
22. 药物球囊 drug coated balloon
23. 切割球囊 cutting balloon

24. 双导丝聚力球囊扩张导管 dual-wire focused force balloon catheter

25. 棘突球囊扩张导管 non-slip element（NSE）ballon dilatation catheter

26. 主动脉内球囊导管及附件 intra-aortic balloon catheters and accessories

27. 非血管球囊导管 non-vascular balloon catheter

28. 胸主动脉覆膜支架 covered stent for thoracic aorta

29. 腹主动脉覆膜支架系统 covered stent system for abdominal aorta

30. 周围血管覆膜支架 peripheral vascular stent/covered stent for peripheral vasculature

31. 腔静脉滤器 vena cava filter set

32. 栓塞器材 embolism devices

33. 覆膜支架球囊导管 balloon catheter with covered stent

34. 外周编织型支架系统 peripheral braided stent system

35. 自膨式周围血管支架 self-expanding stent for peripheral vasculature

36. 肝素涂层血管内覆膜支架 heparin-coated intravascular stent

37. 球囊扩张式周围血管支架 balloon dilatation peripheral vascular stent

38. 气道内支架 airway stent

39. 食管内支架 esophageal stent

40. 肠道内支架 intestinal stent/intraintestinal stent

41. 输尿管内支架 urethral stent

42. 激光光纤导管 excimer laser ablation catheters

43. 冠状动脉金属裸支架 coronary bare metal stent

44. 冠状动脉药物涂层支架 coronary drug-eluting stent

45. 冠状动脉生物可降解支架 bioabsorbable vessel scarfolding

46. 冠状动脉内超声导管 intravenous ultrasound catheter

47. 冠状动脉内超声导管回撤装置 recovering device of intra-coronary ultrasound catheter

48. 左心耳封堵伞 left atrial appendage occluder

49. 房间隔穿刺针 transseptal needles

50. 可调弯鞘 steerable sheath

51. 心电生理 4 极标测导管 electrophysiology quadripolar mapping catheter

52. 心电生理 4 极标测导管连接线 connecting cable of electrophysiology quadripolar mapping catheter

53. 心电生理 10 极标测导管 electrophysiology decapolar mapping catheter

54. 心电生理 10 极标测导管连接线 connecting cable of electrophysiology decapolar mapping catheter connecting cable/cable for electrophysiology decapolar mapping catheter

55. 环肺静脉标测导管 circumferential PV mapping catheter（Lasso）

56. 环肺静脉标测导管连接线 circumferential PV mapping catheter（Lasso）connecting cable

57. 心内电生理射频消融导管 intracardiac electrode ablation catheter

58. 心内电生理射频消融导管连接线 intracardiac electrode ablation catheter connecting cable

59. 心内电生理冷冻射频消融导管 cardiac cryoablation catheter

60. 星型磁电双定位标测导管 PentaRay NAV eco high-density mapping catheter

61. 导航星诊断消融导管 diagnostic/ablation deflectable tip catheter

62. ST 压力导管诊断消融导管 explorer ST diagnostic catheter

63. 血管缝合式封堵器 perclose proglide suture-mediated closure occluder

64. 远端通路导管 distal access catheter

65. 远端血管保护装置 distal vascular protection system

66. 栓塞器材 embolism equipment

67. 普通弹簧圈 coil

68. 微弹簧圈 micro coils

69. 塔型弹簧圈 tower shape coils

70. 鸟巢（NESTER）弹簧圈 NESTER coils

71. 可解脱弹簧圈 detachable coils

72. 聚乙烯醇栓塞微球 PVA embosphere microspheres/drug delivery embolisation system

73. 心肌活检钳 myocardial biopsy forceps

74. 明胶海绵 gelatin sponge

75. 亲水涂层导引鞘 sheath with hydrophilic coating

二、常用介入导管材料分类

目前介入诊疗材料临床应用有国产和进口两大类材料，进口的材料均采用外文标识，介入护士应有外语能力。将医用导管材料按型号、用途、效期清晰分类利于使用及调整更换，保证介入诊疗有序高质量完成；同时起到保证患者安全的积极作用。

1. 通用介入耗材

各种型号穿刺针、各种型号穿刺鞘管、各种型号造影导管、各种型号造影导丝、高压注射器、高压连接管、压力传感器、各种型号压力延长管、三通连接器、各种型号的注射器、输液、输血用物、用具等。

2. 常用导管材料系列分类（表 1-1）

三、介入植入医疗器械分类

植入性医疗器械为通过外科手术及介入术将人工仿生组织器官替代人体的组织器官全部或部分插入人体的器材。介入植入材料是特定专科使用的。一般种植、埋藏或固定于机体受损或病变部位，用以支持、修复和替代其功能，其中包括各种

表 1-1 常用导管材料分类

心血管介入导管系列	神经介入导管系列	周围血管介入导管系列	肿瘤介入导管系列	非血管介入导管系列
造影导丝	造影导管	造影导管	经皮导入器	各类介入导管
右心导管	导引导管	造影导丝	胆管引流导管	各类介入导丝
漂浮导管	球囊导引导管	加硬导丝	栓塞微球	各类介入球囊
动脉导管未闭封堵系列	神经微导管	长鞘	明胶海绵	食管支架
房间隔缺损封堵系列	神经导丝	可调弯导管	氩氦刀	胆管支架
室间隔缺损封堵系列	球囊扩张导管	支撑导管	射频热消融导管	气管支架
二尖瓣球囊扩张系列	远端保护装置	微导管	弹簧圈	尿道支架
肺动脉瓣球囊扩张系列	颅内密网支架	微导丝	引流导管	前列腺支架
冠状动脉造影导管	颅内覆膜支架	膝下动脉球囊	微穿刺	十二指肠支架
冠状动脉指引导管	弹簧圈	后扩张球囊	颈静脉穿刺套件	结肠支架
冠状动脉扩张指引导丝	液体胶	大支架球囊	载药微球	直肠支架
冠状动脉扩张球囊	颈动脉支架	药物涂层球囊	动脉港	鼻泪管支架
冠状动脉金属支架	椎动脉支架	血管塞	穿刺活检针	腮腺支架
冠状动脉药物涂层支架	血流重建装置	血管旋切系统		过滤器
冠状动脉旋磨系列	取栓支架	血栓清除系统		
冠状动脉超声导管	中间导管	溶栓导管		
远端保护导管		胸主覆膜支架		
冠状动脉抽吸导管		腹主覆膜支架		
IABP 导管系列		髂、股覆膜支架		
电生理动脉鞘		自扩张式支架		
标测导管（2～10 极）		自膨式编织支架		
肺静脉环形标测		锁骨下动脉支架		
心房标测导管		肾动脉支架		
射频消融导管		静脉系统支架		
温控射频消融导管		腔静脉滤器		
加硬射频消融导管		滤器回收器		
加硬温控射频消融导管		封堵器		
冷盐水射频消融导管		静脉曲张射频导管		
冷盐水 carto 射频消融导管		液体栓塞		
房间隔穿刺针				
多功能长鞘				

人工关节、人工心脏瓣膜、补片、吻合器、导管、支架、颅内植入物、椎体、椎板、血管塞等。

（1）起搏器类：心脏永久起搏器、临时起搏导管、埋藏式心脏复律除颤器、起搏导线等。

（2）支架类：血管支架、前列腺支架、胆管支架、食管支架、气管支架、肠道支架等。

（3）球囊类：预扩张球囊、后扩张球囊、药物涂层球囊、双导丝球囊等。

（4）导管类：造影导管、支撑导管、导引导管、微导管、远端通路导管等。

（5）鞘类：动脉鞘、血管鞘、穿刺鞘、桡动脉鞘、股动脉鞘等。

（6）导丝类：泥鳅导丝、导引导丝、神经导丝、微导丝、交换导丝等。

（7）组织修补材料：人工瓣膜、人工血管、高分子材料等。

（8）人工循环及血液净化：如人工心肺辅助材料、透析管路、滤器、分离器等。

第三节　介入导管材料的临床应用与护理

当前介入诊疗快速发展，每一个护理者都应该对介入导管材料发展、更新有着全面的认识，熟知所用各种介入导管材料的中英文名称及功能标识及分类、分型。掌握了常用介入导管材料及特殊的介入导管材料的用途，才能在日常工作中熟练而准确地配合术中选用和及时调整更换。过去的大量临床经验已经证明，介入治疗手术是否成功与导管的选择是否合适有很大相关性。适合的导管能给术者强有力的路径支撑，可以将手术中各种导丝、球囊支架顺畅地送达血管病变处，使手术变得轻松自如，同时节约时间，提高效率，缩短放射线曝光时间，更减少射线对手术者和患者身体的影响。反之，导管器械选择误差不仅会使手术中多个环节不顺畅，使手术变得艰难，甚至会带来不良后果或出现治疗中的并发症。所以工作在导管室的护理人员，只有全面熟悉各种导管材料的性能、特点和适用范围，才能够在工作中与术者思维协同一致，紧跟手术进程，理解术者选择，更换导管默契流畅，变被动护理配合为主动的护理支持。

一、介入导管材料规格用途

介入诊疗术中应用的导管种类很多，导管室护士在长期的工作实践中，应通过观察配合逐渐积累介入术中使用材料的宝贵经验，做到及时准确提供术者所需的导管材料，当遇有紧急情况发生时，能够迅速选择合适的导管材料调整更换，节约急诊急救时间，使术者得心应手地完成手术。因此介入人员必须充分了解与掌握导管的性能和作用，充分发挥各类导管应有的作用，既缩短操作时间，又提高插管的成功率，更减少并发症的发生。把救治能力最大化发挥出来，使患者痛苦降到最低限。

二、常用导管材料规格用途

1. 心血管系统介入（表1-2）

表1-2　心血管系统介入材料

导管名称	导管型号	导管规格	导管用途
血管穿刺针	18 G×7 cm	0.035～0.038 inch 0.89～0.97 mm	动脉静脉血管穿刺入径
穿刺鞘管	4～10 F	11～23 cm	动脉静脉入径血管局部留置，抽出内鞘，外鞘尾部有内关活动瓣，为交换导管之门
桡动脉鞘	4～8 F	11 cm 穿刺针、20 G、0.018 inch 导引导丝	桡动脉入径穿刺及留置鞘
血管造影导管	（4～6）F×100 cm	MPA Ⅰ、Ⅱ多功能（单弯）	适合右心导管检查及各种血管造影

导管名称	导管型号	导管规格	导管用途
冠状动脉造影导管	（4～6）F×100 cm	Judkins 左 3～6 右 3.5～5 Amplat 左Ⅰ、Ⅱ、Ⅲ 右Ⅰ、Ⅱ 3DRC	冠状动脉血管常规造影及特殊开口造影时选用
猪尾造影导管	（4～6）F×110 cm	侧孔	左、右心室，肺动脉，升主动脉及其他大血管造影
导引导管	（5～8）F×100 cm	JLST 3.5～4.5 JLSH 3.5～4.5 Junkins 左 3.5～6 XB3～4.5 EBU JCL 右 3.5～5 MP Amplat 左Ⅰ、Ⅱ、Ⅲ 右Ⅰ、Ⅱ 3DRC XBRCA	根据冠状动脉造影结果需做PCI 治疗时依据靶病变血管解剖开口选择合适的导引导管。多数为常规 Judnkins "左4 右4" 开口。主动脉根部增宽则选择特殊导管
穿刺导丝	0.035 inch×45 cm	J 型 Tip3 cm 普通型及超滑型	穿刺后，导丝送入血管，退出穿刺针，沿导丝输送动脉内外鞘，退出导丝，保留动脉鞘
造影导丝	0.035 inch×150 cm	J 型 Tip3 cm 普通型及超滑型	常规造影均使用普通导丝，导引导管到位，遇有股动脉弯曲、狭窄、动脉硬化斑块输送阻力大时更换超滑造影导丝
PCI 导引导丝	0.014 inch×（185～190）cm	头部分软、中、硬 Bosten：Choice-PT、PTGraphix（×300 cm）、Crosswire	通过导引导管，进入靶血管，形成后续介入操作的 "轨道"
冠状动脉球囊 OTW	穿导丝系统 OTW	（1.5～2.0）mm×（10～20）mm	完全闭塞 PTCA 预扩张
快速交换系统 Monorail	PTCA 预扩张	（1.25～3.5）mm×（10～20）mm	PTCA 预扩张 PCI 锚定技术
非顺应球囊		（2.5～5.0）mm×（10～20）mm	支架内后扩张及再狭窄病变
棘突球囊		（2.5～5.0）mm×（10～20）mm	钙化病变及分叉病变
双导丝球囊		（2.5～5.0）mm×（10～20）mm	钙化病变及分叉病变
切割球囊		（2.5～4.0）mm×（10～20）mm	钙化病变及分叉病变
冠状动脉支架	金属裸支架 药物洗脱支架 （2.25～4.5）mm×（12～36）mm	（2.5～4.0）mm×（12～28）mm	由术者根据病变部位，病变弯曲或狭窄程度及临床综合考虑选择使用
药物洗脱支架			冠状动脉血管夹层、狭窄部位
生物可降解支架			冠状动脉血管夹层、狭窄部位
房间隔缺损介入输送装置	头端弯曲	头端弯曲 45°	输送封堵器至房间隔缺损部位
ASD 封堵器		6～34 mm	封堵房间隔缺损部位

续表

导管名称	导管型号	导管规格	导管用途
室间隔缺损介入输送装置	头端弯曲	头端弯曲 180°	输送封堵器至室间隔缺损部位
VSD 封堵器		4 ～ 16 mm	封堵室间隔缺损部位
动脉导管未闭介入输送装置	头端弯曲	头端弯曲 180°	输送封堵器至主动脉端
PDA 封堵器		6 ～ 16 mm	封堵动脉导管未闭部位
TAVR 输送系统引导鞘	18 ～ 20 F		为输送系统提供通路
输送系统	16 F、18 F		通过操作手柄按键或者旋转件，控制外管前进或者后退，实现瓣膜装载和释放
瓣膜球囊扩张导管		8 ～ 28 mm	用于瓣膜钙化粘连处的预扩张和瓣膜释放后的后扩张
主动脉瓣膜		直径 17 ～ 29 mm	替代原生病变瓣膜
电生理标测导管	5 F、6 F 125 cm 2 极 5 F、6 F 115 ～ 120 cm 4 极		电生理检查，心律失常射频消融术中标测
肺静脉标测导管	5 F、6 F 60 ～ 65 cm 10 极 6 F 20 极		
射频消融导管 温控射频消融导管	7 F 4 极（大头） 7 F 4 极（大头）		左侧旁路射频消融
加硬射频消融导管 温控加硬射频消融导管	8 F 4 极（大头） 8 F 4 极（大头）		房室结双径路及右侧旁路射频消融
冷盐水灌注射频导管 冷盐水灌注 Carto 射频导管	7 F 4 极（大头） 7 F 4 极（大头）		心室快速性心律失常射频消融、心房颤动射频消融

2. 神经系统介入（表 1-3）

表 1-3　神经系统介入材料

导管名称	型号	规格	用途
血管穿刺针	18 G×7 cm	0.035 ～ 0.038 inch 0.89 ～ 0.97 mm	动脉静脉血管穿刺入径
穿刺鞘管	4 ～ 8 F	11 ～ 23 cm	动脉静脉入径血管局部留置，抽出内鞘，外鞘尾部有内关活动瓣，为交换导管之门
桡动脉鞘	4 ～ 6 F	11 cm 穿刺针 20 G、0.018 inch 导引导丝	桡动脉入径穿刺及留置鞘
造影导管	（4 ～ 5）F×100 cm×125 cm	Ver135 多功能（单弯） H1（猎人头）	适合全脑血管造影 适合脊髓造影
猪尾导管	（4 ～ 5）F×110 cm	侧孔	主动脉弓、大血管造影
导引导管	（5 ～ 8）F×90 cm	5 ～ 6 F MPD 100 cm 7 ～ 8 F MP 90 cm	根据造影结果需做治疗时，颈动脉 7 ～ 8 F 导引导管，椎动脉 5 ～ 6 F 导引导管

导管名称	型号	规格	用途
中间支持导管	0.035 inch 115～132 cm	5～6 F 115～132 cm	导引导管到达位置后，中间导管长于导引导管，通过导引导管到达更远的部位，大脑中动脉或基底动脉
造影导丝	0.035 inch 150/180/260 cm	J 型 Tip3 cm 普通型及超滑型	常规造影均使用普通导丝。指引导管到位。遇有股动脉弯曲、狭窄、动脉硬化斑块输送阻力大时更换超滑造影导丝
神经导丝	0.014 inch 190～200 cm	头部分软-中 stryker：synchro Boston：transend	神经导丝头端柔软，导丝为可控型，有亲水涂层，在神经血管系统内有选择性地导入和放置导管和其他器械
球囊导引导管	8～9 F 80/95 cm	90073-90077	导引到目标血管中，进行造影时，球囊可以提供临时性的血管阻塞，还可以用作取物器的通道
快速交换球囊	血管预扩张	1.25～8 mm 10～30 mm	狭窄血管进行预扩张或支架植入后扩张
微导管	0.014～0.018 inch 135～150 mm 1.9～3.1 F	Rebar18/27 Headway21/27 Trevo pro18	用于在诊断或治疗过程中将液体或其他器械或药剂选择性输送至神经血管目标位置
远端保护装置	3.5～5.5 mm	190～300 cm	用作导丝和血栓保护系统，以便在颈动脉中实施血管成形术以及支架手术过程中容纳并取出血栓物质
颅内密网支架			动脉瘤隔绝治疗
颅内覆膜支架	3.5～4.5 mm	7～15 mm	用于颅段颈动脉、椎动脉的外伤性、假性动脉瘤及难治的颅段颈动脉椎动脉瘤，颈动脉海绵窦段以下动脉瘤
弹簧圈	1.5～7 mm	2～40 mm	动脉瘤内栓塞使用
液态栓塞剂	105～7000	060/065/080	栓塞动静脉畸形血管和富含血管的肿瘤
颈动脉支架	5～9 mm	30～50 mm	颈动脉狭窄使用
椎动脉支架	2.5～5 mm	8～19 mm	椎动脉狭窄使用
血流重建装置	4～6 mm	20～30 mm	移除 8 h 内脑卒中患者颅内大血管中的血栓，恢复血流
取栓导管	5～6 F	115～125 cm	用于由于颅内血管闭塞而引起的缺血性卒中患者的动脉血流恢复

3. 周围血管介入（表1-4）

表 1-4　周围血管介入材料

导管名称	型号	规格或商品名	用途
造影导管	4～5 F 100～125 cm	C2/C3/SIM1/SIM2 SIM3/RLG/RH/MPA	用于放射介入诊断和治疗手术，插入血管系统，注射或输入对照介质进行血管系统造影或导入其他治疗器械行介入治疗手术
造影导丝	0.035 inch 150/180/260 cm	普通、泥鳅、加硬	常规造影均使用普通导丝，指引导管到位。遇有股动脉弯曲、狭窄、动脉硬化斑块输送阻力大时更换超滑造影导丝
超硬导丝	0.035 inch 260 cm	COOK Lunderquist	在覆膜支架通过时起到强支撑作用
穿刺长鞘	4～9 F 55～90 cm	4 F110/6 F55/6 F90/ 7 F55/7 F90/8 F55/ 8 F90/9 F70	用于经皮穿刺插入血管系统，导入导管、球囊导管或支架，进行介入诊断或治疗手术
可调弯导管			向靶血管输送介入诊疗器械、注射对比剂等
支撑导管	3.0～4.8 F 90～150 cm	CXC CXI	用于外周小血管或超选择性诊断和介入操作
微导管	0.014～0.018 inch 135～150 mm 1.9～3.1 F	ASAHI 198 F Renegade STC18 Mert2.4 F/2.8 F	用于在诊断或治疗过程中将液体或其他器械或药剂选择性输送至脏器血管目标位置
微导丝			通过导引导管进入靶血管，为后续操作建立"轨道"
膝下球囊	直径 2～4 mm 长度 80～150 cm 2.5-80/2.5-100/2.5-150 等	2-80/2-100/2-150	用于对患有膝下动脉血管阻塞或狭窄疾病的患者实施经皮腔内血管成形术
高压球囊	直径 4～12 mm 长度 20～200 cm	4-40/4-60/4-100/4-120/4- 150/4-200；5/6/7/8/9/10/120	用于对患有外周动脉血管阻塞或狭窄疾病的患者实施经皮腔内血管成形术及人造透析用动静脉瘘的堵塞病变
大支架球囊		AB46	覆盖并治疗靶血管病变部位
药物涂层球囊		先瑞达	通过扩张球囊的方式将球囊表面药物作用于靶血管病变部位
血管塞			通过指引系统送至靶血管病变处对血管进行栓塞，从而达到治疗的目的
血管旋切系统			通过旋切作用去除靶血管病变部位的钙化、斑块等
血栓去除系统			与抽吸系统联合使用，去除血管内的血栓病变

导管名称	型号	规格或商品名	用途
溶栓导管			将溶栓药物通过侧孔及主孔释放入血栓病变处，从而达到溶栓的目的
胸主覆膜支架			覆盖病变治疗胸主动脉溃疡、夹层等疾病
腹主覆膜支架			覆盖病变治疗腹主动脉溃疡、夹层等疾病
髂股覆膜支架			覆盖病变治疗髂动脉、股动脉夹层、溃疡及狭窄病变等疾病
自扩张式支架			靶病变处释放，无需球囊加压扩张，可自行扩张的支架
自膨式编织支架	直径：4.5 ~ 6 mm 长度：60 ~ 120 mm		靶病变处释放，无需球囊加压扩张，可自行扩张的支架
锁骨下动脉支架	直径 8 ~ 10 mm 长度：17 ~ 37 mm	8-17/8-27/8-37/9-25	锁骨下动脉狭窄使用
肾动脉支架	直径 4 ~ 6 mm 长度 12 ~ 18 mm	4-15/4-18/5-15 5-18/5.5-15/5.5-18/6-15/6-18	肾动脉狭窄支架植入使用
自膨式静脉支架	直径 14 ~ 16 mm 长度 60 ~ 140 mm	ZVT14-60/14-100 ZVT14-140/16-60 ZVT16-100/16-140	在股髂静脉内使用，用于治疗症状性静脉外流阻塞
腔静脉滤器	菱形 / 爪型	巴德 /COOK/ 强生 / 先健 / 维心 / 贝朗	用于过滤下腔静脉血流以预防肺栓塞
滤器回收器	GTRS-200-RB	GTRS-200-RB	用于回收已植入的腔静脉滤器，可经颈静脉和股静脉
静脉曲张射频导管			对靶静脉进行射频治疗从而消除曲张的静脉
血管闭合器	6 F/8 F	starclose	释放一个镍钛合金血管夹来闭合经皮导管插入术后的股动脉穿刺点
血管缝合器	6 F/8 F	perclose	术后经皮递送缝线以缝合股总动脉穿刺部位，鞘管大于 8 F 时，需要 2 件缝合器械，并同时采用预先埋置缝合技术

4. 肿瘤介入（表 1-5）

表 1-5 肿瘤介入材料

名称	型号	规格	用途
经皮导入器	NPAS-100-104 JWGE-100-104 Tuohy-Borst	Flexor	用于经皮穿刺插入血管系统，导入导管、球囊导管或支架，进行介入诊疗和治疗手术

续表

名称	型号	规格	用途
胆管引流导管	8 ～ 14 F 内、外引流	8-25/8-45/8.5-25 8.5-45/10/12/14 F	用于放射介入诊断和治疗手术时，经皮插入胆管、肾盂或脓肿进行引流
栓塞微球			
明胶海绵			
射频热消融导管			
弹簧圈	0.018 ～ 0.038 inch 直径：2 ～ 15 mm 长度：2 ～ 30 cm	MWCE-18S MWCE-38 MWCE-52	通过导管进行血管畸形的介入性栓塞治疗
微穿刺			
经颈静脉穿刺套件	RUPS-100 RTPS-100		用于经颈静脉肝内静脉穿刺，进行门静脉的肝内分流手术，以降低门静脉压
载药微球			
穿刺活检针			特殊结构，可经穿刺提取部分靶部位组织以供病理学检查
动脉港			
氩氦刀			

三、常规介入诊疗导管材料配组参考表

（一）右心导管检查（表 1-6）

表 1-6　右心导管检查导管材料配组

序号	耗材名称	型号规格	数量
1	血管穿刺针	18 G	1
2	血管动脉鞘	6 F	1
3	血管造影导丝	超滑导丝或 J 形导丝	1
4	右心造影导管（单弯）	5 F/6 FMPA2	1
5	压力监测系统（连接管、输液器、换能器）	压力连接管换能器	1
6	猪尾造影导管	5 ～ 6 F	1
7	血气取样注射器	1 ml	15

（二）房间隔缺损的介入治疗（表 1-7）

表 1-7　房间隔缺损介入治疗导管材料配组

序号	耗材名称	型号规格	数量
1	血管穿刺针	18 G	1
2	血管穿刺鞘管	5 F 或 6 F	1
3	血管造影导丝	超滑导丝或 J 形导丝	1
4	血管造影导管	5 F/6 FMPA2	1
5	压力监测系统（连接管、输液器、换能器）	压力连接管换能器	1
6	加硬交换导丝	0.035 mm×260 cm	1
7	介入输送装置	头端弯曲 45°	1
8	ASD 封堵器	6 ～ 34 mm	1

（三）室间隔缺损的介入治疗（表1-8）

表1-8 室间隔缺损介入治疗导管材料配组

序号	耗材名称	型号规格	数量
1	血管穿刺针	18 G	1
5	穿刺鞘管	5 F 或 6 F	1
6	造影导丝	超滑导丝或 J 形导丝	1
7	右冠导管	5 F/6 FMPA2	1
8	测压系统	压力连接管换能器	1
9	加硬交换导丝	0.035 inch×260 cm	1
10	泥鳅导丝	0.032 inch×260 cm	1
11	圈套器	直径 15 cm	1
12	介入输送装置	头端弯曲 180°	1
13	VSD 封堵器	4 ～ 16 mm	1

（四）动脉导管未闭的介入治疗（表1-9）

表1-9 动脉导管未闭介入治疗导管材料配组

序号	耗材名称	型号规格	数量
1	血管穿刺针	18 G	1
5	穿刺鞘管	5 F 或 6 F	1
6	造影导丝	超滑导丝或 J 形导丝	1
7	右冠导管	5 F/6 FMPA2	1
8	测压系统	压力连接管换能器	1
9	加硬交换导丝	0.035 inch×260 cm	1
10	泥鳅导丝	0.032 inch×260 cm	1
11	圈套器	直径 15 cm	1
12	介入输送装置	头端弯曲 180°	1
13	PDA 封堵器	6 ～ 16 mm	1

（五）经导管主动脉瓣介入治疗（表1-10）

表1-10 经导管主动脉瓣介入治疗导管材料配组

序号	耗材名称	型号规格	数量
1	血管穿刺针鞘套件	6 F	3
2	TAVR 输送系统引导鞘	18 ～ 20 F	1
3	微型穿刺针鞘套件（按需）	4 F	1

续表

序号	耗材名称	型号规格	数量
4	扩张血管鞘（按需）	12 F/14 F	1
5	导丝	260 cm×0.035 inch J 形	1
		150 cm×0.035 inch J 形	1
		260 cm/150 cm×0.035 inch 普通直头或泥鳅直头	1
		260 cm×0.035 inch 超硬	1
6	造影导管	6 F Pig145°/180°	2
		6 F AL1	1
		6 F AL2/MPA	各 1
7	临时起搏	5 F 漂浮电极	1
		临时起搏器	1
8	主动脉瓣膜	直径 17 ～ 29 mm	1
9	输送系统	16 F、18 F	1
10	瓣膜球囊扩张导管	8 ～ 28 mm	1

（六）经导管二尖瓣介入治疗（表1-11）

表1-11 经导管二尖瓣介入治疗导管材料配组

序号	耗材品类	名称或规格型号	数量
1	血管穿刺针鞘套件	6 F	2
2	扩张血管鞘（按需）	12 F/14 F	1
3	导丝	260 cm×0.035 inch J 形	1
		150 cm×0.035 inch J 形	1
		260 cm/150 cm×0.035 inch 普通直头或泥鳅直头	1
		260 cm×0.035 inch 超硬	1
4	造影导管	6 F Pig145°/180°	2
		6 F AL1	1
		6 F AL2/MPA	各 1
10	房间隔穿刺鞘	8 F/8.5 F	2
11	一次性房间隔穿刺针	71 cm/98 cm	1
12	夹合器（clip）		1
13	可调弯导引导管（steerable guidecatheter，SGC）	17 ～ 29 mm	1

续表

序号	耗材品类	名称或规格型号	数量
14	输送系统（clip delivery system，CDS）	16 F、18 F	1
15	固定装置（stabilizer）8～28 mm		1
16	血管缝合器		1

（七）电生理检查（表1-12）

表1-12　电生理检查导管材料配组

序号	导管名称	型号	数量
1	血管穿刺针	18 G	1
2	血管穿刺鞘组	6 F	3
3	血管穿刺鞘组	7 F、8 F	1
4	2 极标测导管	6 F	1
5	4 极标测导管	6 F	1
6	10 极标测导管	6 F	1
7	尾线	4 极	2
8	尾线	10 极	2

（八）快速性心律失常射频消融（表1-13）

表1-13　快速性心律失常射频消融导管材料配组

序号	导管名称	型号	数量
1	血管穿刺针	18 G	2
2	血管穿刺静脉鞘	6 F	3
3	血管穿刺动脉鞘	7 F、8 F	各 1
4	2 极标测导管	6 F	1
5	4 极标测导管	6 F	2
6	10 极标测导管	6 F	1
7	尾线	4 极	2
8	尾线	10 极	1
9	射频消融导管	7 F、8 F	1
10	消融导管连线	4 极	1
11	背部射频贴片		1

（九）心房颤动射频消融（表1-14）

表1-14　心房颤动射频消融导管材料配组

序号	导管名称	型号	数量
1	穿刺针	18 G	2
2	血管穿刺鞘组	6 F	2
3	血管穿刺鞘组	8 F	1
4	2 极标测导管	6 F	1
5	房间隔穿刺鞘	8.5 F	1
6	10 极标测导管	6 F	1
7	环状标测电极	10 极	1
8	三维消融导管 Carto 冷盐水	7 F	1
9	Carto 射频连线		2
10	房间隔穿刺针	71 cm	1
11	固定弯导引鞘（SWARTZ）	8.5 F（左 1 右零）	各 1
12	温控射频消融导管	7～8 F	1
13	冷盐水射频消融导管	7～8 F	1
14	可控肺静脉标测导管	7 F	1
15	星形磁电双定位标测导管（PentaRAY）	D 和 F 两种弯型	1
16	冷冻球囊导管	23 mm 和 28 mm	1
17	环形标测电极导管	15 mm 和 20 mm	1

（十）冠状动脉造影（表1-15）

表1-15　冠状动脉造影导管材料配组

序号	导管名称	型号	数量
1	血管穿刺针	18 G	1
2	血管穿刺鞘	5～7 F，11 cm	1
3	血管造影导丝	0.035 inch×150 cm J 形	1
4	血管造影导管	4～6 F JL4、JR4	各 1
5	多造影导管	4～6 F MPI	1
6	心室造影导管	4～6 F 猪尾	1
7	三连三通		1
8	环柄注射器		1
9	压力测量系统（连接管、输液器、换能器）		1
10	加压输液袋		1

序号	导管名称	型号	数量
11	备用加长血管穿刺鞘	（6 ～ 7）F×23 cm	1
12	备用超滑血管造影导丝	0.035 inch×150 cm J 形	1
13	备用各种特殊造影导管	6 F JL3.5、4.5、5、6， JR3.5、5、6，AL Ⅰ、 Ⅱ、Ⅲ、AR Ⅰ、Ⅱ 及多功能造影管	

（十一）冠状动脉血管扩张（PCI、急诊 PCI）（表 1-16）

表 1-16 冠状动脉血管扩张导管材料配组

序号	导管名称	型号	数量
1	冠状动脉造影所需全部导管		
2	导引导管	5 ～ 7 F 各型号；术者根据病变血管而选定不同规格	1
3	导引导丝	0.014 inch×190 cm BMW、ATW、Rianto 等，不同操控力不同硬度，术者根据病变情况选择使用	1
4	Y 型三件套装	Y 型止血阀、钢丝调节器、穿针器	1
5	连接管	30 cm	1
6	压力泵	28 ～ 30 ml	1
7	球囊	直径、长度、性能根据血管病变术者选定	根据实际使用
8	支架	直径、长度、性能根据血管病变术者选择使用	根据实际使用
9	冠状动脉超声导管	备用、术中选用	

（十二）冠状动脉腔内旋磨术（表 1-17，表 1-18）

表 1-17 冠状动脉腔内旋磨术导管材料配组

序号	导管名称	型号	数量
1	冠状动脉造影加 PCI 所需全部导管材料		
2	旋磨导丝	0.009 inch 软、中等硬度由术者选定	1
3	旋磨导管	直径由术者选定（参考表 1-18）	1 ～ 2 根

序号	导管名称	型号	数量
4	旋磨推送器		1
5	加压输液		2
6	IABP 导管	34、40 ml（CC）	1

表 1-18 冠状动脉腔内旋磨术旋磨头尺寸与导管配制

Rotablator 旋磨头尺寸	建议的导引导管内径 mm（inch）	导管法制尺寸
1.25 mm	1.524 mm（0.060 inch）	6 F
1.5 mm	1.600 mm（0.063 inch）	6 F
1.75 mm	1.854 mm（0.073 inch）	6/7 F
2.00 mm	2.108 mm（0.083 inch）	8 F
2.15 mm	2.261 mm（0.089 inch）	8 F
2.25 mm	2.362 mm（0.093 inch）	9 F
2.50 mm	2.591 mm（0.102 inch）	10 F

（十三）冠状动脉血管内超声（表 1-19）

表 1-19 冠状动脉血管内超声检查材料

序号	导管名称	数量
1	超声导管	1
2	导管回撤装置	1
3	无菌套	1
4	导引导管	2
5	导引导丝	1
6	Y 型连接器套装	1

（十四）冠状动脉光学相干断层成像（OCT）（表 1-20）

表 1-20 OCT 检查材料

序号	耗材名称	规格型号	数量
1	导引导管	6 F 或 7 F，不带侧孔	1
2	OCT 成像导管	C7 Dragonfly	1
3	螺纹空针	2 ml 或 3 ml	1
4	DOC 无菌套	18 G	1
5	工作导丝	0.014 inch 导丝	1
6	临时起搏导管	6 F	1
7	压力换能器	根据医院实际	1
8	三联三通、环柄注射器	根据医院实际	1

（十五）冠状动脉血流储备分数测定（FFR）（表 1-21）

表 1-21　FFR 检查材料

序号	耗材名称	规格型号	用途	数量
1	导引导管	6 F	冠状动脉通路	1
2	压力导丝	Press-ure Wire（压力/温度导丝）PrimeWire（压力导丝）	测试 FFR 数值	1
3	近端连接器	压力导丝配套	连接导丝	1
4	大号静脉留置针	18 G	静脉输注药物	1
5	临时起搏导管	6 F	急救耗材备用	1
6	压力换能器	根据医院实际	血流动力学监测	1
7	三联三通、环柄注射器	根据医院实际	造影显影	1

（十六）冠状动脉腔内激光成形术（表 1-22，表 1-23）

表 1-22　冠状动脉腔内激光成形术与材料

序号	耗材用物	规格型号	用途	数量
1	动脉鞘	6 F、7 F、8 F	血管入路	1
2	导引导管	6 F、7 F、8 F	治疗器械通过轨道	1
3	导引导丝	0.014 inch 工作导丝	治疗器械通过病变	1
4	压力换能器	根据医院实际	血流动力学监测	1
5	环柄注射器	根据医院实际	推注碘对比剂	1
6	三联三通	根据医院实际	连接推注器	1
7	J 形造影导丝	0.035 inch×150 cm	辅助导管到位	1
8	Y 四件套	根据医院实际	连接导引导管	1
9	激光导管套件	根据病变选择	腔内激光成形术	1
10	压力泵	根据医院实际	扩张球囊	1
11	冠状动脉球囊、支架	根据病变血管	扩张、支撑血管	按需

表 1-23　冠状动脉腔内激光成形术导管型号

导管规格 mm	推荐血管直径 mm	能量范围 mJ/cm²	频率范围 Hz	鞘管兼容 F	导丝兼容 inch	推荐应用
0.9	≥1.5	30～80	25～80	4	0.014	BTK（足）
1.4	≥2.2	30～60	25～80	5	0.014	BTK
1.7	≥2.5	30～60	25～80	5	0.018	BTK
2.0	≥3.0	30～60	25～80	6	0.018	BTK
2.3	≥3.5	30～60	25～80	7	0.018	股、腘
2.5	≥3.8	30～60	25～80	8	0.018	股浅

（十七）主动脉内球囊反搏（IABP）（表 1-24）

表 1-24　IABP 检查材料

产品特点	Linear 25 cc	Linear 34 cc	Linear 40 cc	MEGA 50 cc
导管直径	7.5	7.5	7.5	8
球囊尺寸	25 cc	34 cc	40 cc	50 cc
球囊长度	174 mm	221 mm	258 mm	258 mm
球囊直径	15 mm	15 mm	15.0 mm	17.4 mm
可植入长度	72.3 cm	72.3 cm	72.3 cm	72.3 cm
患者身高	< 152 cm	152 ～ 162 cm	162 ～ 183 cm	> 162 cm

cc：立方厘米，1 cc = 1 ml

（十八）冠状动脉腔内旋切术（表 1-25）

表 1-25　冠状动脉腔内旋切术检查材料

序号	耗材名称	规格型号	用途	数量
1	动脉鞘管	6 F、10 F	建立血管入路	1
2	超滑造影导丝	0.035 inch×150 cm	支撑造影导管	1
3	加硬导丝	260 cm	支撑导管	1
4	单弯导管	4 F、5 F	血管造影	1
5	抗折长鞘	8 F	血管通路	1
6	导引导丝	0.018 inch×300 cm	通过病变血管	1
7	Y 型血管阀	根据医院实际	导管尾端止血	1
8	斑块旋切导管	根据血管情况	快速旋切斑块	1
9	驱动器	旋切导管预装	支撑和导向装置	1
10	栓塞保护器	根据血管情况	防止斑块脱落	1
11	血管扩张球囊	根据血管情况	扩张血管	1
12	压力泵	根据医院实际	扩张球囊	1
13	支架	根据血管情况	支撑血管	1

（十九）血栓抽吸术（机械血栓抽吸装置 AngioJet）（表 1-26）

表 1-26　血栓抽吸术检查材料

序号	耗材名称	规格型号	用途	数量
1	动脉鞘	6 F、7 F、8 F	血管入路	1
2	造影导丝	0.035 inch×150 cm	辅助导管到位	1
3	加硬导丝	260 cm	支撑导管	1
4	造影导管	C2	血管造影	1
5	导引导丝	0.014 inch 工作导丝	治疗器械通过病变	1
6	导引导管	6 F、7 F、8 F	治疗器械通过轨道	1
7	AngioJet 控制台	5 ～ 8 F	血栓抽吸操作	1
8	抽吸导管套件	根据病变情况	血栓抽吸	1
9	抽吸导管冲洗液	软袋生理盐水 500 ml + 肝素 2500 U	高速水流冲洗	1

序号	耗材名称	规格型号	用途	数量
10	加压袋	根据医院实际	加压冲洗液	1
11	输液器	根据医院实际	术中输液使用	按需
12	注射器	5 ml、10 ml、20 ml	术中抽吸药液	按需
13	球囊、支架	根据病变情况	扩张、支撑血管	按需

（二十）胸主动脉覆膜支架腔内修复术（TEVAR）（表 1-27）

表 1-27　TEVAR 检查材料

序号	材料名称	规格型号		数量
1	穿刺针	18 G		1
2	动脉鞘	6 ~ 22 F		各 1
3	血管缝合器	Proglide		2 ~ 3
4	导丝	普通导丝	0.035 inch×145/260 cm	各 1
		泥鳅导丝	0.035 inch×180/260 cm	
		Lunderquist	0.035 inch×260 cm	1
5	导管	Pig（猪尾）	6 F/5 F	各 1
			5 F—145°/ 黄金猪尾	1
		椎动脉单弯导管	5 F	1
6	球囊	大血管球囊	AB46	1
7	高压注射筒	150 ml	1	
8	压力泵	容积 20 ml，压力最大指数 30	1	
9	胸主动脉覆膜支架	各型号国产 / 进口	若干	
10	外周覆膜支架	各型号	若干	
11	弹簧圈	各型号	若干	
12	配套用品	注射器、手套、纱布、无菌中单、手术衣、连接管及留置导尿管等		
13	麻醉用物	呼吸回路、牙垫、加压面罩、负压吸引装置、头架、开口巾等		
14	器械专用包	蚊氏钳 ×2、止血钳（直）×2、针持 ×1、灯把 ×1		
15	外科备物	缝线		若干
		吸痰管	成人	若干
		输血器		若干
		吸头		若干

（二十一）腹主动脉瘤腔内微创治疗（表 1-28）

表 1-28　腹主动脉瘤腔内微创治疗检查材料

序号	名称	规格型号	数量
1	微穿针	4 F	1
2	缝合器	6 F	2
3	血管穿刺鞘	6 F/8 F/9 F	各 2
4	扩张管	各型	各 1

续表

序号	名称	规格型号	数量
5	血管造影导丝	普通、超滑 0.035 inch×145 cm/0.035 inch×260 cm	2
		超硬 0.035 inch×260 cm	1
6	血管造影导管	Pig 6 F—145°	2
		Pig 5 F—145° / 黄金猪尾	1
		单弯导管 5 F	1
7	外周血管扩张球囊	外周球囊	1
		大血管球囊	1
8	外周血管支架	大血管支架	1
9	压力泵	容积 20 ml，压力最大指数 30	1
10	麻醉用物	呼吸回路、牙垫、加压面罩、负压吸引装置、头架、开口巾	

（二十二）全脑血管造影介入（表 1-29）

表 1-29　全脑血管造影介入材料

序号	诊疗材料	规格型号	数量
1	血管鞘	5 F	1
2	穿刺针	18 G	1
3	导丝	0.035 inch×150 cm	1
4	高压连接管	120 cm	1
5	高压注射器	150 ml	1
6	5 F Pig 导管	5 F，100 cm	1
7	4 F VER 导管	4 F，100 cm	1
8	4 F H1 导管	4 F，100 cm	1
9	4 F SIM2 导管	4 F，100 cm	1
10	Y 型阀	YOK0E	1
11	可加压输液袋	Clear-Cuff	1

续表

序号	诊疗材料	规格型号	数量
5	高压注射器	150 ml	1
6	6 F 导引导管	6 F，100 cm	1
7	6 F 抗折长鞘	6 F，90 cm	1
8	栓塞微导管	2 F，150 cm	1
9	微导丝	0.014 inch×200 cm	1
10	Y 型阀	YOK0E	2～4
11	可加压输液袋	Clear-Cuff	2～4
12	弹簧圈	根据动脉瘤大小	若干
13	支架导管	2.7 F，160 cm	1
14	颅内支架	根据载瘤动脉判断	1～2
15	密网支架	根据载瘤动脉判断	1～2
16	缝合器 / 封堵器	6 F	1

（二十三）颅内动脉瘤栓塞术（表 1-30）

表 1-30　颅内动脉瘤栓塞术介入材料

序号	诊疗材料	规格型号	数量
1	血管鞘	6 F/8 F	1
2	穿刺针	18 G	1
3	导丝	0.035 inch×150 cm	1
4	高压连接管	120 cm	1

（二十四）颈动脉血管成形支架植入术（表 1-31）

表 1-31　颈动脉血管成形支架植入术材料

序号	诊疗材料	规格型号	数量
1	血管鞘	8 F	1
2	穿刺针	18 G	1
3	导丝	0.035 inch×150 cm	1
4	高压连接管	120 cm	1

续表

序号	诊疗材料	规格型号	数量
5	高压注射器	150 ml	1
6	8 F 导指引管	6 F，100 cm	1
7	保护伞	（3.5～5.5）mm× 190 cm	1
8	球囊	（2～5）mm×（20～ 40）mm	若干
9	压力泵	容积 20 ml，压力最大 指数 30	1
10	Y 型阀	YOK0E	1
11	可加压输液袋	Clear-Cuff	1～2
12	颈动脉支架	闭环支架，开环支架， 直径 5～10 mm，长 度 30～50 mm	1
13	缝合器	6 F、7 F、8 F	1

（二十五）椎动脉支架植入术（表 1-32）

表 1-32　椎动脉支架植入术介入材料

序号	诊疗材料	规格型号	数量
1	血管鞘	6 F	1
2	穿刺针	18 G	1
3	导丝	0.035 inch×150 cm	1
4	高压连接管	120 cm	1
5	高压注射器	150 ml	1
6	6 F 导引导管	6 F，100 cm	1
7	球囊	直径 1.5～4 mm，长 度 10～15 mm	若干
8	压力泵	Boston/Mert	1
9	Y 型阀	YOK0E	1
10	可加压输液袋	Clear-Cuff	1～2
11	支架	直径 3～5 mm，长度 10～15 mm，球扩式 支架	1
12	缝合器	Perclose/Starclose	1

（二十六）急性脑卒中机械取栓术（表 1-33）

表 1-33　急性脑卒中机械取栓术介入材料

序号	诊疗材料	规格型号	数量
1	血管鞘	8 F	1
2	穿刺针	18 G	1
3	导丝	0.035 inch×150 cm	1
4	高压连接管	120 cm	1
5	高压注射器	150 ml	1
6	8 F 导引导管	8 F，100 cm	1
7	6 F 抗折长鞘	6 F，90 cm	需要时
8	中间导管	5 F，125 cm	需要时
9	球囊	直径 2～5 mm， 长度 9～40 mm	需要时
10	压力泵	Boston/Mert	需要时
11	Y 型阀	YOK0E	3
12	可加压输液袋	Clear-Cuff	3
13	微导丝	0.014 inch×200 cm	若干
14	支架导管		若干
15	取栓支架	4mm×15mm，4mm×20mm 6mm×20mm，6mm×30mm，	1
16	缝合器	Proclose/Starclose	1

（二十七）脊髓动静脉畸形栓塞术（表 1-34）

表 1-34　脊髓动静脉畸形栓塞术介入材料

序号	诊疗材料	规格型号	数量
1	血管鞘	8 F	1
2	穿刺针	18 G	1
3	导丝	0.035 inch×150 cm	1
4	高压连接管	120 cm	1
5	高压注射器	150 ml	1
6	6 F 导引导管	6 F，100 cm	1
7	6 F 抗折长鞘	6 F，90 cm	需要时
8	Y 型阀	YOK0E	2～3
9	可加压输液袋	Clear-Cuff	3
10	微导丝	0.010 inch×200 cm	若干
11	栓塞导管	Marhton，Magic，1.5 F， 165 cm	
12	栓塞用胶	Onyx 胶，GLUBRAN 胶	1
13	缝合器		1

（二十八）外周血管球囊扩张（表1-35）

表1-35 外周血管球囊扩张术材料

序号	诊疗材料	规格型号	数量
1	血管鞘	6～7 F/40～90 cm	1
2	压力延长管	45 cm	1
3	亲水涂层导丝	V-18/connect Command ES flex/250T 0.018 inch×300 cm 0.035 inch×300 cm	若干备用
4	充盈压力泵	20～30 ml	1
5	支撑导管	Rubicon 14	1
6	球囊扩张导管	非顺应性 Mustang （3～12）mm×（20～200）mm	若干备用
7	球囊扩张导管	半顺应性 Admiral Xtreme （3～12）mm×（20～300）mm Reekross35 （2～6）mm×（40～220）mm Savvy Long （2～6）mm×（120～220）mm Evercross （3～12）mm×（20～200）mm Armada 35/14 （4～7）mm×（20～250）mm	若干备用
8	药物涂层球囊	Orchid （4～6）mm/（100～300）mm	若干备用

（二十九）外周血管支架植入术（表1-36）

表1-36 外周血管支架植入术材料

序号	诊疗材料	规格型号	数量
1	亲水涂层导丝	0.018 inch×300 cm 0.035 inch×260 cm	若干备用
2	自膨式外周支架	开环 Smart Control （6～14）mm×（20～100）mm	若干备用

序号	诊疗材料	规格型号	数量
		Lifestent （5～8）mm×（20～170）mm Smart Flex （5～8）mm×（30～200）mm Innova （5～8）mm×（20～200）mm EverFlex （4～10）mm×（20～200）mm Pulsar-18 （4～7）mm×（20～200）mm Luminexx （4～14）mm×（20～120）mm Complete SE （4～10）mm×（20～150）mm	
3	自膨式外周支架	闭环支架 Supera 0.014/0.035 inch （4.5～6.5）mm×（20～150）mm	若干备用
4	外周覆膜支架	Viabahn（Gore） （5～13）mm×（25～150）mm Fluency（Bard） （5～13.5）mm×（20～120）mm	若干备用
5	球扩式外周支架	Omnilink Elite （4～10）mm×（12～59）mm Express LD （5～10）mm×（17～57）mm	若干备用
6	球扩式载药支架	Xience prime （2.25～4）mm×（8～38）mm （膝下）	若干备用

（三十）肠系膜上动脉支架植入术（表1-37）

表1-37 肠系膜上动脉支架植入术材料

序号	诊疗材料	规格型号	数量
1	自膨式支架	0.035 inch Innova （4～6）mm×（30～60）mm EverFlex （4～6）mm×（20～50）mm	1
2	球扩式支架	Xience prime 0.014 inch （2.25～4）mm×（8～38）mm	1
3	裸支架	Wallstent （5～6）mm×（30～50）mm	1

续表

序号	诊疗材料	规格型号	数量
4	覆膜支架	Viabahn（Gore） （5～6）mm×（25～50）mm	1
5	弹簧圈	0.014 inch/0.035 inch	若干备用

（三十一）肾动脉球囊扩张术（表1-38）

表1-38　肾动脉球囊扩张术导管材料

序号	诊疗材料	规格型号	数量
1	加硬导丝	0.035 inch×260 cm	1
2	导引导管 RDC	6 F/7 F—55 cm	1
3	导引鞘 Snsel	6 F—45 cm	1
4	导引导丝	BMW ELITE190 cm	1
5	充盈压力泵	20～30 ml	1
6	压力导丝 （必要时）	C12008	1
7	血管内超声导管 （必要时）	机械导管型号：89000 压力导丝：10185 外周超声导管型号：8.2 F 最大扫描直径60 mm	1
8	球囊扩张导管	（2.0～2.5）mm×（12～15）mm	若干备用

（三十二）栓塞术材料（表1-39）

表1-39　栓塞术导管材料

序号	诊疗材料	规格型号	数量
1	栓塞微粒	100～300/300～500 500～700/700～900 900～1200	若干备用
2	弹簧圈	0.018～0.035 inch （2～15）mm×（20～140）mm 0.018～0.035 inch （3～14）mm×（60～300）mm	若干备用
3	血管塞	AMPLATZER （4～16）mm×7/8 mm AMPLATZER Ⅱ （3～22）mm×（6～18）mm AMPLATZER4 （4～8）mm×（10.0～13.5）mm	若干备用

（三十三）动脉内支架植入术材料（表1-40）

表1-40　动脉内支架植入术导管材料

序号	诊疗材料	规格型号	数量
1	覆膜支架	Wallgraft （6～12）mm×（30～70）mm	若干备用
2	裸支架	Zliver Luminexx （4～14）mm×（20～120）mm	若干备用

（三十四）静脉内球囊扩张术（表1-41）

表1-41　静脉内球囊扩张术导管材料

序号	诊疗材料	规格型号	数量
1	充盈压力泵	IN4330	1
2	球囊扩张导管 （0.035 inch）	Powerflex Pro （4～12）mm×（4～22）mm Powerflex Pro （15～25）mm×（40～60）mm MAXI LD 球囊 （15～25）mm×（40～60）mm	若干备用

（三十五）静脉内支架植入术（表1-42）

表1-42　静脉内支架植入术导管材料

序号	诊疗材料	规格型号	数量
1	镍钛合金支架及支架输送器	Z 型支架 JRZD-14 F-600 （20～26）mm×（40～60）mm Wallstent （5～16）mm×（30～90）mm	若干备用

（三十六）腔静脉型布-加综合征静脉造影（表1-43）

表1-43　腔静脉型布-加综合征静脉造影材料

序号	诊疗材料	规格型号	数量
1	经皮穿刺针	18 G/21 G	1
2	造影导丝	0.035 inch×150 cm	1
3	造影导管	Pig tail 5 F—100 cm VER 4 F/5 F—100 cm	1
4	导管鞘	（10～12）F×（45～90）cm	1

序号	诊疗材料	规格型号	数量
5	房间隔穿刺针	0.035 mm	备用
6	经颈静脉肝内穿刺器械	RUPS-100	备用
7	压力传感器	DPT-218	1
8	压力延长管	120 cm	1 ~ 2

（三十七）腔静脉型布-加综合征腔内成形术（表1-44）

表1-44 腔静脉型布-加综合征腔内成形术材料

序号	诊疗材料	规格型号	数量
1	加硬导丝	0.035 inch×260 cm	1
2	充盈压力泵	IN4130	1
3	球囊扩张导管（0.035 inch）	Maxi LD（14 ~ 25）mm×（20 ~ 80）mm ATLAS 12/22 mm×40 mm	若干备用

（三十八）腔静脉型布-加综合征支架植入术（表1-45）

表1-45 腔静脉型布-加综合征支架植入术材料

序号	诊疗材料	规格型号	数量
1	支架系统（0.035 inch）	Z形支架 JRZD-14 F-600 Wallstent（5 ~ 16）mm×（30 ~ 90）mm	1

（三十九）肝静脉型布-加综合征造影（表1-46）

表1-46 肝静脉型布-加综合征造影材料

序号	诊疗材料	规格型号	数量
1	穿刺针	18 G	1
2	延长管	60/120 cm	2
3	超滑导丝	0.035 inch×150 cm	1
4	造影导管	Pig tail 5 F/100 cm	1
5		VER 4 F/100 cm	1
6		C2 5 F/100 cm	1

序号	诊疗材料	规格型号	数量
7	压力传感器	IN4130	1
8	加硬导丝	0.035 inch×260 cm	1
9	导管鞘	静脉导管鞘 5 ~ 7 F	1
10	血管鞘	10 ~ 12 F/45 ~ 90 cm	1
11	穿刺针	RUPS100 0.97 mm×62.5 cm	1

（四十）肝静脉型布-加综合征球囊扩张（表1-47）

表1-47 肝静脉型布-加综合征球囊扩张材料

序号	诊疗材料	规格型号	数量
1	充盈压力泵	20 ~ 30 ml	1
2	球囊扩张导管（0.035 inch）	Maxi LD（14 ~ 25）mm×（20 ~ 80）mm ATLAS（10 ~ 20）mm×40 mm	若干备用

（四十一）肝静脉型布-加综合征支架植入术（表1-48）

表1-48 肝静脉型布-加综合征支架植入术材料

序号	诊疗材料	规格型号	数量
1	支架系统（0.035 inch）	Z形支架 JRZD-14 F-600 Wallstent（5 ~ 16）mm×（30 ~ 90）mm	1
2	弹簧圈	弹簧圈 0.018 ~ 0.035 系列（2 ~ 4）mm	若干备用
3	明胶海绵	6 cm×2 cm×0.5 cm 根据穿刺口直径裁剪	若干备用

（四十二）经皮经肝门静脉造影术（表1-49）

表1-49 经皮经肝门静脉造影术材料

序号	诊疗材料	规格型号	数量
1	穿刺针	21 ~ 22 G	1
2	导管鞘	5 F	1
3	超滑导丝	0.035 inch×150 cm	1
4	造影导管	C2 5 F/100 cm	1

（四十三）经皮经肝食管胃底静脉曲张栓塞术（表1-50）

表1-50　经皮经肝食管胃底静脉曲张栓塞术材料

序号	诊疗材料	规格型号	数量
1	微导管	2.7 F	1
2	无水乙醇	适量	1
3	弹簧圈	0.018～0.035系列（2～14）mm	若干备用
4	明胶海绵	6 cm×2 cm×0.5 cm 根据穿刺口直径裁剪	若干备用
5	栓塞剂	医用胶	若干备用

（四十四）经颈内静脉肝内造影术（表1-51）

表1-51　经颈内静脉肝内造影术材料

序号	诊疗材料	规格型号	数量
1	经颈静脉肝内穿刺器械	Rups100	1
2	超滑导丝	0.035 inch×150 cm	1
3	造影导管	C2 5 F/100 cm	1
4	加硬导丝	Amplatz 0.035 inch×260 cm	1
5	压力传感器	PX20	1
6	压力延长管	120 cm	1～2

（四十五）经颈内静脉肝内球囊扩张术（表1-52）

表1-52　经颈内静脉肝内球囊扩张术材料

序号	诊疗材料	规格型号	数量
1	充盈压力泵	20～30 ml	1
2	PTA球囊扩张导管	RIVAL（3～10）mm×（2～100）mm	若干备用

（四十六）经颈内静脉肝内支架植入术（表1-53）

表1-53　经颈内静脉肝内支架植入术材料

序号	诊疗材料	规格型号	数量
1	自膨式支架	Gianturco Z型（5～30）mm×（10～35）mm	若干备用
		Wallstent（5～16）mm×（30～90）mm	若干备用
2	球扩式支架	Palmaz（4～7）mm×（12～24）mm	若干备用
		Strecker（6～12）mm×40 mm	若干备用
3	覆膜支架	Fluency（5～13.5）mm×（20～120）mm	若干备用
		Viatorr（5～13）mm×（25～150）mm	若干备用

（四十七）脾动脉造影术（表1-54）

表1-54　脾动脉造影术材料

序号	诊疗材料	规格型号	数量
1	穿刺针	21～22 G	1
2	导管鞘	5 F	1
3	超滑导丝	0.035 inch×150 cm	1
4	造影导管	C2 5 F/100 cm VER 5 F/100 cm	1

（四十八）脾动脉栓塞术（表1-55）

表1-55　脾动脉栓塞术材料

序号	诊疗材料	规格型号	数量
1	微导管	2.7 F	1
2	栓塞剂	弹簧圈 0.018～0.035系列（3～15）mm×（3～15）mm 0.018系列（3～18）mm×（4～40）mm	若干备用
		明胶海绵 6 cm×2 cm×0.5 cm	若干备用
		栓塞微粒 100～300/300～500/500～700/700～900/900～1200	若干备用

（四十九）下肢静脉造影术（表1-56）

表1-56 下肢静脉造影术材料

序号	诊疗材料	规格型号	数量
1	动脉鞘	5～8 F	1
2	翻山抗折长鞘	5～8 F	1
3	超滑导丝	0.035 inch×（150～260）cm	1
4	造影导管	5 F-Cobra/Simmons I/Pig tail/VER×100 mm	若干备用

（五十）下肢静脉置管溶栓术（表1-57）

表1-57 下肢静脉置管溶栓术材料

序号	诊疗材料	规格型号	数量
1	导引导管	6 F	1
2	溶栓导管	Fountain 或 Unifuse（4～6）F×（10～50）cm	1
3	溶栓药物	尿激酶，rt-PA	1

（五十一）下肢静脉碎栓/吸栓/旋切术（表1-58）

表1-58 下肢静脉碎栓/吸栓/旋切术材料

序号	诊疗材料	规格型号	数量
1	血栓抽吸机	Angiojet	1
2	血栓抽吸导管	Angiojet 6 F×120 cm	1
3	斑块旋切	Straub 机械血栓切除系统 THS-LX-C	1
4	血栓消融导管	Aspirex（8～10）F×（85～135）cm	1

（五十二）下肢静脉球囊扩张术（表1-59）

表1-59 下肢静脉球囊扩张术材料

序号	诊疗材料	规格型号	数量
1	充盈压力泵	IN4330	1
2	球囊扩张导管	Powerflex Pro（4～12）mm×（4～22）mm	若干备用
		MAXI LD 球囊（14～25）mm×（20～80）mm	

（五十三）下肢静脉球囊扩张及支架植入术（表1-60）

表1-60 下肢静脉球囊扩张及支架植入术材料

序号	诊疗材料	规格型号	数量
1	自膨式外周支架	E-Luminexxl（12～14）mm×（20～120）mm	若干备用
		Wallstent（10～24）mm×（20～94）mm	
		IFU-PI-ZVT-6 静脉支架（14～16）mm×（60～140）mm	

（五十四）腔静脉滤器置入术（表1-61）

表1-61 腔静脉滤器置入术材料

序号	诊疗材料	规格型号	数量
1	腔静脉滤器	永久滤器 临时滤器 可回收滤器	若干备用

（五十五）肺动脉血栓压栓术（表1-62）

表1-62 肺动脉血栓压栓术材料

序号	诊疗材料	规格型号	数量
1	血管鞘	8～10 F	1
2	球囊扩张导管	Powerflex Pro（4～12）mm×（4～22）mm	若干备用
		MAXI LD 球囊（14～25）mm×（20～80）mm	
3	自膨式外周支架	Wallstent（10～24）mm×（20～94）mm	1
4	Z 型支架	JRZD-14 F-600	1

（五十六）下腔静脉滤器取出术（表1-63）

表1-63 下腔静脉滤器取出术材料

序号	诊疗材料	规格型号	数量
1	动脉鞘	6 F	1
2	超滑导丝	0.035 inch×150/260 cm	1

续表

序号	诊疗材料	规格型号	数量
3	压力延长管	120 cm	1
4	造影导管	Pig tail/VER 5 F×100 cm C2-5 F×100 cm	各 1 备用
5	回收导管组合	回收导管 10 F×80 cm VER 5 F×100 cm	1 套 备用
		血管圈套器 /Snare 圈套器 QTQ15/20 mm/ 网篮	
6	滤器	GTRS-200-RB 11 F—80 cm	1
7	回收套件	GTRS-200-RB	备用

（五十七）经导管血管造影术（表 1-64）

表 1-64　经导管血管造影术材料

序号	诊疗材料	规格型号	数量
1	动脉鞘	21 ～ 22 G	1
2	导管鞘	5 F	1
3	超滑导丝	0.035 inch×150 cm	1
4	造影导管	5 F RH/C2/RLG×100 cm	若干型号 备用
5	微导管	2.7 F	1

（五十八）经导管血管栓塞术（表 1-65）

表 1-65　经导管血管栓塞术材料

序号	诊疗材料	规格型号	数量
1	栓塞微粒	100 ～ 300/300 ～ 500/500 ～ 700/ 700 ～ 900/900 ～ 1200	若干 备用
2	弹簧圈	0.018 ～ 0.035 系列（2 ～ 14）mm 0.018 系列（3 ～ 15）mm×（4 ～ 40）mm	若干 备用

（五十九）经导管血管内取栓/溶栓术（表 1-66）

表 1-66　经导管血管内取栓 / 溶栓术材料

序号	诊疗材料	规格型号	数量
1	导引导管 RDC	6 F	1
2	导引导丝	0.014 inch×190/300 cm	1
3	微导管	2.8 F 渐变至 2.4 F/2.8 F 无渐变 /2.9 F 无渐变 110 ～ 150 cm	1
4	溶栓剂	尿激酶 25 万 / 支	1 ～ 2

（六十）经导管血管内球囊扩张/支架植入术（表 1-67）

表 1-67　经导管血管内球囊扩张 / 支架植入术材料

序号	诊疗材料	规格型号	数量
1	充盈压力泵	13 inch（33 cm）延长管 血管成形术用套件	1
2	球囊扩张导管 0.014 inch	冠状动脉球囊 （2 ～ 3.5）mm×（15 ～ 20）mm	若干 备用
		Armada 14 （2.0 ～ 4.0）mm×40 mm	
		Sterling （5 ～ 8）mm×（10 ～ 40）mm	
		LitePAC （2 ～ 7）mm×（15 ～ 40）mm	
3	球扩式支架（肾）	RH Herculink Elite （4 ～ 7）mm×（15 ～ 18）mm×135 cm	若干 备用
		Palmaz Blue 0.014 （4 ～ 7）mm×（15 ～ 24）mm×142 cm	
		Express SD 0.018 （4 ～ 7）mm×（14 ～ 19）mm×150 cm	
		Hippocampus 0.014 （4 ～ 7）mm×（10 ～ 24）mm	
4	球扩式支架（肝）	冠状动脉支架 （3.0 ～ 5.0）mm×（20 ～ 40）mm	若干 备用

（六十一）经导管血管支架植入术（表 1-68）

表 1-68　经导管血管支架植入术材料

序号	诊疗材料	规格型号	数量
1	外周 自膨式支架	Fluency （4 ～ 16）mm×（20 ～ 40）mm	1
		W.L. Gore （6 ～ 14）mm×40 mm	1
		Maris （4 ～ 7）mm×（20 ～ 40）mm	1
		Wallstent （10 ～ 16）mm×（20 ～ 40）mm	1

（六十二）经导管血管内溶栓/吸栓术（表1-69）

表1-69 经导管血管内溶栓/吸栓术材料

序号	诊疗材料	规格型号	数量
1	溶栓灌注导管	3～5 F/20-30-40-50 cm	1
2	血栓抽吸装置	AngioJet	1
3	血栓抽吸套件	AngioJet 6 F×120 cm	1

（六十三）肝肿瘤介入诊疗（表1-70）

表1-70 肝肿瘤介入诊疗材料

序号	诊疗材料	数量
1	1.5 m 超滑导丝	1
2	PigTail、RH 造影导管	1
3	微导管	1
4	微导丝	1
5	载药微球、碘化油或栓塞微粒、微球等	按需

（六十四）妇科肿瘤介入诊疗（表1-71）

表1-71 妇科肿瘤介入诊疗材料

序号	诊疗材料	数量
1	1.5 m 超滑导丝	1
2	PigTail、Cobra 造影导管	1
3	RUC 子宫动脉导管	1
4	明胶海绵、聚乙烯醇（PVA）、载药微球等	按需

（六十五）肾肿瘤介入诊疗（表1-72）

表1-72 肾肿瘤介入诊疗材料

序号	诊疗材料	数量
1	1.5 m 超滑导丝	1
2	PigTail、RDC 型导管或 Simmon Ⅰ、Ⅱ、Ⅲ 造影导管	1
3	明胶海绵、栓塞微球、生物胶等	按需

（六十六）肺肿瘤介入诊疗（表1-73）

表1-73 肺肿瘤介入诊疗材料

序号	诊疗材料	数量
1	1.5 m 超滑导丝	1
2	PigTail、Cobra 等造影导管	1
3	明胶海绵、栓塞微球、生物胶等	按需

（六十七）气管狭窄支架植入术（表1-74）

表1-74 气管狭窄支架植入术材料

序号	诊疗材料	规格型号	数量
1	超滑导丝	0.035 inch	1
2	超硬导丝（交换导丝）	0.035 inch×260 cm	1
3	造影导管	5 F VER/H1	1
4	（定制）气管支架及推送器		1

（六十八）食管支架置入术（表1-75）

表1-75 食管支架置入术材料

序号	诊疗材料	规格型号	数量
1	食管支架	详见相关章节	1
2	造影导管	5 F HINCK	1
3	造影导丝	RF/PA35263M 0.035 inch×260 cm	1

（六十九）肠道支架置入术（表1-76）

表1-76 肠道支架置入术材料

序号	诊疗材料	规格型号	数量
1	肠道支架	详见相关章节	1
2	肠道导丝	详见相关章节	1
3	球囊导管	详见相关章节	按需
4	造影导管	5 F HINCK	1
5	交换导丝	RF PA 0.035 inch×260 cm	1

四、导管材料应用提示

1. 区分手术类型

介入护士在术前按介入手术分类常规准备导管材料。首先要区分造影和治疗导管。两种介入手术使用导管从结构和用途上都有着明确的区分，造影导管多采用端孔导管、侧孔导管、猪尾巴导管。治疗导管通常选用端孔导管，常见的有单弯导管、双弯导管、三弯导管和特殊类型的导管。

2. 导管选择

由于患者血管病变不同，经常会出现血管弯曲、血管开口变异而需要选择特殊造影及血管扩张导引导管。护士可以根据造影结果分析判断，及时帮助术者选择不同类型的导管。

3. 导引导管选择

导引导管与造影导管规格基本相同，区别是导引导管应用在血管扩张及支架植入术，因此导管具有腔大、管壁薄、支撑力强的优势，选择合适的导引导管是介入过程中必不可少也是非常重要的一个步骤。如果导引导管选择不当，会使手术面临接踵而来的各种不顺利，术者反复操作就可能会导致桡动脉痉挛、冠状动脉口撕裂等一系列并发症。

4. 了解导管性能

目前使用的导管材料是研究者使用高科技手段，选用高分子耐高压柔韧性强的材料生产出来的适合临床上使用的多种不同功能的导管（包括导管、导丝、球囊、支架和各种电生理导管及配件产品），并随着医疗发展而不断改进。据了解很多生产厂家为了保证导管在手术中推送顺滑，输送介入器材在管腔内顺畅通过，已将管腔内壁制成亲水涂层；为增强导管支持力及掌控性，同时又防止导管扭曲，在管壁中层加了尼龙网状纤维织物，使管壁变得更薄、管腔容量更大且更具有韧性而抗折。为防止导管前端损伤血管内膜和血管开口，在导管最前端使用了特殊超软材料。导丝类材料也在容易操控的基础上增强了扭控力，使用中术者能够更轻松自如地通过病变，拐过弯曲，越过暗礁，到达要治疗血管的远端，指引和支撑球囊、支架自如推送。

5. 导引导丝选择

导引导丝的性能主要包括以下几个方面：

（1）支撑力，垂直导丝用力使得导丝发生弯曲的力；

（2）柔韧性，导丝本身随血管弯曲程度变化的能力；

（3）跟踪性，导丝沿血管解剖结构走行的能力；

（4）扭控性，导丝近端感受导丝头端接触物体及对物体性状的反馈；

（5）触觉反馈，从导丝近端到导丝尖端传递扭矩的能力；

（6）可视性，即导丝局部不透放射线，利于导丝在体内的定位。

导引导丝的选择应用是介入成功的关键，越是复杂的病变，对导丝的使用要求也就越高，熟练掌握导丝的分类和特点，是正确使用导丝的前提。工作中要准备不同规格的导引导丝方便术者及时调整。

6. PTA 球囊扩张导管的应用

PTA 球囊扩张导管适用于包括髂骨、股骨、髂股骨、腿部、肾及颈动脉在内的外围脉管系统的经皮腔内血管成形术，以及对先天或后天形成的动静脉透析瘘管的阻塞病变的治疗，也适用于外围脉管系统中可膨胀球囊及自扩张支架的后扩张，扩张非冠状动脉如胫动脉、髂动脉、肾动脉分支、颅内动脉、下肢血管、肝静脉等周边血管。

介入诊疗技术是当前最快捷、有效地治疗多种血管疾患的重要方法之一。国内外介入医学领域的扩大和发展进一步推动了介入护理及技术工作的专业化进程。在临床护理工作中掌握了专业技能的血管疾病护理及技术人员能够应用多学科综合手段，从生理、心理、社会三个层面对介入患者实施全身心的整体护理，在介入治疗围术期及恢复过程中起着重要的作用。同时护理专业的职能也有了很大的拓展，包括术前准备、术中配合操作及准备手术物品、导管材料的选择使用、术后病情交接观察以及介入围术期中多角度、多层次的护技配合，可以大大提高介入治疗的成功率，并减少围术期并发症的发生，提高护理质量，保证患者安全。

（侯桂华　李芳　荆丽敏　王微微）

参考文献

［1］郭启勇.介入放射学.第3版.北京：人民卫生出版社，2010.

［2］杨建勇，陈伟.介入放射学理论与实践.第3版.北京：科学出版社，2014.

［3］杨琼.介入耗材网络管理模块的构建与应用.中国医疗设备，2016，31（7）：151-152.

［4］王雅军，强华，刘伟军，等.医院介入类耗材使用全流程风险防控平台的构建.中国医疗设备，2019，34（11）：141-153.

［5］侯桂华，霍勇.心血管介入治疗护理实用技术.第二版.北京：北京大学医学出版社，2018：28-37.

［6］陈亚玲，张琳娟.ABC分类法在手术室高值耗材库存管理中的应用.护理研究，2019，33（14）：2486-2487.

［7］王伟辉.心脏介入治疗ICD-9-CM-3编码研究.世界最新医学，2014，12：122.

［8］柴锐，黄凤仙.ABC分类法在介入耗材库存管理中的应用，中国当代医药，2015，22（24）：138-140.

［9］王秀梅.介入性治疗材料与器械.中国新材料产业发展报告，2010：1-16.

第二章 介入诊疗器材规范管理

Chapter 2 Standard Management of Interventional Materials

介入诊疗器材具有品种繁多、材质多样化、规格型号复杂、专业性强、多为一次性使用的属性，因此做到临床应用中规范管理是具有挑战性的。当前随着国家医疗改革和现代医院管理制度建设不断深入，医疗器械使用监管是医疗质量管理的重要组成部分，同时医疗机构对自身经济运行精细化管理提出了更高的要求。国家在 2000 年 4 月 1 日起施行的《医疗器械监督管理条例》（2000 年版）确立了医疗器械分级、分类管理的体系；2002 年建立医疗器械标准制度；2004 年建立医疗器械临床试验、生产制度；2008 年建立医疗器械不良事件监测和再评价制度；2011 年建立医疗器械召回制度；2014 年施行的《医疗器械监督管理条例》（2014 年版）要求医院对使用环节的医疗器械质量进行质量监管，建立医疗器械经营制度。2017 年 5 月 19 日施行的《医疗器械监督管理条例》（2017 年版）再次强调了医院需具备与在用医疗器械品种、数量相适应的贮存场所和条件，应当加强对工作人员的技术培训，按照产品说明书、技术操作规范等要求使用医疗器械。2019 年国家卫生健康委员会修订的《医疗器械临床使用安全管理规范》要求医疗器械使用和研制、生产、经营、监督管理都遵循统一的技术要求。

加强和规范医疗机构对医疗器械临床使用的安全管理，防止介入耗材积压过期，提高查找所需材料的准确性，缩短查找时间、提高费用录入的正确率并减少前期成本，这些是降低医疗器械临床使用的风险，提高医疗质量、保障医疗安全的重要措施，也是医疗机构义不容辞的责任。由于介入诊疗材料种类、规格多达千余种，变化日新月异，介入诊疗材料的信息化管理是医疗器械在临床应用中覆盖范围最广泛、智能化程度要求最高、决策因子最复杂的领域。因此，对介入诊疗器材规范管理需具备准确、精细和高效的特点。

第一节 介入诊疗器材管理流程

介入诊疗器材管理是医院物资管理中的一个重要环节。实现介入诊疗器材信息化管理是医疗材料规范化管理的必经之路，在设计上从科室申请、采购计划、订单编辑、验收入库、科室领用，到物品盘点、查询统计报表、注册资质有效期的管理等，涉及医疗材料的所有信息，最终形成一个完整的信息链。通过信息链的建立密切供需之间的联系、岗位之间的相互协同，提高工作效率。对出现的问题能够迅速查清，及时解决。应全方位记录医疗材料真实信息，量化数据，实时分析进度状态，提供决策依据，提升服务品质和管理水平。

一、管理理念

医院资源规划管理系统（hospital resource planning，HRP）是融合现代化管理理念和流程，整合医院已有的信息资源，创建一套支持医院整体运行管理的统一高效、互联互通、信息共享的系统化医院资源管理平台。应运用 HRP 系统设置介入诊疗器材管理流程。系统对部分材料采取的是代销库管理模式（如植入性介入诊疗材料等）。代销是一种商业化的销售方式，即货物销售后给供应商进行结账。此部分材料是供应商预先送货，待科室使用后再结账，符合代销的模式。代销入库时，不会增加医院的资产，不需要在财务账上体现；实际使用后通过专购品"入库即出库"的方式，采购增加的同时，反映代销材料的支出消耗。通过这个管理功能，不仅能够减少医院流动资金，真实地反映医院的资产及成本支出，同时为与供应商往来结算提供了便利，对代销材料也能按照一般材料进行入库记账式管理，解决了这类材料验收难、管理难的问题。

医院资源规划管理系统细化材料管理内容，记录准确、全面，具有以下特点：

（1）按照编码规则，对使用的医疗材料依照生产厂家、品名、单位、规格、型号、价格外包装、供应商等详细划分，满足科室网上选择的要求，保证材料在采购、入库和发放环节上名称与材料一致。

（2）按照岗位和职能分配权限，将科室、库房、采购、财务、物价等连接，形成相互分工、相互协作的信息流，全面反映物资流通的整体信息。

（3）增加了物品有效期、批号、条形码等必要内容。

（4）增加了材料信息的管理，系统将材料与材料字典联系在一起，只有经过批准并且符合有效期的医疗材料才能录入，否则无法入库，起到了控制源头的作用。

二、介入诊疗器材供应中心

介入诊疗器材及导管材料使用流通过程中合理设置建设库房可以起到物品流通枢纽作用，也是医疗机构介入诊疗器材供应的核心。

1. 合理设置库房

根据器材的种类与需求不同，结合医院的设施条件，合理设置库房，统筹全院的医疗材料的供应和储备。构建多级库房，可以设置成一级库房、二级库房，把管理与服务向临床一线延伸。其中，一级库房是综合库，负责下级库房物资调拨，负责科室领用发放，依据需求制订采购计划；二级库房是在科室相对集中、物品需求量大的地点设置的库房，比如手术室库房、介入导管室库房等。二级库房物品不足时向一级库房提交需求，由一级库房负责解决。介入诊疗器材由于其特性，适宜设置二级库，由医院派专人统一管理。其优势在于：方便科室，就近满足科室材料需求；熟悉掌握产品、科室需求信息，提供更专业的服务；收集使用后包装盒，跟踪记录材料的流向，核对材料使用收费的情况，对材料的安全起到监督管理作用。

2. 二级库管理体系

建立科室二级库管理流程，对医疗材料的流通采用全过程的跟踪管理。一级库由器材科设专职库管员管理入出库，采取零库存方式。二级库设置为科室二级库，具体流程如下（图2-1）：

（1）科室网上提交需求计划，并可以查询每月支出情况。

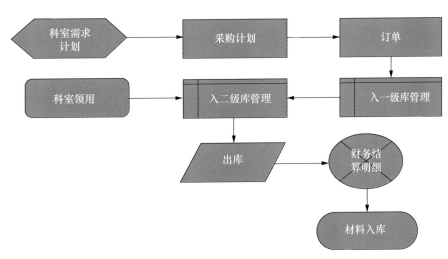

图2-1 二级库管理流程

（2）采购部门收到需求计划后，进行汇总整理，自动产生订单，发送给供应商。

（3）医疗材料到货后由库房管理人员进行验收，并做代销入库，还可以在库房之间移库处理。

（4）科室根据实际需要进行借用或实际领用消耗。

（5）系统自动产生科室物资汇总及明细，与财务及供应商对账。科室、库房、采购、供应商之间形成了一个闭合的信息网络，同时也形成了一个闭环式的管理系统。

3. 合理的物资储备管理

根据介入诊疗器材每月使用量，结合库房储存条件，供应商送货能力，确定合理储存的种类和数量。储备量控制在月使用量的一倍左右，防止占用过多资金，避免过期造成损失。介入诊疗器材中的特殊种类，如高值材料，因价格高昂故其储备品种、数量有限，使用后及时通知供应商进行补货。考虑到绿色抢救通道对介入诊疗器材的需求，各种抢救用的介入诊疗器材品种要备足备全，24 h 满足需要。备货管理需要结合手术操作的基本需求来对介入诊疗器材及其他医疗耗材进行定量备货分析，每周领取一次，从而完成最小库存量的管理和领用。依据入库周期、使用的时间周期，设置最低库存量。系统对库存量实时管控，低于设定库存量则进行预警，提示管理员提交需求计划。采购部接收到科室耗材需求的基本信息，在相关平台上直接呼叫配送，管理员进行补库管理。国务院办公厅 2015 年印发《关于城市公立医院综合改革试点的指导意见》明确提出强化公立医院精细化管理。医院要强化医疗安全管理，建立健全的信息管理系统，做到每一件高值医用耗材从申领、采购到临床使用的全生命周期管理和全流程可追溯。对于医用高值耗材的准入和采购环节要进行严格的控制，强化财务运营管理，做到耗材账目准确，收支清晰。

运用归纳法进行日常管理。把所有材料按公司、规格、型号及使用频率进行分类分层管理，合理安放，并根据灭菌有效期合理安排使用次序。所有物品均应标识明确，位置固定、合理。储存柜内、外均有明确的规范的标识，柜门采用透明玻璃门，便于目视管理。对不易摆放整齐的物品，用贮物小格分类放置，达到整洁、方便取用的效果。

根据材料的日常使用量设立一定基数，一般设立 4 件，用量多的设为 10 件，偶尔使用的可于术前 1 天通知公司送货，避免存货过多造成积压。

4. 有效的权限制度

介入诊疗器材的安全直接关系到治疗安全，关系到患者安全，关系到医院整体利益。从介入诊疗器材的审批、采购、验收、储存、领用到患者使用必须建有一套严格的管理制度，才能保障安全工作落实。权限管理是重点管控项目，控制人员进出，须设置权限。将手术行为管理系统的入室权限信息进行筛选对接，实现取用权限的功能。

三、介入诊疗器材规范采购

1. 严格执行介入诊疗器材准入制度

《医疗器械监督管理条例》规定医疗器械经营企业和医疗机构应当从取得《医疗器械生产企业许可证》的生产企业或取得《医疗器械经营许可证》的经营企业购进合格的医疗器械，并验明产品的生产许可证、产品合格证、进口注册证、准销证等卫生权威机构的认可证明，不得使用未经注册、过期失效或已淘汰的医疗器械。为进一步规范介入诊疗器材采购工作，提高采购质量和经费使用效益，促进医德医风建设，防止在购买和使用过程中发生违规问题，采购工作应遵循医院统一领导、职能部门与科室分工负责、相关部门参与监督的原则，介入诊疗器材通过政府统一招标、询价、竞争性谈判等流程由医院统一采购，根据相关条例严格把关。由使用的科室主任与导管室护士长提出申请，采购部门进行论证，通过公开招标形式，确保各项证件齐全且在有效期内，只有中标的介入诊疗器材方可使用，严禁手术医生私自携带相关介入诊疗器材。对同一类型介入诊疗器材，供应的品牌公司一般设两个，以供选择。专职库管人员与医疗设备科保持密切联系，及时掌握供货商变更情况。对于只能从唯一供应商处获得或发生了不可预见的紧急情况无法即时按照招标流程操作的情况，经医疗器械管理委员会讨论同意并报院长办公会批准，方可采用单一来源方式进行采购，并设专项登记备案。

2. 严格验收入库

介入诊疗器材购进后必须严格验收、登记。依据采购计划，核对物品和送货单，对物品有效期、灭菌日期、生产批号、序列号、灭菌方式、中文标识、产品注册证号、合格证要逐一认真核对；检查外包装有无破损、是否整件包装、有无中文标识。验收合格在送货单上签字，将入库单、送货单等相关材料备案。供应商送货单内容要统一，填写齐全。

3. 合理安排储存

在储存期间应保持介入诊疗器材库房的洁净干燥，摆放有序，入出库有卡片登记，保证材料存储卡、账、物一致。做好有效期管理，临近有效期物品提前更换，已过期物品要做报废处理或退回供应商，绝对不允许使用过期产品。

4. 有序调整安全使用

介入诊疗器材使用要详细记录，包括患者姓名、病案号、手术医师、产品名称、规格型号、数量、生产批号、使用日期、供应商、产品序列号等。扫码进行扣费，生成收费单，自动冲销库存量，耗材信息可以同步进入电子病历的术中医嘱，打印后保存于患者病历中，同时护士将条形码贴于病历相应的位置，实现三单统一，也方便后期追溯。

四、介入诊疗器材申领流程

（1）科室申报领物计划，验收库管理员将领物计划转为采购计划发送至供应商并通知其送货。

（2）供应商收到采购计划后，根据采购计划生成二维码验收单并在耗材上粘贴对应标签，将粘贴标签的耗材和验收单送往验收库验货。

（3）验货时仔细核对产品、标签及验收单上的名称、规格型号、注册证、生产日期、失效期、生产批号，全部信息一致方可通过。

（4）验货通过后进行扫码确认，然后将验收单及产品送往临床科室。

（5）临床使用过程中发现耗材积压或耗材有破损、变质、失效、缺失等，扫码退库至验收库库房，并打印退库单；未报废产品退库至验收库库房，报废产品退货至报废仓库并通知供应商退货。

（6）每月固定日期根据科室计费情况汇总进行结算并打印入库汇总单交至中心库房采购人员。将结算信息及库存清单发送至供应商并通知其开发票并核对库存。供应商将发票送至中心库房进行核对。

五、介入诊疗器材备货流程及核对内容

介入诊疗器材备货管理流程如图 2-2。

2014 年 6 月 1 日起施行的《医疗器械监督管理条例》要求医院做好人员培训工作，建立进货查验记录制度，记录事项包括：

（1）医疗器械的名称、型号、规格、数量。

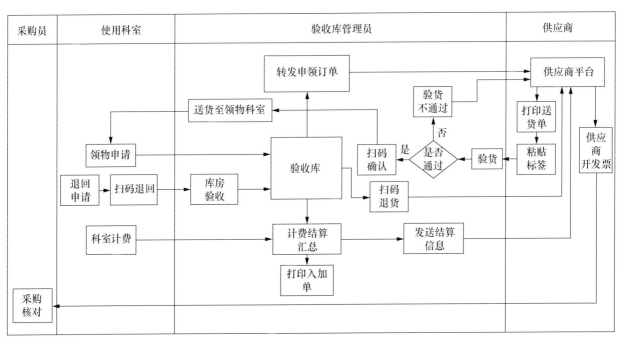

图 2-2 介入诊疗器材备货管理流程表

（2）医疗器械的生产批号、有效期、销售日期。

（3）生产企业的名称。

（4）供货者或者购货者的名称、地址及联系方式。

（5）相关许可证明文件编号等。

进货查验记录和销售记录应当真实，并按照国务院食品药品监督管理部门规定的期限予以保存，同时国家鼓励采用先进技术手段进行记录。

六、有效追溯管理

介入诊疗器材直接用于患者，对人体安全至关重要，应根据《医疗器械使用质量监督管理办法》的规定，使用信息化管理系统，建立植入、介入类医用耗材使用记录，确保信息可追溯。介入诊疗材料粘贴医院的条码标签，一物一签一码。条形码是医院材料个体化管理的身份基础，是产品个体与患者建立对应关系的有效管理手段。采用条形码管理可以有两种方式：一是录入材料全部信息后打印条形码，贴在材料包装上；二是利用物品包装上的条形码进行扫描录入。在入库操作时使用条形码，出库时只要扫描就能立刻显示材料的相关信息，快捷准确，提高了材料时效性，对高值医疗材料是非常有效的管理方式。

介入诊疗器材中植入性材料属于高风险产品，并且专业性要求高，因此依托于以质量管理为保障、流程优化为核心、信息技术为基础的"零库存"管理理念。从植入性材料的单品码追溯信息化、使用过程智能化、物流管理精益化三个方面着手，整合手术前后的准入控制、手术中智能识别、手术后的可追溯与分析，让植入性材料供应、使用、储存等环节实现协同一体化管理。在全程一码追溯质量管理的基础上，实现采购自动补货、赋码追溯、智能存取、数据分析等，达到植入性材料安全、有效、精益管理。

目前在介入诊疗植入性材料追溯系统中，供应商在订货平台上收到订货通知后，登录系统填写产品名称、规格型号、有效期、批号在内的送货信息，并打印，系统自动生成产品条形码，将条形码粘贴在植入性材料最小外包装上。这样就完成了"一物一码"，为植入性材料全程化溯源奠定了基础。库房管理员收到货后只需对相关信息进行随机抽检，合格后就可以将送货信息转成入库信息，节约了大量人力成本。临床使用植入性材料时，扫描条形码即可一步完成医嘱、计费、代销品出库。通过管理，自动关联手术患者、配对材料使用信息，医院多维度进行监管，有效避免了收费错误、重复核对等情况。

医院应作为所有追溯行为的原点。将所有患者使用耗材的详细信息记录入数据库，最大的作用就是实现耗材可追溯。一旦耗材尤其是植入性材料出现不良事件，可根据条形码，向下追溯到同批的产品由哪些科室领用，已用到了哪些患者身上，向上可以追溯到由哪个供应商供货，由哪个生产商生产。实现耗材的可追溯，一切召回行为才能落到实处。植入性材料全程可追溯管理流程见图2-3。

七、介入诊疗材料不良事件管理

医疗器械不良事件是指获准上市的、合格的医疗器械在正常使用的情况下，导致或可能导致人

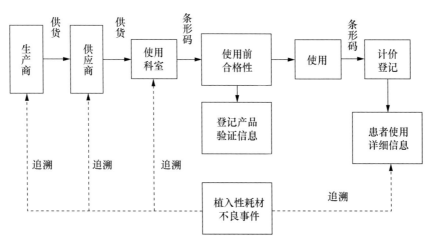

图2-3　植入性材料的追溯管理

体伤害的任何与医疗器械预期使用效果无关的有害事件。医疗器械不良事件报告是指对事后医疗器械不良事件的报告。医院组成"医疗器械临床使用安全管理委员会"，由采购部指定专人负责医疗器械不良事件监管报告工作。使用科室对发现的医疗器械不良事件应由经手人详细记录，按规定报告。凡由医疗器械引起的不良事件，使用科室一经发现，立即停止使用，再由经手人填写《产品跟踪反馈单》或《可疑医疗器械不良事件报告表》，经科室负责人签字后于48 h内上报采购部，造成严重伤害的应于发现后8 h内上报采购部，造成死亡事件的应在4 h之内上报采购部；采购部接到报告后，由专人及时报告总办公室，并立即着手处理，同时通过网络上报省、市食品药品监督管理局。

八、介入诊疗材料销毁

为了加强医院介入诊疗材料的管理，保障患者健康和使用医疗器械安全，根据国务院《医疗器械监督管理条例》以及《植入性器械监督管理规定》，医院在使用高风险医疗器械时发现不合格产品的，应立即停止使用，进行封存，并及时报告所在地药品监督管理部门。已经使用过的一次性介入诊疗材料不能重复使用，应按照有关规定进行销毁，并做好销毁记录，专人负责，详细记录产品的名称、数量、销毁时间、方式、执行人员等。

九、介入诊疗器材管理信息化

随着计算机网络技术、信息技术及数据库技术的发展，信息及时地传递与处理成为可能。2016年2月要求开始实施的《医疗器械使用质量监督管理办法》（国家食品药品监督管理总局第18号令）中明确指出，鼓励各使用单位采用信息化手段管理医用耗材。介入诊疗器材信息化管理能够带来高效、安全的管理模式及流程，但也对护理管理者带来新的挑战，专管人员既是管理者又是护理者，不仅需要有高度的工作责任心，还应具备相应的护理管理和介入管理能力。信息化管理具有以下优点：①准确记录介入诊疗器材数量、价格、规格型号、使用流向，方便统计分析，实施有效的成本核算；②能够将介入诊疗器材从审批、采购、入库、发放、使用等全过程实现流转信息清晰、透明，有效

避免其他问题的发生；③信息化可以有效实现科学化、规范化管理目的；④在实际工作中通过信息汇总分析，发现和解决问题，提高工作效率，充分利用信息化管理实现成本效益最大化。管理者应该充分利用信息化管理技术，实现导管室内介入诊疗器材精细化管理，控制成本，杜绝安全隐患，提高工作效率，提高导管室管理水平，实现流程管理的统一性和规范性。

1. 构建介入诊疗器材信息化管理网

导管室信息化建设是将计算机网络平台、数字化的医疗设施以及院内业务服务程序进行结合管理的临床综合体系，把高科技的信息技术使用在介入诊疗信息的采集、管理、共享以及检索中，成为导管室、诊治过程、管理过程、服务以及沟通上的数字化医院。导管室管理系统通常使用模块化程序设计手段，具可扩充性，可随时改进，维护方便；人机界面符合操作习惯，具有人性化且简单易学。信息化导管系统涉及材料管理、科室治疗标准、收费情况及人员信息等便于管理、查找的内容，让管理及使用更为高效，且与收费系统挂钩并行运行，以达到介入诊疗器材信息变动实时更新与费用记录一致，这种自动关联计费系统的程序使管理更加准确，费用清晰明了。为了防止出现漏计费的现象，每天安排分管专人仔细核对登记表和收费账单的内容是否保持一致，检查是否出现漏费的现象；如果发现问题，进行补录和纠正。保证患者使用医疗材料的安全和医疗材料支出的准确性。

以政府机构相关医疗卫生服务价格准则的规定为依据，对介入诊疗类所有项目内容都统计于导管室信息体系的过程中，由于手术种类、收费项目繁多、复杂，可根据手术对器材的消耗为出发点，建立使用相对频繁的项目模块，如：心血管介入收费项目、周围血管介入收费项目、神经内科介入收费项目等等。再根据自费、医保、军免等方面对其进行细分，根据各专科不同的手术建立收费的一次性耗材模块，再把各模块分类录入在导管室收费体系中，科室可对信息进行直接维护、添加或者删除一次性耗材选项，方便对收费模块的及时更新。

2. 介入诊疗器材信息化管理保障质量安全

通过使用条形码的全程跟踪，实现介入诊疗器材从购买到最终使用的全流程管理，做到每个器

材向上追溯到生产厂商，向下追溯到患者。通过手术之前患者所签订的有关"使用医用植入物的通知书"，患者能够对于设备的具体来源、植入物的名称、生产厂家一目了然。导管室信息化既可以简化工作流程，又提高工作效率。院内信息系统接收到介入诊疗通知单，经过审批进入介入排台系统，进行调配安排完毕。护士及二级库管理员可通过排台系统接收到手术患者的信息，显示患者的身份及手术名称，进行耗材准备，手术护士再次进行核对，无误后在打印单上签字，入导管室备用。保证患者使用医疗材料的安全。

目前临床上理想状态是材料与收费数据的统一，为库存管理提供便利，在收费时立刻扣减库存，提高信息的准确率，从而减少库存错扣、漏扣现象。材料与收费数据的统一需要同材料在入库、出库、收费等环节都采用同一名称、同一编码，这需要医院各个部门的协调配合，也需要国家有关部门对卫生材料的名称、规格、编码等信息进行规范、统一。信息化的统一实现保障介入诊疗器材质量安全、使用安全以及最终实现患者的安全。

第二节　介入诊疗器材使用流程

介入诊疗器材使用流程包括围术期的物资流动、术中使用时的查对校验、使用后的信息记录和相关费用记录。要确保介入诊疗器材使用的准确、安全，就要在使用流程中抓住这些关键节点，通过制度的制定和流程的设置，同样依托相关信息化处理，数字化物资轨迹和物品状态，做到可视、可溯，使得介入诊疗器材在使用流程中能够高效流转，高效准确寻取，安全正确使用，完整使用信息录入，清晰明了地追溯。

一、围术期的物资流动

介入导管室护士应根据每日手术种类及手术量对相关医疗物资进行准备和领用，除常规医疗耗材外，介入诊疗器材应据当日手术单至二级库进行申领，数量及种类应严格按照当日手术所需向二级库管理员进行申报，申领数量有记录并由导管室护士签字确认。如遇特殊手术，可根据具体情况进行备用物资的申领。特殊使用的介入诊疗器材则应由手术医师向二级库管理员提前申报准备，给予足够的物资调配时间，防止对手术正常进行造成影响。手术完毕后，介入导管室护士应将剩余的介入诊疗器材归还至二级库，二级库管理员根据当日手术使用的器材账目进行核对，对申领物资进行账目的核销，对剩余物资进行入库归位，保证二级库介入诊疗器材库存变动有记录，库存数目与账目核验准确无差错。

二、加强术中使用的管理

为杜绝介入诊疗器材错开包装、多收费、漏收费、遗失等现象发生，导管室护士领用后必须做好物品登记。打开介入诊疗器械包装前，导管室护士应首先双人核对物品信息，再同手术医师共同核对介入诊疗器材的名称、型号，检查灭菌效果、有效期，核对手术单上该患者相关物品申请的种类，在三方均确认无误后方可打开包装，以防开错，造成损失。导管室护士应及时在术中记录单上准确记录使用时间、部位、方法（释放压力、时间等）等相关信息，以便术后账目记录、手术医生病程书写时进行核对。使用后，手术护士再次与手术医师核对高值材料的名称、型号、数量，并由护士在介入诊疗报告单上粘贴材料二维码标识。护士退还未用的材料时，与库管人员核对领用材料名称、使用数量。通过重重把关，杜绝差错，并维护患者的合法权益及医院的经济效益。导管室护士应熟悉不同种类介入手术常用介入诊疗器材，熟知手术流程和介入诊疗器材在手术中的使用时机，了解特殊介入诊疗器材的属性和使用方法及时机。

三、使用后信息的录入和费用记录

导管室在确认耗材使用后，由手术护士进入护理信息系统的护士工作站，根据手术中使用的相关耗材，通过扫描耗材唯一条码记录产品各项信息进行逐项记录，同时生成介入术中记录单，为手术医生发放报告提供依据。同时自动计价收费，生成收费单。完成收费后自动冲销耗材二级库存。使用信息自动同步记入介入手术报告中，打印2份介入诊疗报告后，由介入护士粘贴材料条形码，核对无误后一份科室登记存档，另一份发放病房放于患者的病历中留存。

导管室护士根据手术方式领用各种材料，由库管人员监督和记录领用材料名称、数量并签名。库管员每天对植入性材料及辅助配件兼顾"手术收费单"的电脑核对，并于每月底由库管员与财务科结算。

四、围术期介入诊疗器材专管护理人员的设置

围术期介入诊疗器材专管护理人员主要负责导管室内介入诊疗器材的申领、准备及退库工作，与院二级库库管工作人员进行对接。专管人员要保证所有材料准备齐全不耽误诊疗，还需要了解其保存方法和功能，检查有效期限，对疑有质量问题的及时更换，以保证消毒灭菌质量。尤其是对介入诊疗器材中的植入性医疗器械，属于医疗器械分类中要求最严格的三类器械，必须保证性能符合国家颁布的标准。此外，专管护理人员的工作还包括建立使用登记本，定期与厂家共同清点及补充账目，避免流失。对有特殊操作要求的新产品，在使用前与厂家联系，要求提供相应的技术指导或安排相关医务人员进行培训学习，避免不必要的资源浪费，同时减小治疗失败率、减少患者术后并发症。专管人员既是管理者又是护理者，因此，除要求有高度的工作责任心和慎独精神外，还应具备相应的护理管理和介入管理能力。同时还应拥有成本意识，杜绝浪费，不能为了工作方便，随意性强、缺乏计划地使用，不计成本。要求负责人员固定，负责消耗材料的数量统计、常规请领，定期检查消耗材料及高值特殊耗材的数量、价格、进出使用管理。并根据手术开展情况与采购员、仓库保管员沟通耗材的需求量和质量，以确保手术安全顺利开展。耗材的使用涉及每台手术及每个手术工作人员，因此导管室护理人员要转变观念，树立团队意识、集体观念、成本意识，不仅自己要在工作中自觉落实耗材的管理规定，还要监督其他手术人员对耗材的使用，使得人人参与管理，合理使用，杜绝浪费行为。有质量问题的及时退货，淘汰产品及时通知采购员，以免带来安全隐患。

五、介入诊疗器材使用的质控

护士长或护理主管每天早上审核前日使用的耗材，通过手术登记本及智能柜上记录的数量进行盘点，及时发现漏扣费或扣错费行为，并能追踪到使用护士。每周一对前周耗材使用情况进行总盘点，并动态设置本周的基数值和警戒值，以满足手术需要。对接近有效期的耗材根据其使用的频率予以考虑退库或优先使用处理。每月进行一次质量分析，重点讨论耗材使用流程中出现的问题及不良事件，并运用计划-实施-检查-行动（PDCA）等质量管理工具进行持续质量改进。

介入诊疗材料在使用过程中出现质量问题要查明原因，认真登记，造成医疗器械不良反应要及时向有关部门报告，不能隐瞒，同时采取封存措施，等待职能部门处理。

总之，介入诊疗器材总量大、分类多、价格高，针对这部分材料的物流、资金流、信息流、控制流的准确掌控，一直是困扰管理者的一个课题。随着新医改的不断深入，为了响应国家药品监督管理局对器械管理的要求，本着规范、安全为目的，利用信息化手段，完善医院耗材流通的各项组织管理，对医院内医疗材料的流转过程进行有效监管，对物资经费进行合理控制，减少不必要的中间环节，保证医疗活动的有序、安全快捷，无论是从管理者的角度还是使用者的角度，均将对提高临床科室的工作效率起到良性作用，有利于保证手术的顺利安全进行和避免增加手术成本，提高介入诊疗材料的使用效率，使介入诊疗器材的管理更加规范化、科学化。

（王英　周舸　刘旸）

参考文献

［1］国家食品药品监督管理总局.医疗器械标准管理办法.2017-07-01.

［2］国家食品药品监督管理总局.医疗器械召回管理办法.2017-05-01.

［3］国家食品药品监督管理总局.医疗器械通用名称命名规则.2016-04-01.

［4］国家食品药品监督管理总局.医疗器械使用质量监督管理办法.2016-02-01.

［5］国家食品药品监督管理总局.医疗器械经营管理办法.关于修改部分规章的决定.2017-11-21.

［6］国家食品药品监督管理总局.医疗器械生产管理办法.关于修改部分规章的决定.2017-11-21.

［7］国家食品药品监督管理总局.医疗器械网络销售监督管理办法.2018-03-01.

［8］周晟劼,袁骏毅,李波.JIT理论在医院手术耗材管理的应用研究.中国数字医学,2015,10（10）:105-107.

［9］中华人民共和国国家卫生健康委员会.医疗器械安全管理.2019-10-18.

［10］陈金雄,徐榕,王浩宇.利用国际标准条形码,实现高值耗材全程可追溯管理.中国医疗设备,2012,27（8）:28-30.

［11］胡宗铃,崔啸天,傅鸿鹏.公立医院高值医用耗材内部管理流程.卫生经济研究,2019,36（7）:6-7.

［12］孙喜琢,郭爱华,林君,等.加强介入材料的规范化管理.中华医院管理杂志,2005,21（3）:180-181.

［13］苏义武,肖辉.高值耗材备货管理流程的建立和相关实践.中国医疗设备,2019,34（12）:148-150.

［14］杨越,潘常青,朱燕刚,等.基于全流程优化的医用耗材精细化管理实践.中国医疗设备,2020,35（01）:107-110.

［15］许燕,姚萍,周君,等.高值医用耗材精细化管理研究与实践.中国医疗设备,2019,34（08）:142-144.

［16］陆爽爽,洪泳.二级库管理系统在介入导管室耗材管理中的应用.中国医疗设备,2019,34（08）:149-151.

［17］韦日萍,孙文忠.医院耗材精细化管理的研究进展.中国管理信息化,2018,21（20）:115-117.

［18］陈薇薇,许锋.医疗器械使用监管发展趋势与应对策略.医疗卫生装备,2020,41（01）:70-73.

［19］毕占岁.医院医疗器械采购管理问题应对措施.中国医疗器械信息,2020,26（01）:156-157＋182.

［20］王智.医疗器械安全（不良）事件管理中PDCA的应用研究［J］.中国医疗器械信息,2020,26（01）:166-167.

第三章 介入诊疗器材分类与用途
Chapter3 Interventional Materials Classification and Application

自 20 世纪 30 年代以来，随着医学的不断发展，放射医学与临床医学的学科交互逐渐深入，为介入医学的发展奠定了坚实的基础。20 世纪 70 年代后期，随着介入诊疗技术的提高、医学设备器械的改良以及介入材料性能的革新，介入医学已发展成为现代医学中不可或缺的学科之一。为适应不同介入诊疗技术的需求和特点，相关手术器械的种类及制备工艺均不断改良创新，同时术者的介入诊疗操作水平也不断提高。工欲善其事，必先利其器，作为护理工作者，为更好掌握相关器械的操作并将之熟练运用于临床诊治、护理工作中，对器械性能及材料特性的掌握尤为重要，现将介入诊疗材料的分类及用途介绍如下。

第一节 介入诊疗血管穿刺器材

一、血管穿刺针

血管穿刺针是介入诊疗基础材料，相当于外科的手术刀，用于打开皮肤与血管之间建立通道，然后引入介入导丝、血管穿刺鞘、不同类型导管等介入器材进行介入诊断或治疗，也可直接穿入肿瘤或囊腔作抽吸、活检或灭能等诊断和治疗。

常用有动脉穿刺针、静脉穿刺针、活检针、引流针、房间隔穿刺针、经颈静脉肝内门体静脉支架分流术（TIPS）穿刺针、淋巴管穿刺针、软组织穿刺针、骨骼穿刺针等。

各类血管穿刺针直径、长短、型号、结构与作用均不同。血管穿刺针的长度以厘米表示，成人常用 7 cm 为宜，儿童常用 4 cm 为宜。血管穿刺针的直径以 G（Gauge）表示，数码越大，直径越细，介入诊疗常用规格型号：14 G、16 G、18 G、20 G、22 G、24 G 等，不同型号的穿刺针，可以通过粗细不同的导丝［导丝通用直径为英寸（inch）］。血管穿刺针分一部件穿刺针（薄壁穿刺针）、两部件套管（鞘）针及三部件套管（鞘）针。一部件穿刺针前端由不锈钢制成，尖端锐利呈斜面，针柄部分可有不同的基板，便于术者持握进行穿刺。两部件套管（鞘）针由外套管和针芯组成。三部件套管（鞘）针由塑料外鞘和不锈钢套管针组成，三部件套管（鞘）针包括金属的套管和钝头针芯（血管穿刺针结构见图 3-1）。

二、血管穿刺鞘

血管穿刺鞘是血管穿刺成功后建立经皮肤到血管腔的介入诊疗通道，适用于动脉、静脉的基础介入器械，术者可反复向血管腔内送入或交换器械，并在器械反复进出血管腔的过程中保护穿刺血管不被专业介入导管材料损伤（图 3-2 和表

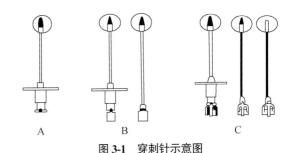

图 3-1　穿刺针示意图
A. 一部件穿刺针；**B.** 两部件套管（鞘）针；**C.** 三部件套管（鞘）针

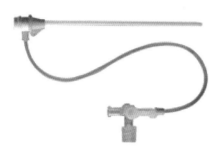

3-1）。血管穿刺鞘通常由外鞘管、扩张管、导丝（0.035 inch/45 cm/J 形弯头）组成。外鞘管包括主管和侧臂连接管，主管长度 3 ～ 100 cm，近端的接头处有橡胶阀（中间有裂隙），为单向活瓣（止血阀作用）。介入诊疗术操作时导管可以从其裂隙中插入。止血阀从尾侧封闭了外鞘管的内腔，既能够阻止血管内的血液外流，减少失血，也可防止空

图 3-2 血管穿刺鞘

表 3-1 血管穿刺鞘规格用途

名称		型号	规格	用途	血管穿刺鞘尾部标识
普通血管穿刺鞘		4 F	10 ～ 13 cm	1. 建立经皮肤到血管腔的进出通道 2. 主要用于小儿、血管细小及特殊手术微穿法时	红色
		5 F	10 ～ 13 cm	同上	灰色
		5.5 F	10 ～ 13 cm	同上	米色
		6 F	10 ～ 13 cm	1. 建立经皮肤到血管腔的进出通道 2. 最常用的血管穿刺 3. 广泛用于介入手术	绿色
		7 F	10 ～ 13 cm	1. 建立经皮肤到血管腔的进出通道 2. 常用于电生理射频消融及复杂冠状动脉支架植入术	橙色
		7.5 F	10 ～ 13 cm	同上	白色
		8 F	10 ～ 13 cm	1. 建立经皮肤到血管腔的进出通道 2. 常使用于电生理射频消融术及主动脉瓣置换术等	蓝色
		8.5 F	10 ～ 13 cm	同上	浅绿色
		9 F	10 ～ 13 cm	1. 建立经皮肤到血管腔的进出通道 2. 使用 12 ～ 24 F 大血管鞘时预扩张血管	黑色
		10 F	10 ～ 13 cm	同上	紫色
		11 F	10 ～ 13 cm	同上	
特殊血管穿刺鞘	桡动脉血管穿刺鞘	4 ～ 6 F	16 cm	经桡动脉冠状动脉介入时建立经皮肤到血管腔的进出通道	
	房间隔穿刺鞘	8 F, 8.5 F	63 cm	二尖瓣球囊扩张成形术、左心耳封堵术及部分三维射频消融术进行房间隔穿刺时使用	
	其他	6 ～ 11 F	3 ～ 100 cm	1. 3 ～ 5 cm 通常适用于血液透析通路 2. 根据诊疗功能分为翻山鞘、输送鞘、血栓抽吸鞘等 3. 中等长度则适用于对侧髂动脉或股动脉及肾动脉 4. 最长的鞘管可完成股动脉入路到颈动脉或对侧颈动脉的介入操作	

气进入血管内。外鞘管侧臂连接管与主管尾部相连接，外鞘管侧臂连接管带有三通开关，经此通路可以作为血管内压力监测的通道，随时取血样标本、于介入术中注射各种药物。扩张管是血管鞘的鞘芯，长度为 13 ～ 103 cm 不等，尾部向前端递进变细，前端最细，利于引导血管穿刺鞘进入血管，同时最大化减少血管穿刺鞘对血管的损伤。导丝通常为 0.032 inch 或 0.035 inch 或 0.038 inch，长度 30 ～ 50 cm。血管穿刺鞘材料主要在内层采用聚四氟乙烯（PTFE），中层为金属丝编织网，外层采用聚醚嵌段聚酰胺（Pebax）制成的编织网管，也可采用聚酰亚胺。由于现代鞘管多采用复合材料制造，故具有较高的强度和低延伸性，可以制成薄壁管材，其厚度通常只有 0.03 ～ 0.05 mm，可以最大限度地减小输送器的截面积，从而减少手术创伤。也可使用复合高分子材料，如内层采用聚酰亚胺，外层采用 Pebax 的复合管就可以充分保证管材的强度和尺寸稳定性，同时外层的 Pebax 使管材具有良好的热焊接加工性能。

外层采用不同硬度牌号的 Pebax 可以得到硬度渐变的复合管。改变中间加强丝的编织密度或排布方式可以改变编织网管的抗折性能、柔顺性等。采用特殊编织网制成的抗折鞘，解决了常规鞘管穿越迂曲血管时因打折、反弹等问题而造成手术失败的问题，除此之外编织网管集中了多种材料的优点：内腔摩擦系数小、强度高、管壁薄、柔软等优势。

临床应用时常根据血管穿刺鞘特性和用途分为普通血管穿刺鞘和特殊血管穿刺鞘，普通穿刺鞘规格、型号及用途见表 3-1，特殊血管穿刺鞘包括抗折鞘、内支架递送鞘、AVANT ＋导管鞘、房间隔穿刺鞘及心脏腔内长鞘等血管鞘，其特性分述如下：

（1）抗折鞘的外鞘内具有微细的钢丝呈螺旋状盘绕，以加强外鞘的柔韧性、提高抗折曲能力、前推力及扭动力，便于通过管腔严重狭窄区，在过度折曲的血管腔内发挥良好的支撑作用。

（2）内支架递送鞘或称内支架置入器、内支架推送器。由三部分组成，除了扩张器和外鞘管，还有一根推送杆。推送杆类似于扩张器，其内芯可通过导丝，只是其前端为平齐头，以推送和释放内支架。

（3）AVANT ＋导管鞘的导引阀具有获得专利的 SLIX 止血阀（快速单向交换器械，出血少）六尖瓣设计，可在导管可操作性和止血之间取得平衡。套管和扩张器长 13 ～ 20 cm，氨基硅油硅氧烷（MDX）套管内外涂层有助于最大程度地减少进入时的损伤，更易进入血管腔，创伤更小、减轻患者痛苦。侧壁可抽取血样输送药物等，鞘壁旋转缝合扣则有利于手术的灵活性。抗扭结套管设计将柔软的内层与较硬的外层结合在一起，旨在增加可弯曲性和支撑力，并减少扭结（图 3-3）。

（4）房间隔血管穿刺鞘管头端设计了不透光标记以利于 X 线下显影，能够帮助术者在介入诊疗操作中输送介入器械和介入导管精准定位。

护理及注意事项

（1）介入手术护士熟悉患者病史，完成术前评估。

（2）参与术前讨论了解诊疗方案，根据术式、患者血管情况以及介入医生手术习惯准备相应的血管鞘。根据手术的风险评估，如介入手术本身的风险以及围术期用药所带来的风险，做好急救时药品与器械准备工作。

（3）术前备齐鞘管及所有介入一次性使用材料，完成双查对制度（领取时查对、使用前查对），确认有效期及包装是否完好，检查材料名称、规格型号。

（4）术中根据手术进程，需要血管鞘时再次完成双核查后拆开传递上手术台，如果包装已经破损或有疑问请勿使用。

（5）术中做好血管穿刺鞘相关并发症观察，对年龄大、血管条件差、血小板低、凝血功能障碍等患者，注意鞘管置入操作及介入术后拔出鞘管时，密切观察局部有无出血、血肿、假性动脉瘤及动静脉瘘及腹膜后血肿、血管损伤出血及栓塞

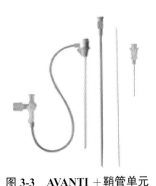

图 3-3　AVANTI ＋鞘管单元

等并发症。

（6）如果在手术的任何阶段遇到很强的阻力，均应暂停操作进程。找出各类鞘管可能原因并处理至正常状态后再继续进行介入手术。

（7）介入护士熟练掌握血管穿刺鞘的分类、规格型号及用途，从而快捷精准配合提供相应的适宜的血管穿刺鞘，提高护理质量和服务水平。

（8）血管穿刺鞘按无菌物品进行管理，使用后及时记录、计费，耗材条码粘贴在病历中存档。

（9）术后带出介入导管室的血管穿刺鞘，做好管道标识，标明血管穿刺鞘名称、型号，置入时间，妥善固定。

（10）血管穿刺鞘为一次性使用，严禁复用，用后按医疗废物处理。

第二节　介入诊疗导管

一、血管造影导管

血管造影导管为细长的中空管型结构，由导管头、导管干及导管尾组成。血管造影导管通过血管穿刺鞘管进入血管内，到达目标血管后，在血管造影管尾端推进造影剂或药物，达到诊治目的，也可用于栓塞材料的运输和释放，通过血管造影导管进行心腔内压力监测检查。造影导管具备内管柔滑、可产生高流量、显影性能高、非创伤之头端、有极高保持原型性能不易变形、导丝容易通过等特点。

血管造影导管分选择性造影导管和非选择性造影导管。选择性血管造影导管头端为直型，也可为其他特殊形状，前端 1 ~ 7 cm 头端塑形区可通过导丝塑形，以适应靶血管的走行，便于靶血管的选择性插管，非选择性血管造影导管适用于大面积造影如心室造影、肾动脉造影等。导管头端几乎都有端孔或侧孔，端孔或邻近头端还有多少不等的侧孔有利于高速注射碘对比剂时，增大导管流量，使碘对比剂均匀分布在所要显影的血管（防止高压碘对比剂搅动血液形成涡流），防止导管在注射碘对比剂过程中出现喷射，避免损伤血管。

（一）血管造影导管结构

血管造影导管头端为柔韧可塑无钢丝编织，为无金属物的高亮显影材质或在导管头端隔 1 ~ 4 cm 嵌入带有不透射线的金属环，在射线下能够确认造影管的位置。部分血管造影管在造影同时可进行血管长度的测量，如铂金标记带的金标造影管。

导管干可分为三层。外层多为尼龙构成，决定导管的形状、硬度和摩擦力；中层为不锈钢丝编织，增加导管的耐久力、抗折能力、强度和操控性、扭控性、支撑性，并使之耐受较高的注射压力；内层为聚四氟乙烯（PTFE）设计，既可以减少摩擦力，使碘对比剂平顺、匀速流动，又可以预防腔内血栓的形成，因此导管具有适宜的软硬度，弹性记忆、扭力、跟从性、可视性。

导管尾部通常呈喇叭或漏斗状，与高压注射器紧密相连，方便注入碘对比剂，其内径大于导管腔内径，保证高压注射时，不会影响碘对比剂流速，也不会导致碘对比剂的外溢。

（二）血管造影导管特性

各种血管造影导管由 PTFE、聚氨基甲酸乙酯（polyurethane）、聚乙烯（polyethylene）、或尼龙（nylon）等材料制成。添加材料为高原子序数物质（如铅、铋、钡等）以增加 X 线显影性。

（1）导管表面常有亲水涂层，以增加跟进能力，管壁内有金属网织结构，以增加扭控力和支撑性。

（2）氟类高分子材料用作微创介入治疗器械的导管或输送器时，可以减小治疗器械的释放阻力，提高治疗器械释放时的定位准确性和可控性；如微创介入治疗器械中的各种导丝等均采用了 PTFE 涂层。

（3）用作微创介入治疗器械的导管时，可以根据需要选择不同的 Pebax 做导管的不同部分，以得到硬度渐变的导管。因为微创介入治疗用的导管和输送器通常都比较长，前段要求柔软以保证导管在血管中走行时不损伤血管，又要具有一定的韧性和硬度以便能穿越人体弯曲的血管，到达病变，保证在导管插入人体过程中有足够的支撑力。

（4）尼龙材料导管具有强度高、对扭力的传导回应好，形状记忆能力好的特点，使之摩擦系数适中，更容易进入相应血管，可以用作微创介入治疗用导管材料。

（5）抗折能力：通过迂曲血管之后保持导管内径一致的能力，便于高流量时碘对比剂顺利通过，保证稳定的显影效果。

（6）摩擦力：导管的摩擦力指的是导管与血管壁 / 导丝之间产生的摩擦力，阻力应小，方便操作，同时减轻对血管损伤及安全性。

（7）扭控性：连接体内外、传送旋转力的能力，即导管近端控制远端的能力。

（8）弹性记忆：导管保持原来的形状的能力，即在撤除外力的情况下，导管可恢复原形状的能力。

（三）血管造影导管规格

血管造影导管直径用外径做标识，国际标准以 F 为单位。导管用外径（OD）描述，如 6 F 导管是指其外径为 6 F 匹配 6 F 的鞘（内径 6 F）。导管内腔直径以英寸（inch）表示，便于与造影导丝配合使用，常用 0.035、0.038 French 英寸，常用造影管外径为 4 ～ 6 F。普通造影时一般采用小直径造影导管，目前临床成人常用 4 F 至 6 F 导管，儿童为 4 F 或 5 F 导管。小直径导管可有效缩短术后压迫止血时间，减小组织损伤，减少了术中碘对比剂的使用，增加患者的舒适程度，缩短患者的卧床时间及住院时间。

血管造影导管长度标识为厘米，常用 80 ～ 120 cm 等不同规格，血管造影导管应用时长度选择视入路径途径和插管部位而定，导管必须具有足够的长度到达目标血管，体外应有适当的长度便于操控导管：然而导管过长有时会妨碍操控导管。外周血管疾病不同于冠状动脉，涉及多个部位选择性插管，术前应合理计划入路和选择合适长度的导管。通常采用股动脉途径行主动脉弓上动脉插管时，造影导管的长度为 90 cm 至 120 cm。逆行股动脉途径行肾动脉插管和同侧或对侧髂股动脉插管时，导管长度范围在 65 cm 至 100 cm。顺行股动脉途径行同侧膝下动脉甚至足动脉插管通常需要 100 cm 左右的导管。胸腹部操作多使用 80 cm 导管，脑血管多使用 100 cm 导管，四肢血管选择 120 cm 或更长的导管。

（四）血管造影导管分类用途

血管造影导管种类繁多，用途各异，具体分类用途见表 3-2。

（五）护理及注意事项

（1）介入护士要求：熟练掌握各项介入造影导管的作用、适用范围以及掌握造影仪器、介入工作流程、血管大致解剖等。这决定护士与术者的配合程度，能通过术者的操作指导自己下一步应该做的工作，并对手术过程和即将使用的介入材料有预判能力及相应准备。

（2）根据病情及术者习惯备齐血管造影导管。

（3）术中使用时以肝素水冲洗管腔，防止血栓形成。

（4）在推送血管造影导管至病变部位时应全程在射线下进行，确保导管未打结、扭曲或进入小分支血管。

（5）如果在手术的任何阶段遇到很强的阻力，或患者有生命体征异常或主诉不适等，均暂停操作进程。找出各类造影导管可能原因及时处理至正常状态后再继续进行介入手术。

（6）使用后耗材按医疗废物处理。

（7）手术结束拔除导管，应检查导管是否完整。

二、血管导引导管

导引导管（guiding catheter，GC），又称指引导管，可插入人体内或体外用于疾病治疗或诊断的一种空腔导管，导引导管是介入治疗的通路，是隧道、管道，也是造影剂、药物、器械进入冠状动脉的通道，也是检测冠状动脉血压的通道。常用的导管名称有 JR、JL、AL、AR、LCA、RCA、EBU 等。

（一）导引导管结构

1. 导引导管组成

导引导管结构分为鲁尔接口、溢放口、显影标记、头端、杆部、第一弯曲、第二弯曲（见图 3-4）。

（1）鲁尔接口：它的作用是通过母旋接头连接注射器或多功能管，同时也帮助医生旋转、扭控导管，而导引导管的尺寸和型号也标记于此处。

（2）溢放口：减少导管接口和杆部连接处扭结 / 打折（kinking）的概率。

表 3-2　血管造影导管型号、规格及用途

名称	型号	规格	用途
冠状动脉血管造影导管	4 ～ 6 F/100 cm	JL3-6；JR3-5；MPA；TIG 等	股动脉、桡动脉入路。冠状动脉血管病变造影检查诊断，为介入治疗提供明确诊断
猪尾巴造影导管	4 ～ 8 F/80 ～ 110 cm	端口有多个侧孔，有成角与直头之分	将大量碘对比剂一次性快速注入以提高造影效果
黄金标记测量造影导管	4 ～ 8 F/80 ～ 110 cm	间隔 10 mm 有一个环状黄金标记	精确选择所要使用的球囊导管、血管内支架的规格和型号
血管造影微导管	导管外径 ≤ 3 F		微导管分为外周介入、神经介入、冠状动脉介入血管造影导管
脑血管造影导管	4 ～ 6 F/80 ～ 100 cm	人头导管、椎动脉导管	用于脑血管造影及脑血管插管
椎动脉造影导管		单弯导管	用于不太迂曲的弓上动脉各分支血管插管
内脏血管造影管		Cobra、Yashiro 螺旋导管	用于迂曲的肝动脉血管造影
直头多侧孔导管	5 F/80 ～ 100 cm	10 个侧孔的尖头高流量导管	多用于下腔静脉和下肢深静脉造影插管，也可作为溶栓导管接触溶栓使用
眼镜蛇造影导管	4 ～ 6 F/80 ～ 100 cm	分为 C1、C2（常用）和 C3	常用的多功能内脏导管
肝动脉造影导管	4 ～ 6 F/80 ～ 100 cm	Yashiro 导管	头端具有良好的记忆性，容易随导丝进入靶血管的一种更优越导管
溶栓灌注导管		内蕊头端用于封堵外导管头端的端孔	溶栓药物可从侧孔高压喷射而出，达到增加药物接触面积的目的
肾动脉造影导管	4 ～ 6 F/80 ～ 100 cm	C1、	
引流导管		蜷曲段有多个侧孔	持续引流并防止其移位脱出（常用于外周腔隙）
颈动脉造影导管	4 ～ 6 F/80 ～ 100 cm	MPA	

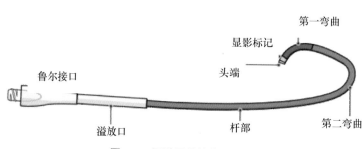

图 3-4　导引导管结构示意图

（3）显影标记：为导管头端到位提供 X 线显影下的可视性。

（4）头端：无创接入冠状动脉开口内。

（5）杆部：由体外经由主动脉至靶血管，提供扭控性、抗折性和支撑力。

（6）第一弯曲：决定通路及导管如何适应于解剖结构。

（7）第二弯曲：决定通路及导管如何适应于解剖结构的节段结构（图 3-4）。

2. 导引导管横截面

横截面结构可以分为三层（图 3-5），外层和内层都是起润滑作用的保护包膜，中层是由 12 至 16 根钢丝编制而成的结构，导丝的编制方式不同，决定了导引导管的支撑力的大小、内径大小及扭控性，起到支撑、保持导管形状、硬度的作用。内层为尼龙 PTFE 涂层，以减少导丝、球囊、支架与导

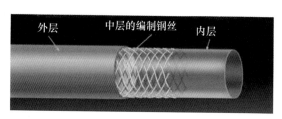

图 3-5　导引导管管壁的三层结构示意图

引导管内腔的摩擦力，并预防血栓形成，常用导引导管的规格用途见表3-3。

3. 导引导管功能段

（1）可视的头端：超软的X线可视头端（安全区）柔软、避免损伤；不透X线，可视头端保证精确的和无创伤性的嵌入，并为测量血管大小提供可靠的参照；可以在影像指导下调整导引导管走行方向。

（2）柔软的同轴段：柔软（柔软区、传送区）同轴段最优化了头部的柔软性，保证了导引导管操作的柔和性和血管的同轴性；容易和血管开口走行形成同方向。

（3）中等硬度的抗折段：抗折段或支撑段吸收了在稍硬段和柔软段之间的扭力，以避免打折，起到良好的支撑作用。

（4）牢固的扭控段：扭控段（推送区）硬且柔顺以保证精确的扭力传递，并提供稳定的支撑。便于推进、拉出和旋转导管。

表3-3　常用导引导管的规格用途表

指引导管名称	指引导管规格	指引导管型号	指引导管用途
冠状动脉导引导管	5～8 F/110 cm	JL；3-6、AL、LCA、EBU、	左冠状动脉介入治疗
冠状动脉导引导管	5～8 F/110 cm	JR；3-5、AR、RCA、XB	右冠状动脉介入治疗
神经介入导引导管	5～8 F/90 cm～100 cm	MPD，MPA1	神经科介入诊疗
肾动脉介入导引导管	7 F/55 cm	RDC	肾动脉介入诊疗
肝、脾动脉介入导引导管	5～8 F/80 cm	RH	肝动脉及脾动脉介入诊疗
肺动脉介入导引导管	5～8 F/80 cm	RGL	肺动脉介入诊疗

（二）导引导管的性能

导引导管的结构及材质决定了其性能参数，导引导管的主要性能有：同轴性、支撑力、大腔、操控性等。

1. 同轴性

同轴性是指导引导管头端与冠状动脉及身体其他部位血管起始部是否走行方向一致。导引导管同轴性好，便于器械进入目的血管，导管头端也不易损伤冠状动脉及大血管开口部分，不易造成血管夹层。同轴性不好则易导致冠状动脉及开大血管口处夹层，危及生命。

2. 支撑力

导引导管支撑力是导管使用中保持外形、位置不变，以便器械通过的能力。介入治疗过程中，需要通过导引导管送入导引导丝、球囊及支架等器械，器械在送入过程中会碰到来自血管壁的阻力，推送器械的反作用力会使导引导管头端离开冠状动脉开口，反映导引导管抵御这种反作用力并使其头端保持在冠状动脉开口的性能参数。支撑力可以分为被动支撑力及主动支撑力，被动支撑力通过导引导管的结构和特殊的头部形状获得，也被称为导引导管的固有支撑力。决定被动支撑力的主要因素有导管壁的结构、导管的形状以及导管的直径。

导引导管的直径越大，其支撑力越强，支撑力上8 F＞7 F＞6 F。因此当介入治疗中导引导管支撑力不够时，可以选择股动脉入路，便于调整选择大规格的导引导管增强支撑力。复杂病变需要强支撑力的导引导管，如血管扭曲、重度狭窄病变、CTO病变等。

不同直径的导引导管区别主要在导管内径及支撑力不同。需要送入较多器械或使用直径较大的治疗器械（如大的磨头或旋切导管）时需要使用内径较大的导引导管。另外，直径越大的导引导管的被动支撑力也越强。在桡动脉入路成为主流的今天，使用较小直径的导引导管可以减少桡动脉损伤并降低介入治疗后桡动脉闭塞的发生率，因此尽可能使用较小直径的导引导管是目前经桡动脉介入治疗的趋势。

目前最常用6 F导引导管，可以满足包括分叉病变、慢性闭塞病变及旋磨等绝大部分冠状动脉介入治疗的需求，如果病变较为简单，不需要很强的支撑力和（或）同时送入较多的器械时，也可以考虑使用5 F导引导管；但如果使用较大的磨头（1.5 mm以上）的旋磨治疗或复杂的分叉、慢性闭塞病变则需要使用 7 F 或 8 F 导引导管，这时通常使用股动脉入路。

3. 大腔

导引导管的内腔直径大，现在常用 6 F 导引导管内径是 0.071 英寸（″）。便于放入更多、更大的器械（导丝、球囊、各种规格的支架、旋磨头等）。

4. 操控性

导引导管操作手法简单易学；且不易打折、扭控性好。JL 导管就很容易操作，AL 导管最难操作。EBU 和 XB 导管外形相似，操作手法相近。

5. 导引导管规格

导引导管的规格型号一般以外径、头端形状以及弯曲长度来命名，如"6 FJL4.0"是指该导引导管的外径是 6 F，头端形状是 JL，弯曲长度是 4.0 cm。

（1）造影导管、导引导管及其他导管的外径都用 F（Fr）来表示。

（2）冠状动脉介入诊疗最常用的是 5 F、6 F、7 F 的血管导引导管。治疗心脏瓣膜疾病、心律失常等会用到 8 F、9 F、10 F、11 F、12 F 血管导引导管。

（3）F 和 mm 的换算关系为 1 mm = 3 F，即 6 F 的导引导管的外径是 2 mm。导引导管的内腔可以穿行导丝、球囊等器械，因此外径不变的情况下，内径越大，越有利于器械进入。

（4）介入治疗常选用的 6 F 导引导管的内径是 0.071 英寸（0.071″，即 1.80 mm）。

（5）导引导管的弯曲长度是为了适应目标血管宽度的大小，以导管的第一弯（primary curve，P）与第二弯（secondary curve，S）之差衡量，即弯曲长度 = P － S，单位是 cm（图 3-6）。

（6）血管导引导管头端形状：进入人体血管的一段，即远端或头端是根据目标血管解剖特点以及对支撑力的要求而设计成各种形状的（图 3-7）。

6. 护理及注意事项

（1）存储：导引导管在导管室中应存放在专门的地方，通风避光。从外盒中拿出后按照生产日期应按顺序垂直晾挂，避免导管包装损伤、打折。

（2）使用：①使用前检查：导引导管属于灭菌产品，在使用前需要确认生产日期，包装完好，确认导管的尺寸、形状和状态是否适合当时手术情况。如果运输过程中有损伤，或者包装有损被污染，则不能使用该产品。②取出：在使用过程前需要进行导管准备，利用无菌技术将带有安装导管的冲切片从囊袋中取出，并从包装中取出导管，小心从卡片分离导管，避免损伤。③冲洗：使用无菌注射器，用无菌盐水或肝素盐水溶液冲洗导管。④使用：经过规范培训的医师遵循介入技术规范使用导引导管。⑤处理：导管使用后存在一定的潜在风险，请根据当地院感要求按照医疗垃圾处理。

（3）注意事项：①导管应以直的形态（不可折叠）存放在通风避光的地方。导管不得与溶剂接触，也不能接受电离辐射。②仅供一位患者使用，

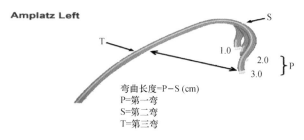

图 3-6　Amplatz Left 导引导管弯曲长度示意图

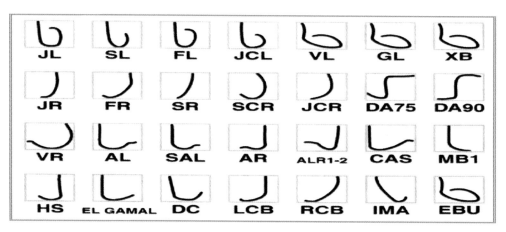

图 3-7　常用血管导引导管头端形状

不得重复使用。③插入及撤出血管均需在导丝的引导下操作，以免损伤血管。④只有在X线透视下方可操作导管。

三、介入导管各种配件

各种介入诊疗器械及导管材料在使用中需要通过中转连接仪器设备进行不同介入诊疗的实施完成，介入导管配件虽然不进入患者体内但在介入诊疗的全过程都会起到重要作用，传递和连接与护理息息相关，因此护理及技术人员掌握各种导管配件的结构特点、用途，就能够更好地积极主动配合术者使用介入器械，成为其得力助手。

（一）连接开关

介入术中各种管道连接、冲洗、球囊扩张，造影及介入治疗常使用接头开关，接头开关有二通道、三通道及多通道接头开关数种，接头开关旋钮正面通常标注字母"ON"或箭头"→"表示旋钮方向为液体流动的方向，护士在使用时务必掌握，尤其在抢救患者、小儿心导管检查及FFR等需要通过该通道快速精准给药时，切勿弄错方向。一般介入手术连接冲洗液、球囊扩张常用二通道或三通道开关，冠状动脉造影、冠状动脉支架植入术及复杂麻醉时则多选用三联三通道或多通道开关（见图3-8）。

1. 接头开关

由塑料主体和彩色手柄构成，手柄可以控制液体向多个端口流动。集合管的手柄标注有醒目的箭头标记，可以指示液体流动的方向。

2. 常用规格型号

常用有203HN-R、503HN-R等。

3. 用途及方法

临床血管造影和血管成形术。

4. 使用方法

（1）无菌操作打开包含无菌产品的包装、检查是否存在损坏和装配不当。

（2）在使用前检查全部连接并旋紧，灌注连通板、确保已完全排空气泡、连接液体设备管道确保安全可靠。

二通道、三通道接头开关主要用于二尖瓣球囊扩张成形术时，将球囊填充造影剂空针与球囊管尾部连接。三连三通直接连在介入导管尾部，顺序排列为第一通道连接测压连接管，第二通道连接测压系统加压冲洗液，第三通道连接造影剂。介入诊疗术中动脉压监测连接应当尽可能使导管、连接管、传感器系统简单化，将应用于患者监护目的连接管长度和连接开关数目降低到最小程度，使传出的动脉压为最佳动态图形。

手术开始前由护士把一次性压力传感器无菌包装拆开，同三连三通等材料递予无菌手术台上。由台上术者或者助手将连接管及输液管的另一端分别递予台下护士，接过后保持无菌，将其分别连接在传感器带有三通的前端，再将输液器插入加压冲洗液中，即可连续冲洗测量系统，使整个系统中无气泡存留，以免波形传导时衰减。

5. 护理及注意事项

护士熟悉各种接头开关的方向。

掌握接头开关的连接。

术中注意无菌操作，做到一用一弃。

（二）三环对比剂注射器

介入手术诊疗过程中非常重要的是在医学影像的助力下进行，影像需要在一定的时间注入对比剂显影，因此术者在单位时间内需要向血管内人工推送适当剂量碘对比剂。因碘对比剂有一定黏稠度、对推注速度和量要求高，需要专用指环头端有螺旋的注射器可以旋转鲁尔接头（故称环柄注射器或三环对比剂注射器）。使用时术者将指环放在右手的拇指和中指方便抽吸推注，流速均匀，达到较好对比度以完成介入诊断和治疗。

常用10～15 ml带环注射器见图3-9。

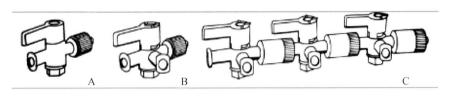

图3-8 接头开关示意图
A. 二通道；B. 三通道；C. 多通道

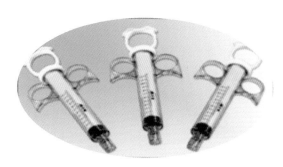

图 3-9　三环对比剂注射器

使用时由护士在无菌操作下配合打开包装，将对比剂注射器递予手术台上。

台上助手的准备是拉动活塞，抽取碘对比剂或其他液体，顺时针旋转，将注射器连接到连通板或其他导管器械的母端鲁尔接头上，推压活塞注射适量碘对比剂或其他液体。

三环对比剂注射器使用中遇有漏液、螺旋松动、推注不顺等情况护士应配合迅速更换。

（三）各种连接导管

各种连接导管是介入手术常用的配件之一，当造影导管较短时，导管接头不能与压力注射器连接，这时可在其间用一连接管，连接管规格型号不同功能各异。如高压注射器连接导管时常规选择 91 cm 或 122 cm 高压的连接管，压力传感器与导管连接时可选用普通的 91 cm 的连接管，球囊扩张时球囊导管与空针之间的连接管宜选用 35 cm 的连接管。使用时先将连接管与压力注射器连接，使连接管充满碘对比剂后再与导管相连，连接中注意排除管内空气。护士应熟练掌握连接管的规

格型号和适用范围，根据具体术式及需求提供合适长度和粗细的连接管，当需要台上医生或台下护士协同连接管道时，医生护士一定要注意区分接头"公母"头端，分清哪一端连接导管，哪一端连接传感器或高于注射器，切记弄反。各种连接导管见图 3-10。

（1）使用连接导管进行血流动力学压力监测时，注意区分清鲁尔接头的公母端。

（2）连接监测设备（如连通板、旋塞阀、冲洗装置、导管给药装置等，确保所有连接键均拧紧）。

（3）连接各类输液泵，通过注入溶液，小心清除液柱中的任何气泡。

（4）根据手术需要正确选择连接导管，高压注射时一定选择耐高压连接导管。

（四）止血阀套装

止血阀套装（Y 型套装）内含：Y 型止血阀、导丝导引器、导丝扭控器。Y 型止血阀分带 COPILOT 止血阀的导丝套装配件和 RHV 旋转式导丝配件套装两种，Copilot 可控止血阀为按压式设计，操作简便且可最大程度减少出血，手术视野更清洁，RHV 旋转式止血阀旋钮容易控制，确保精确操作。止血阀套装配件见图 3-11。

导丝导引器其针座内腔呈锥形，便于已塑形的导丝进入导引针，提高手术效率，且保护导丝头端。规格、型号各异，主要功能为帮助头部弯曲成弧度的 J 形导丝插入导管，使用时将 J 形导丝的头端插入导丝导引器内，然后将导丝导引器插入导管管

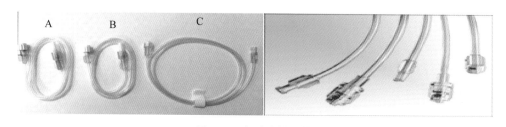

图 3-10　各种连接导管
A. 微泵用；**B.** 输血用；**C.** 造影用（耐高压）

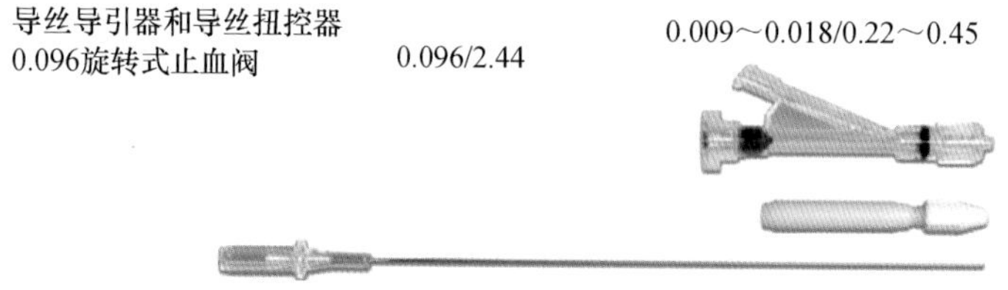

导丝导引器和导丝扭控器
0.096 旋转式止血阀　　　　　0.096/2.44　　　　　0.009～0.018/0.22～0.45

图 3-11　止血阀套装配件图

座内或穿刺针的针座内，才能将导丝插入导管和穿刺针内。导丝扭转器由两个部分旋合而成，套在亲水膜超滑导丝上，夹持导丝，旋紧后可精准操控转动导丝，使其头端指向某一方向，以便超选择插入。

（1）用连接导管连接多通道阀门和止血阀侧臂。

（2）用普通生理盐水充盈并冲洗装置。打开夹密封口和 BBC 密封口，将一根手指放在接头上并充盈装置。

（3）准备诊断性 / 介入器械。

（4）护理及注意事项：

1）与其他血管介入和（或）诊断性器械合用时，请参阅相关产品标签上的预期用途、禁忌证和潜在的并发症。

2）止血阀不适用于大于 400 psi（2758 kPa）的高压注射。

（五）充盈压力泵

充盈压力泵是一种能够产生最大压力为 30 ATM/bar 的 20 ml 一次性设备，装配有螺纹柱塞和锁 / 解锁条，延长管，三通阀 IN4130。常用于冠状动脉球囊预扩张、后扩张、冠状动脉支架释放、球囊扩张型主动脉瓣支架释放等术式中，常用的充盈压力泵可吸入 20 ml 液体，最大充盈压力值为 30 atm。具体用于血管成形术球囊充气和放气或者干预设备以控制测量球体内部压力，用于扩张和缩小血管成形术球囊或者其他介入设备，并测试球囊的压力和控制其压力。操作时启动 PriMelok 推压扳机并滑动 PriMelok 到柱塞狭缝，准备注射筒，通过后拉手柄吸入 20 ml 对比溶液，抵住桌子推动手柄排空注射筒中空气，分离 PriMelok 推挤手柄并使 PriMelok 滑出狭缝，这将使得扳机在适当位置锁定并且设备开始准备投入使用，为球囊充气，推挤扳柄使活塞回到平衡位置，松开扳柄，锁定活

塞位置，为增加压力，顺时针转动手柄直至达到期望压力，锁阀装置维持压力 / 球囊放气时，逆时针旋转手柄释放压力到 25 atm 或更低，推挤扳柄并向后拉以产生一个负压力，常用 20～30 ml 充压装置具有良好独特锁定装置设计，使用混合对比剂液充盈压力泵。

医护人员要熟悉其结构、性能、使用方法及注意事项。在临床应用中严格规范操作，充盈压力泵在抽吸碘对比剂时头端应浸没在碘对比剂液面下，减少空气吸入泵内，泵内有气体需要排气时，操作者应用左手固定泵体及延长管，防止排气同时排出碘对比剂污染周围人员及仪器设备，操作连接球囊时，了解相关球囊扩张导管或其他介入材料的膨胀压信息，确保精确加压（可吸入 20 ml 液体，最大充盈压值为 30 atm）。严密观察压力参数表变化，若出现压力不升应明确原因及时处理，必要时更换，若高压状态时不能回抽释放压力，应及时用剪刀剪断连接导管（见图 3-12）。

（六）心内膜心肌活检钳

临床上有些不明原因或复杂的心肌炎、心肌病、心力衰竭，需要通过心肌活检钳取活体心脏组织，送病理分析以明确诊断，以便进行有针对性的治疗。心肌活检在欧美是确诊心肌炎、心肌病、心力衰竭的金标准。心肌活检通常在导管室进行，术中需要使用心肌活检钳（见图 3-13）。

1. 结构

心肌活检钳由咬切器、嵌体线圈、外套、手柄组成。

具有专利的 ZBTR 合金口的 Jawz 心内膜心肌

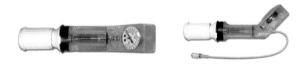

图 3-12 充盈压力泵示意图

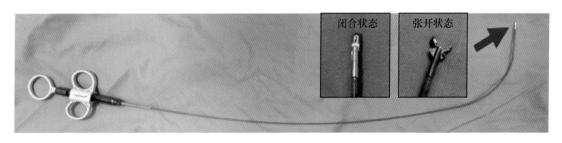

图 3-13 心内膜心肌活检钳示意图

活检钳经紧密加工而成，每次切割出的每份标本都很整齐。可提供预弯曲、最大曲度或直钳，以供钳口准确定位的灵活选择；三环状钳柄适合任何拇指定位，而手柄拉簧在活检时保证钳口处于闭合、张开状态（图3-13）。

2. 使用方法

心肌活检钳在X光透视或超声心动图的指导下，通过导管鞘或导引管推入心室，长导管鞘或导引管的远端末端的活检钳口处于闭合状态，当到达病变心脏壁时，心肌活检钳口紧贴心脏壁同时张开钳口，在导管鞘或导引管撤出的过程中，应紧闭并保持足够的压力握持以确保截留心肌样品，缓慢撤出活检样品时用肝素化的盐水持续冲洗导管鞘或导引管。

3. 护理及注意事项

（1）为单一患者使用，不可消毒重复使用。

（2）术中做好标本管理，包括标本固定溶液、标签姓名、床号、住院号，粘贴牢固。

（3）及时送检。

（4）根据不同入路选择适宜的活检钳，股静脉选择105 cm型号，颈内静脉选择50 cm型号，切勿拆错。

（七）高压造影注射器

在动脉造影特别是大动脉造影或较大的动静脉瘘病变造影时，要求在短时间内注入大量造影剂，才不被血液稀释，获得良好的造影图像，故而必须借助于高压注射器。高压注射造影剂流速一般要求达到15～25 ml/s，同时要求启动开关与X线摄像装置联动。高压造影注射器有两种基本类型：气压式和电动式高压造影注射器。目前多用电动式高压造影注射器，新型的高压造影注射器设有电动抽液、分级注液、同步曝光、超压和定量保护及报警系统等，使用方便安全。随着介入放射学的发展，DSA技术构成介入放射学的重要组成部分，是血管性造影和血管性介入治疗不可缺少的工具。DSA技术随着人们对其认识的不断深化，造影方法的不断改进，应用领域的不断扩大，机器性能的不断改善，功能的不断增加，特别是与介入放射学的结合，其优势愈来愈明显。这种技术不仅为疾病诊断服务，而且为疾病治疗提供了先进的手段，是

一种微创的手术。在DSA中，正确地使用高压造影注射器是造影成功的必备条件之一。

现代高压造影注射器都由微机控制，它具有小型化、控制精度高、运行稳定及操作智能化等优点，部分介入中心采用由影像技师操作完成机器准备、患者信息录入、药品抽吸、参数设置、影像存储及机器维护保养，术中护士需要了解高压造影注射器使用方法，掌握高压注射筒的结构、连接、使用及注意事项，高压造影注射器使用参数见表3-4。

高压造影注射器附件包括吸药器、连接管路、高压连接管路、高压造影注射器保护套。

在数字减影血管造影术、计算机断层扫描、磁共振成像检查中，分别有各种形式的高压造影注射设备配套使用。

高压造影注射器注射的压力大小对造影检查有重大的影响，注射压力大，血液中造影剂的浓度就高，血管的显示就更为清楚；流速、流量、压力及造影剂反流之间有一定相互关系，流速、流量、压力高，造影剂反流就多，反之则少。

护理及注意事项

（1）请勿在失效日期之后使用针筒。

（2）确保在注射之前从针筒和相关组件的液体递送通路排空所有空气。

（3）装填针筒时，请使用LOAD（装填）开关。这样可以避免装填过程中发生碘对比剂曝气。装填空针筒时，建议采用10 ml/s或者更小的速率，

表3-4　高压造影注射器造影部位及使用参数

造影部位	注射流速（ml/s）	注射总量（ml）	注射压力（psi）
左心室	8～15	20～40	600～800
主动脉根部	15～20	15～20	800
主动脉弓部	15～20	20～25	750
降主动脉	15～20	30～40	700～1000
腹主动脉	15～20	30～40	700～1000
肺动脉主干	10～15	20～30	600～800
单侧肺动脉	6～10	10～15	300～450
上腔静脉	6～8	15～20	300～450
下腔静脉	5～10	15～25	450

尽量减少引入的空气量。装填和使用之前，确保组件正确无误并且安全。

四、电生理检查及消融导管

近30年来，心脏介入电生理学作为介入心脏病学的一部分，取得了巨大成绩，它包括心脏电生理检查和消融术两部分。心脏介入电生理是体表心电图的延伸，它记录心腔内电信号，包含程序电刺激、消融术。心脏电生理检查技术是心脏介入电生理学的基础。电生理检查的目的是对窦房结、心房、房室结、希-浦系统和心室等结构进行检查，确定正常或异常，并确定能否诱发心律失常。消融是通过心内电生理检查，明确心律失常诊断的基础上，根据腔内异常电位选择不同导管进行射频消融治疗。

导管射频消融是通过导管头端电极释放射频电流，在导管头端与局部心肌间转化为热能，使特定的局部心肌组织变性坏死，以达到改变该部位心肌自律性和传导性，从而实现治疗心律失常的目的。射频能量是一种低电压，高频的能量，转化为热能后，局部可达到46～90℃，操作过程一般不需要全身麻醉。确定消融靶点，根据不同的靶点位置经静脉或股动脉置入消融导管，并使之到达靶点，根据消融部位和心律失常类型的不同进行放电消融，消融结束检测是否已经达到消融成功的标准，如旁路逆传功能、顺传功能是否消失；原有的心律失常还能否再诱发。导管消融根据消融能量不同分为①直流电消融；②化学消融；③微波消融；④射频消融；⑤激光消融；⑥冷冻消融；⑦超声消融等，目前临床使用较多的是射频消融及冷冻消融。射频消融是最成熟和最常用的方法。过去的30多年里，随着临床心脏电生理学从"研究"发展到"治疗"心律失常的过程，为了某些特殊的诊断目的或针对特定的心脏解剖部位，研制出了多种形态和功能的电极导管。电极导管的电极数从2极至24极，包含不同极间距或组间距的电极导管，不同远段弯形或弯度的电极导管，远段可控的电极导管，专门记录旁路电位的正交电极导管，能便利沿右房界嵴或三尖瓣环放置的CT或Halo电极导管，专用于标测冠状静脉窦的10极电极导管，环状标测肺静脉的可控电极导管。此外，还出现了立体标测用的64极网篮电极导管，电生理检查及消融导管名称、规格型号及用途见表3-5。

表3-5　电生理检查及消融导管分类用途表

电生理导管名称	电生理导管规格	电生理导管型号	电生理导管用途
固定弯4极标测导管	5 F～6 F	F6QRA010RT，F6QRD010RT	该导管专用于心脏结构电生理绘图，即仅限于刺激和记录。此外，固定弯直角导管专用于冠状窦内
可调弯10极标测导管	5 F～6 F	D610DRP10RT	该导管专用于心脏结构电生理绘图，即仅限于刺激和记录。导管设计用于心脏，特别是三尖瓣，进行电生理绘图
Lasso标测导管	7 F	D7L1015RT，D7L1020RT	该导管专用于心脏结构的多电极电生理绘图，仅限于刺激和记录。圆形绘图导管设计用于获得心脏心房部位的心电图
可调弯导航星冷盐水诊断消融导管	7.5 F	NI75TCBH，NI75TCDH，NI75TCFH	尖端可调弯式诊断消融导管用于心脏电生理绘图，在与射频消融仪配合使用时，用于实施射频消融术
可调弯NS导航星诊断消融导管	7 F	NS7TCBL174HS，NS7TCDL174HS，NS7TCFL174HS	诊断/消融可调弯导管用于进行心内电生理标测（刺激和记录），当与射频消融仪一起使用时可用于进行心内消融术
可调弯ST压力导管诊断消融导管	7.5 F	D133604IL，D133605IL	适用于进行心内电生理标测（刺激和记录），而且当与射频消融仪一起使用时可用于进行心内标测
星型磁电双定位标测导管	7 F	D128211	高密度绘图导管适用于心脏内部结构的多电极电生理绘图，即仅限于记录或刺激。此导管设计用于获得心房和心室部位的心电图。高密度绘图导管与相容的CARTO3导航系统搭配使用时，可提供定位资讯

续表

电生理导管名称	电生理导管规格	电生理导管型号	电生理导管用途
PREFACE 鞘	8 F	301803MS	经皮 PREFACE 编织导引鞘用于将血管内电生理导管引入任何心腔室
可调弯双向引导鞘管	8.5 F	D140010，D140011	双向引导鞘管适用于将各种心血管导管插入心脏内，包括经房间隔进入左侧心脏

（一）电生理标测导管

电生理电极导管是用于记录心脏内各部位的电生理信号，对心脏进行不同节律电刺激，进行心脏疾病的电生理标测的导管材料。在 X 线透视下沿血管腔将电极导管送至心腔内不同位置，对心脏进行电生理检查，诱发和诊断各种心律失常，明确心律失常的起源病灶，为射频消融治疗提供必要的依据。电生理标测导管：电生理标测导管多为实心头端带金属电极的心导管，常用 2～4 极标测导管；分为固定弯和可调弯。

记录心房、希氏束、心室电位时电生理标测导管的电极间距：为在检查中精准记录心律失常的异常单位，电生理标测导管电极间距为固定的 2-2 mm、2-5-2 mm、5-5 mm、10-10 mm（图3-14）。

1. 带腔电生理标测导管

在具有标测电极的同时，带腔电生理标测导管可供电生理检查时使用各种药物或对比剂。

2. 冠状标测导管

冠状标测导管为 10 极电生理标测导管，电极间距 5-5 mm、2-5-2 mm、10 mm（2-8-2 mm），可准确标记冠状静脉窦电位（图3-15）。

3. 环形标测导管

Lasso 标测导管 10～20 极。肺静脉环形标测导管用于心房颤动手术时肺静脉口的标测查找异常点位，可以对肺静脉位点进行顺序标测，以帮助对目标肺静脉的电隔离治疗，肺静脉环形标测导管亦可以对圆周形区域进行同步的心内心电图记录，无需一次次重新定位导管，便于医生迅速识别肺静脉位点，并确定传导阻断。肺静脉环形导管环形圈直径：固定直径 12 mm、15 mm、20 mm、25 mm 4 个规格（图3-16）。

4. 星型磁电双定位标测导管（PentaRay）

设计用于搭配 CARTO3 导航系统进行心脏电生理标测。①用于复杂心律失常射频消融术前的高精密度的电位标测；②精确的左心房重建（肺静

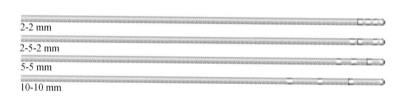

图 3-14　2～4 极固定弯电生理标测导管

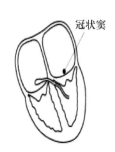

图 3-15　10 极可调弯电生理标测导管

脉，峰部）；③肺静脉定口，特殊解剖部位的模型建立，提供高质量的电信号，高密度快速踩点和建模保证；④星型磁电双定位标测导管20极导管每个电极宽度1 mm，具有5个分支，每个分支直径3 F，一次标测可以覆盖7 cm² 的心内膜面积，5个柔软的分支呈星形放射状分布；⑤导管头端弯度可调；⑥型号有D和F两种弯型（图3-17）；⑦电极间距 2-6-2 mm 和 4-4-4 mm（表3-6）。

5. 高密度标测导管

用于心脏内部结构的多电极电生理标测，即仅限于记录或刺激。此导管设计用于获得心房和心室部位的心电图。高密度标测导管与相容的CARTO3导航系统搭配使用时，将无菌尾线与电极连接，于多导电生理记录仪上看到腔内电信号，标测心动过速，确定机制。

（二）射频消融导管

心脏射频消融导管是射频消融术必备的器械之一，具有记录心电信号及发放射频电流的功能。心脏射频消融导管具有可调弯头部，以满足心脏各个部位的贴靠，由生物相容性良好复合材料全编织外管和多个贵金属电极组成，用于进行心脏的电生理标测与消融。进行消融时，用连接尾线将导管与心脏射频消融仪相连接，和背部电极配合使用，射频消融导管头电极与心腔内部接触的组织通过射频电流被加热，从而破坏不正常的传导组织，治疗心律失常。在导管的头电极中嵌入了温度传感器，并且通过引线和连接尾线与心脏射频消融仪的温度控制电路连接，用于温度检测和射频消融期间的功率控制，在消融时，当检测温度达到设置温度时，射频消融仪会自动降低功率，来保持设置的温度，医生通过控制消融时间来控制对组织的消融深度和效果。射频消融导管用于各类快速性心律失常的介入治疗。目前所用到的导管主要包括温控射频消融导管和盐水灌注射频消融导管。

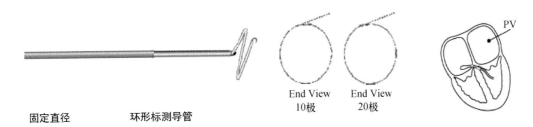

固定直径　　　　　　环形标测导管

End View 10极　　　End View 20极　　　PV

图 3-16　Lasso 肺静脉环形标测导管 10 ～ 20 极

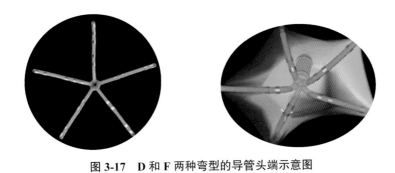

图 3-17　D 和 F 两种弯型的导管头端示意图

表 3-6　星形磁电双定位标测导管（PentaRay）

电极数	弯型	间距	管径直径	分支直径	长度
20	F	4-4-4	7 F	3 F	115 cm
20	F	2-6-2	7 F	3 F	115 cm
20	D	4-4-4	7 F	3 F	115 cm
20	D	2-6-2	7 F	3 F	115 cm

1. 温控射频消融导管

（1）顶端电极为 4 mm 或 5 mm 大于标测导管电极。射频消融导管与射频消融仪和弥散电极（参比电极）配合使用，较大末端头电极将射频（RF）电流从射频消融仪传递到所需的消融位置。在导管末端头电极中嵌入了温度传感器，并且通过附件电缆与传感器实现电气连接，用于射频消融期间进行温度检测。

（2）具有可调弯头部的柔性绝缘导管，可调弯段具有 10 种不同的弯曲类型，分为大弯、中弯、小弯，根据大头弯曲的方向可分为单弯和双弯。帮助医生在心室不同部位内准确定位。

（3）温控射频消融导管：根据射频消融导管硬度可分为加硬和非加硬。

（4）温控射频消融导管使用颜色标识调弯大小，常用黄、红、蓝三种颜色。"黄色"小弯消融导管，适用于儿童和后间隔旁路；"红色"中弯消融导管，大多用于左侧旁路和左心室特发性室速；"蓝色"大弯消融导管，多用于房室结折返性心动过速和右心室流出道室速；"蓝色"加硬消融导管，用于右侧旁路。

2. 冷盐水灌注射频消融导管

（1）冷盐水消融导管顶端有独特的 6 个盐水灌注孔，通过导管内部的冷盐水通道，在放电时灌注冷盐水，有效地降低结痂和血栓的形成率，伴随放电功率的不同，可以控制损伤的范围和深度，提高手术的成功率，减少复发率。

（2）冷盐水消融导管具备标测、刺激、消融三大功能，可实现深度消融、避免结痂，用于治疗心房扑动、心房颤动等复杂心律失常。

（3）温度感应类型：电阻型（响应快速）、电偶型（测量精确）。

（4）冷盐水灌注射频消融导管头电极长度：4 mm，8 mm。

（5）冷盐水灌注射频消融导管电极数目：4 个。

（6）冷盐水灌注射频消融导管电极间距：2-5-2 mm。

（7）冷盐水灌注射频消融导管规格：8 F。

（8）冷盐水灌注射频消融导管弯型：大、中、小多种，可调弯。

（9）冷盐水灌注射频消融导管盐水流量：2 ~ 30 ml/min。

（10）贴壁稳定、易操控、长时间使用时性能稳定。

3. 可调弯导航星冷盐水诊断消融导管

可调弯导航星冷盐水诊断消融导管是一种多腔电极导管，用于进行心脏的电生理标测以及将射频电流传输给导管的尖端电极以施行消融术。

4. 可调弯 NS 导航星诊断消融导管

可调弯 NS 导航星诊断消融导管是一种多腔电极导管，它有一个可调弯尖端，用于心脏的电生理标测以及将射频电流传输给导管的尖端电极以施行消融术。

5. 可调弯 ST 压力导管诊断消融导管

可调弯 ST 压力导管诊断消融导管为多电极空腔导管，可调弯头端，用于进行心脏的电生理标测以及将射频电流传输给导管的头端电极以施行消融术。该导管具有受力感应技术，可提供导管头端和心壁之间的触点压力的实时测量。电极间距 1-6-2 mm（图 3-18）。

（三）冷冻球囊消融导管

1. 结构与组成

冷冻球囊型导管由管身编织钢丝的可调控导管鞘、外球囊、内球囊组成。可调控导管鞘在冷冻球囊消融中可随意调整方向，最大偏转角度为135°。常用规格型号 23 mm、28 mm（见图 3-19）。

冷冻球囊消融导管消融时需使用冷冻消融仪（图 3-20）及可调控导管鞘。冷冻消融仪控制着 N_2O 的安全输送。可调控导管鞘是一种经皮导管引

1-6-2 mm

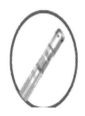

图 3-18　可调弯 ST 压力导管诊断消融导管示意图

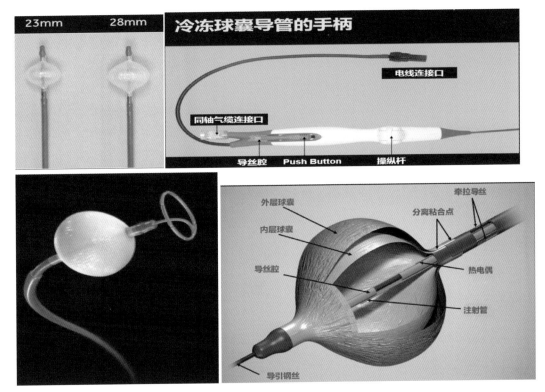

图 3-19　冷冻球囊型导管及可调控导管鞘

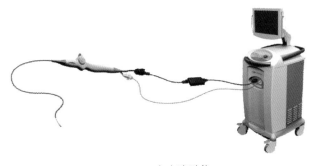

图 3-20　冷冻消融仪

导器，配有止血阀，能在导入、回撤和更换导管和导丝时阻止气体进入，减少失血。

冷冻消融术主要是通过特制的球囊型导管冷冻损伤心肌组织，达到隔离肺静脉和左心房的目的。原理主要是冷冻消融仪通过同轴连接线缆和冷冻消融导管体的超细管腔（注射管）将液态 N_2O 输送至球囊导管的内层球囊，在球囊内部液态 N_2O 气化，吸收周围组织的热量，靶组织迅速冷冻，气体 N_2O 通过负压真空被回抽至冷冻消融仪，最终以尾气形式经医院排气系统排出。

2. 冷冻消融术特点

冷冻消融术利用冷冻标测和冷冻黏结技术，具有以下特点：①通过电传导特性的改变可观察消融的有效性；②紧贴靶点，防止移位，避免损伤房室传导组织；③消融过程中不出现结性心律，使得观察房室传导更精确；④在标测过程中出现的房室传导阻滞都具有可逆的特点，使冷冻消融术在治疗房室结折返性心动过速时与射频消融相比具有优势。

3. 冷冻消融过程

（1）Achieve 导引：将 Achieve 送至左上肺静脉（LSPV）口部记录肺静脉电位，然后继续前送 Achieve 至 LSPV 内并固定。

（2）球囊充气：前送球囊至肺静脉口，球囊定位后充气。

（3）验证封堵：调整鞘管位置和方向，确保球囊完全封堵肺静脉。

（4）记录电位：嘱咐助手将 Achieve 回撤至刚好能记录到肺静脉电位处。

（5）开始冷冻。

（6）冷冻结束；等待复温。

4. 护理及注意事项

（1）配备 500 ml 的 1∶1 肝素盐水 2 瓶和造影剂 1 瓶。

（2）准备 3 个输液器、1 个三联三通、1 个环柄注射器、1 根短延伸管和 1 个 Y 阀在无菌台上，准备 8.5 F SL1 的房间隔穿刺鞘和穿刺针。

（3）准备冷冻鞘协助助手连接冷冻鞘管和肝素盐水。

（4）确定冷冻鞘管置换成功后，拆开冷冻球囊和环形标测电极。

（5）协助助手连接"三联三通-环柄注射器-肝素盐水＆造影剂"系统，并确保所有管腔内无空气，观察患者在冷冻期间的反应（血压、心率、呼吸、疼痛、咳嗽等）。

（6）冷冻左侧肺静脉，注意心率，是否发生迷走反应，必要时给予阿托品。

（7）并发症观察及处理配合。冷冻右侧肺静脉时，注意膈肌是否跳动、是否减弱，防止发生膈神经麻痹。

（8）掌握该术式的适应证及禁忌证。

五、血管止血装置

介入手术均始于血管穿刺，终于血管止血/伤口处理，血管止血方法包括人工压迫止血、加压绷带包扎止血、压迫器止血、血管缝合止血、血管闭合止血及外科医生切开直视下缝合止血。桡动脉穿刺路径比较简单，拔出鞘管后常规对穿刺点局部压迫 4～6 h 后，可以拆除加压绷带，桡动脉压迫后 1 h、2 h 要分次减压，以免手部静脉循环过度受阻引起严重肿胀和疼痛，压迫部位选择近心端 0.5 cm 左右。股动脉因穿刺路径比较复杂，血管粗大且深，常使用股动脉封堵器止血装置止血，股动脉封堵器包括被动型和主动型两种，被动型封堵器采用机械压迫代替人工压迫股动脉穿刺点，主动型封堵器通过植入材料封堵穿刺点，止血后拔出或留置于体内，目前国内常用的主动型股动脉封堵器有缝合式封堵器（以 Perclose 封堵器为代表）和闭合式封堵器（以 Angio-Seal 封堵器为代表）两种。其止血效果更佳，舒适度更好，各大中心医院已广泛应用。常用血管止血装置的名称、规格型号及用途见表 3-7。

（一）压迫止血器

动脉压迫止血器有股动脉压迫止血器和桡动脉压迫止血器，动脉止血器的设计原理是针对动脉血管压迫止血的同时，患者可在手术 20 min 之后佩戴下床活动，全面恢复患者术后的自主血液循环，透明材质可全程观察止血情况。有多项研究显示，2005 年以后应用动脉压迫止血器后，患者不良事件和出血风险明显减少。动脉压迫止血器分为三种类型（图 3-21）：①气囊式止血器，②平板式止血器，③旋压式止血器。前两种止血器压迫点

表 3-7　常用血管止血装置分类用途表

血管止血装置名称	血管止血装置规格	血管止血装置型号	血管止血装置用途
绷带	7.5～8 cm	8 cm×4 m 7.5 cm×2 m	股动脉、桡动脉、肱动脉等
压迫器	1229，1239	YM-RAO-1229 YM-RAO-1229	股动脉、桡动脉、肱动脉等
缝合式封堵器	6 F～14 F	12673	股动脉等
闭合式封堵器	6 F～14 F	14679	股动脉

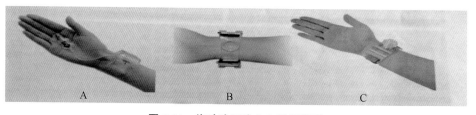

图 3-21　桡动脉压迫止血器示意图
A. 气囊式止血器；**B.** 平板式止血器；**C.** 旋压式止血器

和作用力不够固定，调节压迫力度时较困难，有逐步被旋压式止血器取代的趋势。以旋压式桡动脉止血器为例，按照以下步骤操作，可迅速完成止血程序：①加压扎紧止血带；②调整旋转力度，压迫出血点；③拔除鞘管。

1. 结构

压迫止血器由固定胶、压板、基座及螺旋手柄组成，其中固定胶带是以无纺布为基材，涂上以橡胶为主要原料的黏结剂制成，无纺布材料应符合 FZ/T 64004-1993 薄型黏合法非织造布的规定；压板、基座及螺旋手柄由聚碳酸酯为原材料制成。

承压性能：压板应能承受不大于 40 N 的压力而不产生变形或断裂。

阻流性能：压迫止血器加压后应能阻止动脉血流喷射。

2. 常用规格型号

YM-GU-1239 型股动脉压迫止血器。

YM-RAO-1229 型桡动脉压迫止血器。

3. 用途及方法

适用于经股、桡动脉介入手术后动脉穿刺点闭合止血时使用。

4. 注意事项

（1）选择大小型号适宜。

（2）松紧合适。

（3）教会患者及家属正确使用，在第 1 h、2 h 压迫止血器减压方式：反方向旋转 1 ～ 3 圈即可达到减压效果。

使用过程严密观察是否有对固定胶带过敏的情况，若出现局部皮肤炎症立即停用。

（二）缝合式封堵器

Perclose 封堵器为主动型缝合式封堵器，是 FDA 第一个批准用于股动脉封堵的器械，主要用于经皮穿刺介入手术后缝合血管穿刺口，该器械使医生在手术台上不切开患者皮肤直接缝合血管穿刺口，能立即检查缝合效果，减少患者手术出血，缩短手术时间，减少患者穿刺点并发症，缩短患者卧床时间，减少护理工作量，缩短患者住院时间从而加快医院床位周转。其工作原理和操作步骤如图 3-22。

1. 结构

血管缝合式封堵器系统包含活塞、手柄、不锈钢丝、导管、鞘管、线结推进器等部分构成。

2. 常用规格型号。

缝合器 12673。

3. 用途及方法

缝合式封堵器系统适用于进行诊断性 / 治疗性插管术的患者，经皮递送缝线以缝合股总动脉和静脉穿刺部位：对于股总动脉穿刺部位，使用 5 F 至 21 F 鞘管，鞘管尺寸大于 8 F 时，至少需要 2 件缝合器，并同时采用预先埋置缝合技术；对于股总静脉穿刺部位，使用 5 F 至 21 F 鞘管，鞘管尺寸大于 24 F 时，至少需要 1 件缝合器，并同时采用预先埋置缝合技术，操作步骤：

（1）通过动脉鞘管导入标准的 0.035 inch 导丝进入血管，拔除动脉鞘后沿导丝导入 closer 系统。一旦装置进入血管，血流会通过装置上的小管涌出血流，这种独特的识别系统可以提醒操作者，针脚装置处于合适的位置。

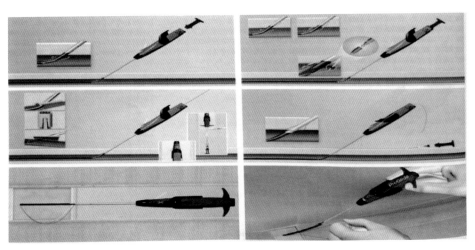

图 3-22　Perclose（股动脉缝合式）封堵器工作原理示意图

（2）撤出导丝后"开脚"：向上掰起开脚器（footplate），将针脚释放出处于血管内，再缓慢后撤 closer 系统，直到感觉到有阻力，提示缝合针脚位于血管前壁的内表面，推送针脚器（needle plunger），针穿过血管前壁，"捕捉"针脚内缝线，撤出针栓，拉紧缝线。

（3）用打结器进行打结。

Perclose 缝合器的操作流程相对复杂，但是如果操作者技术娴熟的话，止血效果确切，对于较大口径动脉鞘管仍可有效封堵创口。

4. 护理及注意事项

（1）根据术中动脉鞘的大小备适量缝合器。

（2）操作时动作轻柔，注意保护好缝线，防止丝线断裂。

（3）若为术前预埋缝合装置，建议用血管胶钳固定。

（4）术者应熟悉操作流程。

（5）护理人员应熟知 Perclose 封堵器禁忌证。

（三）闭合式封堵器

Angio-Seal 闭合式封堵器是目前国内应用最多、操作较简便的一种封堵器，由生物可降解的锚（在动脉内）、胶原蛋白塞（动脉外）以及 3.0 可吸收缝线组成，工作原理为由置入血管内的锚盘拉紧血管破损口，再沿牵拉着锚盘的可吸收缝线从血管外加胶原蛋白塞以封堵破损口，达到止血的目的。锚盘和胶原蛋白塞黏合需要 20 s 左右的时间，滞留在体内的装置（胶原蛋白塞和锚盘）可自行溶解，两者完全吸收需 30 天。

闭合式封堵器主要用于经皮穿刺介入手术后缝合血管穿刺口，器械原理为释放镍钛金属钛夹闭合穿刺部位血管，从而达到快速止血效果，临床上主要用于 5～6 F 的小腔介入手术。该产品操作简单，止血效果立竿见影，能够在手术台上立刻检查止血效果，减少穿刺并发症。

1. 结构

由血管夹、施夹器、交换鞘管、扩张器、导丝组成，血管夹为标准的镍钛合金，施夹器头部为不锈钢材料。

2. 常用规格型号

闭合器 14679。

3. 用途及方法

通过释放一个镍钛合金血管夹来闭合经皮导管插入术后的股动脉穿刺点，操作步骤：

（1）通过动脉鞘管导入 Angio-Seal 导丝进入血管，拔除动脉鞘后沿导丝导入 Angio-Seal 外鞘系统。一旦装置前段进入血管，血流会通过鞘心后端的小孔喷出血液，提示鞘管尖端已经进入血管内（图 3-23A）。缓慢推送外鞘直至喷血停止，意味着外鞘尖端已经正好位于血管壁处，此时再往血管内前送 2～3 cm，确保鞘管尖端在血管内。

（2）左手固定外鞘不动，右手拔出鞘心和导丝。从鞘中心腔送入锚管系统，锚管尾部与外鞘结合后，释放锚头（图 3-23B）。

（3）锚头释放后，右手连外鞘一起外拔至有明显阻力感。此时，导线上会有绿色加压套管露出。左手捏紧套管，右手拉紧导线，保证锚与胶原蛋白塞紧密结合。维持 20 s 后，剪断导线，封堵结束，加压包扎穿刺点（图 3-23C）。

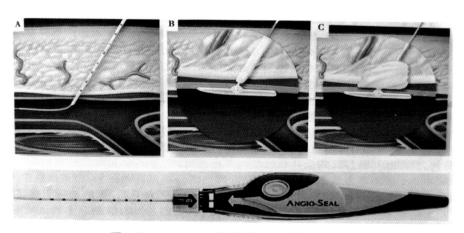

图 3-23　Angio-Seal 股动脉闭合式封堵器示意图
A. 沿导丝置入 Angio-Seal 外鞘装置；**B.** 锚头释放；**C.** 锚与胶原蛋白塞加压黏合过程

4.护理及注意事项

大部分股动脉入路患者都可以应用封堵器止血，但是也有部分情况属于禁忌。

使用之前，需通过左前斜和右前斜位股动脉造影排除如下情况：①股动脉直径过细不足 4 mm；②股动脉造影显示，穿刺部位处于分叉血管发出处；③穿刺时透壁损伤或多次试穿刺失败；④穿刺部位存在动脉粥样硬化斑块；⑤明显外周血管并发症和穿刺侧足背动脉搏动明显减弱，或 3 个月内同侧股动脉接受过缝合和闭合治疗。

第三节　介入诊疗导引导丝

介入诊疗导引导丝简称导丝（guide wire），为介入诊疗操作的最重要的基本器械之一。导引导丝在介入诊疗术血管穿刺成功后，经穿刺孔进入血管，引导并支撑相对柔软的导管通过迂曲、硬化的血管，选择性或超选择性进入各分支血管，到达病变部位或指定血管段，建立一个从穿刺部位到病变部位的轨道，以实现介入诊疗快速、方便地交换使用各种介入器械及介入导管材料至治疗部位。导引导丝对导管具有引导及支持作用，帮助导管进入血管及其他腔隙，引导导管顺利到达病变处，在导管治疗操作中，与导管同样重要。是介入诊疗各类式式必不可少的器械。介入诊疗各种导引导丝是一个种类繁多的大家庭，在这个家庭里按各自的能力特点既有分工又有协作，通用型导丝能够达到调节能力好和支持力强的双重要求，使操作更方便、实用性更强，属功能"泛化"的导丝，多用于普通冠状动脉病变和急性闭塞病变。闭塞型导丝针对一些特殊的冠状动脉病变，特别是慢性闭塞病变的导丝细化成数个系列，具有不同的功能特点和用途，体现了导丝发展的另一个方向，为功能"细化"的导丝。根据导丝护套设计不同又分为：①超滑导引导丝；②缠绕型导引导丝。使每个术者在介入手术中针对病变特点去选择导丝，能够在使用中按照治疗策略选用得心应手的"武器"。因此了解导丝的结构及特性有助于针对不同的实际情况合理选择导丝，准确到位的导丝技术是介入诊疗操作的前提，正确地选用导引导丝是介入诊疗成功的关键，在整个介入诊疗过程中起着举足轻重的作用。

一、导引导丝的结构

（1）导引导丝由内、外两部分构成，外层是优质不锈钢丝，在弹簧旋床上卷绕而成。钢丝要求光洁、坚韧、富有弹性，卷绕必须均匀严密、排列整齐、松密一致。这种弹簧应能耐受反复弯折，在一定力量作用下不致折断。

（2）弹簧中心的空腔即导丝的内部，装有一个直而硬的钢丝芯，钢丝芯的前端渐渐变细。将十分纤细的钢丝芯的尖端与弹簧末端焊接在一起，再将钢丝芯尾端与弹簧尾端焊接，并打磨光滑，即成为最简单的导丝。

（3）安全导引导丝（safety guide wire）弹簧中央的钢丝芯退缩在弹簧内数厘米，不与弹簧焊接，使弹簧前端更加柔软。另有一根直径 0.1 mm 以下的保险钢丝，与钢丝芯并行，其末端与弹簧焊接，保证不致因弹簧折断而失落一段于血管内。这种导丝又分为两种：一种为固定钢丝芯，即钢丝芯焊接于弹簧尾端；另一种为活动钢丝芯，它的末端焊接在把手上。可以进退移动，用以改变导丝前端的硬度及形态。

（4）导引导丝表面敷有一层极薄的聚四氟乙烯薄膜，目的是使导丝更为光滑，减少与导管的摩擦系数。更为优质的导丝的 Teflon 鞘经过肝素处理，除摩擦力小外，还具有防止凝血的作用。

（5）中心钢丝贯穿整个导丝全长，在远端呈阶梯式或锥形变细，中心钢丝的粗细和变细阶段的长短、方式决定了导丝的支持力、推送力和柔软度。中心钢丝越粗，末段锥形变细越短，导丝支持力、推送性越好，但柔软性差；中心钢丝越细，末段分解变细越长，导丝支持力、推送力差，但越柔软。

（6）柔软螺旋头端的设计（soft floppy tip），即轴心未达弹簧缠绕圈帽端，靠一细丝连接，一般采用传统圆形无创伤尖端，可防止血管损伤和低摩擦导丝插入血管，因其柔软，适合于扭曲病变，对血管损伤较小，但调节力和通过力较差，不适合通过闭塞病变。也有采用楔形头端的设计，利用其锥形头端“钻进”近端纤维帽可更好地贯穿血管闭塞段（图 3-24）。

目前常用的导引导丝尖端设计主要分为两大类：

软头端设计（Shaping ribbon）：核心未达导丝的顶端，通过一段塑形导丝与导引导丝的顶端相连接，此种设计增加了导丝的柔软性，适合扭曲、成角部位，对血管的损伤小，但操控性及通过能力较差（图 3-24）。

硬头端设计（Core-to-tip）：①核心钢丝直达导丝的帽端，改进了导丝的尖端调节能力。②增加了尖端硬度和可操作性，适于通过阻力较大的病变比如慢性完全闭塞病变（chronic total occlusion，CTO）和经支架网孔穿入边支血管的操作。③中间段的设计：根据中心轴直径不同导致导丝的传送强度不同，中间轴渐变形式不同决定导丝通过扭曲病变能力和操纵性不同，推送力的传导较为均匀。减少中间段摩擦力的方式直接影响导丝的通过能力，其中一种是金属丝缠绕以点状接触血管内膜的方式以减少摩擦力。中间段与两端的连接方式决定导丝的综合性能。④导引导丝近端推送段设计：导引导丝多采用 0.0135 ～ 0.0140 inch 金属材料，材料不同，推送杆的硬度不同。⑤金属轴心多聚酯外包裹及超滑涂层的尖端设计，尖端采用超滑尼龙头，通过能力较好，适合钙化、长扭曲闭塞病变。⑥导丝头端初始主要为直头或 J 形头，可塑形导丝可根据需要改变前段形状，不同的宽度和厚度决定了头部软硬度的不同，依据病变部位、形态、血管直径，结合导丝的性能和特点塑形的导丝可实现效能的最大化。导丝头端可塑性包括三个因素：半径、角度、第二弯曲。导丝最终的操作性是三者结合的结果，把导丝开始弯曲的位点至头端的距离称为“半径”，用来方便表示长度，角度是指导丝头端塑形后偏离原来位置的角度。更多的选择类型有助于操作者完善处理各种血管解剖结构。

TIP STYLE
SHAPING RIBBON

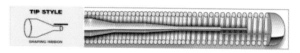

Shaping ribbon: 增加柔软性,易于塑形。如：BMW Universal II

TIP STYLE
CORE-TO-TIP

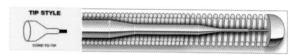

Core-to-tip：良好的触觉反馈，易于操控，头端较硬适于通过阻力

图 3-24 导引导丝尖端

（7）导引导丝内芯钢丝。①内芯钢丝贯穿整个导丝全长，决定了导丝的主要性能特征——导丝的支持力；由近段的推送杆、远端的塑形段和两者之间的过渡支撑段三部分组成（图 3-25）。

（8）导引导丝内芯钢丝支撑段直径的变化控制着导丝的柔顺性、支持力和扭控力。①中心钢丝的粗细和变细阶段的长短、方式决定了钢丝的支撑力、推送力和柔软度，直径减小，支撑力降低，推动力较差，而柔顺性增强，跟踪能力提高。②直径增粗可提供较强支撑力，推送力较好，适合输送器械及拉直迂曲血管，扭控性更好，但柔顺性较低。③内芯采取微嵴设计，远端扁平核心使头端柔软，具有良好的可塑性并提供优异的扭矩控制，渐进梁传导使头端脱垂最小化，增强导丝的操控性，提供良好的尖端反馈（见图 3-26）。

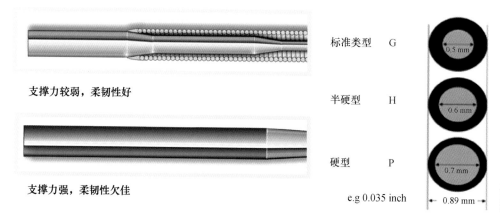

支撑力较弱，柔韧性好
支撑力强，柔韧性欠佳
标准类型 G
0.5 mm
半硬型 H
0.6 mm
硬型 P
0.7 mm
e.g 0.035 inch
0.89 mm

图 3-25 支撑力和柔韧性

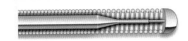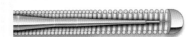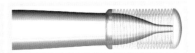

图 3-26 内芯椎体的长短及形态

（9）导引导丝远端呈阶梯式或锥形变细，内芯椎体较短的设计可提供稳定的支持力，但降低了导丝的顺应性，增加其下垂倾向。对导丝头部走向的可控性降低，使其不易通过扭曲、成角的血管。内芯椎体较长的设计增加了导丝的顺应性及跟踪性，使其不易产生下垂，更容易通过极度扭曲的血管及侧支血管。而新型的流线型椎体设计使导丝的支持力得到进一步的改善，跟踪性也得到进一步的优化。

（10）内芯钢丝的材质决定着导丝的强度、耐用性和柔顺性。材料主要有新型不锈钢、镍钛记忆合金及传统不锈钢等，镍钛记忆合金及新型不锈钢已成为核心钢丝的主要材料来源，镍钛合金也被称为镍钛形状记忆合金（nickel titanium shape memory alloys，Ni-Ti SMA），镍钛形状记忆合金除了具有独特的形状记忆特性外，还具有超弹性、较好的耐腐蚀性、持久的耐疲劳特性和非磁性，并可以在人体温度下进行响应和改变，实际应用可使导丝具有更好的弹性、灵活性和伸缩性，在复杂血管病变中应用不易变形，耐用性良好，兼具优异的顺应性及支持力。新型不锈钢材质较普通不锈钢材料则具有更好的操纵性及跟踪性。轴心钢丝的材料不同决定着导丝的硬度及支撑性，轴心钢丝材料的硬度越高，导丝的支撑性就越强。新型不锈钢支撑力最大，其次是传统不锈钢及镍钛记忆合金。

导丝根据软硬度可分为柔软导丝、中硬导丝、硬导丝和超硬导丝，一般柔软导丝即可满足需求，CTO 则需要硬度更高的导丝来处理。

（11）导丝表面的涂层可降低导丝表面与血管壁之间的摩擦力，改善器械间（球囊／导丝、支架／导丝）的相互作用，提高导丝在血管中的跟踪性，增加通过能力。

导丝涂层分为两大类，即亲水涂层（hyhilic coating）和疏水涂层（hyhobic coating）：

1）亲水涂层导丝在导丝表面涂上硅胶（硅树脂）或亲水性聚合物，如 PTFE，先将缠绕钢丝进行涂层处理再进行缠绕，可避免涂层易脱落的问题，充分吸引水分子在其表面形成"凝胶状"表面，降低导丝的通过阻力，减小了导丝造成血管损伤的可能性，潮湿时它们会变得很滑，这使它们更容易滑过阻力点，但是也使其难以抓握，因此在使用亲水导丝时，须钳夹导丝后端，防止导丝在导管中突然向前滑动。同时，亲水导丝需要定期冲洗，因为它们在干燥时会变得富有黏性，影响术者操作。

2）疏水涂层导丝抵制水分子形成"蜡状"表面，也可减少摩擦，增加导丝的跟踪性，可增强术者的触觉响应，在操作过程中产生更灵敏的感觉，帮助术者准确稳定地完成操作。目前常用的疏水涂层材料有二氢荧光素（fluorescin）和硅树脂（silicone）（常用）。

此外还可使用肝素涂层最大程度地减少血凝块的形成，同时增强导丝表面的光滑度，减少摩擦系数（常用于治疗性）。

（12）护套决定了导丝外径并保持外径的一致性、显影性，保护精细的内芯钢丝，护套设计的不同影响导丝的头端反馈、涂层的兼容性。目前临床常用的导丝护套设计分为两大类：弹簧圈护套（coil）和聚合物护套（polmer cover）。

1）弹簧圈护套：采用不锈钢弹簧圈缠绕或镍钛诺线盘绕或编织，或者使用带有微切口槽的镍钛合金管代替编织丝，使器械的推送更顺滑，可帮助术者获得良好的尖端触觉反馈，同时增强了导丝的可视性，具有很大的柔韧性和抗扭结性，确保了导丝的硬度和扭转中操纵的精确度，但其增加了导丝与病变间的摩擦力，不利于通过严重钙化、扭曲及闭塞病变管腔。其代表有 Advance、BWM、Runthrough、SION。

2）聚合物护套：通过在导丝表面涂层，减少导丝与血管内膜的摩擦力方法来改善通过能力，使其通过病变时的摩擦力减少，明显增加不同硬度导丝的通过能力。且导丝不易造成血管损伤，也在一定范围内提高了调节能力。如聚氨酯护套的设计恰恰弥补了弹簧圈护套的不足，聚氨酯护套和亲水性聚合物可明显减少导丝上形成血栓，增加了可追踪性、润滑性和耐用性。这种特性有利于导丝前进以及导管 / 导丝的交换，在多次更换导管后依然能保持性能稳定，同时润滑性增加，也意味着更好的导管兼容性。但由于减少了导丝的通过阻力，它不能提供良好的尖端触觉反馈。代表有 PT Graphix、Pilot、Shinobi 等（见图 3-27）。

二、导引导丝规格与分类

导引导丝直径以千分之一英寸为单位，在 0.014 到 0.038 英寸（inch）之间 [多在 0.018 ～ 0.038 英寸（0.45 ～ 0.96 mm）]，035″ 代表导丝的直径是 0.035 英寸。成人血管造影一般用 0.035″ 或 0.038″ 导丝，与常用血管穿刺鞘管（4 ～ 10 F）及 4 ～ 8 F 各种导管内径相配；血管介入治疗术常用尺寸为 0.014 ～ 0.018″ 的导丝。

导引导丝长度规格长度以厘米为单位，范围 50 ～ 450 cm。常规使用导引导丝标准长度为 45 ～ 145 cm、交换导引导丝 260 ～ 300 cm。血管介入治疗穿刺常用 0.035 ～ 0.038″ /45 ～ 50 cm，输送导管进行常规的造影检查常用 0.035 ～ 0.038″ /145 cm。长导丝 0.035 ～ 0.038″ /180 cm 用于主动脉分叉的 "翻山" 操作，可以输送导管至对侧股浅动脉。长导丝 0.035 ～ 0.038″ /260 ～ 300 cm 用于进行主动脉弓、颈动脉造影及主动脉支架植入等长距离操作，导引导丝名称、规格型号及用途见表 3-8。

（一）血管导引导丝

1. 血管直形导丝

通用标准型号，多用于血管穿刺及引导导管到位。导丝前端有 3 ～ 5 cm 柔软段。直形导丝用途甚广，0.035 ～ 0.038″ /45 ～ 50 cm，适用于绝大多数经皮穿刺插管操作。

2. 血管 J 形导丝

导丝前端 3 ～ 5 cm 呈 J 形弯曲，0.035 ～ 0.038″ /145 cm。其优点是插管时遇到弯曲变形的血管，导丝前端不会顶在血管壁上，从而可防止损伤血管。J 形导丝前端弯曲分为大、中、小数种，见图 3-28。小号弯曲适用于血管；大号弯曲可帮助调整插管的方向，在胆管等走向有变化的部位，可借助导丝的弯曲，将导管插入不同方向的分支。J 形导丝也有固定芯、活动芯、Teflon 鞘数种。

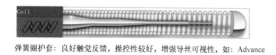

弹簧圈护套：良好触觉反馈，操控性较好，增强导丝可视性，如：Advance

聚合物护套：聚合物护套使导丝表面更光滑，减小导丝的通过阻力

图 3-27　弹簧圈护套和聚合物护套

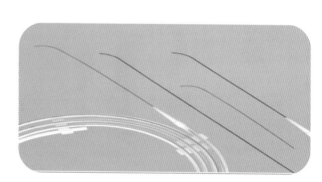

图 3-28　J 形导丝前端弯曲图

表 3-8　常用血管导引导丝分类表

血管导引导丝名称	血管导引导丝规格	血管导引导丝型号	血管导引导丝用途
血管直形导丝	0.035 ～ 0.038″	45 ～ 50 cm	多用于血管穿刺及引导导管到位
血管 J 形导丝	0.035 ～ 0.038″	45 ～ 50 cm	J 形导丝前端弯曲分为大、中、小数种。小号弯曲适用于血管；大号弯曲可帮助调整插管的方向，在胆管等走向有变化的部位，可借助导丝的弯曲，将导管插入不同方向的分支
方向可控制导丝	0.035 ～ 0.038″	180°	偏导器主要用于大动脉硬化迂曲患者的插管，也可帮助进行选择性及超选择性血管插管
更换导管用导丝	0.035 ～ 0.038″	260 ～ 300 cm	介入诊疗过程中，经常需要更换导管，借助导丝帮助换管简单方便

3. 方向可控制导丝

前端方向可控制导引导丝又称为偏导器（deflector），由一根前端可弯曲180°的可控导丝及一个操纵把手两部分构成。导丝尾端固定于把手后，操纵把手可使导丝前端伸直或弯曲。偏导器主要用于大动脉硬化迂曲患者的插管，也可帮助进行选择性及超选择性血管插管。

4. 更换导管用导丝

介入诊疗过程中，经常需要更换导管，借助导丝帮助换管简单方便。交换介入导管专用导丝0.035～0.038″/260～300 cm。

5. 特殊类型的导丝

（1）胆管经皮经肝穿刺插管的导丝，前端为柔软的不锈钢丝弹簧，其主干则为与弹簧外径相同的钢丝，能使主干变硬，有较强的支持能力，帮助导管克服肝包膜及肝实质的阻力，顺利地插入胆管。

（2）另有一种导丝，其前端柔软段后有一锥形膨大部分，用以引导较粗的导管进入体内。

（二）血管扩张导引导丝

血管扩张导引导丝作为冠状动脉介入治疗的最基本平台，在整个冠状动脉介入治疗过程中起着举足轻重的作用。正确选用导引导丝是冠状动脉介入治疗成功的关键。在选取导丝前需了解以下性能。

导丝的扭控性：导丝的扭控性即导丝的可操控性，是指术者旋转导丝近段（体外金属推送杆段）时，其尖端随术者旋转、扭动的能力，反映导丝远端在人为操纵下的灵活性，理想的扭控目标是导丝近端到尖端1∶1比例的响应传导。扭控能力越强，导丝到达、跨越病变的能力越强。扭控性取决于核心钢丝的结构以及尖端设计，如核心钢丝的过渡段较短，轴心未达尖端时，尖端的扭控性较低，降低了导丝通过迂曲血管、边支血管的能力。

导丝的柔韧性：导丝的柔韧性指导丝顺应血管自然状态通过病变的能力，主要决定于核心钢丝的直径、过渡段的结构形态以及核心钢丝与导丝尖端的连接方式。Shaping ribbon设计的导丝的柔韧性要优于轴心直达尖端的Core-to-tip设计。核心钢丝直径越粗，导丝硬度越大，柔韧性越小。长过渡段的设计使导丝具有更好的柔顺性，导丝向前移动时相对容易发生自身弯曲，更易通过扭曲的血管和侧支血管。而核心钢丝直接与导丝尖端连接增加了尖端的硬度，柔韧性势必降低。

导丝的推送力：导丝的推送力指术者操纵体外推送杆，使金属丝前进通过病变所需的力的大小。取决于核心钢丝的硬度以及过渡段的设计方式，核心钢丝粗，过渡段呈平缓的锥形，推送力的传导较为均匀，对比阶梯型过渡段的设计更容易通过扭曲和成角的血管病变。柔软、推送力差的导丝，因其尖端柔软，运动容易受阻，不易发生血管穿孔，操作比较安全，而推送力强、尖端较硬的导丝容易造成血管夹层或穿孔。

导丝的支撑力：导丝的支撑力指垂直导丝用力使得导丝发生弯曲的力，可根据血管迂曲程度拉直血管或顺应血管轮廓，表现为经皮腔内血管成形术中球囊和支架的输送导轨保持稳定的能力，较强支撑主要在复杂病变血管中保持稳定，遇到迂曲成角病变或钙化病变时需要导丝较强的支撑力将血管拉直，方便器械推送。导丝支撑力亦指导丝体部的硬度，与轴心钢丝直径和材质有关，强支撑力引导导丝多为传统不锈钢或新型不锈钢轴心。

导丝的跟踪性：导丝的跟踪性是指导丝沿血管解剖结构走行，通过血管和病变的整体运动，导丝前端送入后，后段能顺利跟随进入的能力。主要取决于导丝的轴心椎体、头端类型、涂层和护套。轴心直径较小、钢丝直达导丝顶端、采用聚合物护套和涂层的设计，可提高跟踪性，适用于过度弯曲的血管，这一类导丝临床上多为超滑导丝，如Wisper MS/LS、Pilot 50、PT2等。

导丝的可见性：可视性是指导丝局部在X线成像下可被定位的可见度，利于观察导丝在体内的走向和位置。导丝头端局部不透放射线，除内芯本身的可见性特征以外，弹簧圈护套的材料为铂合金，聚合物护套外部线圈使用增强聚合物材料、镀上含有不透射线材料的标记带（例如金、铂金、含钨的聚氨酯层外套等）来进一步提高X线下的可见度。

导丝的可视性是确保临床上安全操作的首要条件，可帮助术者确定导丝的位置，也可为测量病变长度提供参考。但过长的可视段会影响对管腔形态细节的正确评价，而短的可视段可避免显影重叠。

1. BMW 导丝

BMW 导丝头端采用柔软螺旋尖端设计，即弹簧圈缠绕帽靠近细导丝与轴心导丝相连，轴心导丝未达尖端，故导丝的尖端较为柔软且维持塑形能力较好，头端显影区为 3 cm，导丝尖端硬度约为 0.7 g，尖端硬度较软，因此，导丝在通过病变时对血管的损伤较小。金属芯材料为镍钛合金，弹性和柔韧性较好。中远段采用金属弹簧圈外套，提高了导丝的触觉反馈。BMW-UNIVERSAL Ⅱ 导丝是在 BMW 导丝基础上将导丝尖端连接由 Shaping ribbon 的设计改为 Core-to-tip 设计，明显增加了导丝的操控性能，同时在导丝尖端增加的聚合物涂层提升了导丝的通过性能，有利于导丝经支架网孔进入边支血管的操作。

2. Whisper 导丝

整个导丝的金属芯采用新型不锈钢材料，流线型的过渡段设计提高了导丝的扭控性和跟踪性，中远段采用多聚物包裹，减小了导丝通过病变时的阻力，通过能力较好，适用于扭曲血管病变的处理。导丝的尖端较软，头端显影区为 3 cm，硬度为 0.8 ～ 1.2 g，对血管的损伤较小，但支撑力略差。Whisper ES 核心直径增加，提供更强支撑力，导丝的头端同样柔软、易塑形，并提供良好的触觉反馈。

3. Floppy 系列导丝

Floppy Ⅱ 导丝的轴心导丝采用不锈钢材料，以柔软的无创头著称，头端显影区为 3 cm，头端硬度为 0.4 g，核心直径较小，提供轻度支撑，中部弹簧圈维持 0.014 inch 外径，同时使器械输送更顺滑，亲水或疏水涂层提高导丝跟踪性，是最初学习经皮冠状动脉介入治疗（PCI）者适于应用的导丝。

4. HI-TORQUE 系列导丝

HI-TORQUE ADVANCE 系列导丝综合了各项专有技术。头端柔软，其采用高强度不锈钢核心材料，使导丝具有杰出的支撑性、扭控性和耐用性，导丝近段应用 SMOOTHGLIDE™ 技术使器械输送更顺滑，其流线型核心椎体，可提供出色的跟踪性和 1∶1 扭矩传导，适用于经皮腔内冠状动脉成形术（PTCA）和经皮腔内血管成形术（PTA）。

5. Pilot 系列导丝

属亲水涂层导丝，其轴心导丝采用 DURASTEEL 高强度不锈钢材料，比普通 304 不锈钢金属更强韧，头端塑形维持更持久、更耐用，提高了导丝的推送性和支持力。同时，其过渡段采用独特 Responsease 流线型核心椎体设计，将扭转力最大程度传送到头端，使导丝具有更为出色的扭控性和通过病变的能力，改良的内芯在处理慢性闭塞病变和输送冠状动脉支架时，提供更强支撑力，提供很好的触觉反馈，更易到达远端病变，操控性好，与常用的其他亲水涂层导引导丝如 Chioce PT、Whisper 相比，Pilot 导引导丝的扭控性更好，支持力更强，性能非常均衡。尖端 Core-to-tip 设计，距离头端 4.5 cm 处 2 mm 黄金涂层作为单个标记物，头端显影区为 3 cm，头端按硬度分 3 个型号：Pilot50、Pilot 150 和 Pilot 200，分别对应为 1.5 g、2.7 g、4.1 g，其中 Pilot 150 和 Pilot 200 多用于 CTO 的介入治疗。

6. Cross IT 系列导丝

头端呈锥形，采用轴心直达弹簧圈顶端的头端设计，导丝头端外径仅为 0.01 inch。这种设计适用于高度狭窄病变或闭塞病变的处理。与同样具有 0.01 inch 头端的 ACS HI-TORQUE Standard 导引导丝不同，后者的推送力和操控力不如 0.014 inch 导引导丝，而 Cross IT XT 导引导丝的推送力和操控力则和 0.014 inch 导引导丝相同。导丝中远段采用金属弹簧圈护套，在一定程度上提高了导丝的触觉反馈性能。Cross ITXT 系列导丝共有 4 个头端硬度级别，分别为 Cross ITXT100、Cross ITXT200、Cross ITXT300 和 Cross ITXT400，其硬度分别为 1.7 g、4.7 g、6.2 g 和 8.7 g，适用于 CTO 的处理。

7. Progress 系列导丝

锥形头端，头端直径为 0.012 inch（Progress 40、Progress80、Progress120）、0.015 inch（Progress140T）、0.009 inch（200T）。头端 5 mm 为无涂层的裸露弹簧圈，触觉反馈优秀，也可避免在病变部位穿刺过程中出现滑移。中段聚合物护套外覆亲水涂层，使导丝具有良好的顺滑性，降低了其与血管和病变之间的摩擦力，不仅使之易于在闭塞病变中穿行，也增强了扭控性。高强度不锈钢核心和 Core-to-tip 头端设计使导丝具有良好的扭控反应和耐用性。导丝核心从距头端 12 cm 处开始呈流线型过渡，避免了脱垂点的产生，尽可能减少了导丝打折，并提供可靠的导丝操控性。流线型核心椎体，使扭矩传递接近1∶1，同时提高了导丝的跟踪性和远段的支撑力。Progress 导丝的特殊设计兼顾了"钻、穿、滑"三种技术。Progress 40、Progress 80 和 Progress 120 适用于"滑"或"钻"技术，其中 Progress 40 更可作为 CTO 的首选导丝，用以了解病变的性质；Progress 140T 和 Progress 200T 因具有"针尖样"的头端，则更适宜穿刺纤维帽。

8. ATW 导丝

金属芯采用不锈钢材料，导丝工作段为多聚物外套，尖端为铂金弹簧圈设计，兼顾了导丝的扭控性、柔顺性及支持力等性能，头端显影区为3 cm。导丝头端采用轴心直达弹簧圈顶端的设计，支撑段直径为 0.0076 inch，支撑力中等，位于导丝远段长 25 cm 有 PTFE 涂层热压于核心导丝外层，提供更好的顺滑性和通过性。金属芯采用单一轴心的长过渡段设计，使导丝具有较好的扭控性，其中 Marker Wire 距离尖端 4.5 cm 处为远端标记，共有4个标记点，每两个标记点的间距为 10 mm，极大地方便了术者对于冠状动脉病变长度的测量。导丝高度光滑、涂层牢固，使器械的输送更顺滑，柔软的头端和 FLEX-JOINT™ 技术使导丝的远端既具有柔软度，又保证了安全性。

9. Stablizer 系列导丝

常用的有 Stabilizer Supersoft 及 Sabilizer Soft 导丝。结构特点类似于 ATW 导丝，亦采用工作段多聚物外套结合金属弹簧圈的头端设计，尖端为长而宽的锥形渐变区，但 Stbilizer Supersoft 导丝的支撑段直径为 0.085 inch，比 ATW 导丝粗。因此，Stabilizer Supersoft 的支持力更强，为复杂病变提供支撑，可输送长支架和大型器械，椎体设计使导丝对器械提供出色的支撑力，但导丝的柔韧性略差，比较适合用于冠状动脉开口部病变或欲利用导丝拉直扭曲血管以便于器械输送的病变。

10. Shinobi 系列导丝

头端采用超滑尼龙头尖端的 Core-to-tip 设计，硬度约为 14 g。导丝工作段采用超滑 PTEE 涂层外套直至导丝尖端，使导丝更为光滑。因此，导丝具有优越的通过能力，适用于慢性闭塞病变的处理。其中 Shinobi Plus 金属芯支撑段直径为 0.01 inch，

该导丝具有更强的尖端硬度和超强的支撑力。但应注意因导丝超滑、硬度高，不适合用于扭曲的闭塞血管，以免造成血管穿孔。

11. Runthrough NS 导丝

显影部分为 3 cm，直径为 0.014 英寸，长度有 180 cm 和 300 cm 两种，属于焊接型导丝，近段金属芯为不锈钢材料，尖端核心材料为镍钛合金，具有超强的耐用性和记忆性。柔软的尖端和超滑的亲水涂层具备优秀的首选导丝特质，具有很好的扭矩传递能力，头端形状保持能力非常优秀，亦具有很好的血管追踪能力，头端硅涂层增加触觉反馈。工作段部分金属芯采用金属弹簧圈包绕，外层附以疏水聚合物涂层，有利于降低导丝的前送阻力，提高导丝的跟踪性。应用 DuoCore™ Technology 专利技术，具有 1∶1 扭矩传导，操控性和推送性出色，触觉反馈精确，为器械的输送提供出色的支持力，亲水涂层和疏水涂层结合完美。其头端直径为 0.014 inch，呈轴心直达缠绕圈顶端设计，硬度为 1.0 g，适用于冠状动脉迂曲病变的处理。Runthrough NS 系列导丝分为 Floppy、Extra Floppy、Hypercoat、Intermediate，结构性能上略有差异。

12. Crosswire NT 导丝

头端直径为 0.014 inch，硬度为 4 g，属中等硬度的亲水涂层导丝。该导丝的金属芯采用镍钛合金材料，使其更具弹性，提高了柔韧性和扭控性。中远段采用聚氨酯的亲水涂层外套，使其具有更好的跟踪性。Crosswire NT 导引导丝前端 40 cm 采用了泰尔茂"M-COAT"亲水涂层，双锥形前端设计为其提供了较好的头端塑形性能和病变通过能力，2 cm 的黄金螺旋标记确保了 Crosswire NT 在 X 线下有较好的可视性。Crosswire NT 的核心杆直径比 Crosswire NT 导引导丝略大，为其提供了较好的扭控性能。

13. Trooper 系列导丝

硅油涂层、完全螺旋缠绕一体轴心导丝，增加扭控性、通过性，硬度从柔软到中硬，适用于慢性完全闭塞病变。

14. ASAHI SION 系列和 Grand Slam 导丝

增强了 10 μm 的芯线，形成独特的复合芯线设计，头端更耐用。这项技术让导丝具有良好的

推动性，方便进入侧支。该系列导丝拥有多种尖端设计，适应各类病变的需求。无接头弹簧圈，确保从铂金弹簧圈到不锈钢弹簧圈的平稳过渡。其光滑表面使之与其他介入装置能够良好滑动，并保持金属丝本身特有的扭力。此类导丝包括 Sion、Sionblack，是双层线圈结构，通过弯曲病变的性能优越。Sionblack 近端有 20 cm 亲水涂层，逆向通过侧支循环血管的能力优越，可用于通过心外膜侧支循环和连接室间隔支。带聚合物护套的前导丝，在承受高阻力狭窄和血管时依然能保持弹性，用于常规病变、极度扭曲病变及逆行介入手术。

15. Miracle 系列导丝

Miracle 导丝为平头头端、头端显影区 11 cm，多种头端硬度从 3 g 至 12 g，为疏水涂层导引导丝，其头端直径为 0.014 inch，硬度分为 4 个级别（Miracle 3、Miracle 4.5、Miracle 6 和 Miracle 12），头端仍为 Core-to-tip 设计，Miracle 导引导丝具有极好的操控性能，其扭矩传递为 1∶1，触觉反馈较好，弹簧圈护套为缠绕型，随标号的增加，尖端硬度及支持力逐渐增强。适用于中度扭曲病变和较硬的慢性闭塞病变、闭塞病变近端有分支血管、闭塞病变段长度大于 20 mm、血管迂曲成角、从血管假腔寻找真腔等情况下使用。

16. GAIA 系列导丝

采用 ASAHI Gaia 圆锥形头端，采用预塑形结构，具有很好的通过性，使导丝容易进入闭塞病变，复合内芯，头端 1 mm 处有大约 45°的预塑形，涂有亲水涂层，扭控性和穿透性较好，触觉反馈性能良好。

17. Conquest 系列导丝

Conquest 系列导引导丝前端采用 Core-to-tip 锥形头端设计，头端显影区 20 cm，其头端直径较小、头端硬度有 9 g、12 g、20 g 可选，具有较好的支撑力和推送性能。全程为疏水涂层或混合涂层，部分导丝弹簧圈带有亲水涂层，适用于复杂闭塞病变，尤其是严重纤维钙化闭塞病变的介入治疗，但由于触觉反馈较差，不适用于闭塞段 > 20 mm、扭曲病变部位，在轻微旋转下穿刺更易成功。穿刺成功后应及时更换成较软导丝。

18. Fielder 系列导丝

为亲水涂层，并有多聚物护套，其头端直径为 0.014 inch，呈轴心直达缠绕圈顶端设计。其轴心为平滑锥形杆，与 Fielder 头端硬度为 1.0 g 相比，Fielder FC 的头端硬度仅为 0.8 g，除此之外，Fielder FC 的头端更加灵活、支撑力更好、扭力传递更佳。在逆行导引导丝技术中，Fielder FC 导引导丝有逐渐取代 Fielder 导引导丝的趋势，与 Fielder XT 相比，Fielder FC 更易引起夹层，也可用于逆向开通。Fielder XT 有聚合物包裹和亲水涂层，属超滑导丝，适用于高度狭窄和扭曲病变，尤其作为逆行导丝的优势比较明显。头端硬度为 0.8 g，头端直径为 0.009 inch，塑形可精确到 0.5 mm。最常用于 CTO 正向开通，Fielder XT 适合于 Knuckle 技术，医生应注意在进行 Knuckle 技术操作时尽量不要旋转导丝，以免打结。

19. Suoh 系列导丝

Suoh 03 是超软头的导丝，用于通过弯曲的侧支循环血管，头端有 52 cm 的亲水涂层，线圈长度 19 cm。

20. RG 3 和 R350 系列导丝

二者都是体外化导丝，长度为 330 cm 和 350 cm，均有较长亲水涂层。

21. Medtronic 系列导丝　分为 Wholey 导丝系统，Babywire 镍钛诺导丝，Nitrex 导丝三类。

（1）Wholey 系列导丝：具有良好的灵活性，尖端有软头、中间硬度头、标准硬度头三种，每一种都有直型和可塑型两种，采用 0.035 inch 标准设计，长度有 145 cm、175 cm、260 cm、300 cm。此外还有 155 cm 长度导丝处于推广使用中。

（2）Babywire 镍钛诺导丝：适用于较小血管，0.012 inch 镍钛合金直丝，双头圆头，两端可弯曲，有 18 cm、50 cm。

（3）Nitrex 导丝：使用一个超弹性镍钛合金芯线与镀金钨线圈的结构设计，增强了可视化。导丝有硅树脂涂层。直径为 0.014 inch 和 0.018 inch 两种，长度有 60 cm、80 cm、180 cm、260 cm、300 cm。用于周围血管和冠状动脉血管。此外还有直径为 0.025 inch 和 0.035 inch 的硝酸酯导丝，有软头和硬头两种设计，长度为 80 cm、145 cm、180 cm、260 cm、300 cm、400 cm，主要用于周围血管系统。

部分血管扩张导引导丝（主要为 HI-TORQUE 系列导丝）名称、特点及用途见表 3-9。

表 3-9　血管扩张导引导丝（主要为 **HI-TOROUE** 系列导丝）的名称、特点及用途

血管扩张导引导丝名称	血管扩张导丝前端设计	血管扩张导丝前端负荷（g）	血管扩张导丝用途
HI-TORQUE TURNTRAC	Core-to-tip	0.8	适用于 PTCA/PTA
HI-TORQUE TURNTRAC FLEX	Core-to-tip	0.6	
HI-TORQUE VERSATURN	Core-to-tip	0.8	
HI-TORQUE BALANCE MIDDLE WEIGHT	Shaping ribbon	0.6	通用，中等支持
HI-TORQUE BALANCE MIDDLE WEIGHT UNIVERSAL	Shaping ribbon	0.6	适用于 PTCA/PTA
HI-TORQUE BALANCE MIDDLE WEIGHT UNIVERSAL Ⅱ	Shaping ribbon	0.7	
HI-TORQUE BALANCE MIDDLE WEIGHT ELITE	Core-to-tip	0.8	
HI-TORQUE FLOPPY Ⅱ	Shaping ribbon	0.4	轻度支持力通用，中度支持力
HI-TORQUE POWERTURN	Core-to-tip	0.9	
POWERTURN FLEX HI-TORQUE POWERTURN FLEX			
POWERTURN ULTRAFLEX HI-TORQUE POWERTURN ULTRAFLEX			
HI-TORQUE ADVANCE	Core-to-tip	1	适用于 PTCA/PTA
HI-TORQUE WHISPER MS	Core-to-tip	1	适合较扭曲、狭窄、有钙化的长病变及通过侧支
HI-TORQUE WHISPER ES- 与 HI-TORQUE WHISPER MS 相比增强了远端支持		1.2	
HI-TORQUE PILOT 50		1.5	
HI-TORQUE BALANCE HEAVY WEIGHT	Shaping ribbon	0.8	
HI-TORQUE EXTRA SPORT	Core-to-tip	0.9	
HI-TORQUE ALL STAR		0.8	
HI-TORQUE IRON MAN		1	适用于需拉直迂曲血管的情况
HI-TORQUE PILOT 150	Core-to-tip	2.7	
HI-TORQUE PILOT 200		4.1	
HI-TORQUE CROSS-IT 100XT	Core-to-tip	1.7	适用于慢性闭塞病变
HI-TORQUE WIGGLE	Shaping ribbon	0.3	适用于 PTCA/PTA
HI-TORQUE PROGRESS 40	Core-to-tip	4.8	适用于 PTCA/PTA
HI-TORQUE PROGRESS 80		9.7	
HI-TORQUE PROGRESS 120		13.9	
HI-TORQUE PROGRESS 140T- 尖端渐缩小至 0.0105 inch		12.5	
HI-TORQUE PROGRESS 200T- 尖端渐缩小至 0.009 inch		13	

（三）护理及注意事项

对导引导丝按耗材进行有效科学管理，二级库管理员每月对库存的医用耗材全面盘点，认真清查核对，做到账物相符、包装完好、无过期及破损，并填写《医用耗材清库盘点报告表》后，报科室领导（主任、护士长或指定负责人）审签。建立耗材使用登记本，库存医用耗材应分类保管、排列有序、标识清楚、室内通风良好。保持湿度＜75%，温度＜28℃，定期监测并登记。耗材放置储物柜要求：距离天花板≥50 cm，距离地面≥20 cm，距离墙面≥5 cm。

介入手术前，介入护士认真核对介入导引导丝耗材种类、批次等有效期。应对将要进行的介入手术的器械和术中可能用到的物品、介入耗材、药物等进行全面的检查与准备，以免遗漏。

在手术过程中，介入护士应密切观察患者的生命体征和病情变化，积极、熟练地配合介入手术医生，做好器械及介入耗材的递送等，确保介入手术顺利进行。如果在手术的任何阶段遇到很强的阻力，或患者有生命体征异常或主诉不适等，均暂停操作进程。找出各类可能原因处理后再继续进行介入手术。

所有介入手术使用导引导丝均为一次性耗材，手术结束后耗材按医疗废物处理原则处理。

在介入手术过程中严密观察并发症：①心脏压塞；②心房食管瘘；③肺静脉狭窄；④血管损伤；⑤股动脉穿刺口出血、周围血肿、假性动脉瘤、深静脉血栓形成及局部皮肤压伤、溃烂等。护理必须加强，严密观察生命体征及病情变化，及时发现异常及时报告处理。

第四节　介入诊疗球囊扩张导管

1977 年，瑞典医生 Gruentzing 成功进行首例经皮冠状动脉腔内成形术（PTCA），标志着介入医学的开端，在这次手术中球囊扩张导管是关键耗材。球囊扩张导管简称球囊，是一种头端带有可膨胀球囊的导管，用于在影像引导下扩张人体内狭窄的空腔脏器，如血管、消化道、泌尿道等。作为腔内介入治疗的主要器械之一的球囊扩张导管，不仅用于血管的预扩张、塑形，还是支架的输送平台，以及用于支架植入后的精确定形，其在介入治疗中的重要性不可动摇，常见的球囊扩张导管名称、规格型号及用途见表3-10。

一、结构及材料

目前球囊扩张导管结构基本相同，分为球囊尖端、球囊、连接段、推送杆等。

（一）球囊尖端

球囊扩张导管尖端的尺寸性能参数（如直径、长度和硬度）可直接关系到它通过闭塞病变处的能力。如果尖端采用锥形设计，那么因为球囊尖端的直径减小，从而增强了该导管的跟踪能力。一般来说，具有短硬头的球囊扩张导管适用于严重狭窄病变的治疗，而长软头的球囊扩张导管更适用于处理迂曲病变。

（二）球囊

球囊的材料对于球囊扩张导管的顺应性能力有很大影响，PET 材料的球囊顺应性较小，而POC 的球囊顺应性较大。目前，临床上常见的半顺应性球囊是由尼龙材料制成的。球囊扩张导管的回卷性能是指球囊扩张回吸后球囊直径的恢复能力，可以作为评价球囊通过病变的指标之一，这也与球囊材料有关。现在球囊表面所采用的多为亲水涂层材料，提高了球囊通过病变的能力。

（三）推送杆

国内知名的球囊扩张导管推送杆材料分为高分子材料和金属材料。采用高分子材料的球囊推送杆会降低推送时的摩擦力，采用金属材料的推送杆可以有较好的推送性。在需要同时送入多支球囊扩张导管处理病变，如分叉病变时，还应考虑球囊推送杆外径与导引导管内径之间的关系。

（四）连接段

作为连接推送杆和球囊之间的纽带，连接段对球囊的推送性和抗折能力有很大影响，一般会在球囊的连接段加入中心钢丝以增强支持力，以提高球囊扩张导管的推送性和抗折能力。

表 3-10 血管扩张球囊分类及用途

名称	规格	型号	用途
快速交换球囊	1.25～4 mm	8～30 mm	冠状动脉狭窄部分进行球囊扩张，为支架的植入开辟通路；辅助测定血管直径；评估病变长度；确定病变形态和类型；从而优化支架的释放
后扩张球囊	2.0～4.0 mm	8～30 mm	确保支架完全膨胀和贴壁，优化最小管腔直径（MLD）。主要用于支架内再狭窄、分叉病变、小血管等不适宜放置支架的病变部位
经导丝球囊（over the wire, OTW）	1.2～4.0 mm	8～30 mm	化学消蚀术及外周血管狭窄行球囊扩张时使用
切割球囊扩张导管	1.5～3.5 mm	8～30 mm	临床常用于支架内再狭窄、分叉病变、开口病变、轻中度钙化病变的预处理
双导丝聚力球囊扩张导管	1.5～3.5 mm	8～30 mm	常用于支架内再狭窄，中重度钙化病变，开口病变以及分叉病变、小血管病变的预扩张处理
棘突球囊扩张导管	2.25～3.0 mm	NS20013 NS22513 NS25013 NS27513 NS30013	
刻痕球囊扩张导管	1.5～3.5 mm	15～30 mm	
药物涂层球囊扩张导管	2.0～3.5 mm	15～30 mm	主要用于支架内再狭窄、分叉病变、小血管等不适宜放置支架的病变部位

二、球囊扩张导管的性能参数

（一）命名压和爆破压

命名压（nominal pressure，NP）指的是球囊扩张导管达到包装上所标识的直径时所需的扩张压；爆破压即是通常所说的额定爆破压（rated burst pressure，RBP），定义为统计学上95%置信区间球囊成功扩张不会发生破裂的最高的扩张压；工作压力范围指球囊扩张导管额定爆破压与命名压之间的差值，差值越大，为术者提供了理想的扩张压力，安全范围越宽。每条球囊扩张导管外包装均标示有命名压和爆破压，熟知常用球囊扩张导管的命名压及爆破压可有效节省完全充盈球囊的时间并提高操作安全性。

（二）推送性

指球囊扩张导管推送球囊前行的能力，主要取决于球囊扩张导管推送杆的材料和连接段的设计。

（三）跟踪性

球囊扩张导管的跟踪性是能够衡量它整体性能的关键性指标，具体指的是通过导丝指引作用球囊能够到达靶病变的能力。球囊扩张导管的跟踪性与导管的制作材料、导管的柔顺性、导管远端推送杆外直径，以及外表的涂层是否亲水等因素息息相关。如果球囊扩张导管采用柔软材料制成，并且外表涂有亲水涂层，那么球囊扩张导管与导丝的相互作用会变得很小，优越的跟踪性能得以展现，使之更容易通过扭曲血管直达病变部位。

（四）顺应性

球囊扩张导管的顺应性指的是球囊在进行充气时增加一个大气压后球囊直径的变化，它的大小主要与球囊材料有关。球囊顺应性不是越大越好，因为太大的顺应性会导致球囊两端过度膨胀而有引发支架两端出现夹层的风险。目前，在临床上常用的一种球囊是尼龙材料的半顺应性球囊扩张导管，主要用于处理支架植入后扩张和钙化病变。根据顺应性可以把球囊分为顺应性球囊、半顺应性球囊以及非顺应性球囊。

1. 顺应性球囊

顺应性球囊具有更大的延展性，随着充盈压力的增加，直径增加的倾向最大，甚至可以增加到自身体积的几倍之多，在扩张时很容易出现"狗骨头"现象（如图3-29），目前该种球囊导管比较少见。

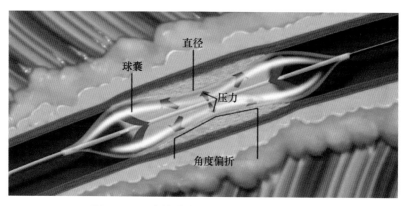

图 3-29　顺应性球囊"狗骨头"现象示意图

2. 半顺应性球囊

半顺应性球囊直径增加趋势减少，多用于单纯球囊扩张（POBA）和病变预处理，可以进入病变为支架植入做病变预处理工作，同时，还可以辅助测量病变的长度、直径和病变形态。

3. 非顺应性球囊

非顺应性球囊导管随着充盈压力增加而直径增加的倾向最小，具有更高的爆破压，具有最大的径向扩张压力，均匀一致地扩张支架，降低轴向球囊导管的增长。但是该种球囊材料比较坚硬，不能将球囊导管外径做得很小，球囊导管囊体穿过病变的能力弱，跟踪性很弱。主要用于支架内再狭窄、分叉病变、小血管等不适宜放置支架的病变部位，比放置支架更能达到的优势有：治疗无金属异物遗留，缩短抗血小板治疗；但也有一定劣势，比如不能防止急性血管弹性回缩以及不能处理急性夹层等。

三、球囊扩张导管的分类

球囊扩张导管分类方法多种多样，按照球囊顺应性可以分为非顺应性球囊、半顺应性球囊以及顺应性球囊；按照球囊大小可以分为小球囊（2～5 mm）、普通球囊（6～12 mm）和大球囊（≥12 mm）；按照使用目标可以分为心脏球囊扩张导管和外周球囊扩张导管，按照特殊设计有三叶球囊、切割球囊、棘突球囊、刻痕球囊、双导丝球囊、药物涂层球囊等等，但都归属于以下两大类：

1. 快速交换球囊（rapid exchange system，RX）

多为单轨（monorail）球囊，是目前 PCI 治疗中应用最为广泛的球囊类型。此类仅球囊近段部分15～30 cm 可沿着导丝同轴滑行，其余推送杆无导丝通过的内腔，配合使用标准长度的180～195 cm 导丝，单人即可快速简便操作，其缺点为无法交换导丝，以及在处理复杂病变时对导丝支撑力较弱。其结构如图 3-30。

2. 经导丝球囊（over the wire，OTW）

也叫整体交换球囊或 OTW 球囊，全长有可以通过导丝的内腔，球囊沿 300 cm 导丝滑行，需助手协助操作，因可交换导丝及加强导丝支撑，常用于 CTO 病变的处理，现部分功能已被微导管取代。其结构如图 3-31 所示。

3. 几种特殊球囊介绍

（1）切割球囊：是一种在球囊上纵向镶嵌固定有 3～4 片显微外科刀片的非顺应性球囊扩张导管（如图 3-32）。当球囊充气膨胀时，显微外科刀片划刻硬化血管斑块，截断病灶部位管壁的弹性和纤维连续性，减少斑块的轴向迁移，3～4 个刀片

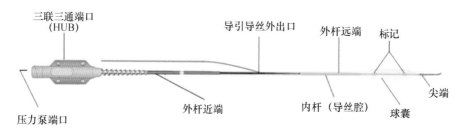

图 3-30　快速交换球囊结构示意图

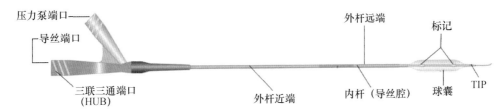

图 3-31　经导丝球囊结构示意图

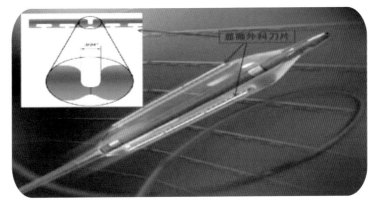

图 3-32　切割球囊示意图

均匀分布，规则有序地切开斑块，减少不规则夹层的发生。临床常用于支架内再狭窄、分叉病变、开口病变、轻中度钙化病变的预处理。

（2）双导丝聚力球囊：由固定于球囊表面的外部导丝和位于球囊远端的短导丝通过腔组成，利用了压强原理，在相同的压力下接触面积越小压强越大，当球囊充盈时，球囊表面的导丝压迫血管壁病变，可以以较低的压力起到切割的作用（如图 3-33）。

（3）棘突球囊：球囊表面附着 3 条间隔 120°的尼龙棘突，当球囊膨胀时产生 3 个方向的外科切割效应，见图 3-34。

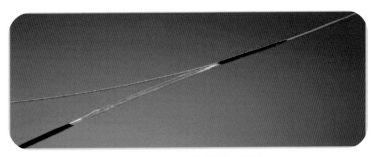

图 3-33　双导丝球囊示意图

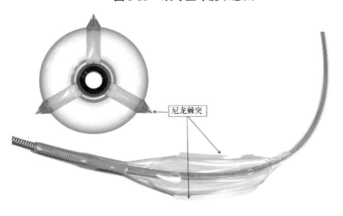

图 3-34　棘突球囊示意图

（4）刻痕球囊：通过球囊外的3条螺旋状镍钛合金矩形钢丝而产生较大的扩张压力，也是利用了压强原理。

双导丝、棘突以及刻痕球囊的外径较小，较切割球囊具有更好的通过性，常用于支架内再狭窄，中重度钙化病变，开口病变以及分叉病变、小血管病变的预扩张处理。

（5）药物涂层球囊：球囊表面通过特殊技术附有抑制血管内膜再生的药物，如紫杉醇等。当球囊膨胀时药物与血管内膜接触（一般保持20～60 s）并快速释放达到抗内膜再生的作用。主要用于支架内再狭窄、分叉病变、小血管等不适宜放置支架的病变部位，比放置支架更能达到的优势有治疗无金属异物遗留、缩短抗血小板治疗，但也有一定劣势，比如不能防止急性血管弹性回缩以及不能处理急性夹层等。

四、球囊扩张导管的应用

1.球囊扩张成形术

使用球囊扩张导管扩张或再通粥样硬化或其他原因所致的血管或器官管腔狭窄或闭塞性病变的方法，如经皮冠状动脉腔内成形术（PTCA）、经皮二尖瓣球囊成形术（PBMV）等。

2.病变预扩张

可以为支架的植入开辟通路，辅助测定血管直径，评估病变长度，确定病变形态和类型，从而优化支架的释放。

3.支架植入术后的扩张

确保支架完全膨胀和贴壁，优化最小管腔直径（MLD），支架贴壁完全有助于药物均匀吸收，而支架贴壁不良会导致血栓和亚急性血栓形成

（SAT）。

4.各直径球囊的作用

（1）小球囊（2～5 mm）：一般用于扩张冠状动脉、腘动脉以下胫腓动脉和偏细的肾、椎动脉等。

（2）普通球囊（5～12 mm）：一般用于扩张颈动脉、肾动脉、髂-股-腘动脉等。

（3）大球囊：一般用于肾下腹主动脉、髂动脉和腔静脉等大血管。

五、护理及注意事项

1.存储

球囊扩张导管在导管室中应存放在专门的地方，干燥清洁通风避光。

2.使用

（1）准备球囊扩张导管：按照病变性质、狭窄程度、直径等选择球囊扩张导管，按照技术规范准备球囊扩张导管、压力泵等扩张器械，排出系统中的空气。

（2）球囊扩张介质：例如与碘对比剂和无菌生理盐水的50∶50混合物等效的其他介质，不要使用空气或者任何气态介质扩张球囊。

（3）使用前提醒操作者该球囊扩张导管的命名压以及爆破压。

（4）扩张时密切注意X线影像以及患者血压等生命体征。

3.注意事项

（1）仅供一位患者使用，不得重复使用。

（2）只有在X线透视下方可操作导管，插入或撤出球囊扩张导管必须在负压并完全收缩下操作。

（3）药物涂层球囊在进入体内前尽量不要触摸气囊部位，缩短插入操作时间，以减少损坏药物涂层的概率。

第五节　介入诊疗血管支架

1977年，经皮冠状动脉血管成形术（PTCA）问世，球囊扩张术虽然在一定程度上解决了由于动脉粥样硬化引起的血管狭窄、闭塞，但是球囊扩张后的血管会有弹性回缩、残余狭窄以及夹层，血管支架应运而生。血管支架是指在管腔球囊扩张成形的基础上，在病变段植入内支架以达到支撑狭窄闭塞段血管，减少血管弹性回缩及再塑形，保持管腔

血流通畅的目的。

一、支架的材质

（一）金属支架

1.316 L 不锈钢

这种材质有较高的支撑强度和硬度，抗腐蚀

性能、显影性以及生物相容性好，其大多用于制作球囊扩张式支架，但由于不锈钢柔顺性大，该类支架可能发生断裂而引发并发症，而且不锈钢会释放镍离子引起镍过敏，致使患者在使用不锈钢支架后引起过敏。

2. 镍钛合金

这种材质具有很好的形状记忆效应和超弹性，而且磁化系数较低，在磁共振成像中只形成微小的伪影，常被制作成自膨式金属支架，但镍钛合金支架在血管内释放后可产生高内应力，对血管损伤引起内膜增生而造成血管再狭窄甚至闭塞。

3. 钴合金

主要成分有钴、铬、镍、钼、锰等，此种支架具有良好的生物相容性、抗腐蚀性以及显影性，支撑强度、柔顺性较316 L不锈钢更好，而且无磁性，因此其磁共振兼容性良好。可用于制作编织型自膨式金属支架和球囊扩张式支架。

4. 可降解金属

目前研究最广泛的两类可降解金属血管支架材料包括镁基合金和铁基合金，该类支架优点是可被人体吸收，达到无异物滞留于体内的效果。但是镁降解过快、铁降解过慢等金属属性引起的问题还有待加强研究，相信新型合金体系的开发、新的加工方法的采用，势必会在降解速率、力学性能、生物相容性等方面提高可吸收金属支架的临床应用价值。

（二）组织工程材料

天然生物材料、人工合成高分子材料、复合材料都有研究或使用，现主要应用聚合物可降解材质的支架，如聚左旋乳酸为主的一类材质，虽然该类支架力学性质和显影性不如金属支架，但可以在人体内降解或吸收。

二、血管支架的性能参数

1. 生物相容性（biocompatibility）

是评价支架抗腐蚀、减少血栓形成、降低炎症反应的能力。影响血管内支架生物相容性因素可能来自材料的化学组成、物理状态和力学性能，也可能来自材料的几何设计。影响因素主要有表面粗糙度、表面亲水性与疏水性、表面张力与表面能和表面电荷等。

2. 柔顺性（flexibility）

指支架植入后与血管同步运动的能力大小，也是支架安装后血栓形成等后遗症的影响因素之一。

3. 通过性（crossability）

支架经导引导丝通过血管（包括狭窄血管及弯曲血管）的能力。

4. 可视性（radio-opacity）

衡量支架在X线透视下的能见度。支架的可视性在重叠放置及开口病变放置时尤为重要。

5. 可靠的扩张性（reliable expansion）

扩张性为释放后完全展开直径与压缩后支架直径的比值。可用扩张率表示，理想的支架扩张率应大于6，扩张率小于4的支架不宜使用。

6. 覆盖性（scaffolding）

支架完全覆盖病灶，防止斑块凸出造成血栓及再狭窄的能力。

7. 径向支撑力（radial force）

指支架对径向外压的抵抗力或支架对作用于其外力的应变力，它决定了支架展开后是否能牢固附着于血管壁。

8. 缩短率（percentage shortening on expansion）

支架释放后，随管腔扩张同时出现的非线性短缩。如果植入的支架过分短缩，不能完全覆盖管腔，可导致病变，并使血管受到损伤。

9. 弹性回缩（recoil）

是指支架放置后由于金属弹性导致其直径缩小，是导致支架贴壁不良的原因。

三、支架的类别

支架的种类多种多样，根据支架释放方式分为自膨式支架和球囊扩张式支架；也可以根据支架的应用部位简单分为冠状动脉支架、外周支架；根据是否载药分为药物洗脱支架和裸支架；根据加工工艺分为编织型支架和激光雕刻型支架；根据支架的结构设计分为缠绕支架、环状支架、管状支架和网状支架；根据是否可吸收（降解）分为可吸收（降解）支架和非可吸收支架等等。

（一）冠状动脉支架

冠状动脉支架主要经历了第一代金属裸支架（bare metal stent，BMS）、第二代药物洗脱支架

（drug eluting stent，DES）以及近年热门的第三代生物可吸收支架三个发展历程，目前三种支架均在根据具体情况选择使用，使用最广泛的是药物洗脱支架。

1. 金属裸支架（BMS）

金属裸支架目前多采用 316 L 医用不锈钢、镍钛合金、钽合金以及钴合金等，因其支架上不载药或不带药物涂层，为了区别于药物支架而被称为金属裸支架。早在 1986 年，法国医生 Urich Sigwart 就首次在人类的冠状动脉中放入了金属裸支架，由此开创了支架临床应用的先河，随后也成为了首个获得 FDA 批准的冠状动脉支架。支架作为支撑体，能够为管腔提供持续的支撑力从而维持其完整性，防止血管塌陷及 PTCA 术后血管管腔急性回缩，尽管 BMS 很好地解决了血管弹性回缩的问题，但其仍然存在很多局限，最主要的问题就是支架内再狭窄。再狭窄是由于血管弹性回缩、负性重构、受损部位血栓形成、平滑肌细胞增生迁移及细胞外基质过度增生等原因造成的，BMS 支架内再狭窄主要是由于平滑肌细胞的过度增生而导致。支架对血管内皮产生的应力刺激加快了内皮细胞增生导致再狭窄，有关研究指出 BMS 再狭窄率高达 20% ～ 30%，目前使用较少。

（1）适用范围：需要植入支架的冠心病患者且服药依从性差的患者，近期需要行非心脏手术的患者，预期寿命较短或伴随其他不适宜植入药物洗脱支架的患者。

（2）禁忌证：有出血倾向、活动性消化道溃疡、新近脑血管意外、无法使用抗血小板制剂和抗凝剂治疗禁忌证者；无保护左主干病变，靶病变血栓负荷重、弥漫、高度迂曲及累及大分支的病变等。

（3）注意事项：为一次性使用产品，不得重复使用；产品为无菌、无热源产品，若使用前发现包装破损或扭结，禁止使用；应在灭菌有效期内使用；使用前必须详细了解产品的使用方法及功能，以保证使用有效安全；应根据冠状动脉病变部位和特征选择支架尺寸；使用前应检查支架输送系统中支架的安装情况；产品使用者必须是经过心血管病介入治疗术训练的医生。

（4）贮存条件：保存过程中防止受潮、暴晒、雨淋、高温、重压和冲击，需要贮存在无腐蚀性气体、阴凉、干燥、通风良好、清洁的室内。

（5）灭菌方式：常用灭菌方式为环氧乙烷灭菌。

2. 药物洗脱支架（DES）

为了解决金属裸支架较高的再狭窄率这一问题，药物洗脱支架（DES）的概念由此诞生。DES 是通过在 BMS 上包被载有抗增殖药物的聚合物涂层来防止内膜增生，从而抑制再狭窄。DES 主要由三部分组成：支架基体、载药涂层和抗增殖药物。支架基体材料最常用的有 316 L 不锈钢、钴铬合金和铂铬合金等。载药涂层包括永久性聚合物涂层、生物可降解聚合物涂层和新型的无聚合物涂层。抗增殖药物主要有西蒙莫司（雷帕霉素）、依维莫司、西罗莫司、佐他莫司、紫杉醇及三氧化二砷等（表 3-11）。

（1）适应证：合并糖尿病的冠心病患者，以及小血管、弥漫病变、分叉病变、开口处病变、慢性完全闭塞病变、多支血管病变、无保护左主干病变、支架内再狭窄病变、桥血管病变等。

表 3-11　部分冠状动脉药物涂层支架一览表

涂层性质	支架名	基体	药物	直径（mm）	长度（mm）
永久性聚合物涂层	Xience	钴铬合金	依维莫司	2.25 ～ 4.0	8 ～ 38
	Promus	铂铬合金	依维莫司	2.25 ～ 4.0	8 ～ 38
	Endeavour	钴合金	佐他莫司	2.25 ～ 4.0	8 ～ 30
	Resolute	钴铬合金	佐他莫司	2.0 ～ 5.0	8 ～ 38
生物可降解涂层	Synergy	铂铬合金	依维莫司	2.25 ～ 5.0	8 ～ 38
	GuReater	钴铬合金	西罗莫司	2.5 ～ 4.5	12 ～ 36
	Orsiro	钴铬合金	西罗莫司	2.25 ～ 4.0	8 ～ 40
	Firehawk	钴铬合金	西罗莫司	2.25 ～ 4.0	13 ～ 38
无载体	Nano Plus	不锈钢	西罗莫司	2.5 ～ 4.0	12 ～ 36

（2）禁忌证：大量血栓病变，无法完全扩张的病变，不能耐受阿司匹林和氯吡格雷治疗以及有抗凝治疗禁忌证的患者，不适宜介入治疗或支架治疗的患者，对316 L不锈钢、支架或涂层药物过敏的患者。

（3）注意事项：为一次性使用产品，不得重复使用；产品为无菌、无热源产品，若使用前发现包装破损或扭结，禁止使用，应在灭菌有效期内使用，产品含药物涂层，禁止私自清洗灭菌消毒；使用前必须详细了解产品的使用方法及功能，以保证使用有效安全；应根据冠状动脉病变部位和特征，选择支架尺寸；使用前应检查支架输送系统中支架的安装情况；产品使用者必须是经过心血管病介入治疗术训练的医生。

（4）贮存条件：保存过程中防止受潮、暴晒、雨淋、高温、重压和冲击，需要贮存在无腐蚀性气体、阴凉、干燥、通风良好、清洁的室内。

3. 生物可吸收支架（BRS）

尽管DES经过多次技术改良已经达到了很好的临床疗效，但由于其不可降解，不可避免地会带来许多远期的安全性问题：长期血管内膜功能失调、血管内皮化过程延迟、栓塞反应、永久性机械牵拉与损伤、慢性炎症反应等。为了解决这一难题，生物可吸收支架（BRS）的概念应运而生，同时也标志着冠状动脉介入技术进入了一个新时代。

生物可吸收支架，又称生物可降解支架，是指采用在人体内可降解吸收的一类材质（高分子材料，金属镁、锌、铁等）制成，支架携带药物，通过药物缓释抵御血管再狭窄，最终降解并完全被组织吸收，血管结构功能恢复。BRS的最主要优势在于其可被组织完全降解吸收，降解后的支架有利于病变血管弹性、舒缩功能和弯曲度的恢复；有利于

血管正性重构；不影响影像学检查和再次血运重建；避免远期支架梁断裂现象、金属过敏反应，减少远期安全性风险。BRS按其材料可分为两类：高分子聚合物可吸收支架、金属可吸收支架（表3-12）。

（1）高分子聚合物可吸收支架：最早的BRS是20世纪90年代日本京都医疗设计开发的加热自膨式Igaki Tamai支架，以左旋聚乳酸PLLA为主要材料。由于PLLA分子结构规整，结晶度高，截至目前其已成为BRS最常用、研究最广泛的基体材料。PLLA在人体内降解吸收，既完成血运重建功能，也达成"介入无植入"的理念优势，降解产物乳酸会进入三羧酸循环，代谢为水和二氧化碳。由于其密度相比金属材料低很多，其本身不具备显影性，在造影机下不显影，需要金属标记物对支架进行定位。另外为了保证不劣于金属支架的支撑力，目前BRS的支架厚度和宽度要相对更大，为了保证安全防止支架梁断裂，BRS的扩张极限略低于DES。除了PLLA以外，目前的高分子聚合物材料还包括聚酪氨酸衍生聚碳酸酯（PTD-PC）等。

1）适应证：高分子聚合物BRS目前主要适用于原发性冠状动脉病变，以降低再狭窄为目的的支架植入。

2）禁忌证：支架材质过敏、有出血倾向、活动性消化道溃疡、新近脑血管意外、无法使用抗血小板制剂和抗凝制剂、左主干病变、高度迂曲、桥血管病变、肾功能不全及心脏移植患者。

3）注意事项：产品一次性使用，不得重复使用，再加工或重新灭菌；产品应在有效期内使用；应根据冠状动脉部位和特征，选择支架尺寸；使用前检查支架输送系统安装情况，确保支架紧贴在球

表3-12　生物可降解支架一览表

支架名	基体	药物	直径（mm）	长度（mm）	特点
Absorb BVS	PLLA	依维莫司	2.5～3.5	8～28	研究多
NeoVas	PLLA	西罗莫司	2.75～3.5	12～24	国内已上市
Xinsorb	PLLA	西罗莫司	2.75～3.5	12～28	——
Firesorb	PLLA	西罗莫司	2.5～4.0	13～29	——
Bioheart	PLLA	西罗莫司	2.5～4.0	12～28	——
Magmaris	镁合金	西罗莫司	3.0～3.5	15～25	降解速度快
IBS	铁合金	西罗莫司		——	——

囊两端标记之间的中间位置不动；产品须经培训后的医生和单位使用；经过生物可吸收支架植入专门培训的心血管介入医生，在操作中必须严格遵守 PSP 操作规程，即充分的病变预处理（prepare the lesion）、准确判断血管尺寸（size appropriately）和充分的后扩张（post-dilate）。

4）贮存条件：生物可吸收冠状动脉雷帕霉素洗脱支架系统在运输过程中应保存在冷藏状态下，冷藏温度不高于 10℃，避免暴晒、高温、重压和冲击；并应贮存在无腐蚀性气体的状态下。

5）灭菌方式：射线灭菌。

（2）金属可吸收支架：金属可吸收支架主要包括镁合金支架、可吸收铁合金支架。

镁合金可以提供较好的强度，较低的弹性回缩，对血管形状有更好的顺应性，同时镁基合金支架具有良好的可操作性和较低的并发症发生率。植入体内 28 天时，镁合金支架外层被富含氧的腐蚀层包裹，转化为氢氧化镁。到 90 天时，可以观察到支架梁大部分已经转化为腐蚀产物。富含氧的腐蚀产物区域部分被富含钙的腐蚀产物取代，该物质为非晶态的钙磷复合物。到 180 天时，支架已经完全转化为钙磷复合物。此时，镁合金基体的腐蚀已经完成，被非晶体的钙磷复合物所替代。支架在光学相干断层成像（OCT）下已经观察不到，但是通过超声仍能发现支架梁外形的残留物。镁合金支架降解产物的完全代谢吸收目前尚未见报道，钙磷复合物是否会引起钙化也尚未可知。

铁合金支架主要是使用等离子氮激光切割纯铁制造出氮化铁支架，再电镀上锌，最后加上药物涂层。其机械性能比 PLLA 与镁合金更强，径向支撑力较强，支架梁薄，塑韧性好，与钴合金支架类似；造影机下可显影，便于支架定位。但即便如此仍有许多问题：支架铁磁性对磁共振成像的干扰，还有支架临近组织受到射频引发的局部加热影响，以及磁场对支架产生的力的影响；局部铁支架丝可以在 12 个月即完全转化为降解产物，同时也可以在 53 个月依然保持完整，降解的不均匀性将直接影响完全吸收周期，腐蚀产物需要漫长的时间才能被代谢吸收，即使观察到巨噬细胞对其产物的吞噬作用，53 个月时，依然有大量产物存留在血管壁中。

（二）外周血管支架

由于外周血管的多样性，所以外周支架也设计制作成多种多样，很多结构跟冠状动脉支架类似，本部分主要从以下方面阐述。

1. 球囊扩张式（球扩式）外周支架（表 3-13）

球扩式支架是支架预装在球囊上，通过球囊导管将支架输送至血管病变处，球囊扩张到拟定直径后依靠血管壁回缩力贴附于血管壁，对血管壁不产生持续膨胀张力，球扩式支架的最大优点为释放时定位精确，尤其适用于开口病变，如椎动脉开口、肾动脉开口病变，此外还具有释放后短缩现象不明显、径向支撑力强于自膨式外周支架等特点。但球扩式支架本身缺乏弹性、受压后易出现塌陷闭塞，柔韧性欠佳，不太适合于颅外颈动脉、股腘动脉等易受压或活动关节部位；在外周血管仅适用于走行较直、非活动关节区域的局限性短段狭窄闭塞病变。根据支架依附的球囊推送系统可分为快速交换型（RX）以及整体交换型（OTW）球扩式外周支架，还可根据是否载药分为非载药支架以及载药支架，该类载药支架与冠状动脉药物洗脱支架无异。

表 3-13　部分球囊扩张式外周支架一览表

支架名称	支架材质	直径（mm）	长度（mm）	推送系统
Express SD	镍铬钼合金	4.0 ～ 7.0	14 ～ 19	RX
Dynamic	316 L 不锈钢	5.0 ～ 10.0	15 ～ 56	OTW

2. 自膨式外周支架（表 3-14）

自膨式外周支架的释放机制与球扩式支架不同，支架压缩于输送鞘管内并输送到血管病变处，鞘管外撤释放支架，依赖支架自身膨胀张力和血管壁的弹性限制之间取得平衡关系从而贴附血管壁。自膨式支架的优点是柔韧性较好，有利于通过扭曲血管和钙化病变，能顺应血管壁的自然曲度，不易受压变形，甚至可跨越活动关节释放。缺点为释放时有前向跳跃和短缩现象，以致精确定位释放困难。外周血管除肾动脉、椎动脉外，主要使用自膨式支架，可选择范围较球扩式支架多。

3. 外周覆膜支架

外周覆膜支架是指在金属裸支架上覆盖高分子特殊膜性材料，覆盖的高分子膜性材料以生物非降解性聚合物为主，主要有可膨性聚四氟乙烯、涤

表 3-14 部分自膨式外周支架一览表

支架名称	支架材料	直径（mm）	长度（mm）
Smart Control	镍钛合金	6～14	20～100
Innova	镍钛合金	5～8	20～200
Supera	镍钛合金	4.5～6.5	20～150

纶、聚酯、聚氨基甲酸乙酯以及真丝等。主要适用于外周动脉瘤、动脉夹层、外伤或球囊扩张引起的动脉破裂穿孔、动静脉瘘等需要隔绝治疗的血管疾病，一般为自膨胀式释放。

部分外周血管支架的名称、规格、型号及用途见表 3-15。

表 3-15 部分外周血管支架名称、规格型号及用途表

血管支架名称		规格 （直径 mm）	型号 （长度 mm）	用途
球囊扩张式外周支架	Hippocampus	4.0～7.0	10～20	适用于开口病变，如椎动脉开口、肾动脉开口病变，此外还具有释放后短缩现象不明显、径向支撑力强于外周自膨式支架等特点
	Express SD	4.0～7.0	14～19	
	Dynamic	5.0～10.0	15～56	
自膨式外周支架	Smart Control	6.0～14.0	20～100	外周血管除肾动脉、椎动脉外，主要使用自膨式支架，可选择范围较球扩式支架多
	Innova	5.0～8.0	20～200	
	Supera	4.5～6.5	20～150	
部分外周覆膜支架	Viabahn	5.0～13.0	25～150	主要适用于外周动脉瘤、动脉夹层、外伤或球囊扩张引起的动脉破裂穿孔、动静脉瘘等需要隔绝治疗的血管疾病，一般为自膨胀式释放
	Wallgraft	6.0～14.0	20～70	
	Fluency	5.0～10.0	15～56	

第六节 远端保护装置

在介入手术过程中，为保护远端血管不被斑块中的脂质碎片等血栓性物质栓塞，将栓子捕获并去除的装置，称为远端保护装置，主要用于脑组织保护和预防肺栓塞。远端保护装置分为阻断型和滤伞型，本节重点讲述：以栓子捕获钢丝系统为阻断型代表和以腔静脉滤器为滤伞型代表的远端保护装置（表 3-16）。

一、栓子捕获钢丝系统

（一）结构

栓子捕获钢丝系统由以下部分组成，栓子捕获导引导丝、输送鞘、回收鞘、扭转/锁定器、过滤网篮导入器、可撕脱导丝导入器（图 3-35）。

（二）常用规格型号

501814RE（5 mm 直径）、601814RE（6 mm 直径）等。

（三）用途及方法

主要用于冠状动脉、颈动脉以及外周介入手术中帮助导管和介入器械放置，并捕获栓子，从而降低栓塞风险。具体使用步骤：

（1）将可撕脱导丝导入器插入血管鞘导入器

表 3-16 血管保护装置名称、规格型号及用途表

血管保护装置名称	规格	型号	用途
栓子捕获钢丝系统 （ANGIOGUARD® RX）	5～6 mm（直径）	501814RE、601814RE	主要用于冠状动脉、颈动脉以及外周介入手术中帮助导管和介入器械放置，并捕获栓子，从而降低栓塞风险
可回收腔静脉滤器 （OPTEASE）	466	F210A, F210B, F210AF, F210AJ, F210ABJ 等	将 OPTEASE 可回收滤器经皮放置于肺栓塞（PE）高危人群下腔静脉中，可预防 PE

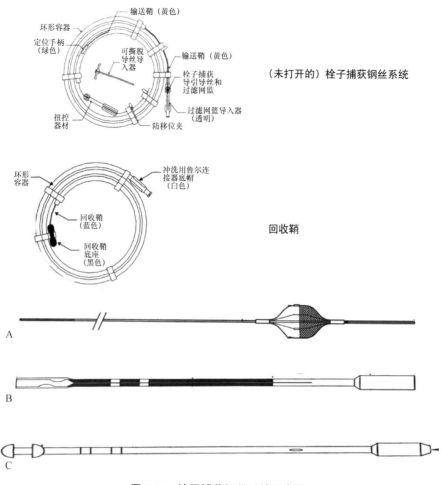

图 3-35　栓子捕获钢丝系统示意图
A. 过滤网篮；**B.** 展开鞘管；**C.** 捕获鞘管

或与导引导管相连的 Y 接头上的止血阀。确保止血阀在导丝导入器插入前已完全打开。

（2）沿着可撕脱导丝导入器插入释放鞘至导引导管或介入鞘导入器。

（3）取出可撕脱导丝导入器时，沿导引导管或血管鞘导入器抽回可撕脱导丝导入器。折断可撕脱导丝导入器座，并剥开整个导入器轴干。

（4）沿导引导管或血管鞘导入器推进导引导丝直至其近端到达导引导管或血管鞘的头端。

（5）轻轻旋紧止血阀以降低导引导丝周围的血流量。确保仍能移动导引导丝。

（6）在 X 线透视下，将导引导丝推出导引导管或血管鞘导入器。使用扭控器来使导引导丝越过病变。

（7）定位 ANGIOGUARD RX 栓子捕获导引导丝时，应使得远端和近端的标记均位于被治疗病变的远端。

（8）当在血管内到达导引导丝的正确位置后，将扭控器从导引导丝上取下。

（9）通过向近端滑动输送鞘，展开过滤网篮，同时保持导引导丝的位置。X 线透视下确定过滤网篮完全展开，然后关闭止血阀。

（10）一只手抓住导引导丝近端，同时用另一只手拇指和示指将手柄从导丝上拉开，以从导引导丝上分离输送鞘。在保持导引导丝位置的同时，使用手柄剥离输送鞘到止血阀的位置。一只手放在止血阀上，并用无名指和小指抓住它，打开止血阀门。用同一只手的拇指和示指抓住导引导丝以保持导丝位置。用另一只手通过与导丝轴心平行方向牵拉手柄以从导引导丝上剥离输送鞘。牵拉黑色输送鞘结束剥离过程。黑色到黄色鞘之间出现几个厘米的距离时剥离完成。使用标准同轴技术移走剩余的鞘。

（11）栓子捕获导引导丝现在已在血管内完全展开了。通过 X 线透视确认其完全展开。过滤网篮支柱上的标记带应与血管壁完全贴合。

（12）在 X 线透视下，注入碘对比剂以确定过滤网篮远端（或导引导丝的远端标记带）有足够血流，以及导引导丝保留在正确的位置上。

（13）一旦导引导丝的位置确定后，可在导引导丝上加载 0.014″（0.36 mm）兼容的介入器材进行病变的治疗。

（14）一旦病变治疗完成，且所有介入或诊断器材都已取出，从环形容器中取出冲洗过的回收鞘，并装入导引导丝近端。当导丝近端出现于快速交换端口时，抓住导丝并通过打开的止血阀推进回收鞘。推进回收鞘直至鞘远端标记与导引导丝近端标记排成一行，关闭过滤网篮。在 X 线透视下，通过确认不可透射线的支柱标记直径减小来确定过滤网篮闭合。

（15）抓住靠近止血阀的导引导丝和回收鞘取出该器材。

（四）护理及注意事项

（1）如果远端碘对比剂灌注明显减少，或无碘对比剂通过远端标识，ANGIO-GUARD® RX 栓子捕获导引导丝可能已达到其最大容纳栓子的容量。

（2）不得使用输送鞘来回收过滤网篮。ANGIO- GUARD® RX 栓子捕获导引导丝只能使用回收鞘来取出。

（3）在交换诊断或介入器材时必须小心，以使导引导丝过滤网篮的移动降至最低限度。

（4）导引导丝为精密器材，应小心操作。在使用前以及手术过程中可能的情况下，仔细检查导引导丝是否有绕丝脱离、弯曲、纽结或过滤网篮组件损坏。

（5）护士需根据测量的血管直径大小提供适合的保护伞，并根据保护伞系统的要求，置入相应的导管鞘，推荐使用 8 F（2.7 mm，0.088″ 最小内径）的导引导管或 6 F（2.0 mm）的血管鞘导入器。

二、腔静脉滤器

腔静脉滤器是置于静脉腔内，防止静脉血栓回流至心脏的金属网，有可回收腔静脉滤器和永久性腔静脉滤器之分。

（一）可回收腔静脉滤器

1. 结构

中心对称的可回收腔静脉滤器是用激光切割镍钛合金（镍钛）管制成的。可回收腔静脉滤器的近端和远端篮由构成六个菱形的支柱组成。这是为便于截获凝血块而做的优化设计。这些网篮通过六根直支柱连接。在支柱的头部有一排固定侧钩。这些侧钩是平行支柱的延伸，用于固定到血管壁。在尾部网篮末端的中央有一个回收钩，这样就可以使用圈套器回收滤器，不同厂家生产的可回收腔静脉滤器见图 3-36。

2. 常用规格型号

466-F210A。

3. 用途及方法

可回收腔静脉滤器经皮放置于肺栓塞（PE）高危人群下腔静脉中，可预防 PE。滤器植入方法（以 OPTEASE 为例）：

（1）局麻，经任意侧颈内静脉、股静脉或肘前静脉穿刺，置 5 F 短鞘。

（2）推送诊断导丝（150 cm）与诊断导管（Pig 100 cm）组合至下腔静脉髂静脉分叉处行下腔静脉造影，测量下腔静脉直径，标记肾静脉开口位置（造影显示肾静脉开口处"一股清流"/减影模式下骨性标记：第二腰椎下缘，第三腰椎上缘附近）。

（3）评估下腔静脉有无血栓 / 下腔静脉直径粗细。

（4）经导丝将带有血管扩张器的释放鞘推送入下腔静脉滤器释放位置处，撤出血管扩张器

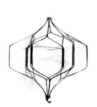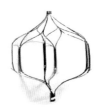

图 3-36　可回收腔静脉滤器示意图

和导丝，留导管鞘于体内（定位于肾静脉开口下2～3 cm处）。

（5）退出导丝和血管扩张器，经滤器装载器使用推送器将滤器导入导鞘，取下装载器，推入推送器直至推送器标记到达导鞘阀门开口处。

（6）固定推送器，透视下回撤导鞘，释放滤器。

（7）经导鞘于透视下最终确定滤器形态和位置。

（8）撤出导鞘，加压处理穿刺口。

4.护理及注意事项

（1）术前备齐材料，并和医生完成核查。

（2）拆开传递上手术台时，再次检查材料名称、规格型号及有效期，如果包装已经打开或破损，请勿使用。

（3）不要进行高压蒸汽灭菌或用其他任何方法再次灭菌。不要置于54℃（130℉）以上的环境中。

（4）不要接触有机溶剂。

（5）如果在手术的任何阶段遇到强阻力，须中止手术，找出阻力原因后再继续进行。

（二）永久性腔静脉滤器

1.结构

永久性腔静脉滤器由激光切割自镍钛合金管，滤器的近远端篮由六边形钩型的撑杆组成，旨在能捕获血凝块。篮子由六支直杆连接，旨在将滤器固定在血管壁上（图3-37）。

2.常用规格型号

466-P306A；466-P306B。

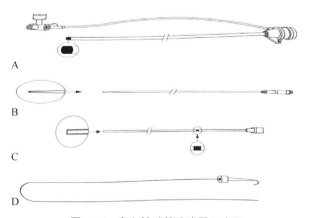

图3-37　永久性腔静脉滤器示意图
A. 鞘导引器；**B.** 血管扩张器；**C.** 闭塞器；**D.** 导丝

3.用途及方法

永久性腔静脉滤器主要通过经皮下腔静脉放置，预防禁忌使用抗凝剂、血栓栓塞治疗无效、抗凝失败等患者的复发性肺栓塞。使用方法如下：

（1）选择合适的静脉入口部位。

（2）使用前用无菌肝素盐水冲洗管腔，排尽空气。

（3）使用无菌操作将一个血管造影针的套管导入血管，拉导丝J头以插入，将导丝引导器滑过J头，握住针不动，将导丝通过针插入血管，轻轻推进导丝至所需位置。

（4）正确握着导丝，退出针并对穿刺部位施压，直到鞘引导器插入脉管系统，将鞘引导器穿过导丝，握住鞘引导器靠近皮肤以防弯折，使用旋转动作，将套件经过组织推入血管。

（5）将鞘导引器头定位于肾动脉下的下腔静脉（IVC）（计划植入部位）中，确定滤器头的位置和（或）使用碘对比剂确定鞘引导器头在脉管系统中的位置。

（6）松开轴心上的扣环，将血管扩张器与鞘引导器分开，退出导丝和扩张器。

（7）确定腔静脉在计划植入部位的直径，滤器用于不超过30 mm的IVC。

（8）将存储管（含滤器）尽可能置于鞘引导器止血阀内。

（9）通过推进闭塞器将滤器慢慢推入鞘引导器，直至滤器完全进入鞘引导器套管内。

（10）继续推进滤器，直至闭塞器上的标记定位于鞘引导器止血阀。滤器释放过程应在连续荧光屏光镜下进行，在从鞘引导器释放滤器前，应确保滤器在IVC中的拟定位置正确。

（三）护理及注意事项

（1）术前根据患者情况准备滤器及配件。

（2）术中注意观察病情及生命体征变化。

（3）并发症的观察及配合处理。

（4）经非临床测试证明，滤器在磁场强度不大于3.0特斯拉，最大磁场梯度5 T/m，MRI 15 min最大全身平均比吸收率4 W/kg情况下，对MRI安全。

第七节　血管介入栓塞材料

栓塞材料是指能使血液发生物理或者化学的反应，在血管腔内形成栓子，造成血流中断的物质。一般用于控制出血、治疗肿瘤及血管性病变以及消除患病器官功能等的栓塞治疗。栓塞材料种类多，按照材料性质分为对机体无活性作用的物质、自体物质和放射性微粒三种，按照材料是否能被机体吸收分为可吸收性和不可吸收性两种，按物理性状分为固体和液体两种。常用的有各种弹簧圈、栓塞颗粒、可解脱球囊、碘化油、闭塞胶、明胶海绵、自身凝血块、脂肪颗粒等。常见的血管介入栓塞材料见表3-17。

一、普通弹簧圈

（一）结构

普通弹簧圈常采用铬镍铁合金制成，为一种磁共振条件兼容的超合金，其上间隔附有人造纤毛，已预装在装载筒中。普通弹簧圈可用一柔软直导丝经标准血管造影导管输送至目标血管。通常由装载筒和弹簧圈组成，弹簧圈由铬镍铁合金和人造纤毛制成（图3-38）。

（二）常用规格型号

IMWCE-35- 各型。

（三）用途及方法

普通弹簧圈用于动脉和静脉血管的栓塞治疗，供货时已经预装到装载筒上，其使用方法如下：

（1）栓塞前做一次血管造影摄片，以确定导管的最佳位置。

（2）用拇指和示指抓牢装载筒。将装载筒的金属端插入导管接口底部。顺时针旋转鲁尔适配器，将装载筒锁定在导管接口上。

（3）固定装载筒的位置将导丝的硬质部分

表 3-17　血管介入栓塞材料分类表

血管栓塞材料名称		规格	型号	用途
弹簧圈	普通弹簧圈	0.035	IMWCE-35- 各型	栓塞弹簧圈预期用于外周动脉和静脉血管的栓塞治疗
	微弹簧圈	0.018	MWCE-18S- 各型	用于在荧光屏监视下，通过导管进行血管畸形的介入性栓塞治疗
	塔型弹簧圈	0.018	MWCE-18S- 各型	用于对动静脉畸形或其他血管病变的供血血管进行选择性栓塞；适合于远端渐细的血管
	鸟巢弹簧圈	0.018 ～ 0.035	MWCE-35/18- 各型 -NESTER	适用于动静脉血管栓塞手术；不适用于颅内血管
	可解脱弹簧圈	M0035472040 M0035473060 M0035473080…… 612206、612306、612309……	M0035472040、M0035473060、M0035473080…… 612206、612306、612309……	主要适用于对神经和外周血管内血流阻塞或封堵
聚乙烯醇栓塞微球		100 ～ 300 μm 300 ～ 500 μm 500 ～ 700 μm 700 ～ 900 μm 900 ～ 1200 μm	/	主要适用于富血管型实质型器官恶性肿瘤及微血管出血的栓塞治疗
明胶海绵		FKS-A 型	/	适用于人体体表创伤的止血及护创

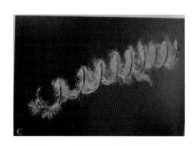

图 3-38　普通弹簧圈示意图

推进装载套筒。将弹簧圈推入血管造影导管的头 20 ~ 30 cm。移除导丝和装载筒。

（4）用导丝的柔软头将弹簧圈推送到导管头部。释放前确认血管造影导管的位置。

（5）推进导丝越过导管头，释放弹簧圈。

（6）进行最后的血管造影摄片，确认弹簧圈在靶血管内的位置。

（四）护理及注意事项

（1）由接受过培训且具有血管栓塞操作经验的医师使用。需采用放置血管导入鞘，血管造影导管和导丝的标准技法。

（2）栓塞前要做一次血管造影摄片，以确定正确的导管位置。

（3）导入弹簧圈之前，须用盐水冲洗血管造影导管。

（4）护士熟悉标签包装标识所用的图形、符号的内容，如 IMWCE-35-5-8——IMWCE 代表栓塞弹簧圈名称，35 代表通过导管直径或尺寸，5 代表弹簧圈拉直的长度（cm），8 代表弹簧圈盘成圈以后的直径（mm）。

二、微弹簧圈

（一）结构

微弹簧圈由装载筒和弹簧圈组成，弹簧圈由铂钨合金线圈和人造纤维制成（图 3-39）。

（二）常用规格型号

MWCE-18S- 各型。

（三）用途

用于在 X 光屏监视下，通过导管进行血管畸形及出血血管的介入性栓塞治疗。微弹簧圈出厂时预装在装载管内，其使用方法如下：

（1）将装载管完全推放入导管内。

（2）将白色接头向导管轴座方向推送，并将两个接头锁定。

（3）使用推送管芯将微弹簧圈推放入导管。必须尽可能远地将推送管芯推入装载管中，以确保正确装载。

（4）取出推送管芯和装载管，用推送管芯将微弹簧圈推至放送导管的更远处。

（四）护理及注意事项

（1）接受过栓塞技术培训并具有相关经验的医生使用。

（2）应采用血管鞘、血管造影导管和导丝的标准操作技术。

（3）为确定正确的导管位置，在进行栓塞前应先进行血管造影。

（4）导入微弹簧圈前，用生理盐水冲洗所选导管。

（5）放置微弹簧圈不得距动脉开口太近，而且若条件允许，应与之前放置的弹簧圈交错放置。微弹簧圈的尺寸应足以嵌套动脉壁。应保留动脉的最小有效血流，使微弹簧圈与之前放置的微弹簧圈或其他栓塞材料紧密接合，直至形成固体血栓确保永久性固定。

（6）护士熟悉标签包装标识所用的图形、符号的内容解释，如 MWCE-18S-2.0-2 各型——MWCE 代表微弹簧圈名称，18 代表通过导管直径

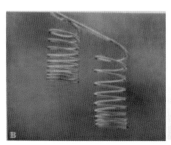
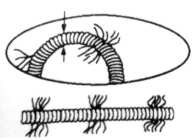

图 3-39　微弹簧圈示意图

或尺寸，S代表该产品内带有装载筒，2.0代表弹簧圈拉直的长度（cm），2代表弹簧圈盘成圈以后的直径（mm）。

三、塔型弹簧圈

（一）结构

塔型弹簧圈供货时已经预先安装到装载筒上。展开状态下较长的弹簧圈长度以及旋圈样结构增加了弹簧圈对管腔截面部分的接触以阻断血流，铂金弹簧圈构件质地柔软，易于进行射线检测；间隔附着的人造纤维则有助于最大限度地促进血栓形成（图3-40）。

（二）常用规格型号

MWCE-18S- 各型。

（三）用途及方法

塔型（Tornado）弹簧圈用于对动静脉畸形或其他血管病变的供血血管进行选择性栓塞；适合于远端渐细的血管。塔型弹簧圈出厂时预装在装载管内，其使用方法如下：

（1）栓塞前做一次血管造影摄片，以确定导管的最佳位置。

（2）将装载筒完全推入输送导管。

（3）将鲁尔适配器朝导管接头方向推送，并锁定到位。

（4）用推送杆芯将塔型弹簧圈载入输送管。推送杆芯必须尽可能远地推送至装载筒内，以确保正确装载。取出推送杆芯与装载筒。

（5）为将塔型弹簧圈牢固安放到位，建议使用推送杆芯将塔型弹簧圈推入输送导管。

（6）一旦弹簧圈在输送导管内获得定位，请

在释放前确认导管头端的位置。弹簧圈的设计使其可以随着生理盐水/碘对比剂的冲洗而进入靶血管，或者通过适当规格的导丝或推送杆芯的推送进入靶血管。

（7）进行最后的血管造影摄片，以确认弹簧圈在靶血管内的位置。

（四）护理及注意事项

（1）由接受过栓塞技术培训并具有相关经验的医生使用，需采用放置血管导入鞘、血管造影导管和导丝的标准技法。

（2）栓塞前要做一次血管造影摄片，以确保正确的导管位置。

（3）导入栓塞弹簧圈之前，须用生理盐水冲洗血管造影导管。

（4）如果使用0.018 inch（0.46 mm）塔型微小栓塞弹簧圈，请确保输送导管内径在0.018 ~ 0.025 inch（0.46 ~ 0.64 mm）之间。

（5）护士熟悉包装标识所用的图形、符号的内容解释，如：MWCE-18S-5/2——MWCE代表栓塞弹簧圈名称，18代表通过导管直径或尺寸，S代表该产品内带有装载筒，5代表弹簧圈塔座的长度（mm），2代表弹簧圈塔尖的直径（mm）。

（6）不适用于颅内血管。

四、鸟巢弹簧圈

（一）结构

鸟巢（NESTER）弹簧圈由间隔附着人造纤维的铂金制成，独特的铂金弹簧圈构件质地柔软，易于进行射线检测；间隔附着的人造纤维则有助于最大限度地促进血栓形成（图3-41）。

（二）常用的规格型号

MWCE-35/18- 各型 -NESTER。

（三）用途及方法

鸟巢弹簧圈适用于动静脉血管栓塞手术。栓塞

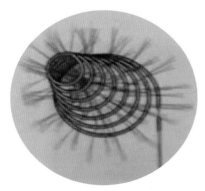

图3-40 塔型弹簧圈示意图

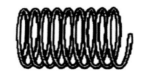

图3-41 鸟巢弹簧圈示意图

弹簧圈出厂时预装在装载管内，使用方法如下：

（1）栓塞前做一次血管造影摄片，以确定导管的最佳位置。

（2）用拇指和示指抓牢装载筒。将装载筒的金属端插入导管底部。顺时针旋转鲁尔适配器，将装载筒锁定在导管座上。

（3）固定装载筒的位置，将导丝的硬质部分推进装载筒。将弹簧圈推入血管造影导管的头20～30 cm。移除导丝和装载筒，如果是放置0.018 inch（0.46 mm）栓塞弹簧圈，可以使用随栓塞弹簧圈一起提供的推送杆芯将其送入血管造影导管的头几厘米位置。

（4）用导丝的柔软头将栓塞弹簧圈推送到导管头部。展开前确认血管造影导管的位置。

（5）推进导丝越过导管头，释放弹簧圈。

（6）进行最后的血管造影摄片，确认弹簧圈在靶血管内的位置。

（四）护理及注意事项

（1）由接受过血管栓塞操作培训且具有丰富经验的医师使用。需采用放置血管导入鞘、血管造影导管和导丝的标准方法。

（2）栓塞前要做一次血管造影摄片，以确定正确的导管位置。

（3）导入栓塞弹簧圈之前，须用生理盐水冲洗血管造影导管。

（4）护士熟悉标签包装标识所用的图形、符号的内容解释，如 MWCE-35/18-14-8-NESTER——MWCE 代表栓塞弹簧圈名称，35/18 代表通过导管直径或尺寸，14 代表弹簧圈拉直的长度（cm），8 代表弹簧圈盘成圈以后的直径（mm）。

（5）该材料不适用于颅内血管。

五、可解脱弹簧圈（以 Target 为例进行讲解）

（一）结构

可解脱弹簧圈大部分采用铂金制成，部分弹簧圈表面附有促凝物质；分为水解、电解及机械解脱等，从形态上分 2D 和 3D 两种。可解脱弹簧圈，按照硬度不同分为四种类型：Target 360 标准线圈、Target 360 柔性线圈、Target360 超级线圈及 Target 螺旋超级线圈。每个 Target 线圈类型包括一个连接到不锈钢丝递送丝上的铂钨合金线圈。Target 360 标准线圈、Target 360 柔性线圈以及 Target360 超级线圈的主线圈末端有一个更小的末端环，以便放置线圈。末端环的直径是其余主线圈直径的 75%。主弹簧圈由弹簧圈、蚀刻链、黏合剂、抗解旋线、芯丝构成（图 3-42）。

（二）常用规格型号

M0035472040、M0035473060、M0035473080……612206、612306、612309……

（三）用途及方法

可解脱弹簧圈主要适用于对神经和外周血管内血流阻塞或封堵。其使用方法如下：

1. 术前检查

术前核查弹簧圈的规格型号、有效期，检查外包装完好无破损。

2. 递送前准备

在无菌区内打开装有包装箍环的包装袋，取出箍环。找到白色金属丝保持架和橙色鞘管固定器之间的导管鞘近端，将金属丝和导管鞘一起抓住，并将递送丝从白色金属丝保持架和橙色鞘管固定器中取下，同时握住金属丝和导管鞘，将可解脱弹簧圈从包装箍环中直接滑出。

3. 可解脱弹簧圈递送程序

（1）将旋转止血阀（RHV）连接至导引导管接头。将三通旋塞阀连接至 RHV 的侧臂，然后连接管路以便用适当的溶液进行连续输注。将第二个RHV 连接至二尖端微导管的接头。将单通旋塞阀连接至 RHV 的侧臂，然后连接管路以便用适当的溶液进行连续冲洗。液压袋的推荐滴注速度为每3～5 s 通过空微导管滴一滴。检查所有的接头是否紧固，以免在连续冲洗期间将空气引入引导导管或二尖端微导管中。

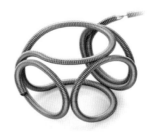

图 3-42　可解脱弹簧圈示意图

（2）打开微导管上的 RHV，将导管鞘的锥形远端通过 RHV 插入二尖端输注微导管的接头，直到鞘管稳固到位。

（3）平稳、连续地推进线圈递送丝，以将 Target 可解脱弹簧圈输送到导管内。

（4）插入递送丝，直到递送丝的近端距离导管鞘近端 2 inch。

（5）松开 RHV，将递送丝保持在原位，然后沿递送丝的近端取下导管鞘，确保线圈没有随鞘管一起取出。

（6）完成后，拧紧递送丝旁的 RHV，目测确认冲洗溶液正在正常输注，找到递送丝上的荧光镜提示标记。

（7）前推线圈通过微导管，直到荧光提示标记的远端与 RHV 的近端齐平，并打开荧光镜。

（8）在荧光镜下推进 Target 可解脱弹簧圈，然后将其小心定位在预期的位置。

（9）继续推进 Target 可解脱弹簧圈，直至递送丝上的不透射线近端标记恰好处于二尖端微导管上近端标记的远侧。

（10）放置 Target 可解脱弹簧圈后，分离线圈之前，在荧光透视下确认线圈没有凸出到上级血管，确认线圈没有发生非预期移动。

4.可解脱弹簧圈分离程序

（1）使用酒精擦拭 Target 可分离式线圈递送丝的近端。

（2）使用左手示指和拇指在离递送丝近端大约 3 cm 处轻轻抓住 Target 可分离式线圈递送丝，使递送丝保持静止不动。

（3）右手抓住 InZone 分离系统，轻轻地将 InZone 分离系统的漏斗滑到 Target 可分离式线圈递送丝的近端，使递送丝刚好穿过漏斗远端，既不会弯曲也不会太紧。

（4）在递送丝的近端进入漏斗后，在递送丝上向更远侧移动左手，继续轻轻沿递送丝前推漏斗，直到递送丝顶到分离系统的内部。

（5）"系统就绪"灯亮起后按下"分离按钮"即可开始分离过程。产生电流后，"电流指示灯"将显示稳定的绿色，所有其他指示灯将熄灭。用户可以选择将分离系统放置在稳妥的位置，而不必在分离之前或分离过程中固定分离系统。

（6）InZone 分离系统送电最多 10 s。"周期完成"解脱器发出"滴、滴、滴"的声音，指示灯关闭，表示弹簧圈解脱成功，如果无声音或指示灯绿色持续闪烁，表示解脱未成功，检查后重新解脱。

（7）轻轻地将分离系统从递送丝近端滑下，并将设备放置在水平的无菌表面上。在 X 线透视下慢慢拉回递送丝，同时监视荧光图像，以验证线圈已经分离，并确保线圈未发生移动。

（8）一旦在 X 线透视下确认线圈分离，即可慢慢地从微导管中撤回递送丝。

（四）护理及注意事项

（1）除了完成当前病例所需的 InZone 分离系统数量之外，还必须有一套额外的 InZone 分离系统以备使用。

（2）不同时抓住导管鞘和递送丝而直接取下递送丝可能导致可解脱弹簧圈滑出导管鞘。

（3）将递送丝插入微导管的 RHV 后，如未取出导管鞘，将会中断正常的冲洗流程，并使血液倒流回微导管中。

（4）患者附近或周围需要一些低亮度的头顶灯，以使荧光镜提示标记显影；单独的监视灯无法使荧光镜提示标记充分显影。

（5）小心平稳地推进和缩回 Target 可解脱弹簧圈，不要过度用力。

（6）如果有必要重新放置 Target 可解脱弹簧圈，则在荧光透视下确认线圈是否在一步步移动。

（7）护士熟悉分离时间延长的影响因素：存在其他栓塞剂或递送丝和微导管标记没有正确对准，线圈分离区中存在血栓。

六、聚乙烯醇栓塞微球

（一）结构

聚乙烯醇栓塞微球是对聚乙烯醇进行化学修饰后形成的粒径在 $100 \sim 1200\ \mu m$ 范围内的形状规则、粒径均一、表面光滑，具有压缩形变特性的无色透明或蓝色圆球形微球。主要原料为聚乙烯醇，保存溶液：生理氯化钠溶液。聚乙烯醇栓塞微球采用规格为 20 ml 的低硼硅玻璃管制注射剂瓶（西林瓶）及配套的注射用无菌粉末，用卤化丁基橡胶塞（溴化）和易撕型铝塑组合盖住（图 3-43）。

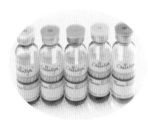

图 3-43　聚乙烯醇栓塞微球示意图

（二）常用规格型号

100 ～ 300 μm；300 ～ 500 μm；500 ～ 700 μm；700 ～ 900 μm；900 ～ 1200 μm。

（三）用途及方法

主要适用于富血管型实质型器官恶性肿瘤及微血管出血的栓塞治疗，使用方法如下：

（1）手术前，运用高精度成像系统，仔细研究观察病灶处血管网络布局。

（2）根据病理学（即血管形态大小），选择合适规格的栓塞微球，以期获得最大的临床效果。

（3）当栓塞动静脉畸形时，选择合适规格的聚乙烯醇栓塞微球来栓塞病灶处。

（4）根据病灶处血管形态大小来选择合适规格的导管，栓塞微球可以变形 50% 左右而容易通过导管。

（5）根据标准操作程序来将导管引入病灶处，使导管尽量靠近病灶，以免误栓正常血管。

（四）护理及注意事项

（1）本产品由专业医师按产品使用说明书操作。

（2）如果使用前发现已开盖或其他任何形式的内包装破损，请勿使用。

（3）护士掌握出血、栓塞等并发症。

（4）术者严格执行无菌技术操作，预防感染发生。

七、明胶海绵

（一）结构

为白色或类白色，薄片或颗粒，质轻、坚韧、多孔的弹性海绵状材料，常将薄片海绵裁切成长方形的膜片（见图 3-44）。

（二）常用规格型号

FKS-A 型。

（三）用途及方法

适用于人体体表创伤的止血及护创，使用方法如下：

（1）打开包装，轻轻揉搓后使用，或将明胶海绵切成需要的形状轻轻揉搓后使用。

（2）亦可浸入无菌生理盐水中，轻揉使其湿透后，挤尽液体，敷于出血处，按压待血液凝固为止。

（3）如遇患者有出血倾向，可将明胶海绵浸入凝血酶溶液中代替生理盐水。

（4）使用时常加生理盐水及对比剂，防止堵塞导管。

（四）护理及注意事项

（1）为一次性无菌医疗器械，不能重复使用。

（2）若产品密封包装破损或污染，严禁使用。

（3）使用过程中密切观察病情变化，尤其注意观察防止发生异位栓塞。

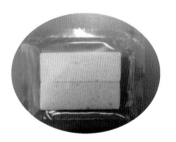

图 3-44　明胶海绵示意图

第八节　消融针

消融针（热凝微波针）

介入术中消融针主要用于肝癌、肺癌患者的微波消融介入治疗，为目前肝脏肿瘤、肺部肿瘤导向治疗方法之一，其原理是在超声、CT 或内镜引导下，将微波针尾端连接微波消融治疗仪，头端直接插入患者肿瘤部位，通过微波治疗仪发放能量，微波针头端产生热能，破坏肿瘤细胞，当肿瘤细胞加热超过 50℃时，细胞内蛋白质凝固变性达到治疗目的，微波消融治疗具有创伤小、疗效好、恢复快等特点，受到临床医务工作者的关注。微波消融治疗时护士除备微波针外，还需要备微波消融治疗仪、导引针（CT 或 MRI 或超声引导用）、一般辅料及急救药品等。必要时需使用穿刺架或定位导航系统（图 3-45）。

（一）结构

热凝消融针由手柄、射频同轴连接器、射频电缆、不锈钢管、不锈钢细管、微波辐射极组成。本产品在临床使用中是微波设备的辐射天线。

（二）常用规格型号

XR-A1610W。

（三）用途及方法

热凝消融针是一种微波治疗设备附件，在凝固治疗或手术中使用。热凝消融针与微波治疗仪配合，用于人体实体肿瘤的凝固治疗。

（四）使用方法

微波能量经热凝消融针（以下简称"热凝针"或"针"）传送到病灶组织，病灶组织含有大量带电粒子、水分子、蛋白质分子，这些极性分子随外加电场变动的频率而转动。在转动的过程中与相邻分子摩擦产生热，使病灶组织凝固坏死。

（五）操作步骤

1. 手术前准备　连接各个接口并试验热凝针。

（1）将热凝针接口与连接电缆的手柄端连接，连接电缆的另一端接微波输出端口。

（2）按颜色标志，将冷却水管中的一段硅胶管装入蠕动泵的蠕动槽内压紧泵头，水管一端插入冷却水中，另一端与热凝针的进出水口连接（注："公母"头连接）。

（3）首先用手指按压冷却水管上滴壶让其充满一半冷却水，打开蠕动泵工作开关，观察滴壶水流是否正常（≥ 2 滴 / 分）。

（4）设置微波输出功率 40 ～ 50 W，时间预置值 5 ～ 10 min，并检查微波输出是否正常（注：

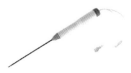

图 3-45　微波针示意图

当水循环不畅时，不得启动微波输出）。

（5）使用微波双路输出治疗时，请注意相应的连接接口不得接错，两个热凝针的相互距离不得小于 15 mm。

2. 手术操作

（1）按手术要求做相应的消毒与局部麻醉，先用手术刀破皮，切开一小口便于微波热凝针的刺入。

（2）在 B 超、CT 或其他影像设备的引导下，将微波热凝针穿刺到病灶部位。为确保原位灭活，微波热凝针的前端发射端口绝缘圈应超过病灶中心 0.5 ～ 1 cm。

（3）微波热凝针发射窗口部分是非金属材料，穿刺时应向前用力，避免左右用力，防止折断。

（4）根据肿瘤大小、位置，设置功率、时间（一般设置功率为 35 W，时间为 12 ～ 15 min），但是医师必须灵活操作，具体用时由实际治疗效果决定。

（5）打开冷却开关，按下微波输出键，仪器开始工作。

（6）微波开启后，在 B 超下观察肿瘤应在微波针作用下形成蛋白凝固，并随时观察病灶的热凝状态，不得使病灶炭化，并随时关注患者的状态。

3. 手术结束

（1）达到设定治疗效果时，微波停止工作。

（2）达到预定治疗要求时，关闭微波开关和冷却开关。

（3）数秒后，取出微波热凝针，按要求处理伤口并观察。

4. 潜在不良事件

（1）无微波输出。

（2）检查微波主机工作是否正常，检查微波输出电缆与热凝消融针的连接是否可靠。

（3）接头过热。

（4）检查各接头是否接触良好，微波主机输出功率是否过大。

5. 注意事项

（1）在微波输出时，水循环要保持通畅。

（2）在动脉、静脉血管附近不得做穿刺治疗。

（3）消融治疗时不论需消融组织大小，微波辐射极都直接定位于组织的前端边缘。

（4）热凝消融针为一次性使用产品，不得重复使用。

（5）放置热凝消融针时，应关闭微波输出。

（6）热凝消融针不能用于眼部和睾丸部位的治疗。

（7）植入心脏起搏器的患者，不宜采用本产品。

（8）治疗时如果患者感觉异常，应立即停止治疗。

（郑明霞　张艺　梁青龙　王朝华）

参考文献

［1］肖书萍，李玲，周国峰.介入治疗与护理.第2版.北京：中国协和医科大学出版社，2010.

［2］吕树铮，陈韵岱.冠心病介入诊治技巧及器械选择.第3版.北京：人民卫生出版社，2017.

［3］卢才义.临床心血管介入操作技术.北京：科学出版社，2009.

［4］刘斌.冠脉介入球囊与导引导丝的临床应用进展.北京：科学技术文献出版社，2016.

［5］侯桂华，陆芸岚.心血管病护理及技术专业知识.北京：北京大学医学出版社，2019.

［6］Masutani M，Yoshimachi F，Matsukage T，et al. Use of slender catheters for trasradial angiography and intervention.，Indian Heart J，2008，60：A22-26.

［7］刘斌.CTO前向介入治疗技术.北京：人民卫生出版社，2015.

［8］陈韵岱.冠脉介入治疗的基本器械选择（一）.中国医疗器械信息，2007，13（4）：1-10，17.

［9］高润霖，胡大一.卫生部心血管疾病介入诊疗技术培训教材 冠心病分册.北京：卫生部医政司，2009.

［10］王深明，常光其.外周动脉疾病介入治疗.北京：北京大学医学出版社，2013.

［11］陈纪林.冠状动脉开口病变的介入治疗.北京：人民卫生出版社，2011.

［12］陈灏珠，钟南山，陆再英.内科学.第9版.北京：人民卫生出版社，2019.

［13］李麟孙，徐阳，林汉英.介入护理学.北京：人民卫生出版社，2015.

［14］刘新峰.脑血管病介入治疗学，北京：人民卫生出版社，2012.

［15］甘晓琴，李寿兰，谢桂珍，等.栓塞室规范化管理医用高值耗材的效果探讨.重庆医学，2013，（25）：3065-3066.

［16］史淑珍，吴福丽，李菊红，等.手术室高值耗材管理的新探讨.中国美容医学，2014，23（3）：245-246.

［17］高连君.王祖禄.绿色电生理.北京：科学技术文献出版社，2016.

第四章　心血管系统介入诊疗器材应用与护理

Chapter 4　Application and Nursing of Interventional Materials in Cardiovascular System

第一节　冠状动脉介入诊疗器材应用

一、冠状动脉造影

1. 概述

冠状动脉造影是用来诊断冠状动脉粥样硬化心脏病最常用的方法，是诊断冠心病的金标准。它的主要作用是能够诊断冠状动脉血管的走行、数量以及畸形；评价冠状动脉是否发生病变、病变的严重程度和范围；评价冠状动脉功能性的改变，包括冠状动脉的痉挛和侧支循环情况；评价左心功能情况等，为治疗提供诊疗依据。

2. 适应证

（1）用于诊断目的

1）有胸痛史，但疼痛症状不典型，临床怀疑冠心病但不能确诊者。

2）有典型缺血性心绞痛症状，心肌梗死后再发心绞痛或运动试验阳性者。

3）过去虽无心绞痛发作或心肌梗死史，但心电图有缺血性 ST-T 改变者。

4）原因不明的心功能不全、心脏扩大、心律不齐的患者。

5）从事特殊行业（飞行员、高空作业）者的健康体检。

（2）用于治疗目的

1）已确诊冠心病，但药物治疗效果不好，拟行冠状动脉旁路移植术或支架植入者。

2）发病 12 h 以内的急性心肌梗死或发病在 12 h 以上仍有持续性胸痛者，拟行急诊经皮冠状动脉成形术者。

3）陈旧性心肌梗死药物治疗效果不佳及并发室壁瘤者。

4）心脏瓣膜疾病、先天性心脏病欲行外科手术者。

（3）用于评价目的

1）预后评价。

2）临床治疗转归与随访。

3）科研工作评价。

3. 禁忌证

冠状动脉造影没有禁忌证，美国心脏协会 / 美国心脏病学会（AHA/ACC）没有特殊规定。某些学者，如 Sones 和 Boltaxe 则认为还存在禁忌证，某些疾病（如部分急性心肌梗死、晚期癌症等）行血管成形术或外科血管重建术对延长生命没有作用，而且无端地增加操作风险，属不可取之列。

相对禁忌证如下：

（1）不能控制的严重充血性心力衰竭。

（2）严重肝、肾功能障碍。

（3）发热及感染性疾病。

（4）碘制剂过敏者。

（5）急性心肌炎。

（6）凝血功能障碍者。

（7）低钾血症：低血钾时心脏兴奋阈值低，在心脏导管操作时易诱发出室性心动过速，导致严重的血流动力学改变。

（8）预后不好的心理或躯体疾病。严重的痴呆或病情呈进行性加重的精神障碍，晚期肿瘤多发转移，此时冠状动脉造影没有任何治疗价值。

4. 手术用品（表4-1）

表4-1　冠状动脉造影手术用品

序号	耗材名称	规格型号	用途	数量
1	介入手术包			1
2	一次性注射器	20 ml	分别用于局部麻醉、灌注药物、冲洗导管、鞘管等	1
3	一次性注射器	10 ml		2
4	一次性注射器	5 ml		1
2	血管鞘（桡/股动脉）	5 F/6 F/7 F/8 F 等	作为导丝、导管、支架输送器等进出血管的通道；有定位、方便导管交换作用；也可用于输送治疗药物及装置，参与治疗及监测。经桡/股动脉入路血管穿刺	1
3	造影导丝	J形导丝 0.035 inch×150 cm 至 0.035 inch×260 cm 各型，超滑导丝 0.035 inch×180 cm 至 0.035 inch×260 cm	导入、支撑、开通、交换的作用。引导并支持导管通过皮下组织、血管壁等软组织；经穿刺孔进入血管；引导导管通过迂曲、硬化的血管，进入检查的血管分支；交换导管用	1根或者多根
4	造影导管	6 FTIG 6 FJL3.5/JL4.0 6 FJR3.5/JR4.0/3DRC 6 FAL、PIG、MPA2 等	当造影导管到达冠状动脉开口时，经造影导管推注造影剂至冠状动脉血管内，产生造影效果	1根或者多根
7	三联三通		术中测压	1
8	环丙注射器	10 ml		1
9	动脉测压套件（传感器、输液器、连接管、加压输液袋）	参见第三章		各1

5. 手术流程和观察要点（表4-2）。

表4-2　冠状动脉造影手术流程和观察要点

手术流程	护理观察配合要点
1. 消毒、铺巾、局部麻醉、穿刺 2. 穿刺成功，送入导丝，置入血管鞘，经鞘管注入适量肝素 3. 建立通道：经鞘管送入带有造影导丝的造影导管 4. 造影：在DSA透视下把造影导管送至冠状动脉开口处，撤出造影导丝，再经造影导管推注造影剂进行左、右冠状动脉造影 5. 造影结束后，再次送入造影导丝，最后连同造影导丝、造影导管同时撤出 6. 拔除血管鞘，加压包扎穿刺口	1. 术前了解病情、备齐造影所需要的耗材、备好急救药品（如阿托品、利多卡因、多巴胺/间羟胺等），抢救仪器处于完好备用状态 2. 患者入室，做好身份识别、安全核查 3. 协助患者上手术床，取舒适体位，右上肢外展，连接心电导联线，监测心电、血压、血氧饱和度 4. 建立静脉通道，若已预埋留置针检查是否通畅，并遵医嘱连接维持静脉通道液体，准备术中使用造影剂 5. 协助术者消毒、铺巾、穿手术衣、连接测压系统 6. 穿刺成功后遵医嘱给予肝素，并记录肝素使用时间 7. 依次把术中需要使用的耗材递送到手术台上 8. 监督手术人员严格执行无菌技术要求 9. 术中关注患者的精神状态，主动询问是否有不适，密切观察心电、血压、血氧饱和度，发现异常及时报告及时应对处理并做好记录 10. 手术结束后协助加压包扎，嘱患者保持术侧肢体伸直避免弯曲，做好相应的健康宣教 11. 术毕清点器械及耗材，使用后的耗材按医疗垃圾管理规范处理，及时记录并签名 12. 完成计费、审核

6. 并发症及护理措施（表 4-3）

表 4-3　冠状动脉造影手术并发症及护理措施

并发症	原因及临床表现	护理措施
1. 死亡	是冠状动脉造影最严重的并发症 原因： 1. 高龄 2. 心功能差：LVEF < 35% 3. 左主干病变、严重的三支血管病变，造成大面积急性心肌梗死或心室颤动，严重的造影导管损伤左主干或前降支开口，造成动脉夹层或急性闭塞而引起死亡 4. 其他	以预防为主 1. 术前熟悉病情，做好评估并备好急救药品（如阿托品、利多卡因、多巴胺／间羟胺等），抢救仪器处于完好备用状态 2. 冠状动脉造影操作过程中，动作应轻柔，避免粗暴 3. 高危患者应备用主动脉内球囊反搏仪和临时起搏器 4. 对高度怀疑左主干病变者，时刻监测压力和心电图，减少投照体位，尽量少用造影剂 5. 左心衰竭的患者进行冠状动脉造影检查，应在心力衰竭症状控制、血流动力学改善并稳定的基础上进行，术中为防止急性左心衰竭发生，应缩短检查时间，使用低渗造影剂并严格控制造影剂用量，减少投照体位
2. 心肌梗死	原因 1. 冠状动脉病变严重而弥漫，临床情况不稳定（如急性冠脉综合征、血流动力学不稳定的心力衰竭等） 2. 造影导管或导引导丝尖端形成的微血栓脱落或病变部位斑块脱落，引起冠状动脉阻塞 3. 冠状动脉痉挛或大量气泡注入冠状动脉内，造成冠状动脉内血流不畅甚至无血流 4. 操作不当，导管直接损伤冠状动脉内膜，引起冠状动脉夹层，导致急性冠状动脉闭塞	预防 1. 备好急救药品（如阿托品、利多卡因、多巴胺／间羟胺等），抢救仪器处于完好备用状态 2. 消除临床不稳定因素 3. 避免将气泡注入冠状动脉内 4. 操作导管动作轻柔，谨慎操作，防止血栓脱落，减少导管过度的局部刺激，导管尖端切忌插入过深 5. 应给予硝酸甘油持续静脉滴注或口服钙通道阻滞剂治疗。造影过程中出现冠状动脉痉挛，应立即于冠状动脉内注射 $100 \sim 200 \mu g$ 硝酸甘油，重复此剂量直至痉挛解除 6. 血流动力学不稳定者可用主动脉内球囊反搏（IABP）等心室辅助装置
3. 心律失常	心室颤动 原因： 1. 导管嵌顿或冠状动脉痉挛，导管插入过深，阻塞圆锥支血管，阻塞冠状动脉 2. 注入造影剂时间过长，剂量过大 3. 造影剂排空不畅，长时间淤滞于冠状动脉内	1. 备好急救药品（如阿托品、利多卡因、多巴胺／间羟胺等），抢救仪器处于完好备用状态 2. 导管到位后严密监测血压 3. 避免在冠状动脉开口反复操作导管或过深插入导管，若冠状动脉开口痉挛或嵌顿应立即撤出导管并于冠状动脉内注入硝酸甘油 $100 \sim 200 \mu g$ 4. 避免长时间、大量注入造影剂，若出现造影剂排空缓慢时，嘱患者用力咳嗽，加速造影剂排空，同时严密观察心电图变化 5. 如出现心室颤动，立即撤出导管，给予 $200 \sim 300 J$ 电复律
	室性期前收缩、室性心动过速 原因：与导管的机械刺激有关，多为一过性	预防：轻柔、规范操作，一旦发生立即撤出导管多可以消失，不产生严重后果
	心房扑动、颤动 原因：与基础心脏病有关	心房扑动、心房颤动一旦发生，若无血流动力学异常，可静脉给予毛花苷C（西地兰）、β受体阻滞剂或普罗帕酮以控制心室率。若血流动力学异常，应立即处理，常以同步直流电 $50 \sim 100 J$ 复律
	心室停搏、房室传导阻滞 原因：注入造影剂过多，时间过长，造影剂排空延迟及导管插入过深；多于右冠状动脉造影时或左冠状动脉优势型的左冠状动脉造影时发生	出现心动过缓立即撤出导管，嘱患者用力反复咳嗽，以加速造影剂的排空常可恢复窦性心律。必要时静脉推注阿托品 $0.5 \sim 1 mg$ 或安置临时人工心脏起搏器。对临床情况不稳定或术前常规检查高度提示冠状动脉病变严重的患者，可于造影前预先安置临时心脏起搏器，以防止术中出现缓慢性心律失常
4. 栓塞	脑栓塞 原因：肝素盐水冲洗不充分，导管操作不当致使动脉粥样斑块脱落或气泡进入动脉导致栓塞。进行心室造影时，猪尾导管进入过深或高压注射器注射造影剂，使心腔内原有附壁血栓脱落而发生栓塞	1. 充分肝素化 2. 规范操作，操作时轻柔，导管推进时用J形导丝引路，避免导丝反复进入颈动脉 3. 积极使用扩血管药或溶栓药

并发症	原因及临床表现	护理措施
	肺栓塞 原因：在原有深静脉血栓基础上卧床，局部加压包扎过影响静脉回流，有新鲜血栓形成，在解除包扎下地活动后，静脉内血栓脱落导致肺栓塞	1. 预防：穿刺部位加压包扎不能过紧，应避免直接压迫静脉，对有下肢深静脉炎或血栓栓塞病史患者，可经桡动脉途径进行冠状动脉造影及 PCI 治疗。严密观察病情变化，尽早确诊，对症治疗 2. 溶栓治疗
5. 血管并发症	出血、血肿 原因： 1. 穿刺不当，局部反复多次穿刺或刺入周围小动脉分支和毛细血管丛，引起局部渗血 2. 穿刺部位过高，穿透动脉后壁，血液沿后壁破口渗出形成血肿，严重时血肿可上延至腹膜后，引起腹膜后出血或血肿 3. 压迫止血不当或压迫止血时间过短 4. 抗凝过度，血液易从动脉鞘管周围渗出 5. 术后过早活动下肢	1. 准确穿刺股动脉，避免反复、多次穿刺股动脉 2. 使用正确的压迫止血方法，压迫要切实、适度、时间足够长 3. 术后严密观察患者情况（心律、血压等）和术区情况，一旦发现异常及时处理
	假性动脉瘤 原因： 1. 穿刺部位偏低 2. 压迫止血不当 3. 抗凝过度	1. 做好预防，保证准确的股动脉穿刺和正确的压迫止血方法 2. 注意局部血管杂音，术后新出现杂音时注意触摸穿刺部位是否有搏动感 3. 在超声下及时发现假性动脉瘤，可在超声指导下采取徒手压迫及瘤体内注射凝血酶处理 4. 经压迫处理无效，过大的假性动脉瘤可进行外科手术修补
	动、静脉瘘 原因： 1. 穿刺部位过低 2. 压迫止血不当	
	夹层动脉瘤：多见于股动脉、髂动脉及腹主动脉 原因： 1. 原有严重的主动脉硬化狭窄病变 2. 血管严重扭曲 3. 造影过程中操作不当 4. 导引导丝损伤血管内膜	1. 做好预防，应准确、规范穿刺 2. 术前检查患者双侧股动脉搏动情况 3. 处理：导丝所致的夹层动脉瘤多为逆行性，可在控制血压的情况下严密监测，必要时需要进行腔内隔绝或外科手术治疗
6. 其他并发症	过敏反应 原因：主要是造影引起的过敏反应。轻度表现为瘙痒、皮疹、荨麻疹等，严重可出现过敏性休克	1. 术前仔细询问过敏史，做好预防措施 2. 保持呼吸道通畅、给予吸氧 3. 皮肤过敏者用地塞米松 4. 哮喘或喉头水肿者静脉应用肾上腺素、地塞米松、氨茶碱，甚至气管切开 5. 过敏性休克者抗体克治疗
	低血压 原因： 1. 低血容量：术前入量少，造影剂扩张外周血管及渗透性利尿和失血 2. 与基础病变有关 3. 与大量出血、心脏压塞、急性肺栓塞等并发症有关 4. 导管刺激引起血管迷走反射 5. 术中、术后应用血管扩张剂	1. 对症处理及给予升压药物 2. 必要时输血处理

续表

并发症	原因及临床表现	护理措施
	血管迷走神经反射 原因：多发生于术前股动脉穿刺及术后拔除动脉鞘管时，常表现为血压降低、心率减慢、面色苍白、大汗、恶心、呕吐等。发生于穿刺时多与精神紧张有关，发生于拔除鞘管时多与疼痛、低血容量有关	1. 一经出现应积极处理，对心率缓慢者，可静脉推注阿托品0.5～1 mg 2. 对血压低者，可先给予多巴胺3～5 mg 静脉推注，1～2 min后可重复使用；若血压仍持续偏低给予多巴胺5～10 μg/kg体重持续静脉点滴，以维持血压＞90/60 mmHg；同时应积极快速补液以补充血容量 3. 呕吐时嘱患者头偏向一侧，防止呕吐物误吸
	造影剂肾损害 原因：造影剂肾毒性作用所致	1. 重视危险因素，去除诱发因素 2. 严格掌握肾毒性药物使用的适应证及禁忌证 3. 有肾功能障碍又必须行冠状动脉造影时，术前、术后进行水化治疗，或进行血液透析治疗

7. 围术期护理（表 4-4）

表 4-4　冠状动脉造影手术围术期护理

护理	观察处理要点
术前护理	1. 完善术前各种检查，如心电图、超声心动图、胸部 X 线片、常规血生化等检查 2. 了解患者简要病史，向患者及家属交代手术风险、术前的准备、术中配合事项，签署手术知情同意书，做好术前宣教和有效的心理疏导 3. 术前适当进食、水，不宜过饱 4. 术前测生命体征 5. 皮肤准备：术前一天清洁皮肤，包括双侧腹股沟及左右手前臂 6. 注意检查足背动脉搏动的情况，以便于术中术后做搏动情况的对照 7. 术前建立有效静脉通路，留置静脉留置针 8. 备齐造影所需的耗材，备好急救药品（如阿托品、利多卡因、多巴胺/间羟胺等），抢救仪器处于完好备用状态
术中配合	1. 患者入室，做好身份识别，安全核查 2. 协助患者上手术床，取舒适体位，右上肢外展，连接心电导联线，监测心电、血压、血氧饱和度 3. 协助术者消毒、铺巾、穿手术衣、连接测压系统 4. 穿刺成功后遵医嘱给予肝素，并记录肝素使用时间 5. 依次把术中需要使用的耗材递送到手术台上 6. 监督手术人员严格执行无菌技术要求 7. 术中关注患者的精神状态，主动询问是否有不适，密切观察心电、压力、血氧饱和度，发现异常及时报告及时应对处理并做好记录 8. 手术结束后协助加压包扎，嘱患者保持术侧肢体伸直避免弯曲，做好相应的健康宣教
术后护理	冠状动脉造影手术后观察患者穿刺部位、血压、心电，无异常后可安返病房。返回病房后仍应严密观察患者意识、神志、情绪、表情、血压、心率、心律等多项指标并观察伤口敷料有无渗血、渗液及双足背动脉搏动情况。嘱患者多饮水以促进造影剂排出。如病情有变化迅速通知医生随时做好应急处理及配合抢救的准备

二、冠状动脉介入治疗

1. 概述

1977 年，世界上第一例单纯球囊血管成形术（plain old balloon angioplasty，POBA）的成功革命性地开创了一个新的学科——介入心脏病学。然而，急性冠状动脉闭塞和再狭窄这两个难题无疑制约了其发展。1986 年第一个金属裸支架（bare-metal stents，BMS）的植入，标志着支架介入治疗成功地解决了单纯球囊扩张时代的难题并最终取代

POBA 成为经皮冠状动脉介入治疗（percutaneous coronary intervention，PCI）的首选方法。目前临床上可供选择的支架包括 BMS、药物洗脱支架（drug-eluting stents，DES）[DES 又包含不可降解涂层 DES、可降解涂层 DES、无涂层 DES] 以及完全可降解支架（bio-absorbable stents，BRS）。经皮冠状动脉介入治疗是指经心导管技术疏通狭窄甚至闭塞的冠状动脉管腔，从而改善心肌的血流灌注的治疗方法。

2. 适应证

（1）慢性稳定型心绞痛；

（2）非 ST 段抬高型急性冠脉综合征（NSTEMI）；

（3）急性 ST 段抬高型心肌梗死（STEMI）。

3. 禁忌证

冠状动脉介入治疗与冠状动脉造影术一样没有绝对禁忌证，根据患者获益存在相对禁忌证。

（1）相对禁忌证：

1）不能控制的严重充血性心力衰竭；

2）严重肝、肾功能障碍；

3）发热及感染性疾病；

4）碘制剂过敏者；

5）急性心肌炎；

6）凝血功能障碍者；

7）低钾血症：低血钾时心脏兴奋阈值低，在心脏导管操作时易诱发出室性心动过速，导致严重的血流动力学改变；

8）预后不好的心理或躯体疾病，严重的痴呆或病情呈进行性加重的精神障碍，晚期播散性癌肿，此时冠状动脉介入治疗没有任何治疗价值。

4. 手术用品

除冠状动脉造影所需耗材外，需增加的耗材见表 4-5。

表 4-5　冠状动脉介入治疗手术用品

序号	耗材名称	规格型号	用途	数量
1	压力延长管	30 ～ 122 cm 各型	为进行冠状动脉介入治疗必须使用的配件	1
2	Y 阀			1
3	导引导管	6 F/7 F/8 FJL3.5/4.0/EBU3.5/3.75；6 F/7 F/8 FJR3.5/4.0；6 F/7 F/8 FAL/SAL0.75/1.0/1.5 等	术者根据靶病变血管选择合适的导引导管；可把球囊 / 支架顺利引入血管内到达病变部位，还可以用来检测血流动力学及注射造影剂等	可用多种规格多根导管
4	PTCA 导丝	Runthrough、Abbott、Cordis、Boston、ASAHI 系列导丝	通过冠状动脉狭窄或闭塞病变至血管远端，为球囊或支架送达狭窄病变处加压扩张提供"轨道"。具有可视性、可控制性、通过性和支持力等重要特性。术中由术者根据血管病变选择使用	可用多种规格多根导丝
5	冠状动脉球囊	各种规格的预扩张球囊、后扩张球囊、切割球囊、药物球囊	通过狭窄的病变、打开各种病变、使支架更好地贴壁；术者根据病变的实际情况选择使用	可用多种规格多个球囊
6	冠状动脉支架	金属裸支架药物洗脱支架	经过球囊扩张后的病变血管，植入支架起到对血管形成支撑、疏通、恢复血流的作用。术者根据病变部位、病变迂曲和狭窄程度及临床情况综合考虑选择	可用多种规格多个支架
7	微导管	Finecross130/150 cm Corsair135/150 cm TORNUS 等	完全闭塞病变行介入治疗时使用，使用微导管易于导丝交换，通过病变后用于交换工作导丝，避免损伤血管及穿孔，还可以减少导丝的摆动，增加导丝前向支撑力	1
8	Guidezilla 延长导管	6 F（5 F 用于 6 F 导引导管）	为病变部位提供额外的导引支撑力和通路，增加支撑力从而达到输送器械的目的，提高复杂病变、钙化弥漫、血管迂曲、远端病变 PCI 手术的成功率	1

序号	耗材名称	规格型号	用途	数量
9	抽吸导管	6 F/7 F	常用于急性心肌梗死患者的冠状动脉内有较多、较大血栓时进行血栓抽吸	1
10	旋磨导丝	长度 330 cm，尖端为 0.014″（inch）的 0.009″（inch）导丝	旋磨导丝与 Rotablator 血管内旋磨系统一并使用，可供独立推进和转向	1
11	推进器	Rota advancer	推进器配合磨头导管、旋磨导丝一并使用，磨头高速旋转时使用推进器把手轻柔前后移动，勿使磨头保持在一个位置，避免旋磨导丝损毁	1
12	磨头导管	1.25 mm（常用） 1.50 mm（常用） 1.75 mm（常用） 2.00 mm 2.15 mm 2.25 mm 2.38 mm 2.50 mm	将患者动脉血管内粥样斑块旋磨成微粒。根据血管大小及临床情况综合考虑型号选择	1

5. 手术流程和观察要点（表 4-6）

表 4-6　冠状动脉介入治疗手术流程和观察要点

手术流程	护理观察配合
1. 冠状动脉造影 2. 球囊扩张 　造影完成，确定病变血管后，拔出造影导丝及造影导管，送入导引导管及导引导丝。导引导管与造影导管的主要区别是腔大，便于球囊与支架的进入；尚未张开的球囊沿着导引导丝进入病变血管，医生使用压力泵为球囊加压，使球囊充盈，通过 X 线可见，病变血管内的斑块被挤压紧贴血管内壁，使病变血管内径达到理想范围，然后撤出球囊 3. 植入支架 　通过导引导丝送入球囊支架系统，输送系统到达预定位置后，医生使用压力泵加压，撑开支架，然后撤出球囊和导丝，支架留在血管内，通过 X 线进行血管造影发现血管植入支架后变粗，血流能正常通过 4. 穿刺口包扎 　退出导管和导丝，清理鞘管，用弹力绷带及纱布加压包扎。固定完成 5. 经股动脉路径介入手术治疗患者，保留固定好股动脉鞘管	1. 一般护理：同冠状动脉造影 2. 密切观察患者的意识状态，面色及造影剂的副作用，及时提醒术者注意控制造影剂的用量，主动询问患者的感受，记录肝素的使用时间，每隔 1 h 提醒术者追加肝素，同时注意观察有无出血倾向 3. 监测心电图、压力曲线的变化：在治疗过程中，特别是导丝通过病变血管、球囊扩张血管、支架释放时容易出现心律失常，应高度警惕及时发现变化，及时干预 4. 对于急性心肌梗死行 PCI 患者的观察要点 　AMI 发病早期，血流动力学不稳定，缺血-再灌注损伤又可导致心肌舒张及收缩功能障碍，使心排血量降低。一旦出现血压明显下降，应及时明确病因，并给予升压药支持，维持有效冠状动脉灌注压，此外，冠状动脉内注入硝酸甘油治疗时，更容易引起血压变化，动力压力图形的改变常在严重心律失常之前出现，故术中应密切观察动脉血压的变化，并及时处理，避免严重心律失常的发生 5. 患者心理护理 　术中患者突发胸痛，持续不能缓解，往往伴有濒死感，患者表现有恐惧、焦虑的心理，容易导致术中不能有效地配合，增加手术风险，因此护士应态度和蔼，陪伴在患者身旁，主动询问患者，安慰患者，减轻其心理负担，消除紧张情绪，配合手术顺利进行

6. 并发症及护理措施　除冠状动脉造影术的并发症外，还会有以下并发症（表 4-7）。

表 4-7   冠状动脉介入治疗并发症及护理措施

并发症	原因及临床表现	护理措施
1. 冠状动脉穿孔和心脏压塞	原因： 1. 导引导丝或旋切装置引起 2. 急性心肌梗死或术中操作动作粗暴导致 临床表现：胸闷、烦躁、呼吸困难、面色苍白、大汗、意识改变，心率增快或减慢、低血压、脉压减小	1. 特殊药械的准备：冠状动脉一旦发生穿孔，导管室护士应结合本单位实际情况迅速准备好相关特殊药品和器械，包括：鱼精蛋白、灌注球囊、覆膜支架、猪尾导管、心包穿刺包及引流袋 2. 持续球囊充盈压迫：为冠状动脉穿孔处理的首要措施。将与血管直径相当的球囊置入冠状动脉穿孔处，以低压力（2～6 atm）充盈至少10 min，必要时可延长充盈压迫时间 3. 中和抗凝作用：如持续球囊扩张后仍有造影剂持续外溢，应遵医嘱迅速给予鱼精蛋白中和肝素的抗凝作用 4. 覆膜支架植入：对于较大的冠状动脉穿孔，在球囊扩张、纠正抗凝无效的情况下可植入覆膜支架以避免紧急开胸手术 5. 外科手术：对于出血量较大、经内科保守治疗无法封堵穿孔的患者，可考虑自体血液回输，同时紧急行外科治疗 6. 心脏压塞的处理和护理：对于明确诊断为心脏压塞的患者，应立即行心包穿刺引流。病房应常规准备心包穿刺包。导管室则可直接利用动脉穿刺器械进行穿刺并留置引流。病房或导管室护士在协助术者成功进行心包穿刺引流后，应准确记录引流量及患者的血压情况。引流管留置期间，护士应密切观察患者血压、心率等体征，并注意引流管是否有新鲜血液持续流出。对于紧急外科治疗的患者，其心包引流出的新鲜血液可考虑自体回输
2. 无复流现象	冠状动脉行球囊扩张或支架植入后狭窄解除，且无血管痉挛、夹层、血栓形成等机械性阻塞因素存在，但即刻造影却显示冠状动脉前向血流急性减少（TIMI 血流≤2 级） 患者可无任何症状，也可表现为胸闷、胸痛、心律失常、心肌梗死、心源性休克甚至是死亡	1. 高危患者无复流现象的器械预防：远段保护装置对静脉桥病变介入治疗和急性心肌梗死直接 PCI 的冠状动脉无复流具有预防作用。血栓抽吸导管对急性心肌梗死直接 PCI 出现无复流也具有预防和治疗作用 2. 药物预防：硝酸甘油、肝素、维拉帕米、腺苷、血小板糖蛋白（GP）Ⅱb/Ⅲa 受体拮抗剂可以预防冠状动脉无复流现象的发生。对于血栓负荷较重的 ACS 患者，冠状动脉内推注血小板 GP Ⅱb/Ⅲa 受体拮抗替罗非班（欣维宁）治疗。斑块旋磨术中持续地经旋磨导管滴注肝素及硝酸甘油，也有助于减少无复流现象的发生 3. 药物治疗：冠状动脉内注射钙通道阻滞剂是目前主要的治疗方法，如冠状动脉内给予地尔硫草（合心爽）（每次 0.5～2.5 mg，总量为5～10 mg）。其他的血管扩张剂如腺苷、罂粟碱、硝普钠等也可解除微循环痉挛，对抗无复流。血小板 GP Ⅱb/Ⅲa 受体拮抗剂也可用来治疗 ACS 无复流现象 4. 循环支持：对于低血压者，可立即静脉注射多巴胺 2～3 mg 以迅速升高血压，同时给予多巴胺持续静脉滴注。对于心电不稳定者，尤其是出现缓慢性心律失常患者，可静脉给予阿托品 1～2 mg 维持有效心率，必要时行临时心脏起搏。对于上述方法仍无法维持血压稳定者，推荐 IABP 辅助
3. 冠状动脉气体栓塞	PCI 过程中不慎将空气注入冠状动脉内而引起远端血管的血流阻断，是 PCI 严重并发症之一。如注入气体量较少，患者对缺血耐受性尚可，多无临床症状；当注入 1 ml 以上气栓时，多可导致患者血压降低、胸痛、意识丧失甚至是死亡，心电图可表现为ST-T 改变和心律失常	1. 冠状动脉气体栓塞的发生主要与导管-三联三通注射器系统未充分回吸、排气有关，是可预防的。术前护士应协助术者将连接系统中气体完全排出；术中及时更换造影剂，以避免将空气吸入注射器中 2. 冠状动脉气体栓塞发生后，护士应密切观察患者的临床表现和心电图、检测压力的变化，可嘱患者连续做咳嗽动作加速气体和造影剂的排空 3. 有临床症状的患者，给予氧气吸入，同时准备好急救药品和相应仪器。有低血压和（或）心率减慢者，可遵医嘱给予血管活性药物（多巴胺、阿托品）静脉注射。有心搏骤停者，应进行心肺复苏和主动脉内球囊反搏以维持血流动力学稳定

续表

并发症	原因及临床表现	护理措施
4. 支架脱载	PCI 过程中，支架在尚未成功释放到靶病变部位之前从支架输送系统上脱落下来，随血流掉落在冠状动脉内或外周血管中，可能导致冠状动脉血栓形成和心肌梗死、脑栓塞甚至死亡	1. 特殊器械的准备：支架脱载后，术者及护士均不应惊慌。快速准备 1.5 mm 直径球囊，因其通过外径较小。导管室应常规准备 300 cm 的长冠状动脉交换导丝，有条件者应准备活检钳、胆道钳或 Cook 异物抓取器等抓取器械 2. 协助术者回收脱载支架：可采用小球囊穿过支架后扩张，然后将扩张的球囊和支架回撤至鞘管内或撤出体外。如小球囊回收支架失败，而导管室也缺乏现成的抓取器械，则可用长冠状动脉交换导丝和 5 F 多功能造影导管自制一个 3. 如无法回收支架，则可将支架原位压扁并植入另一支架加以覆盖 4. 在处理支架脱载的同时，护士应密切观察患者的血压和心电图变化，并适时追加肝素抗凝
5. 早期支架血栓形成	支架植入血管后，作为异物可促发凝血级联反应的活化，引起血栓的形成	1. 高危患者的识别和预防：有糖尿病、左心功能不全、急性冠脉综合征的患者血栓形成风险较高。而长病变支架植入、分叉病变支架植入术以及支架扩张不全、贴壁不良也是造成支架血栓形成的危险因素。对于存在这些危险因素的患者，应强化抗栓治疗，并积极治疗基础疾病 2. 造影复查及再次 PCI：对于怀疑支架血栓形成的患者，应立即进入导管室复查冠状动脉造影，确诊后可再次行 PCI 治疗

7. 围术期护理 除冠状动脉造影的围术期护理内容外，增加以下护理内容（表 4-8）。

表 4-8 冠状动脉介入治疗围术期护理

护理	观察处理要点
术前护理	1. 由于导管室是抢救急性心肌梗死和随时都可能发生心血管意外事件的场所，因此要求导管室的人力、物品、抢救设备随时处于战时备用状态，保证 24 h 开诊 2. 术前应充分熟悉患者的病情，与术者做好沟通，有目的、有针对性地做好术前准备，以保证手术能顺利有序进行
术中护理	1. 导管室护士应熟练掌握介入治疗的手术流程、有可能发生的并发症及临床表现，手术中紧跟术者的思路步伐 2. 安全护理：每台介入手术都应配备导管室护士 2～3 名，具备导管室工作经验，精通业务，心理素质好，反应敏捷，有预见性 3. 在介入治疗过程中推注造影剂、导引导丝通过病变、球囊扩张血管等操作时，最容易发生心律失常、血压下降等并发症，应特别警惕 4. 对高龄、急、危、重症患者，左主干、多支血管病变、闭塞病变行冠状动脉内旋磨术等手术，应加强跟台护士的配备，做好分工，高度注意并做好并发症的防范措施 5. 一旦发生严重并发症，如冠状动脉穿孔导致严重心脏压塞，除了紧急配合台上抢救外，应根据情况启动应急预案，联系相关科室协助抢救
术后护理	1. 手术结束后，仍应重视观察患者的面色、主动询问患者的感觉，直至安全护送回病房或重症监护治疗病房（CCU） 2. 回到病房或 CCU 后，应立即测量血压、监测心电等，并做好术中患者病情交班，交代应重点观察的内容

第二节　电生理射频消融器材应用

心脏的正常传导起源于窦房结，频率为 60～100 次/分。其后传向周围的心房组织，并沿房间束和结间束等激动左右心房，达到房室结。再经希氏束、左右束支和浦肯野纤维网激动心室，产生心室收缩。心律失常是指心脏冲动的起源、频率、节律和传导等出现了异常情况。心律失常的分类方法很多，按心律失常起源的部位分为窦性、房性、交界性和室性。按心律失常的发生机制可分为自律性、折返性和触发活动性。按心律失常的发作频率分为快速性（包括早搏、心动过速、扑动、颤动）和缓慢性（心动过缓、停搏、传导阻滞）。按病因分为病理性和特发性。诊断的方法包括心电图、动态心电图及 Loop 监护仪、食管电生理检查、心腔内电生理检查等。治疗的方法有药物治疗、射频消融术、心脏起搏器植入术、体外电复律术、心内电复律术、外科手术等。目前，快速性心律失常的诊治常需要先进行心腔内电生理检查，诊断或明确相关心律失常发生的机制，为进一步行射频消融术等提供依据。

一、心腔内电生理检查

心腔内电生理检查是将多根电极导管经静脉和（或）动脉途径送入心脏不同部位，记录自身心律和程序电刺激情况下的心腔内局部电活动以及诱发出心律失常，同时记录及标测腔内心电图，予以诊断及治疗心律失常。

1. 适应证

用于窦房结、房室结功能评价，预激综合征房室旁路定位、室上性心动过速、室性心动过速、心房颤动、心房扑动、心室颤动等的研究，确诊复杂心律失常和指导其治疗。

2. 手术用品（表 4-9，表 4-10）

表 4-9　血管鞘组

序号	耗材名称	规格型号	用途	数量
1	血管穿刺鞘组	6 F	穿刺股静脉	2～3
2	血管穿刺鞘组	7 F/8 F	穿刺股静脉或锁骨下静脉	1

表 4-10　电极导管

序号	耗材名称	规格型号	适用类型	用途	数量
1	2 极标测导管（心室电极）	4～6 F	术前电生理检查，标测定位	记录、刺激起搏心室	1
2	4 极标测导管（心室/希氏束/右房电极）	5～6 F		记录、刺激心室、希氏束、高右房电位	2
3	10 极标测导管（冠状窦电极）	6 F		标测冠状窦电位，刺激起搏心房	1
4	10 极标测导管（环肺电极及 Lasso）Halo 电极/Deca 电极	6 F	适合于三维标测	标测心脏电位及建立三维模型，从而直观查看心脏电位传导顺序	1
5	20 极标测电极/HD-grid 电极（PentaRAY/DaigLivewire/Inguiry AFocusll）	6 F			

3. 手术流程和观察要点（见表 4-11）

表 4-11　手术流程和观察要点

手术步骤	护理配合
1. 安全核查、风险评估	（1）体位：取平卧位同一纵线，双下肢外旋外展，对高风险患者给予体位垫保护预防压疮 （2）正确连接十二导联心电图
2. 建立血管通道	协助患者保持体位，勿动
3. 置入标测电极、连接电生理多导仪	（1）置入电极过程中监测心电图及血压的变化 （2）正确连接电极与多导仪
4. 记录体表及心内电图，进行程序刺激	刺激过程中，严密观察心率和心律的变化，做好除颤准备

4. 电生理检查标测的部位（图 4-1）

右心房：右心房后侧壁上部与上腔静脉交界处。

右心室：右心室心尖部或者右心室流出道。

左心房：经未闭卵圆孔、房间隔缺损或房间隔

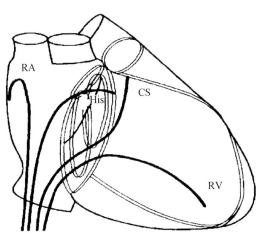

图 4-1　电极导管标测示意图
RA：右心房；His：希氏束；CS：冠状窦；RV：右心室

穿刺方法进入左心房。

左心室：根据需要选择不同部位，一般常规心内电生理检查不需要左心室置入电极导管。

希氏束：房间隔的右心房侧下部，靠近三尖瓣口的上部。

冠状窦：冠状窦置管在心内标测中具有重要意义，不仅为心律失常的机制诊断提供重要依据，对指导定位左侧旁路的消融靶点亦具有不可替代的作用。

二、射频消融术

心脏射频消融术（catheter radiofrequency ablation）是将消融导管经静脉或动脉血管送入心腔特定部位，释放射频电流造成局部心内膜及心内膜下心肌凝固性坏死，达到阻断快速性心律失常异常传导束和起源点的介入性技术。

1. 适应证

（1）室上性心动过速：房室折返型心动过速（预激综合征）、房室结折返型心动过速（双径路）；

（2）心房扑动（房扑）；

（3）房性心动过速（房早、房速）；

（4）室性期前收缩（室早）；

（5）室性心动过速（室速）；

（6）心房颤动（房颤）。

2. 禁忌证

（1）急性冠脉综合征；

（2）严重感染；

（3）严重心力衰竭；

（4）严重凝血功能障碍及出凝血疾病；

（5）精神障碍性疾病无法配合手术者。

3. 手术耗材（表 4-12）

表 4-12　射频消融术手术耗材

序号	名称	规格型号	适用类型	用途	数量
1	血管鞘组	8 F	适合于需要射频消融的病例	穿刺股静脉 / 股动脉	1～2
2	温控射频消融导管	7～8 F	适合于室上性心动过速	记录心脏局部电位并治疗心律失常	1
3	冷盐水灌注射频消融导管（压力、非压力）	7～8 F	适合于心房扑动、房性心动过速、室性期前收缩、室性心动过速、心房颤动		1

序号	名称	规格型号	适用类型	用途	数量
4	房间隔穿刺鞘	8 F/8.5 F	适用于左房心律失常	建立通路及支撑消融导管作用	1
5	导引鞘管	8 F	适用于右房心律失常		1
6	可调弯鞘	8.5 F	左右心房均适用		1
7	一次性房间隔穿刺针	71 cm/98 cm	穿刺间隔	建立左右房通路	1
8	体表电极		适用于三维射频消融	贴片可将贴片感测器的缆线连接至患者，以传递导管在心脏的位置	1
9	可控肺静脉标测导管	7 F	适用于心房颤动	用于定位肺静脉口，用来诊断心房颤动肺静脉电位的起源，可以对圆周形区域进行同步的心内电图记录	1
10	星形磁电双定位标测导管（PentaRAY）	D 和 F 两种弯型	适用于心房颤动	用于射频消融术前及术后高精密度的电位标测，进行精确的左右心房重建及肺静脉定位，特殊解剖部位的模型建立	1
11	三维诊断超声导管		适用于心房颤动	右心系统轻松构建全心三维模型，精确构建心腔内结构并导航导管，术中实时显示解剖结构，显示术中导管与复杂组织的贴靠，术中实时监测并发症、血流速度和心脏功能评价	1

消融导管第一代为非温控，第二代为温控，冷盐水灌注非压力导管是第三代消融导管，冷盐水灌注压力导管是第四代消融导管。压力导管是带压力感知的，通过与心内膜接触，产生挤压表现为压力，单位为 g，直接体现在电脑屏幕上，可以判断导管与心肌的接触情况。这有利于术者判断合适的贴靠，以达到更好的消融效果。

4. 手术流程和护理配合（表 4-13，表 4-14）

表 4-13　室上性心动过速及室性、房性心律失常射频消融的手术流程及配合

手术步骤	护理配合
1. 电生理检查结束后建立射频消融的血管通道	保持体位勿动，穿刺血管后遵医嘱准确给予肝素
2. 送入消融电极导管定位	观察体表及心内电图、血压、血氧饱和度和活化凝血时间（ACT）的变化
3. 标测及消融	
4. 电生理检查确定消融是否成功	做好患者心理护理，配合医生进行电生理检查，并保存手术记录

表 4-14　房颤射频消融的手术流程及配合

手术步骤	护理配合
1. 建立射频消融的血管通道	监测和记录生命体征的变化、保持液体通畅，体位勿动
2. 穿刺房间隔	重视患者主诉，观察心率和血压的变化。遵医嘱准确给予肝素，监测 ACT 的变化
3. 连接肝素盐水通道，送入标测电极进行标测	协助术者排尽管道空气
4. 送入消融导管消融	严密观察体表及心内电图变化，当持续性房颤消融时，注意心率、血压变化及迷走反应，必要时给予起搏及相关药物使用
5. 电生理检查确定消融是否成功	做好患者心理护理，配合医生进行电生理检查，并保存手术记录
6. 手术结束	协助医生拔除鞘管（必要时伤口缝合）及包扎

5. 围术期护理

（1）术前护理

1）术前评估：在充分评估患者（生命体征、

文化程度、心理状态、家庭情况等）的基础上给予患者最佳的照顾和指导，提高手术耐受力，预防术后可能发生的并发症，确保患者以最佳的身心状态接受手术治疗。

2）心理护理：讲述手术的可靠性及临床开展情况，详细说明手术过程、时间、麻醉方法等，取得患者信任，使其积极配合手术治疗。

3）完善各项术前检查，做好皮肤准备。

4）术前训练：训练患者床上排尿、排便和床上主动运动。

5）术前晚保证充足睡眠，必要时术前晚遵医嘱给予镇静药。

6）术前停用所有抗心律失常药物：洋地黄需停用 7 天，口服胺碘酮患者需停药 1 个月，以减少药物对心肌细胞电生理特性的影响，避免药物导致手术中不能诱发心律失常的可能性。房颤消融者术前服用华法林者维持 INR 在 2.0 ～ 3.0 之间或者新型口服抗凝药物至少 3 周。房颤和房扑患者术前需进行食管超声检查确认心房内无血栓方可手术。

7）饮食护理：局麻患者术前无需禁食，术前饮食宜六成饱，可进食米饭、面条等，不宜喝牛奶、食用辛辣油腻食物，以免术后卧床出现腹胀或腹泻。全麻患者术前需按时禁饮食。

（2）术后护理

1）安全交接：与导管室术中病情的变化及用药等情况进行交接。

2）体位：平卧位休息 24 h，术侧肢体制动。

3）病情观察：①术后回病房立即行全导联心电图。②监测生命体征，术后心电监护至少 24 h。③观察心律、心率的变化及有无胸闷、憋气、呼吸困难等表现，发现术后相关并发症（如房室传导阻滞、窦性停搏、血栓与栓塞、气胸、心脏压塞等）并及时处理。④伤口的护理：根据穿刺的血管决定制动的时间，股动脉入路者在拔除鞘后右下肢制动 6 ～ 8 h，24 h 后可下床活动。股静脉入路者在拔除鞘管后下肢制动 4 ～ 6 h，6 h 后可下床活动。若穿刺处周围出现出血、渗血或血肿，怀疑有相关血管并发症时，应根据情况适当延长压迫止血时间。锁骨下静脉穿刺处一般无需加压压迫。静脉穿刺者肢体制动 4 ～ 6 h，穿刺点无渗

血及血肿的情况下，加压包扎的弹性绷带 4 h 松解 1 次，6 h 后取下弹力绷带，用普通敷料包扎穿刺点。检查足背动脉搏动情况，比较两侧肢端的颜色、温度、感觉与运动功能情况。⑤观察有无皮下瘀斑、瘀点、青紫、鼻出血、牙龈出血、血尿等出血表现。

4）饮食护理：给予高蛋白、高维生素易消化饮食。

5）血栓预防护理：卧床期间预防下肢静脉血栓形成，鼓励和指导患者进行主动和被动运动。

6. 并发症护理

（1）心脏压塞：是心脏射频消融术最严重的并发症之一，发生率为 0.1% ～ 0.7%。

1）原因：房颤消融房间隔穿刺时；冠状静脉窦电极放置时导致冠状静脉窦破裂；消融电极在左心室内操作不当；以及消融过程中的能量损伤。

2）临床表现：突发呼吸困难、大汗淋漓、烦躁、意识模糊或意识丧失，血压下降、初始心率减慢或增快。X 线表现为心影增大，心脏搏动减弱或消失，心影内可见与心影隔开的随心脏搏动的半环状透明带，超声心动图也可看到心腔变小、心包积液形成。

3）处理：密切观察患者生命体征变化及烦躁、血压下降等心脏压塞早期表现，立即通知医生、协助心包穿刺引流。

（2）迷走神经反射：是常见的并发症之一。

1）原因：由于情绪紧张、手术时间长、疼痛、血容量不足等因素引起。

2）临床表现：心率减慢，血压下降，面色苍白，大汗淋漓，恶心呕吐等，严重者可出现短暂的意识不清。

3）处理：术前做好手术配合的注意事项，减轻患者紧张情绪，手术时间长注意补液，及时给予静推阿托品 / 多巴胺以提升心率和血压。

（3）房室传导阻滞（AVB）：主要发生在消融部位靠近希氏束时，如：慢径消融主要的并发症就是三度房室传导阻滞，发生率为 0.2% ～ 1.0%。消融过程中密切监护体表和心内电图的变化，一旦出现危险信号，如见到连发的快速交界性心律，P-R 间期延长时，及时终止放电，则可大大降低 AVB 的发生率。一般都可以自行恢复，如果观察 3 天至

1周，遵医嘱使用激素类药品（如地塞米松）后，不能恢复者则需要安装永久性人工心脏起搏器。

（4）气胸：为锁骨下静脉穿刺的并发症，多发生于操作不熟练时，患者会出现胸痛、胸闷和气促的症状，X线透视下可见肺不同程度萎陷，胸膜腔积气。少量气胸可自行吸收，气体量大时需要进行胸腔闭式引流术。

（5）血管并发症：多由于穿刺技术、拔管技术止血不当等引起。

1）假性动脉瘤及动静脉瘘一般发生在术后24～48 h，患者主诉穿刺部位疼痛，发现搏动性包块，局部听诊可闻及明显收缩期血管杂音。有时动静脉瘘局部包块不明显，可无血管杂音。

2）动脉血栓的形成：穿刺部位血管因导管或导丝损伤血管壁，或局部斑块被导管或导丝触及而脱落导致血栓栓塞，或因压迫过紧、时间过长形成血栓，患者出现肢体疼痛、发麻，动脉搏动减弱或者消失等。血管超声检查及血管CTA有助于诊断。需进行抗凝治疗。

7. 房颤射频消融主要并发症

（1）心脏压塞：同上述观察及处理。

（2）血栓栓塞：大多数是脑卒中，特别是房颤术后的患者，主要是血栓脱落，气体栓塞等引起。轻者表现为一过性脑缺血发作（TIA），严重者可导致神经功能损伤。为尽量避免血栓栓塞的发生，需术前完善经食管超声检查，术中规范操作，排尽管道空气，充分肝素抗凝，监测ACT值，以及密切观察患者意识及肢体活动变化等。

（3）肺静脉狭窄：一般与射频方法有关，如肺静脉内消融。患者多表现为呼吸困难，呈进行性加重。其他症状包括胸痛、咯血、低热、反复发作且抗生素治疗无效的肺部感染以及胸腔积液等。需持续抗凝治疗，监测相应指标变化，严重者需进行球囊扩张或支架植入术，必要时需要外科行肺静脉血管成形术。

（4）心房-食管瘘：是房颤导管消融最为严重的并发症，与左心房后壁消融时损伤过重和消融部位不当有关。多于术后发现，患者表现为吞咽困难、吞咽痛、间断性心肌缺血和缺血性脑卒中、持续性发热、菌血症、真菌血症、黑粪症等。具有高度致命性，还可出现在消融1周后，发生罕见，致死率极高。一旦发生，需行外科手术治疗。怀疑心房-食管瘘者应避免内窥镜检查与治疗。

三、房颤冷冻消融术

导管消融术目前主要分为两大类：热消融及冷消融，即常说的射频消融和冷冻消融。传统的房颤射频消融术，是使用射频消融导管在心脏和肺静脉之间高温烧灼，点状消融，以点连线，从而达到肺静脉与左心房完全隔离的目的；冷冻消融术是通过特制的球囊型导管冷冻损伤心肌组织，片状消融，达到隔离肺静脉和左心房的目的（图4-2，图4-3）。

其原理是通过液态制冷剂的吸热蒸发带走组织热量，使目标消融部位温度降低，从而使异常电生理的细胞组织遭到破坏，以降低心律失常的风险。冷冻消融仪通过同轴连接线缆和冷冻消融导管体的超细管腔（注射管）将液态 N_2O 输送至球囊导管的内层球囊，在球囊内部液态 N_2O 汽化，吸收周围组织的热量，靶组织迅速冷冻，气体 N_2O

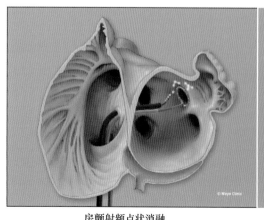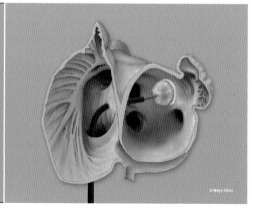

房颤射频点状消融　　　　　　　房颤冷冻片状消融

图 4-2　消融示意图

通过负压真空被回抽至冷冻消融仪，最终以尾气形式经排气系统排出。

1. 适应证

房颤肺静脉隔离。

2. 禁忌证

左心房血栓、冷球蛋白血症、造影剂过敏、严重肾脏疾病。

3. 手术耗材（表 4-15）

4. 手术流程及配合（表 4-16）

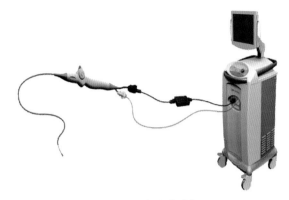

图 4-3　冷冻消融仪

表 4-15　冷冻消融术手术耗材

序号	名称	规格型号	适用类型	用途	数量
1	血管鞘组	8 F	适合于需要射频消融的病例	穿刺股静脉	1
2	房间隔穿刺鞘 SL1/SR0	8 F/8.5 F	穿刺房间隔	建立通路及支撑消融导管作用	1
3	一次性房间隔穿刺针	71 cm/98 cm			1
4	10 极冠状窦电极	6 F	术前电生理检查，标测定位	记录和刺激心室、心房、冠状窦电位	1
5	2 极 / 四极标测电极	4～6 F			1
6	Y 阀	8.5 F	与冷冻球囊导管组装	环形标测电极插入球囊的入口	1
7	延长管	71 cm/98 cm		输送造影剂	1
8	三联三通				1
9	环柄注射器	7 F			1
10	输液器				2
11	可调控导管鞘	12～15 F	冷冻消融	输送和导引球囊导管	1
12	冷冻球囊导管（图 4-4）	23 mm 和 28 mm	冷冻消融	输送和回收制冷剂	1
13	环形标测电极导管（图 4-5）	15 mm 和 20 mm	冷冻消融	导引和记录肺静脉电位	1

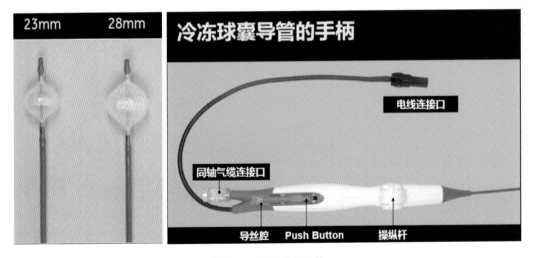

图 4-4　冷冻球囊导管

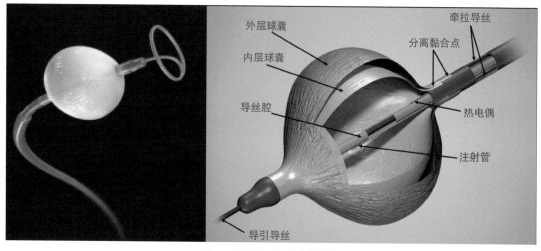

图 4-4（续） 冷冻球囊导管

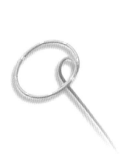
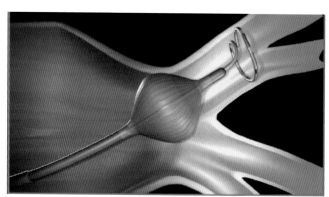

图 4-5 Achieve 环形标测电极导管

表 4-16 冷冻消融术流程与配合

手术流程	术者	助手	护士	技师
标测电极放置	1. 放置电极：10 极冠状窦标测电极 4 极心室电极 2. 建立房间隔穿刺通路	1. 连接环柄注射器、三联三通、输液器、肝素盐水和造影剂，进行排气 2. 电极尾线和电气连接线缆消毒备用	1. 配备 500 ml 的 1：1 肝素盐水 1 瓶、干净盐水 500 ml 1 瓶和造影剂 1 瓶 2. 准备 3 个输液器、1 个三联三通、1 个环柄注射器、1 根短延伸管和 1 个 Y 阀在无菌台上	1. 冷冻消融仪开机预热 2. 输入患者信息 3. 连接电气连接线缆 4. 设置多导：体表、冠状窦（CS）、右心室（RV）和环标的通道设置 5. 连接各电极尾线和多导
房间隔穿刺	1. 房间隔穿刺 2. 穿刺成功后肝素抗凝 3. 肺静脉造影	1. 协助术者行房间隔穿刺和肺静脉造影 2. 组装冷冻鞘（FlexCath），内鞘和外鞘组装前后均需要对管腔冲洗排气	1. 准备 8.5 F SL1 的房间隔穿刺鞘和穿刺针 2. 准备冷冻鞘 FlexCath 耗材	1. 协助助手将四极 / 十级标测电极的尾线接好 2. 调试心室起搏，确保能夺获心室
冷冻耗材置入	1. 冷冻鞘管置换：将导丝送至左上肺静脉（LSPV），撤出 Swartz 鞘，沿导丝将冷冻鞘管送至左心房	1. 协助术者置换冷冻鞘管，鞘管侧孔连接肝素盐水，流速为 2 ml/min 2. 组装好"球囊 -Y 阀-短延伸管-三联三通-环柄注射器-肝素盐水 & 造影剂"	1. 协助助手连接冷冻鞘管和肝素盐水 2. 确定冷冻鞘管置换成功后，拆开冷冻球囊和环形标测电极	1. 协助术者连接同轴连接线缆、电气连接线缆和 Achieve 环形标测电极尾线 2. 做好机器的界面设置后等待机器自检完毕

手术流程	术者	助手	护士	技师
冷冻耗材置入	2.球囊头端排气：将球囊头端完全浸泡在生理盐水里，反复揉捏及冲洗排出空气 3.Achieve组装：将Achieve环形标测电极从Y阀送入球囊 4.球囊管腔排气：先锁紧Y阀直孔，从侧孔给球囊管腔排气；再用示指堵住球囊顶端，从侧孔给Y阀直孔排气 5.球囊置入：将球囊和Achieve环形标测电极同时置入冷冻鞘管	3.冷冻鞘管置换成功后取出同轴连接线缆和Achieve环形标测电极 4.协助术者组装好Achieve环形标测电极和球囊并排气，连接Achieve环形标测电极尾线、电气连接线缆和同轴连接线缆 5.置入球囊时协助助手前送Achieve环形标测电极	3.协助助手连接"三联三通-环柄注射器-肝素盐水&造影剂"系统，并确保所有管腔内无空气	
冷冻球囊消融	1.Achieve环形标测电极导引：将Achieve环形标测电极送至LSPV口部记录肺静脉电位，然后继续前送Achieve环形标测电极至LSPV内并固定 2.球囊充气：前送球囊至肺静脉口，球囊定位后充气 3.验证封堵：调整鞘管位置和方向，通过造影确保球囊完全封堵肺静脉 4.记录电位：嘱咐助手将Achieve环形标测电极回撤至刚好能记录到肺静脉电位处 5.开始冷冻 6.冷冻结束后等待复温	1.将环柄注射器抽满造影剂和肝素盐水（1∶1）备用，切勿回抽Y阀，防止空气从Achieve环形标测电极入口处进入球囊 2.根据术者指令推造影剂 3.根据术者指令回撤Achieve环形标测电极至刚好能记录到肺静脉电位处 4.冷冻复温至38℃以上后，协助术者回撤Achieve环形标测电极至肺静脉口部检查电位	1.观察患者在冷冻期间的反应（血压、心率、呼吸、疼痛、咳嗽等） 2.冷冻左侧肺静脉时注意心率及血压，注意是否发生迷走反应，必要时给予阿托品静推 3.冷冻右侧肺静脉时，注意膈肌是否跳动、是否减弱，警惕是否发生膈神经麻痹	1.将Achieve环形标测电极送至LSPV口时冻结Achieve环形标测电极电位图 2.执行术者指令给球囊充气、放气、冷冻和停止冷冻 3.冷冻时每隔30 s汇报并记录冷冻时间和温度

5.围术期护理同射频消融护理

6.并发症的观察及处理

（1）膈神经麻痹：冷冻右侧肺静脉可能会发生。预防措施：冷冻右侧肺静脉时监测膈神经跳动，一旦发现膈肌跳动减弱或消失，应立即停止，一般术中或出院前即可自行恢复。

（2）迷走反应：冷冻左侧肺静脉可能会发生。预防措施：冷冻时注意心率和血压变化，必要时可注射阿托品或进行心室起搏。

（3）心脏压塞：导致心脏压塞的可能性很小，一般是因为穿刺及鞘管操作造成，所以只要操作过程规范，冷冻球囊消融可以很好地避免心脏压塞并发症。

（4）肺静脉狭窄：在行冷冻消融的时候，要确保球囊位置在肺静脉前庭部，不要在肺静脉内充气球囊，更不要在肺静脉内冷冻，可将肺静脉狭窄的风险降至最低。

（5）食管损伤：左心房与食管毗邻，食管靠近左下肺静脉居多；预防措施：①左下肺静脉冷冻消融的次数、温度以及时间要严格把控，一旦低于－55℃要立即停止消融。②冷冻时应该避免冷冻位置过深和同一部位重复多次冷冻，可以通过近端封堵技术、分段隔离来达到隔离效果。③术后使用质子泵抑制剂4～6周。

冷冻消融手术这种方式操作简便，只需要将一根球囊型导管送至左心房和肺静脉连接处（肺静脉前庭），充气球囊并封堵肺静脉，通过液态制冷剂的吸热蒸发，带走组织的热量，使得球囊与心肌组织接触处温度降低，使病变的心肌细胞遭到破坏，阻止异常电信号的传递。通过这种方式，只要一次冷冻就能在肺静脉前庭形成连续的环形损伤。一般术后1年的手术成功率可达80%左右。

第三节 心血管植入电子装置（心脏起搏器）器材应用

一、概述

心血管植入电子装置（心脏起搏器）是一种医用电子仪器，可以通过发放一定形式的电脉冲刺激心脏，使心脏激动和收缩，即模拟正常心脏的冲动形成和传导，以治疗由于某些心律失常所致的心功能障碍。

自1958年，美国的工程师Earl Bakken发明世界上第一台便携式心脏起搏器，迄今为止这项治疗技术已在临床应用整整60年，起搏器植入是具有里程碑意义的治疗，开启了心血管病植入器械治疗的新时代。60年来，起搏器经历了从非生理向生理性起搏的发展过程，发展为具有诊断、预防、治疗缓慢心律失常及快速心律失常以及治疗其他非心律失常性疾病的复杂、高级装置。从第一代（VOO）只有固定频率发放电脉冲刺激心脏免于心脏停搏提供生命支持的简单装置，到按需型起搏器（VVI/AAI）、房室顺序起搏的双腔起搏器（DVI）、治疗各种心动过缓的全能型起搏器（DDD）、频率自适应起搏器（DDDR）及抗心动过速起搏。随着心脏起搏技术的发展、器械的改进，起搏器适应证已不局限于缓慢心律失常和传导系统疾病的范围，新的治疗作用、新的适应证不断拓宽；起搏器结构也小型化、轻量化，还具有大量存储、远程遥测功能，使越来越多的心律失常及心功能不全患者从中获益，改善了患者的预后和生存质量。

二、起搏系统的组成

人工心脏起搏系统主要包括两部分：脉冲发生器和起搏电极导线。脉冲发生器简称起搏器，主要由电源（亦即电池，目前主要使用锂-碘电池）和电子线路组成，能产生和输出电脉冲。起搏系统除具有起搏功能外，还具有将心脏自身心电活动回传至脉冲发生器的感知功能（图4-6）。

电极导线包括电极、含有绝缘层的电金属导线及其连接器。电极导线把脉冲发生器与心脏连接起来，具有双向传导功能，将起搏器发放的电脉冲传递给心脏用于起搏，同时接收心脏自身的心电信号传回起搏器以备感知。

电极的极性分单极起搏和双极起搏。单极是指头端仅由一个电极组成，即阴极，脉冲发生器的外壳为阳极，由此构成一个大环路，在体表心电图上形成高尖的起搏脉冲信号。双极是指阴极和阳极均在电极导线上，阴极通常位于电极导线的顶端，其后面一定距离为阳极，由此构成一个较小、较短的环路，产生较小的脉冲信号，在心电图上有时不易辨认。起搏电极导线分为被动电极和主动电极（螺旋电极），种类有普通电极和抗核磁电极。主动电极：电极头端为螺旋结构，植入时将螺旋结构旋出拧在心内膜上。主动电极可使导线放置于心腔内的任何位置。被动电极：电极头端有叉齿样结构，植入时叉齿卡在心脏的肌小梁间。电极材料为绝缘材料，主要由聚亚安酯或硅树脂（图4-7，图4-8，表4-17）。

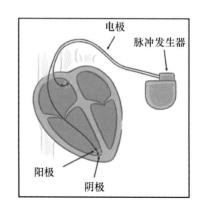

图4-6 起搏器示意图

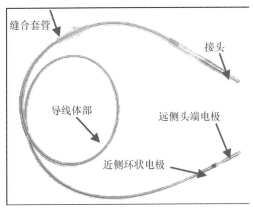

图 4-7　起搏电极导线

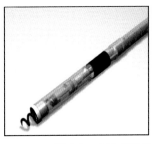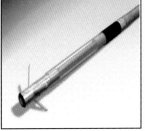

图 4-8　主动电极头端 / 被动电极头端

三、起搏器适应证

人工心脏起搏分为临时心脏起搏和永久性心脏起搏两种，它们分别有不同的适应证如下：

（一）永久心脏起搏适应证

（1）病态窦房结综合征（SSS）：伴有与缓慢性心律失常直接有关的症状。

1）心动过缓导致心输出量下降，引起如头晕、黑矇、心力衰竭和晕厥等症状。

2）心动过缓-心动过速综合征而必须用药物控制心动过速发作者。

（2）房室传导阻滞（AVB）：主要取决于有无症状和阻滞部位。

1）有症状的二度以上 AVB，不论有无症状和类型；

2）无症状的二度以上 AVB，但心室率 < 40 次 / 分，或证实心脏停搏 > 3 s；

3）由高度 AVB 诱发的快速异位心律失常而需药物治疗者；

4）三分支传导阻滞。以上情况的房室传导阻滞建议安装心脏起搏器。

（3）反复发作的神经心源性晕厥。

表 4-17　起搏电极导线的优缺点

起搏电极	单极导线	双极导线
结构	一根线圈可有多股：三股、四股、五股等，有一层绝缘层	同轴双极导体结构，两根线圈可有多股：三股、四股、五股等，两层绝缘层
优点	更小的尺寸更容易植入；有更好的自身信号强度，感知更好。体表心电图上大的起搏钉；理论上更可靠	没有囊袋刺激；扭矩控制；不易受到肌电干扰、电磁干扰（EMI）的影响而发生远场感知，减少噪声干扰；程序灵活
缺点	有囊袋刺激，从囊袋中取出后不能工作；更易受到电磁干扰（EMI）、肌电干扰的影响和发生远场感知；容易发生交叉感知；不能和植入式除颤器一起使用，起搏钉可能被 ICD 误认为 R 波	更大的直径、更硬；体表心电图上的起搏钉小；如果室性期前收缩（PVC）向量垂直于"+"和"−"电极向量，那么起搏器可能检测不到这些 PVC

（4）伴心动过缓的梗阻性肥厚型心肌病。

（5）双室起搏治疗慢性充血性心力衰竭。

随着起搏工程学的完善，起搏治疗的适应证逐渐扩大。2012 年美国心脏病学院基金会 / 美国心脏协会 / 美国心律协会（ACCF/AHA/HRS）更新的植入心脏起搏器指南，2013 年欧洲心律学会 / 欧洲心脏病学会（EHRA/ESC）发布的心脏起搏器和心脏再同步治疗指南标志着国际上对该领域的理念和治疗原则又一次大的更新。

（二）临时心脏起搏适应证

临时心脏起搏是一种非永久性植入起搏电极导线的临时性或暂时性人工心脏起搏术。起搏电极导线放置时间一般不超过 2 周。用于临时心脏起搏的目的通常分为诊断、治疗和预防。

诊断方面：作为某些临床诊断及电生理检查的辅助手段。如判断窦房结功能、房室结功能、预激综合征类型、折返性心律失常、抗心律失常药物的效果。

治疗方面：①阿-斯综合征发作：各种原因（急性心肌梗死、急性心肌炎、洋地黄或抗心律失常药物等引起的中毒、电解质紊乱等）引起的房室传导阻滞、窦房结功能衰竭而导致的心脏停搏并出现阿-斯综合征发作，都是紧急临时心脏起搏的绝对指征。②心律不稳定的患者在安置永久心脏起搏器之前的过渡。③心脏直视手术引起的三度房室传导阻滞。④药物治疗无效的由心动过缓诱发的尖端扭转型和（或）持续性室性心动过速。

预防方面：①预期将出现明显心动过缓的高危患者（常见的有急性心肌梗死的某些缓慢性心律失常、心脏传导功能不全的患者）拟施行大手术及心脏介入性手术、疑有窦房结功能障碍的快速性心律失常患者进行心律转复治疗、原先存在左束支传导阻滞的患者进行右心导管检查时。②起搏器依赖的患者在更换新心脏起搏器时的过渡。

四、起搏器手术材料、物品、药品准备

（一）通用部分

1. 手术用品（表4-18）

表4-18　起搏器手术用品

序号	耗材名称	规格型号	用途	数量
1	介入手术包		提供无菌物品	1
2	起搏器器械包	消毒卵圆钳	手术器械	1
		直/弯蚊氏钳		各4
		弯止血钳		2
		手术剪（直剪/组织剪、眼科剪）		各1
		镊子（平镊/牙镊、眼科镊）		各1
		持针器（14/16号）		各1
		手术刀柄（11/20号）及配套刀片		各1
		缝合针（圆针/皮针）		各2

2. 药品

（1）局麻药：5%盐酸利多卡因注射液、0.9%氯化钠注射液；造影剂，等渗非离子型造影剂，备一瓶50 ml造影剂，若穿刺后导丝不能顺利到达下腔静脉，造影确定静脉血管走行，是否有正常变异或闭塞。或者三腔起搏器行冠状静脉窦造影了解冠状静脉窦及分支血管分布。

（2）麻醉药：ICD诱颤时使用。

3. 测试设备

配备有起搏系统分析仪（PSA）程控头的程控仪，如无PSA程控头，则需PSA、PSA接线、测试线。

4. 监护设备

心脏监测、脉搏式血氧监测、血压监测，必要时配备吸氧装置。

5. 穿刺设备

穿刺针（小的内腔）、注射器、带软头的Seldinger导丝、扩张器、撕开鞘（双鞘一般8～9F；单鞘11～12 F），见图4-9。

6. 附件

任何消毒物品都要有备份，如适配器、螺丝刀、钢丝。

（二）起搏器手术材料

1. 缓慢性心律失常——单腔起搏器

是将起搏电极导线植入一个心腔（右心房或右心室）中，传递脉冲刺激进行起搏，用于治疗缓慢性心律失常。根据起搏模式分为固率型起搏和按需起搏，临床常见的有心室按需抑制型（VVI）和心房按需抑制型（AAI）起搏器，频率适应性VVIR和AAIR起搏（表4-19）。

2. 缓慢性心律失常——双腔起搏器

是将两根起搏电极导线分别植入右心房和右

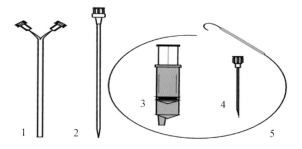

图4-9　穿刺套件

1. 穿刺鞘；2. 扩张器；3. 注射器；4. 穿刺针；5. 导引导丝

表4-19　单腔起搏器手术耗材

耗材名称	规格型号	用途	数量
单腔起搏器AAI/VVI/AAIR/VVIR	普通/抗核磁/频率应答	发放电脉冲起搏心房或心室，模拟正常心脏的冲动形成激动与传导	1
起搏电极	心房电极或心室电极　主动电极/被动电极	连接起搏器，具有双向传导功能	1

心室进行房室顺序起搏,用于治疗缓慢性心律失常,又称生理性起搏。

双腔起搏有多种模式,包括房室顺序起搏(DDI)、房室顺序心室按需型起搏(DVI)、房室双腔顺序起搏(DDD)、双腔非同步起搏(DOO)、心房同步心室抑制型起搏(VDD)、心房感知心室起搏(VAT)等(表4-20)。

3. 心脏再同步化治疗——三腔起搏器

CRT(三腔起搏器),是 cardiac resynchronization therapy 的缩写,称心脏再同步化治疗,将三根起搏导线分别放置在心脏的右心房和左右两心室,然后在皮下埋置一个脉冲发生器(起搏器),通过发放脉冲同时激动左右心室,让左右心室同时收缩而使其工作同步化,主要用于纠正由于双心室及左心室内收缩不同步引发的心力衰竭(表4-21)。CRT-D 为带除颤功能的三腔起搏器(图4-10)。

表 4-20　双腔起搏器手术耗材

耗材名称	规格型号	用途	数量
双腔起搏器 DDD/DDDR	普通/抗核磁/频率应答	发放电脉冲起搏心房和心室,模拟正常心脏的冲动形成激动与传导	1
起搏电极	心房电极和心室电极 主动电极/被动电极	连接起搏器,具有双向传导功能	各1

表 4-21　三腔起搏器手术耗材

耗材名称	规格型号	用途	数量
三腔起搏器	CRT/CRT-D	通过协调心房与心室的激动,保持左、右心室及心室内激动的同步性,从而达到改善心室功能、减少二尖瓣反流,并逆转心室重构的目的	1
起搏电极	心房电极 主动电极/被动电极	放置于右心房心耳部,连接起搏器,具有双向传导功能	1
	心室电极/心室除颤电极;主动电极/被动电极	放置于右心室,连接起搏器,具有双向传导功能,带除颤电极	1
	5 F 冠状静脉窦电极(左心室电极)	沿冠状静脉窦放置到心大静脉,相当于左心室的位置,连接起搏器,达到双室同时输出	1
导引长鞘	Sl1	起引导和支撑作用,协助球囊和左心室电极到位	1
弹簧导丝	150 cm	支撑引导长鞘到位	1
带球囊的造影导管		堵塞冠状静脉窦开口造影使心大静脉与心侧静脉分支显影	1
PTCA 导引导丝	0.014 inch	辅助造影球囊到达理想的冠状窦口	1
冠状动脉造影导管	5 FJL3.5	特殊情况下行冠状动脉造影帮助寻找冠状静脉窦开口	1

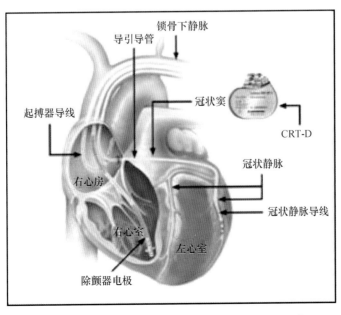

图 4-10　CRT-D(带除颤功能的三腔起搏器)植入示意图

4. ICD

植入式心律复律除颤器（auto-implanted-cadiac defibrillator，AICD）。ICD 的外观与起搏器类似，植入的部位也基本相同，但 ICD 比常规的起搏器大。通常，ICD 只有一条电极导线（植入右心室）。ICD 可以随时检测并判断患者所发生的严重室性心律失常的类型并给予不同的处理，从而达到终止心律失常、挽救患者生命的作用。ICD 主要用于各种高危人群（如心肌梗死后、心肌病、重症心力衰竭，以及少数先天遗传性疾病：如 Brugada 综合征、长 QT 综合征等）猝死的预防。一级预防针对未发生过猝死的高危人群。二级预防针对曾发生过心脏性猝死而存活的人群（表 4-22）。

表 4-22　ICD 手术耗材

耗材名称	规格型号	用途	数量
ICD 起搏器	单腔 / 双腔	发放电脉冲起搏心房和心室或单纯起搏心室，模拟正常心脏的冲动形成激动与传导，改善致命性室性心律失常（VT/VF）患者生存率，降低死亡率；二级预防	1
双腔 ICD/ 起搏电极	心房电极和心室除颤电极 / 主动或被动电极	心房电极放置在右心耳，心室除颤电极放置在右心室心尖部或右心室流出道，连接起搏器，具有双向传导功能	各 1
单腔 ICD/ 心室电极	心室除颤电极 主动或被动电极	心室除颤电极放置在右心室心尖部或右心室流出道，连接起搏器，具有双向传导功能	1
SafeSheath 穿刺鞘	带止血阀	引导支撑电极导线	1
体外除颤电极贴	一次性 / 个	除颤阈值测试时，做体外除颤准备	
一次性使用无菌套	个	包裹在程控头上，将程控头放置于 ICD 上	

5. 无导线心脏起搏器

无导线心脏起搏器（亦称"胶囊起搏器"）是传统心脏起搏器的"无线革命"。是一种小型化的单腔起搏系统，体积比传统起搏器减少 93%，重量仅约 2 g，无需起搏导线植入和无需做皮下囊袋，降低临床感染率。目前无导线起搏器通过导管经股静脉植入，将起搏器放置于右心室心尖部。减少传统起搏器存在的并发症，如电极相关导线脱位与断裂、血栓形成、导线拔除及电极赘生物，起搏器相关囊袋感染。此外，无导线起搏器无囊袋、术后局部无凸起及伤口，患者舒适度高（图 4-11，表 4-23）。

表 4-23　无导线起搏器手术耗材

耗材名称	规格型号	用途	数量
微型无导线起搏器		经皮穿刺导管技术置入，操作简单、便捷、创伤小，无需外科手术制作囊袋，不影响患者外观；可避免导线相关和囊袋感染等所有并发症	1
可控血管鞘 / 导管		经静脉推送系统进入右心室心尖部	1
弹簧导丝	150 cm	支撑引导长鞘到位	1
扩张鞘	12 F	沿导丝放入右心房位置作为传送通路	1

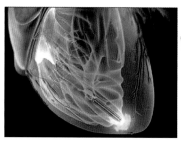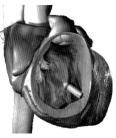

图 4-11　无导线起搏器植入图

五、围术期护理

主要包括术前患者准备、仪器准备、麻醉准备、耗材准备；术中观察要点、注意事项、并发症护理；术后病情观察、伤口管理、健康指导。

（一）术前护理配合

1. 术前宣教

起搏器手术是一种创伤性治疗，护士应告知

患者手术基本过程和配合要点，消除患者恐惧、焦虑情绪，保证手术顺利进行。

2. 术前患者准备

①协助患者完善各种辅助检查，了解各脏器功能；②术前纠正患者身体状况，积极治疗并发症，如肺部感染、高血压、糖尿病等；③术前 1 天认真做好皮肤准备（术侧胸部和腋下、会阴部＋双侧腹股沟），包括清洁皮肤和去除毛发；④保证充足的睡眠；⑤术前 2 h 禁食；⑥建立静脉通路；⑦更换清洁衣裤并排便，如有义齿留在病室内。

3. 手术前仪器、器械、用物准备

（1）检测除颤器性能，调试监护仪、永久起搏器测试仪、氧气及负压吸引装置。

（2）备无影灯，准备床单位（去枕、上头架、移开影像增强器）。

（3）备齐手术包、起搏器器械包等相应无菌包，仔细核对包外指示胶带上的消毒效果及有效期。

（4）术前抢救药品准备：多巴胺 20 mg、阿托品 0.5 mg。

（5）督促检查导管室内工作人员穿铅衣、戴铅围脖等放射防护设施。

（二）术中护理配合

1. 穿刺技术配合

（1）单腔起搏器植入一根电极时，使用一根导线插入的穿刺技术（图 4-12）。

（2）双腔起搏器或三腔起搏器植入两根电极，使用两根导线插入的穿刺技术（图 4-13）。

2. 术中观察、配合要点

（1）备好急救设备，如除颤仪、氧气、吸引器、气管插管、简易呼吸机等。

（2）协助患者仰卧于导管床上，静脉输液、心电监护，注意倾听患者的主诉。

（3）密切观察心电示波和生命体征变化。注意有无心律失常，如室性早搏、室性心动过速，严重者可发生心室扑动、心室颤动，发现异常及时告知术者，以便随时调整电极导线位置。

（4）协助连接永久起搏器测试仪，进行起搏频率、输出电压、感知灵敏度、电极阻抗等的测试并记录。

（5）做好患者的心理护理，指导患者咳嗽、深呼吸，观察起搏阈值、起搏器感知功能是否改变，观察有无电极脱位或心肌穿孔。

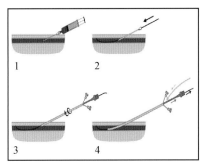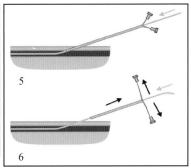

图 4-12　一根导线插入的穿刺技术

1. 穿刺；2. 插入 Seldinger 导丝；3. 插入伴扩张器的穿刺鞘；4. 移去扩张器和 Seldinger 导丝，插入电极导线；5. 插入电极导线；6. 移去穿刺鞘

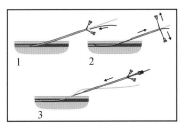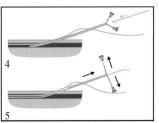

图 4-13　两根导线插入的穿刺技术

1. 插入第二根 Seldinger 导丝；2. 移去第一个穿刺鞘；3. 插入带扩张器的第二个穿刺鞘；4. 插入第二根电极导线；5. 移去穿刺鞘

（6）三腔起搏器或 ICD 起搏器植入术的患者有的心功能较差，术前应测量周围静脉压、给予留置尿管、使用强心和利尿剂，并禁食水。观察起搏信号是否良好、ICD 是否能够正确放电，备好抢救设备及药品。

（三）术后护理

（1）术侧肢体制动，植入单腔、双腔起搏器者卧床 24 h，植入三腔起搏器者卧床 3 天，平卧或 ≤ 30° 侧卧位，24 h 后床头逐渐抬高 30° ～ 45° 角。

（2）心电监测：严密观察起搏心电图，了解心房心室起搏功能是否正常，有无起搏脱落现象，起搏频率是否在限定频率范围，如有异常及时报告医生。

（3）伤口护理：观察伤口有无渗血，伤口皮肤色泽、局部张力、有无血肿形成及皮肤的温度，同时注意伤口有无感染征象。穿刺点沙袋压迫 4 ～ 6 h，压迫部位应在伤口下方囊袋上而非切口缝合处。

（4）活动指导：指导患者床上活动，固定术侧上肢，避免外展、上举动作，避免右侧卧位和左侧肩关节大幅度运动，以防电极脱位或切口出血。

植入术起搏器护理流程见图 4-14。

（四）并发症的护理

1.切口出血、囊袋积血

发生率 1.4% ～ 6.2%；主要原因为患者有出血疾病或倾向、使用抗凝 / 抗血小板药物、止血不彻底、静脉压偏高等。临床表现：局部肿胀、疼痛、有波动感、局部抽出不凝血液。预防和护理：确认患者术前检查凝血功能（INR < 1.5），围术期避免使用抗凝药物，术中使用电刀，必要时放置引流条，加压包扎沙袋压迫。

2.气胸和血气胸

为锁骨下穿刺并发症。临床表现：不能解释的低血压、胸痛和呼吸困难。预防和护理：以预防为主，细心操作，X 线透视下行腋静脉穿刺，配合静脉造影协助术者确认导丝进入下腔静脉，随时关注患者，倾听患者主诉。

3.心律失常

是术中和术后 1 周最常见的并发症之一，主要原因是患者过度紧张、电极导线过多刺激、有电解质紊乱。临床表现：频发房性或室性早搏，一过性室性心动过速。预防和护理：做好患者心理护理，避免过度紧张，术中术者动作轻柔，或术前或术中少量使用镇静剂，有电解质紊乱者术前进行纠正，术中术后密切监测心电监护，发现问题及时协助医师处理。

4.心脏穿孔

是术中或术后严重并发症。发生原因：术中操作不当或心肌梗死后心壁较薄，导线质地较硬，电极导线张力过大等；正确识别非常关键。临床表现：患者主诉胸痛、胸闷，X 线下看到导线顶端位于心影之外，测试起搏阈值升高，起搏图形呈现右束支传导阻滞图形，可见肋间肌或膈肌收缩、出现植入后摩擦音，可见心包积液或心脏压塞。预防和护理：置放电极时始终在 X 线透视下操作，注意患者主诉、随时关注术中手术进度，注意观察心包影像（图 4-15）。

5.电极脱位

24 h 内发生率最高，90% 发生在术后 1 周。主要原因：老年人心内膜较光滑、电极嵌入不适当、患者不配合、植入后早期的不适当活动、导线固定不可靠等。临床表现：电极微脱位在影像学上无显著改变，可出现测试起搏阈值升高或不能起搏，或感知异常。电极较大程度脱位在影像学上有显著的改变，电极完全不在正常植入位置，起搏、感知均不良，需及时复位。预防和护理：术前训练患者习惯于卧床情况下大小便，避免过早不适当活动，术中协助医生认真测试各项起搏参数，保持电极张力、预留电极长度，必要时使用主动电极。

6.起搏系统感染

主要原因：与患者相关的因素有基础病心力衰竭、糖尿病、肾功能不全、呼吸衰竭、高龄、低体重消瘦、营养不良低蛋白血症、长时间口服抗凝剂、长期使用皮质激素或免疫抑制剂等；与手术相关因素有进行 CRT/ICD 等复杂装置植入，起搏系统置换 / 升级，手术操作时间过长，围术期未预防性使用抗生素，术后囊袋血肿和囊袋溃破，植入者的经验或植入中心植入量不多等等。预防和护理：积极配合治疗基础病，围术期预防性应用抗生素，选择合适的起搏系统，更多选择易拔除导线，起搏系统置换 / 升级的囊袋制作策略周全，对于术后囊袋血肿积极处理。

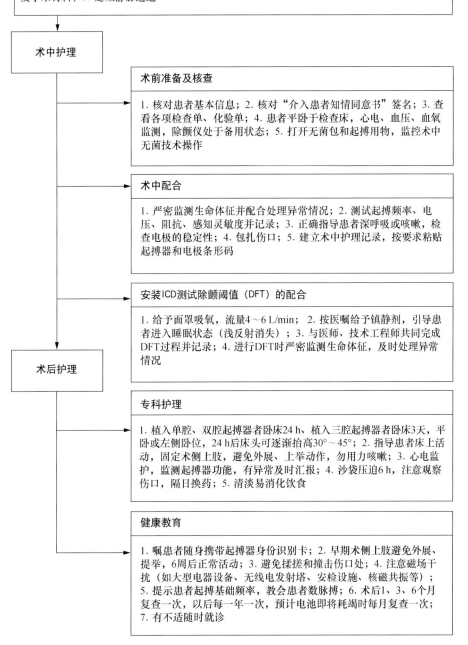

术前评估：1. 手术部位皮肤情况；2. 化验室检查和心电图检查结果；3. 患者的情绪和心理状态；4. 家庭支持情况

术前准备：1. 术前宣教和心理护理；2. 查看实验室的各项结果；3. 常规用药和急救药物的准备；4. 急救物品（如简易呼吸器、气管插管用物）的准备；5. 检查仪器设备；6. 备好起搏器及手术材料；7. 建立静脉通道

术中护理

术前准备及核查

1. 核对患者基本信息；2. 核对"介入患者知情同意书"签名；3. 查看各项检查单、化验单；4. 患者平卧于检查床，心电、血压、血氧监测，除颤仪处于备用状态；5. 打开无菌包和起搏用物，监控术中无菌技术操作

术中配合

1. 严密监测生命体征并配合处理异常情况；2. 测试起搏频率、电压、阻抗、感知灵敏度并记录；3. 正确指导患者深呼吸或咳嗽，检查电极的稳定性；4. 包扎伤口；5. 建立术中护理记录，按要求粘贴起搏器和电极条形码

安装ICD测试除颤阈值（DFT）的配合

1. 给予面罩吸氧，流量4～6 L/min；2. 按医嘱给予镇静剂，引导患者进入睡眠状态（浅反射消失）；3. 与医师、技术工程师共同完成DFT过程并记录；4. 进行DFT时严密监测生命体征，及时处理异常情况

术后护理

专科护理

1. 植入单腔、双腔起搏器者卧床24 h，植入三腔起搏器者卧床3天，平卧或左侧卧位，24 h后床头可逐渐抬高30°～45°；2. 指导患者床上活动，固定术侧上肢，避免外展、上举动作，勿用力咳嗽；3. 心电监护，监测起搏器功能，有异常及时汇报；4. 沙袋压迫6 h，注意观察伤口，隔日换药；5. 清淡易消化饮食

健康教育

1. 嘱患者随身携带起搏器身份识别卡；2. 早期术侧上肢避免外展、提举，6周后正常活动；3. 避免揉搓和撞击伤口处；4. 注意磁场干扰（如大型电器设备、无线电发射塔、安检设施、核磁共振等）；5. 提示患者起搏基础频率，教会患者数脉搏；6. 术后1、3、6个月复查一次，以后每一年一次，预计电池即将耗竭时每月复查一次；7. 有不适随时就诊

图 4-14 植入永久起搏器护理流程

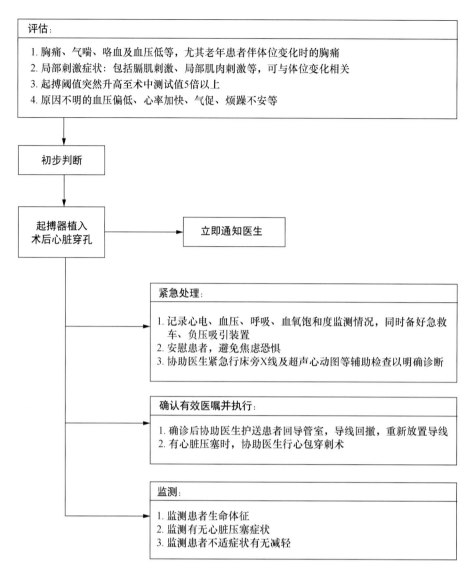

图 4-15 起搏器植入术后心脏穿孔护理流程

第四节　先天性心脏病介入治疗器材应用

先天性心脏病（简称先心病）是先天性畸形最常见的一种，定义为出生时就已存在的心脏循环结构或功能的异常，通常是胎儿时期以血管发育异常或发育障碍以及出生后应当退化的组织或结构未能退化（部分停顿）所致，由于解剖学异常导致血流动力学改变又显著影响了循环系统其他部分的结构和功能形成。Nora 在其所著的《心血管疾病与遗传》一书中提出单纯受环境或遗传因素单一影响而发病的心血管疾病毕竟占少数，大多数是遗传与环境的相互作用结果。常见的先天性心脏病包括左右心腔之间的异常交通（如房、室间隔缺损，动脉导管未闭），心脏正常通路的梗阻（瓣膜、心室流入或流出道梗阻），心脏结构发育不良或缺如（如左 / 右心腔、心脏瓣膜、大血管发育不良或缺如），心脏与肺循环连接异常，心脏与体循环连接异常等。

一、房间隔缺损的介入治疗

1. 概述

房间隔缺损（atrial septal defect，ASD）是指

在胚胎发育过程中，房间隔的发生、吸收和融合出现异常，导致左、右心房之间残留未闭的缺损。本病约占所有先天性心脏病的 10%，占成人先天性心脏病的 20% ～ 30%，女性多见，男女发病率之比为 1：（1.5 ～ 3）。根据 ASD 胚胎学发病机制和解剖学特点可将 ASD 分为继发孔型和原发孔型，前者常见，占 ASD 的 60% ～ 70%，是介入治疗主要选择的类型；后者占 ASD 的 15% ～ 20%，缺损位于房间隔的下部，因原发房间隔发育不良或者心内膜垫发育异常导致，其上缘为原发房间隔形成的弧形边缘，下缘为左房室瓣、右房室瓣的共同瓣环，需手术矫治。继发孔型 ASD 的总体自然闭合率可达 87%。3 月龄以前婴儿 3 mm 以下的 ASD 在 1 岁半内 100% 可自然闭合；缺损 3 ～ 8 mm 的 ASD 在 1 岁半内有 80% 以上可自然闭合；缺损在 8 mm 以上的 ASD 很少能够自然闭合。ASD 的自然愈合年龄为 7 个月至 6 岁，中位数为 1.6 岁。右心室增大者的自愈率为 9.5%，右心室正常者的自愈率为 63.6%。大多数 ASD 儿童一般无症状，亦不影响活动，多数患者到了青春期后才出现症状。大、中型 ASD 在 20 ～ 30 岁将发生充血性心力衰竭和肺动脉高压，特别是 35 岁后病情发展迅速，如果不采取干预措施，患者可因肺动脉高压而使右心室容量和压力负荷均增加，进而出现右心衰竭，而且无论是否手术治疗，均可在术后出现房性心律失常（心房扑动或心房颤动）。此外，部分患者可因矛盾性血栓而引起脑血管栓塞。对于手术干预的预后，据 Murphy 报道，术前无肺动脉高压、心力衰竭及心房颤动的患者，早期施行关闭手术，生存率与正常人相同。随访发现，24 岁前实施手术者，长期生存率与正常同龄同性别的对照组相同。40 岁以后手术者，心房颤动的发生率明显升高。因此，对于成人 ASD 患者，只要超声检查有右心室容量负荷增加的证据，均应尽早关闭缺损。另外，尽管传统上认为小于 10 mm 的小型 ASD 无心脏扩大和症状，可不进行外科手术治疗，但考虑到小型 ASD 可能并发矛盾性血栓和脑脓肿，而且这两种

并发症好发于成年人，尤其是 60 岁以后，因此对成年人小型 ASD 也主张行介入治疗。

2. 适应证

（1）明确适应证

1）通常年龄 ≥ 3 岁。

2）继发孔型 ASD 直径 ≥ 5 mm，伴右心容量负荷增加，≤ 36 mm 的左向右分流 ASD。

3）缺损边缘至冠状静脉窦，上、下腔静脉及肺静脉的距离 ≥ 5 mm；至房室瓣 ≥ 7 mm。

4）房间隔的直径大于所选用封堵伞左房侧的直径。

5）不合并必须外科手术的其他心脏畸形。

（2）相对适应证

1）年龄 < 3 岁，但伴有右心室负荷加重。

2）ASD 前缘残端缺如或不足，但其他边缘良好。

3）缺损周围部分残端不足 5 mm。

4）特殊类型 ASD 如多孔型或筛孔型 ASD。

5）伴有肺动脉高压，但 QP/QS ≥ 1.5，动脉血氧饱和度 ≥ 92%，可试行封堵。

3. 禁忌证

（1）原发孔型 ASD 及静脉窦型 ASD。

（2）感染性心内膜炎及出血性疾患。

（3）封堵器安置处有血栓存在，导管插入处有静脉血栓形成。

（4）严重肺动脉高压导致右向左分流。

（5）伴有与 ASD 无关的严重心肌疾患或瓣膜疾病。

（6）近 1 个月内患感染性疾病，或感染性疾病未能控制者。

（7）患有出血性疾病，未治愈的胃、十二指肠溃疡。

（8）左心房或左心耳血栓，部分或全部肺静脉异位引流，左心房内隔膜，左心房或左心室发育不良。

4. 手术用品（表 4-24）

表 4-24　房间隔缺损介入治疗常规物品及药品准备

序号	耗材名称	型号规格	用途	数量
1	介入手术包			1
2	一次性注射器	5 ml	用于小剂量药物注射使用	1
3	一次性注射器	10 ml	冲洗各种导管	2
4	一次性注射器	20 ml	冲洗各种导管	1
5	穿刺鞘管	5 F 或 6 F	穿刺股静脉路径	1
6	造影导丝	超滑导丝或 J 形导丝	成人选择较硬、支撑力较好的 J 形导丝；儿童选择超滑导丝	1
7	造影导管	5 F/6 FMPA2	输送造影剂至心房内	1
8	测压系统	压力连接管 换能器	术中测压力	1
9	加硬交换导丝	0.035 inch×260 cm	辅助建立输送轨道	1
10	介入输送装置	头端弯曲 45°	输送封堵器至房间隔缺损部位	1
11	ASD 封堵器	6 ～ 34 mm	封堵房间隔缺损部位	1

5. 手术流程和观察要点（图 4-16，表 4-25）

表 4-25　房间隔缺损介入治疗手术流程及观察要点

手术流程	护理观察配合要点
1. 患者入室后，根据情况进行麻醉：婴幼儿采用全身麻醉，成人和配合操作的大龄儿童可用局部麻醉 2. 穿刺：常规穿刺股静脉，送入鞘管，静脉推注肝素 100 U/kg，此后每隔 1 h 追加负荷剂量的 1/4 ～ 1/3 3. 常规右心导管检查：测量上、下腔静脉至肺动脉水平的压力，并留取血标本行血氧分析 4. 交换导丝：将右心导管经 ASD 处进入左心房和左上肺静脉，交换 0.035 inch×260 cm 加硬导丝置于左上肺静脉内 5. 测量 ASD 大小：沿加硬导丝送入测量球囊，用稀释对比剂（1：4）充盈球囊，在 X 线透视和彩色超声心动图观察下，球囊嵌于 ASD 缺口处可见腰征出现，记录推入对比剂剂量，回抽对比剂将球囊退出体外，用等量对比剂再次充盈球囊，用卡尺测量球囊腰部直径，同时与 X 线和超声测得缺损直径大小比较，根据测量结果选择封堵器 6. 选择封堵器：根据测量的 ASD 最大缺损直径，成人加 4 ～ 6 mm，小儿增加 2 ～ 4 mm 选择封堵器，同时测量房间隔总长度，以便判断封堵器是否能充分展开。大 ASD 时封堵器可能增加至 8 ～ 10 mm。将所选择的封堵器用生理盐水冲洗收入传送短鞘内 7. 送入输送鞘：根据封堵器大小，选择不同的输送鞘管，在加硬导丝导引下置于左心房内或左上肺静脉开口处 8. 置入封堵器：在 X 线和超声心动图监测下沿鞘管送入封堵器至左心房，打开左心房侧伞，回撤至房间隔的左房侧，然后固定输送杆，继续回撤鞘管，打开封堵器的右房侧伞。在左前斜位 45° ～ 60° 加头向成角 20° ～ 30°，X 线下见封堵器呈"工"字形展开，少许用力反复推拉输送杆，封堵器固定不变。超声心动图四腔心切面上，封堵器夹在房间隔两侧；主动脉缘无残端者，大动脉短轴切面上见封堵器与主动脉形成"Y"字形；剑下两房心切面上，封堵器夹在 ASD 的残缘上，无残余分流；对周边结构包括左房室、右房室和冠状静脉窦等无不良影响；心电图监测无房室传导阻滞。如达到上述条件，可旋转推送杆释放封堵器，撤出鞘管，局部加压包扎	1. 患者入室，做好身份识别，安全核查 2. 协助患者上手术床，取舒适体位，连接心电导联线，监测心电、血压、血氧饱和度 3. 协助术者消毒、铺巾、穿手术衣，连接测压系统、高压注射器系统并注意排空压力延长管内的空气 4. 依次把术中需要使用的耗材递送到手术台上 5. 穿刺成功后遵医嘱给予肝素；根据手术时长提醒术者追加肝素 6. 术前备好急救药品（如阿托品、利多卡因、多巴胺 / 间羟胺），抢救仪器处于完好备用状态 7. 术中关注患者的精神状态，主动询问是否有不适，密切观察心电、血压、血氧饱和度，发现异常及时报告及时应对处理并做好记录 8. 手术结束后协助加压包扎，嘱患者保持术侧肢体伸直、避免弯曲，做好相应的健康宣教

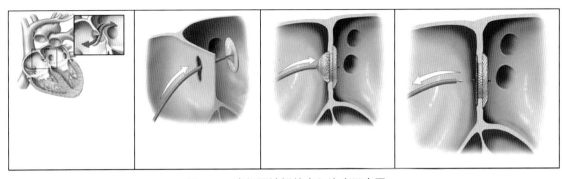

图 4-16　房间隔缺损的介入治疗示意图

6. 并发症及护理措施（表 4-26）

表 4-26　术中并发症护理观察要点

并发症	原因、临床表现、预防及处理	护理措施
残余分流	术后出现通过封堵器的微量分流，一般不需要处理，随着时间的推移，会自行闭合 因缺损不规则导致所选封堵器偏小，可考虑更换更大的封堵器 封堵器覆盖以外部分发现束状的分流，且缺损大于 5 mm 应考虑再置入另 1 枚封堵器，保证完全封堵；如缺损小于 5 mm，可不处理	1. 一般不需要处理，随着时间推移会自行闭合 2. 如因缺损不规则导致，可更换更大的封堵器
血栓栓塞	术中和术后应用肝素及抗血小板药物抗凝，可减少血栓栓塞并发症。对直径较大的 ASD，封堵术后 6 个月内应加强超声随访，以便及时发现封堵器表面血栓。一旦发现血栓，应加强抗凝治疗，如血栓移动度较大，有发生脱落危险者，应考虑行外科治疗	1. 术中和术后应用肝素及抗血小板药物抗凝 2. 对于直径较大的封堵器，术后 6 个月内应加强超声心动图随访并加强抗凝治疗，有发生脱落危险者，应考虑外科治疗
气体栓塞	应严格操作程序，充分排空输送鞘和封堵器中气体，当输送鞘置入左心房后，嘱患者平静呼吸并堵住输送鞘体外开口，避免因负压导致气体进入左心房。一旦出现上述症状，应立即吸氧，心率减慢者给予阿托品维持心率，同时给予硝酸甘油防止血管痉挛加重病情，必要时立即穿刺股动脉，将导管置入栓塞发生处用生理盐水冲洗	注意询问患者的感觉，如果有突发胸痛、胸闷、心率减慢、呼吸困难等，应立即报告术者并配合静推阿托品、吸氧等处理
头痛或偏头痛	封堵器选择过大使表面不能形成完整的内皮化，或为术后抗血小板治疗不够或存在阿司匹林抵抗，导致微小血栓形成脱落阻塞脑血管所致。ASD 介入治疗术后抗血小板治疗最少半年，如有头痛史可延长至 1 年，并根据具体情况确定是否加用氯吡格雷加强抗血小板治疗或改用华法林抗凝治疗	遵医嘱对症处理，做好心理护理及用药指导
穿刺部位血肿和股动静脉瘘	小型血肿可以不用特殊处理，少量的淤血能够自行吸收。偏大的血肿应立即压迫穿刺处，防止继续出血导致血肿增大，同时挤出淤血。形成股动静脉瘘后，腹股沟处可有包块，伴疼痛，穿刺区域或包块处可闻及连续性血管杂音，并可伴有震颤。出现股动静脉瘘后应积极处理，瘘口小者可经手压迫或超声引导按压修复治疗，瘘口大且经压迫法无法治愈时需及时行外科手术修补	1. 做好预防，保证准确的穿刺和正确的压迫止血方法 2. 注意局部血管杂音，术后新出现杂音时注意触摸搏动、在超声下及时发现假性动脉瘤，徒手压迫 1 h 以上，加压包扎 3. 经压迫处理无效，过大的假性动脉瘤应进行外科手术修补

并发症	原因、临床表现、预防及处理	护理措施
心脏压塞	发生心脏压塞之后，轻者可无明显症状，重者立即出现胸闷、胸痛、心悸、血压下降甚至呼吸困难等症状。预防方法在于操作者在推送导管、导引导丝和输送鞘过程中动作应轻柔，切忌粗暴，一旦出现阻力，立即停止前送和回撤。出现心脏压塞后，必须立即停止操作，严密监视心率、血压和心包积液容量变化。如心脏壁破口较小，超声观察心包积液量增加不明显，可给予鱼精蛋白中和肝素，避免患者深呼吸和体位变化，破口多可自愈；如破口大，心包积液量迅速增加时立即心包穿刺，留置猪尾导管于心包内，抽出心包内积血并从股静脉鞘管中回输至患者体内，直至心包积液量不再增加后撤出留置的导管，再择期介入治疗；经心包穿刺抽液后症状无改善者需尽快行外科手术治疗	对于明确诊断为心脏压塞的患者，应立即协助术者行心包穿刺引流，并准确记录引流量及患者的血压情况。引流管留置期间，护士应密切观察患者血压、心率等体征，并注意引流管是否有新鲜血液持续流出。对于紧急外科治疗的患者，其心包引流出的新鲜血液可考虑自体回输
封堵器移位、脱落	术前和术中超声心动图的判断最为重要，若经胸超声不能清楚显示缺损边缘或缺损较大者，应采用经食管超声进一步明确以避免封堵器脱落。重点在于规范化治疗，选择合适的封堵器，尤其是下腔静脉缘残端薄而短者，释放封堵器前需要反复推拉封堵器并观察其形态和位置是否有异常。封堵器脱落后如未发生心室颤动，可经导管取出，国内外均有成功取出的报道，若封堵器较大或者难以取出时应行急诊外科手术	术中脱落常发生在封堵器推出输送鞘时，与推送时发生旋转、封堵器螺丝过松等因素有关；术后脱落与所选封堵器偏小或房间隔缺损边缘薄软、短小有关。如患者主诉有心悸、胸闷等症状，心电监护有房性心动过速、室性期前收缩/室性心动过速时，应立即报告医生并采取积极措施处理
心律失常	多数患者心律失常可迅速缓解，个别患者可持续数小时甚至更长时间。因此，ASD 介入治疗后 2 个月内应注意避免剧烈咳嗽和活动，减少封堵器对周围组织的刺激。出现心律失常后药物对症处理多可缓解，若出现传导阻滞必要时可植入临时或永久起搏器治疗，部分患者取出封堵器后心律失常消失	1. 术中可有室性期前收缩、室性心动过速，应提醒术者，多在改变导丝、导管和输送鞘位置和方向后消失 2. 应做好患者的健康宣教，术后 2 个月内避免剧烈运动和剧烈咳嗽，注意保暖，避免感冒
主动脉至右心房和左心房瘘	建议严格掌握适应证，对缺损较大、位置较偏、残端较短者，必须仔细观察封堵器置入后的状况，是否会对主动脉造成不良影响。一旦出现上述并发症通常应外科手术治疗，国外有 1 例经介入治疗成功的报道	术中关注患者的精神状态，主动询问是否有不适，密切观察心电、血压、血氧饱和度，发现异常及时报告及应对处理
溶血	ASD 封堵后溶血罕见，考虑系血细胞在较大网状双盘结构中流动所致。此时可停用阿司匹林等抗血小板药物，促进封堵器表面血栓形成，另外给予大剂量激素稳定细胞膜，减少细胞碎裂	1. 遵医嘱使用肝素抗凝，每超过 1 h 应提醒术者追加肝素 2. 注意观察尿量、颜色，警惕溶血、出血的发生

7. 围术期护理（表 4-27）

表 4-27　围术期护理

护理	观察处理要点
术前护理	1. 完善术前各种检查，了解患者简要病史，做好术前宣教和有效的心理疏导 2. 全麻患儿术前禁食水 6 ~ 8 h，术前监测生命体征 3. 皮肤准备：术前一天清洁皮肤，常规双侧腹股沟区备皮。注意检查足背动脉搏动的情况，以便于术中术后进行搏动情况的对照 4. 术前建立有效静脉通路，留置静脉留置针

护理	观察处理要点
术中配合	1. 患者入室，做好身份识别、安全核查
	2. 协助患者上手术床，取舒适体位，连接心电导联线，监测心电、血压、血氧饱和度
	3. 协助术者消毒、铺巾、穿手术衣，连接测压系统、高压注射器系统并注意排空压力延长管内的空气
	4. 依次把术中需要使用的耗材递送到手术台上
	5. 穿刺成功后遵医嘱给予肝素；根据手术时长提醒术者追加肝素
	6. 术前备好急救药品（如阿托品、利多卡因、多巴胺 / 间羟胺），抢救仪器处于完好备用状态
	7. 术中关注患者的精神状态，主动询问是否有不适，密切观察心电、血压、血氧饱和度，发现异常及时报告、及时应对处理并做好记录
	8. 手术结束后协助加压包扎，嘱患者保持术侧肢体伸直避免弯曲，做好相应的健康宣教
术后护理	1. 术后将患者送入 CCU，做好生命体征的监护
	2. 密切观察伤口有无出血、渗血、红肿及感染等情况，保持伤口干燥，右下肢伸直制动 6 ～ 12 h，沙袋压迫 2 ～ 4 h，注意做好婴幼儿的护理，避免躁动，导致穿刺口出血，按医嘱给予镇静剂，同时注意呼吸情况，必要时予吸氧，注意补液，清醒后 2 h，可适量进流质饮食
	3. 术后卧床 12 ～ 24 h
	4. 先天性心脏病介入治疗术经血管送入鞘管、导引导丝、封堵器等，易造成血管内膜损伤而致血栓形成；另外术后包扎过紧，沙袋压迫时间过长也易导致血栓，所以应密切关注足背动脉搏动情况，及皮肤的温度、颜色、感觉等，防止栓塞、供血障碍而导致坏死
	5. 术后第二天做胸部 X 线、心电图和超声心动图检查，观察封堵器的位置及有无残余分流
	6. 出院指导：术后 2 个月内避免剧烈活动，防止封堵器脱落，注意保暖，减少上呼吸道感染。遵医嘱服用抗凝药，定期复查

二、室间隔缺损的介入治疗

1. 概述

室间隔缺损（ventricular septal defect，VSD）为最常见的先天性心脏畸形，多单独存在，亦可与其他畸形合并发生（图 4-17）。本病的发生率占存活新生儿的 0.3%，先天性心脏病的 25% ～ 30%。由于 VSD 有比较高的自然闭合率，约占成人先天性心脏病的 10%。在上海早年文献报道的 1085 例先天性心脏病患者中，VSD 占 15.5%，女性稍多于男性。传统的治疗方法是外科手术，但是外科治疗创伤大，并发症发生率高，占用医疗资源多，术后对患者有一定不良的心理影响。因此，外科治疗不是一种理想的治疗选择。1988 年 Lock 等首次应用双面伞关闭 VSD 以来，已有多种装置应用于

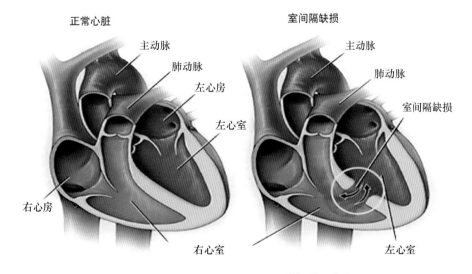

图 4-17　正常心脏结构和室间隔缺损的示意图

经导管 VSD 的介入治疗，如 Cardio SEAL 双面伞、Sideris 纽扣式补片和弹簧圈等，但由于操作难度大、并发症多，残余分流发生率高，均未能在临床推广应用。1998 年 Amplatzer 发明了肌部 VSD 封堵器，成功治疗了肌部 VSD，但是由于肌部 VSD 仅占 VSD 的 1% ～ 5%，临床应用数量有限。2002 年 Amplatzer 在房间隔缺损封堵器和动脉导管未闭封堵器研制的基础上，研制出膜周部偏心型 VSD 封堵器，并成功应用于临床。国内于 2001 年研制出对称型镍钛合金膜周部 VSD 封堵器，同年 12 月应用于临床，随着治疗病例的增加和对 VSD 解剖学认识的提高，对封堵器进行了改进，先后研制出非对称性、零边、细腰大边等封堵器，使适应证范围进一步扩大，成功率提高，房室传导阻滞和右房室瓣反流并发症的发生率降低。但是，与此相反，进口封堵器，在应用中发现需要安置人工心脏起搏器的房室传导阻滞发生率高达 3.8%，并且有一些患者在术后 1 年发生房室传导阻滞，分析其原因可能是封堵器的结构缺陷。因此，进口封堵器的临床应用受到极大的关注，同时也影响其在临床的推广应用，国外仅在一些大的临床中心应用，累计例数不足 2000 例。而国产 VSD 封堵器在国内治疗膜周部 VSD 的病例数达 20 000 余例，并发症发生率低于进口封堵器，主要并发症的发生率也低于外科手术。伦敦 Great Ormond Street Hospital 总结 1976 年至 2001 年间 2079 例 VSD 患者外科术后永久性完全性房室传导阻滞的发生率，单纯性 VSD 患者 996 例中发生 7 例（0.7%），主要为膜周部 VSD。单纯 VSD 术后医院总死亡率为 1.5%，在 1997 年至 2001 年间为 0.7%。国内通过大量病例的随访研究，对 VSD 的封堵治疗有了较深入的认识，严重并发症的发生率明显降低。

2. 适应证

（1）明确适应证

1）膜周部 VSD。

2）年龄通常 ≥ 3 岁。

3）体重大于 10 kg。

4）有血流动力学异常的单纯性 VSD，直径 > 3 mm，< 14 mm。

5）VSD 上缘距主动脉右冠瓣 ≥ 2 mm，无主动脉右冠瓣脱入 VSD 及主动脉瓣反流。

6）超声在大血管短轴五腔心切面 9 ～ 12 点位置。

7）肌部 VSD > 3 mm。

8）外科手术后残余分流。

9）心肌梗死或外伤后室间隔穿孔。

（2）相对适应证

1）直径小于 3 mm，无明显血流动力学异常的小 VSD。临床上有因存在小 VSD 而并发感染性心内膜炎的病例，因此，封堵治疗的目的是避免或减少患者因小 VSD 并发感染性心内膜炎。

2）嵴内型 VSD，缺损靠近主动脉瓣，成人患者常合并主动脉瓣脱垂，超声和左心室造影多低估 VSD 的大小。尽管此型 VSD 靠近主动脉瓣，根据目前介入治疗的经验，如缺损距离肺动脉瓣 2 mm 以上，直径小于 5 mm，大多数患者可成功封堵，但其长期疗效尚需随访观察。

3）感染性心内膜炎治愈后 3 个月，心腔内无赘生物。

4）VSD 上缘距主动脉右冠瓣 ≤ 2 mm，无主动脉右冠窦脱垂，不合并主动脉瓣反流，或合并轻度主动脉瓣反流。

5）VSD 合并一度房室传导阻滞或二度 I 型房室传导阻滞。

6）VSD 合并动脉导管未闭（PDA），有 PDA 介入治疗的适应证。

7）伴有膨出瘤的多孔型 VSD，缺损上缘距离主动脉瓣 2 mm 以上，出口相对集中，封堵器的左心室面可完全覆盖全部入口。

3. 禁忌证

（1）感染性心内膜炎，心内有赘生物，或存在其他感染性疾病。

（2）封堵器安置处有血栓存在，导管插入路径中有静脉血栓形成。

（3）巨大 VSD、缺损解剖位置不良，封堵器放置后可能影响主动脉瓣或房室瓣功能。

（4）重度肺动脉高压伴双向分流。

（5）合并出血性疾病和血小板减少。

（6）合并明显的肝肾功能异常。

（7）心功能不全，不能耐受操作。

4. 手术用品（表 4-28）

膜周部室间隔缺损封堵治疗选择封堵器的合

表 4-28　室间隔缺损介入治疗常规物品及药品准备

序号	耗材名称	型号规格	用途	数量
1	介入手术包			1
2	一次性注射器	5 ml	用于小剂量药物注射使用	1
3	一次性注射器	10 ml	冲洗各种导管	2
4	一次性注射器	20 ml	冲洗各种导管	1
5	穿刺鞘管	4 F/5 F 或 6 F	穿刺股动、静脉路径	1
6	造影导丝	超滑导丝或 J 形导丝	成人选择较硬、支撑力较好的 J 形导丝；儿童选择超滑导丝	1
7	右冠导管	5 F/6 FMPA2	输送造影剂至心室内	1
8	测压系统	压力连接管 换能器	用于测压	1
9	加硬交换导丝	0.035 inch×260 cm	辅助建立输送轨道	1
10	泥鳅导丝	0.032 inch×260 cm	辅助建立输送轨道	1
11	圈套器	直径 15 cm	辅助建立输送轨道	1
12	介入输送装置	头端弯曲 180°	输送封堵器至室间隔缺损部位	1
13	VSD 封堵器	4～16 mm	封堵室间隔缺损部位	1

适与否与并发症的发生有一定的关系，因此应根据室间隔缺损的形态、缺损大小、缺损与主动脉瓣的距离选择不同类型的封堵器。室间隔缺损远离主动脉瓣，首选对称型室间隔封堵器（图 4-18）；室间隔缺损靠近主动脉瓣，选择偏心型封堵器为佳（图 4-19）；多孔型缺损可选择小腰大边型封堵器（图 4-20）。选择的封堵器应比室间隔缺损的最小直径大 1～3 mm。

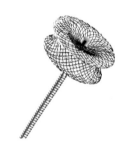

图 4-18　对称型室间隔封堵器

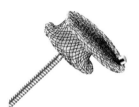

图 4-19　偏心型封堵器

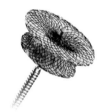

图 4-20　小腰大边型封堵器

5. 手术流程和观察要点（表 4-29）

表 4-29　室间隔缺损介入治疗手术流程和观察要点

手术流程	护理观察配合要点
1. 患者入室后，根据患者情况进行麻醉：婴幼儿采用全身麻醉，成人和配合操作的大龄儿童可用局部麻醉	1. 患者入室，做好身份识别、安全核查
2. 建立动、静脉轨道：通常应用右冠状动脉造影导管或剪切的猪尾导管作为过隔导管。经主动脉逆行至左心室，在导引导丝帮助下，导管头端经 VSD 入右心室，将 260 mm 长的 0.032 inch 泥鳅导丝或软头交换导丝经导管插入右心室并推送至肺动脉或上腔静脉，再由股静脉经端孔导管插入圈套导管和圈套器，套住位于肺动脉或上腔静脉的导丝，由股静脉拉出体外，建立股静脉-右心房-右心室 -VSD- 左心室-主动脉-股动脉轨道。当上述方法建立的轨道不通畅时，有可能缠绕腱索，需将导引导丝送至右心室，重新操作导管经右房室瓣至右心房进入上腔静脉或下腔静脉。在上腔或下腔静脉内圈套导丝，建立轨道可避免导丝缠绕腱索	2. 协助患者上手术床，取舒适体位，连接心电导联线，监测心电、血压、血氧饱和度 3. 协助术者消毒、铺巾、穿手术衣，连接测压系统、高压注射器系统并注意排空压力延长管内的空气

手术流程	护理观察配合要点
3. 送入输送鞘：由股静脉端沿轨道插入合适的输送长鞘至右心房与过室间隔的导管相接（对吻），钳夹导引导丝两端，牵拉右冠造影导管，同时推送输送长鞘及扩张管至主动脉弓部，缓缓后撤输送长鞘和内扩张管至主动脉瓣上方。从动脉侧推送导丝及过室间隔导管达左心室心尖部，此时缓慢回撤长鞘至主动脉瓣下，沿导引导丝顺势指向心尖，撤去导引导丝和扩张管 4. 选择封堵器：所选封堵器的直径较造影测量直径大 1 ~ 2 mm。缺损距主动脉窦 2 mm 以上者，选用对称型封堵器，不足 2 mm 者，选用偏心型封堵器，囊袋型多出口且拟放置封堵器的缺损孔距离主动脉窦 4 mm 以上者选用细腰型封堵器 5. 放置封堵器：将封堵器与输送杆连接。经输送短鞘插入输送系统，将封堵器送达输送长鞘末端，在 TTE/TEE 导引下结合 X 线透视，将左盘释放，回撤输送长鞘，使左盘与室间隔相贴，确定位置良好后，封堵器腰部嵌入缺损处，后撤输送长鞘，释放右盘。在 TTE/TEE 监视下观察封堵器位置、有无分流和瓣膜反流，随后重复上述体位左心室造影，确认封堵器位置是否恰当及分流情况，并进行升主动脉造影，观察有无主动脉瓣反流。对缺损较大、建立轨道相对困难者，可选用偏大输送长鞘，保留导引导丝，待封堵器放置满意后撤出导丝 6. 释放封堵器：在 X 线及超声检查效果满意后即可释放封堵器，撤去输送长鞘及导管后压迫止血	4. 依次把术中需要使用的耗材递送到手术台上 5. 穿刺成功后遵医嘱给予肝素；根据手术时长提醒术者追加肝素 6. 术前备好急救药品（如阿托品、利多卡因、多巴胺/间羟胺），抢救仪器处于完好备用状态 7. 术中关注患者的精神状态，主动询问是否有不适，密切观察心电、血压、血氧饱和度，发现异常及时报告、及时应对处理并做好记录 8. 手术结束后协助加压包扎，嘱患者保持术侧肢体伸直避免弯曲，做好相应的健康宣教

TTE：经胸超声心动图；TEE：经食管超声心动图

6. 并发症及护理措施（表 4-30）

表 4-30　室间隔缺损介入治疗术中并发症及护理措施

并发症	原因、临床表现及处理	护理措施
心律失常	如心室率在 100 次/分以内，不需要药物治疗。术前应避免发生低血钾，一旦发生应立即行电复律。交界性逸搏心律可见于合并三度房室传导阻滞时，若心率在 55 次/分以上，心电图 QRS 波时限在 0.12 s 以内，可静脉注射地塞米松 10 mg/d，共 3 ~ 7 日。严密观察，心室率过慢，出现阿-斯综合征时，需安置临时心脏起搏器。三周后如仍未见恢复，需安置永久起搏器。三度房室传导阻滞多发生于术后早期，近年来也有在晚期发生三度房室传导阻滞者，因此，术后应长期随访观察研究	1. 术中可有室性早搏、室性心动过速，应提醒术者，多在改变导丝、导管和输送鞘位置和方向后消失；如发生不可逆的心律失常应遵医嘱予积极处理 2. 应做好患者的健康宣教，术后 2 个月内避免剧烈运动和剧烈咳嗽，注意保暖，避免感冒
封堵器移位或脱落	与封堵器选择偏小，操作不当有关。脱落的封堵器可用圈套器捕获后取出，否则应外科手术取出	术中脱落常发生在封堵器推出输送鞘时，与推送时发生旋转、封堵器螺丝过松等因素有关；术后脱落与所选封堵器偏小或室间隔缺损边缘薄软、短小有关。如患者主诉心悸、胸闷等症状，心电监护有房性心动过速、室性期前收缩/室性心动过速时，应立即报告医生并采取积极措施处理
腱索断裂	应用猪尾导管经右房室瓣至肺动脉，可减少进入腱索的机会。如发生腱索断裂，应行外科处理。另外，输送鞘管放置在左心室内，鞘管从腱索间通过，此时送出封堵器或牵拉，可引起左房室瓣的腱索断裂	1. 术中关注患者的精神状态，主动询问是否有不适，密切观察心电、血压、血氧饱和度，发现异常及时报告、及时应对处理 2. 遵医嘱使用肝素抗凝，每超过 1 h 应提醒术者追加肝素 3. 注意观察尿量、颜色，溶血、出血的发生

并发症	原因、临床表现及处理	护理措施
右房室瓣关闭不全	术中在建立轨道时应确认导引导丝未经右房室瓣腱索中通过。释放封堵器时，应将鞘管远端推近封堵器时再旋转推送杆，以防止与腱索缠绕。封堵器边缘过长，特别是选择封堵器过大，腰部因缺损口小，封堵器腰部伸展受限，出现边缘相对较长，或封堵器的盘片形成球形外观，释放后占据较大空间，影响右房室瓣关闭。术中应行超声监测，如发现明显的右房室瓣反流，应放弃封堵治疗	
主动脉瓣反流	在封堵过程中操作不当，或主动脉瓣膜本身存在缺陷，导引导丝可直接穿过主动脉瓣的缺陷处，如果未能识别，继续通过导管和输送鞘管，可引起明显的主动脉瓣反流。在主动脉瓣上释放封堵器，如操作不当也可损伤主动脉瓣，引起主动脉瓣关闭不全，因此不宜在主动脉瓣上释放封堵器	
残余分流	经过封堵器的分流在短时间内随着封堵器中聚酯膜上网孔被血液成分填塞后分流可消失，明显的残余分流见于多孔型 VSD 封堵治疗的患者，封堵器未能完全覆盖入口和出口。如为多孔型 VSD 应保证封堵器的左侧面完全覆盖入口，否则放弃封堵治疗	
溶血	与存在残余分流有关，高速血流通过封堵器可引起溶血。表现为酱油色尿、寒战、贫血和肾功能不全等，应严密观察，对轻度溶血者，停用阿司匹林，静滴止血药，口服或静脉滴注碳酸氢钠。如系弹簧圈引起的分流并发溶血，也可再放置一封堵器或弹簧圈。如血红蛋白 < 70 g/L，应外科手术取出封堵器	
急性心肌梗死	术中应常规抗凝，一般按 100 U/kg 给予肝素抗凝，或根据 ACT 监测结果指导应用肝素剂量。术后密切观察，如出现腹痛或胸痛症状，应及时检查心电图。如早期发现，可行溶栓治疗	

7. 围术期护理（表 4-31）

表 4-31 室间隔缺损介入治疗围术期护理

护理	观察处理要点
术前护理	1. 完善术前各种检查，了解患者简要病史，做好术前宣教和有效的心理疏导 2. 全麻患儿术前禁食水 6 ～ 8 h，术前监测生命体征 3. 皮肤准备：术前一天清洁皮肤，常规双侧腹股沟区备皮。注意检查足背动脉搏动的情况，以便于术中术后进行搏动情况的对照 4. 术前建立有效静脉通路，留置静脉留置针
术中配合	1. 患者入室，做好身份识别，安全核查 2. 协助患者上手术床，取舒适体位，连接心电导联线，监测心电、血压、血氧饱和度 3. 协助术者消毒、铺巾、穿手术衣，连接测压系统、高压注射器系统并注意排空压力延长管内的空气 4. 依次把术中需要使用的耗材递送到手术台上 5. 穿刺成功后遵医嘱给予肝素；根据手术时长提醒术者追加肝素 6. 术前备好急救药品（如阿托品、利多卡因、多巴胺 / 间羟胺），抢救仪器处于完好备用状态 7. 术中关注患者的精神状态，主动询问是否有不适，密切观察心电、血压、血氧饱和度，发现异常及时报告、及时应对处理并做好记录 8. 手术结束后协助加压包扎，嘱患者保持术侧肢体伸直避免弯曲，做好相应的健康宣教

护理	观察处理要点
术后护理	1. 术后患者送 CCU，做好生命体征的监护
	2. 密切观察伤口有无出血、渗血、红肿及感染等情况，保持伤口干燥，右下肢伸直制动 6～12 h，沙袋压迫 2～4 h，注意做好婴幼儿的护理，避免躁动，导致穿刺口出血，按医嘱给予镇静剂，同时注意呼吸情况，必要时予吸氧，注意补液，清醒后 2 h，可适量进流质饮食
	3. 术后卧床 12～24 h
	4. 先天性心脏病介入治疗术经血管送入鞘管、导引导丝、封堵器等，易造成血管内膜损伤而致血栓形成；另外术后包扎过紧，沙袋压迫时间过长也易导致血栓，所以应密切关注足背动脉搏动情况、皮肤温度、颜色、感觉等，防止栓塞、供血障碍而导致坏死
	5. 术后第二天做胸部 X 线、心电图和超声心动图检查，观察封堵器的位置及有无残余分流
	6. 出院指导：术后 2 个月内避免剧烈活动，防止封堵器脱落，注意保暖，减少上呼吸道感染。遵医嘱服用抗凝药，定期复查

三、动脉导管未闭的介入治疗

1. 概述

动脉导管未闭（patent ductus arteriosus，PDA）是常见先天性心脏病之一，其发病率占先天性心脏病的 10%～21%，每 2500～5000 例存活新生儿中即可发生 1 例。早产儿发病率明显增加，出生时体重 < 1 kg 者发病率可高达 80%。女性多见，男女比例约为 1:3。根据 PDA 直径的大小可有不同的临床表现，大多数专家认为 PDA 一经诊断就必须进行治疗，而且大多能够通过介入方法治愈（图 4-21）。

2. 适应证

（1）明确适应证

1）体重 > 8 kg，具有临床症状和心脏超负荷表现，不合并需外科手术的其他心脏畸形。

2）年龄通常 ≥ 3 岁。

（2）相对适应证

1）体重 4～8 kg，具有临床症状和心脏超负荷表现，不合并需外科手术的其他心脏畸形。

2）"沉默型" PDA。

3）导管直径 > 14 mm。

4）合并感染性心内膜炎，但已控制 3 个月。

5）合并轻至中度左房室瓣关闭不全、轻至中度主动脉瓣狭窄和关闭不全。

3. 禁忌证

（1）感染性心内膜炎、心脏瓣膜和导管内有赘生物。

（2）严重肺动脉高压出现右向左分流，肺总阻力 > 14 wood 单位。

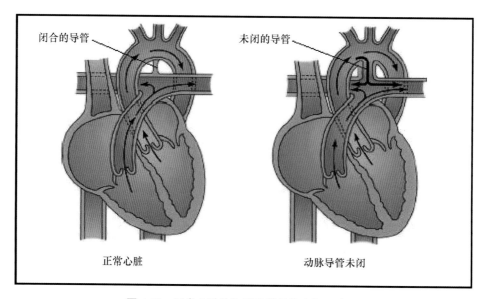

图 4-21　正常心脏结构及动脉导管未闭示意图

（3）合并需外科手术矫治的心内畸形。

（4）依赖 PDA 存活的患者。

（5）合并其他不宜手术和介入治疗疾病的患者。

4. 手术用品（表 4-32）

动脉导管未闭封堵治疗选择封堵器的合适与否与并发症的发生有一定的关系，因此应根据动脉导管的形态、缺损大小选择不同类型的封堵器。管型的动脉导管宜选择柱型封堵器封堵（图4-22），漏斗型的动脉导管宜选择锥型封堵器封堵（图 4-23）。选择的封堵器应比 PDA 最窄直径大 3～6 mm 或 2 倍。

表 4-32 动脉导管未闭介入治疗常规物品及药品准备

序号	耗材名称	型号规格	用途	数量
1	一次性介入手术包			1
2	一次性注射器	5 ml	用于小剂量药物注射使用	1
3	一次性注射器	10 ml	冲洗各种导管	2
4	一次性注射器	20 ml	冲洗各种导管	1
5	穿刺鞘管	5 F 或 6 F	穿刺股动、静脉路径	1
6	造影导丝	超滑导丝或 J 形导丝	成人选择较硬、支撑力较好的 J 形导丝；儿童选择超滑导丝	1
7	右冠导管	5 F/6 FMPA2	输送造影剂至动脉内	1
8	测压系统	压力连接管 换能器		1
9	加硬交换导丝	0.035 inch×260 cm	辅助建立输送轨道	1
10	泥鳅导丝	0.032 inch×260 cm	辅助建立输送轨道	1
11	圈套器	直径 15 cm	辅助建立输送轨道	1
12	介入输送装置	头端弯曲 180°	输送封堵器至主动脉端	1
13	PDA 封堵器	6～16 mm	封堵动脉导管未闭部位	1

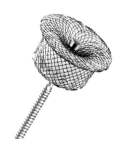

图 4-22 柱型封堵器

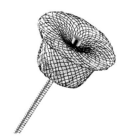

图 4-23 锥型封堵器

5. 手术流程和观察要点（表 4-33）

表 4-33 动脉导管未闭介入治疗手术流程和观察要点

手术流程	护理观察配合要点
1. 患者入室后，根据患者情况进行麻醉：婴幼儿采用全身麻醉，成人和配合操作的大龄儿童可用局部麻醉 2. 常规穿刺股动、静脉，送入动静脉鞘管，6 kg 以下婴幼儿动脉最好选用 4 F 鞘管，以免损伤动脉	1. 患者入室，做好身份识别，安全核查 2. 协助患者上手术床，取舒适体位，连接心电导联线，监测心电、血压、血氧饱和度 3. 协助术者消毒、铺巾、穿手术衣，连接测压系统、高压注射器系统并注意排空压力延长管内的空气

手术流程	护理观察配合要点
3. 行心导管检查测量主动脉、肺动脉等部位压力。合并有肺动脉高压者必须计算体、肺循环血流量和肺循环阻力等，判断肺动脉高压程度与性质，必要时行堵闭试验。行主动脉弓降部造影了解 PDA 形状及大小，常规选择左侧位 90° 造影。成人动脉导管由于钙化、短缩，在此位置不能清楚显示时可加大左侧位角度至 100°～110° 或采用右前斜位 30° 加头 15°～20° 来明确解剖形态。注入对比剂的总量 ≤ 5 ml/kg	4. 依次把术中需要使用的耗材递送到手术台上
4. 建立动静脉轨道：将端孔导管送入肺动脉经动脉导管至降主动脉，若 PDA 较细或异常而不能通过时，可从主动脉侧直接将端孔导管或用导丝通过 PDA 送至肺动脉，采用动脉侧封堵法封堵；或者用网篮导管从肺动脉内套住交换导丝，拉出股静脉外建立输送轨道	5. 穿刺成功后遵医嘱给予肝素；根据手术时长提醒术者追加肝素
5. 送入输送鞘：经导管送入 260 cm 加硬交换导丝至降主动脉后撤出端孔导管。使用肝素盐水冲洗传送长鞘管，保证鞘管通畅而且无气体和血栓。沿交换导丝送入相适应的传送长鞘管至降主动脉后撤出内芯及交换导丝	6. 术前备好急救药品（如阿托品、利多卡因、多巴胺/间羟胺），抢救仪器处于完好备用状态
6. 送入封堵器：选择比 PDA 最窄处内径大 3～6 mm 的蘑菇伞封堵器，将其连接于输送杆前端，回拉输送杆，使封堵器进入装载鞘内，用生理盐水冲洗去除封堵器及其装载鞘内气体。从传送鞘管中送入封堵器至降主动脉、打开封堵器前端，将封堵器缓缓回撤至 PDA 主动脉侧，嵌在导管主动脉端，回撤传送鞘管，使封堵器腰部镶嵌在动脉导管内并出现明显腰征，观察 5～10 min，重复主动脉弓降部造影，显示封堵器位置良好，无明显造影剂反流后可释放封堵器	7. 术中关注患者的精神状态，主动询问是否有不适，密切观察心电、血压、血氧饱和度，发现异常及时报告、及时应对处理并做好记录 8. 手术结束后协助加压包扎，嘱患者保持术侧肢体伸直避免弯曲，做好相应的健康宣教

6. 并发症及护理措施（表 4-34）

表 4-34　动脉导管未闭介入治疗术中并发症护理观察要点

并发症	原因、临床表现、预防及处理	护理措施
封堵器脱落	主要为封堵器选择不当，个别操作不规范造成，术中推送封堵器切忌旋转动作以免发生脱载。一旦发生弹簧圈或封堵器脱落可酌情通过网篮或异物钳将其取出，难于取出时要急诊外科手术	1. 术中关注患者的精神状态，主动询问是否有不适，密切观察心电、血压、血氧饱和度，发现异常及时报告、及时应对处理
溶血	防治措施是尽量避免高速血流的残余分流。一旦发生术后溶血可使用激素、止血药、碳酸氢钠等药物治疗，保护肾功能，多数患者可自愈。残余分流较大，内科药物控制无效者，可再置入 1 枚或多枚封堵器（常用弹簧圈）封堵残余缺口。若经治疗后患者病情不能缓解，出现持续发热、溶血性贫血及黄疸加重等，应及时请外科协同处理	2. 遵医嘱使用肝素抗凝，每超过 1 h 应提醒术者追加肝素
残余分流和封堵器移位	一般可以采用 1 枚或多枚弹簧圈将残余分流封堵，必要时接受外科手术。如移位后发现残余分流明显或影响到正常心脏内结构，须行外科手术取出封堵器	3. 注意观察尿量、颜色、溶血、出血的发生
降主动脉狭窄	轻度狭窄（跨狭窄处压差小于 10 mmHg）可严密观察，如狭窄较重，需考虑接受外科手术	4. 注意监督手术医生严格执行无菌操作技术，预防感染的发生
左肺动脉狭窄	与 PDA 解剖形态有关，术中应对其形态有充分的了解，根据解剖形态选择合适的封堵器有助于避免此种并发症。轻度狭窄可严密观察，若狭窄较重则需外科手术	
心前区闷痛	主要由于置入的封堵器较大，扩张牵拉动脉导管及周围组织造成，一般随着置入时间的延长逐渐缓解	
一过性高血压	短暂血压升高和心电图 ST 段下移，多见于大型 PDA 封堵后，系动脉系统血容量突然增加等因素所致，可用硝酸甘油或硝普钠静脉滴注，部分患者可自然缓解。少数患者出现术后高血压可用降压药物治疗	

并发症	原因、临床表现、预防及处理	护理措施
血管损伤	在拔出动脉套管时，应轻轻压迫穿刺部位 10 ～ 15 min，压迫的力量以穿刺部位不出血且能触及足背动脉搏动为标准。血栓形成后应行抗凝、溶栓和扩血管治疗。若药物治疗后上述症状不能缓解，应考虑外科手术探查。一般小血肿可自行吸收，大血肿则将血肿内血液抽出后再加压包扎	
声带麻痹	可能是动脉导管较长，直径较小，置入弹簧圈后引起动脉导管张力性牵拉和成角，从而损伤附近的左侧喉返神经所致	
感染性心内膜炎	PDA 患者多数机体抵抗力差，发生反复呼吸道感染，消毒不严格、操作时间过长、术后抗生素应用不当，都有引起感染性心内膜炎的可能。导管室的无菌消毒，规范操作，术后应用抗生素，是预防感染性心内膜炎的有力措施	

7. 围术期护理（表 4-35）

表 4-35　动脉导管未闭介入治疗围术期护理

护理	观察处理要点
术前护理	1. 完善术前各种检查，了解患者简要病史，做好术前宣教和有效的心理疏导 2. 全麻患儿术前禁食水 6 ～ 8 h，术前监测生命体征 3. 皮肤准备：术前一天清洁皮肤，常规双侧腹股沟区备皮。注意检查足背动脉搏动的情况，以便于术中术后进行搏动情况的对照 4. 术前建立有效静脉通路，留置静脉留置针
术中配合	1. 患者入室，做好身份识别，安全核查 2. 协助患者上手术床，取舒适体位，连接心电导联线，监测心电、血压、血氧饱和度 3. 协助术者消毒、铺巾、穿手术衣、连接测压系统、高压注射器系统并注意排空压力延长管内的空气 4. 依次把术中需要使用的耗材递送到手术台上 5. 穿刺成功后遵医嘱给予肝素；根据手术时长提醒术者追加肝素 6. 术前备好急救药品（如阿托品、利多卡因、多巴胺 / 间羟胺），抢救仪器处于完好备用状态 7. 术中关注患者的精神状态，主动询问是否有不适，密切观察心电、血压、血氧饱和度，发现异常及时报告、及时应对处理并做好记录 8. 手术结束后协助加压包扎，嘱患者保持术侧肢体伸直避免弯曲，做好相应的健康宣教
术后护理	1. 术后患者送 CCU，做好生命体征的监护 2. 密切观察伤口有无出血、渗血、红肿及感染等情况，保持伤口干燥，右下肢伸直制动 6 ～ 12 h，沙袋压迫 2 ～ 4 h，注意做好婴幼儿的护理，避免躁动，导致穿刺口出血，按医嘱给予镇静剂，同时注意呼吸情况，必要时予吸氧，注意补液，清醒后 2 h，可适量进流质饮食 3. 术后卧床 12 ～ 24 h 4. 先天性心脏病介入诊疗术经血管送入鞘管、导引导丝、封堵器等，易造成血管内膜损伤而致血栓形成；另外术后包扎过紧、沙袋压迫时间过长也易导致血栓，所以应密切关注足背动脉搏动情况，皮肤的温度、颜色、感觉等，防止栓塞、供血障碍而导致坏死 5. 术后第二天做胸部 X 线、心电图和超声心动图检查，观察封堵器的位置及有无残余分流 6. 出院指导：术后 2 个月内避免剧烈活动，防止封堵器脱落，注意保暖，减少上呼吸道感染。遵医嘱服用抗凝药，定期复查

第五节 心脏瓣膜疾病介入治疗器材应用

心脏瓣膜在维持心脏正常工作中起着举足轻重的作用，随着年龄的增长和一些疾病的因素如高血压、糖尿病、慢性肾功能不全等，心脏瓣膜容易出现功能减退、狭窄、损害等变化，心脏瓣膜疾病（valvular heart disease，VHD）已成为第三大心血管疾病，严重危害着人类健康。传统外科手术是治疗心脏瓣膜疾病的主要手段，但是需要开胸、体外循环、心脏停跳等，对于高龄、有开胸病史、心肺功能差等患者来说手术风险高，许多患者无法接受手术。近年来，心脏瓣膜疾病的微创介入治疗技术不断发展，取得了重大突破。

一、经导管主动脉瓣介入治疗

经导管主动脉瓣置换术（transcatheter aortic valve replacement，TAVR）是将组装好的瓣膜通过导管送入主动脉根部进行瓣膜定位释放，替代原有瓣膜，是心脏瓣膜疾病治疗领域炙手可热的前沿技术，开创了主动脉瓣疾病微创介入治疗的里程碑。与外科手术相比，无需开胸，不需要体外循环和心脏停跳，创伤小、术后恢复快，将逐渐成为一种广泛应用的标准化手术，全国已有超过 100 家单位开展 TAVR 手术，累计手术近 3000 余例。相关器械研发也取得了突破性进展。

1. 适应证

（1）老年重度主动脉瓣钙化性狭窄：超声心动图示：跨主动脉瓣血流速度 ≥ 4.0 m/s、跨主动脉瓣压力 ≥ 40 mmHg、主动脉瓣口面积 < 0.8 cm^2。

（2）患者有症状，如心悸、胸痛、晕厥，NYHA 心功能分级 II 级以上（该症状为主动脉瓣狭窄所致）。

（3）外科手术中危、高危或禁忌。

（4）解剖上适合 TAVR。

（5）纠正主动脉瓣狭窄后的预期寿命超过 1 年。

（6）外科术后人工生物瓣退化。

2. 禁忌证

（1）左心室内血栓。

（2）左心室流出道梗阻。

（3）30 天内心肌梗死。

（4）左心室射血分数 < 20%。

（5）严重右心室功能不全。

（6）主动脉根部解剖形态不适合 TAVR。

3. 手术用物

包括手术耗材的准备（表 4-35）、手术药品的准备（表 4-37）、仪器设备的准备（表 4-38）。

表 4-36 经导管主动脉瓣介入治疗手术耗材

序号	耗材品类	名称或规格型号	用途	数量
1	血管穿刺针鞘套件	6 F	穿刺双侧动脉及颈内静脉	3
2	TAVR 输送系统引导鞘	18 ～ 20 F	为输送系统提供通路	1
3	微型穿刺针鞘套件（按需）	4 F	股动脉的穿刺	1
4	扩张血管鞘（按需）	12 F、14 F、16 F	用于上大鞘管前血管穿刺点的扩张	1
5	导丝	260 cm×0.035 inch J 形	交换造影导管	1
		150 cm×0.035 inch J 形	指引通路	1
		260 cm/150 cm×0.035 inch 普通直头或泥鳅直头	用于跨瓣	1
		260 cm×0.035 inch 超硬	用于放置大鞘管及支撑输送系统	1
6	造影导管	6 F Pig145°/180°	造影及测压	2
		6 F AL1	辅助直头导丝跨瓣	1
		6 F AL2/MPA	辅助跨瓣，备选	各 1

序号	耗材品类	名称或规格型号	用途	数量
7	临时起搏	5 F 漂浮电极	术中保驾及快速心室起搏,辅助球囊扩张与瓣膜释放	1
8	主动脉瓣膜	直径 17 ~ 32 mm	替代原生病变瓣膜	1
9	输送系统	16 F、18 F、19 F	通过操作手柄按键或者旋转件,控制外管前进或者后退,实现瓣膜装载和释放	1
10	瓣膜球囊扩张导管	8 ~ 28 mm	用于瓣膜钙化粘连处的预扩张和瓣膜释放后的后扩张	1
11	血管缝合器 / 血管闭合器	6 F	用于血管缝合 / 闭合	2 ~ 3

表 4-37　经导管主动脉瓣介入治疗手术药品

药品名称	数量
肝素钠	5
对比剂	3
无菌冰 500 ml	2
冰生理盐水 500 ml	8
抢救药品	若干

表 4-38　经导管主动脉瓣介入治疗仪器设备

仪器名称	数量	仪器名称	数量
临时起搏器	1	麻醉机	1
除颤仪	1	食管超声仪	1
主动脉球囊反搏仪	1	微量泵	2 台以上
ACT 监测仪	1	电生理仪	1
有创压力检测仪	1	体外循环仪	1

4. 产品结构及型号

(1)介入性主动脉瓣膜:介入性主动脉瓣膜通常由金属支架、人工瓣膜材料及裙边组成。支架分为三个部分,从上至下为流出道部、功能部、流入道部(图 4-24)。不同材料支架的打开方式也有所不同,分为自膨式(图 4-25)、球囊扩张式(图 4-26)、机械扩张式(图 4-27)。

人工瓣膜材料由马心包改进为更加耐用的猪心包、牛心包,金属支架材料从最初的医用不锈钢,发展到钴铬合金、镍钛记忆合金,不同规格的介入瓣膜支架通常适用瓣环直径 17 ~ 29 mm 的主动脉瓣。

(2)输送系统:输送系统主要由导管和手柄组成。导管由内管部件、外管部件和稳定管部件组成。外管部件的远端为有显影环的远端外管,用来装载瓣膜(图 4-28,图 4-29)。

(3)瓣膜球囊扩张导管:瓣膜球囊扩张导管由非顺应性球囊和导管以及连接部件组成(图 4-30)。

球囊直径范围为 8 ~ 28 mm。

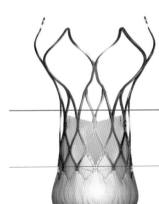

流出道部:嵌入主动脉根部,防止支架移位以及摇摆

功能部:含有瓣环上的瓣叶结构,具有瓣叶功能

流入道部:嵌入左心室流出道及瓣环内起到锚定作用,含有裙边可减少瓣周漏

图 4-24　瓣膜的分区及各部分的作用

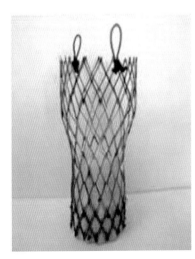

图 4-25　自膨式支架

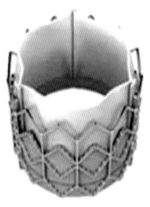

图 4-26　球囊扩张式支架

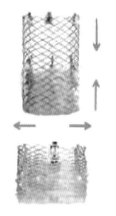

图 4-27　机械扩张式支架

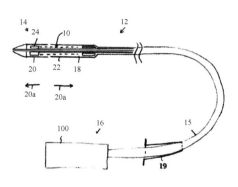

图 4-28　经动脉逆行入路输送系统

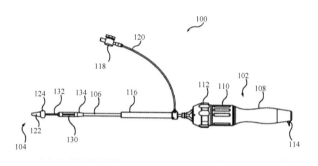

图 4-29　经心尖入路输送系统

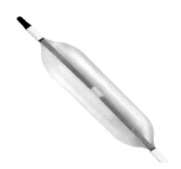

图 4-30　瓣膜球囊扩张导管示意图

5. 手术路径

TAVR 入路途径包括经静脉顺行法、经动脉逆行法及经心尖法。经静脉顺行法操作复杂、并发症多，目前已基本被抛弃。目前多采用经动脉逆行法及经心尖法。逆行法主要经动脉穿刺，即主动脉途径（图 4-31），是使用最多的术式；经心尖法主要是：经肋间小切口–心尖部穿刺（图 4-32），根据不同的入路途径有不同类型的输送系统。

6. 手术流程和观察要点（经动脉逆行法）见表 4-39。

7. 围术期护理

（1）术前护理

1）心理护理：患者由于长期受疾病的折磨，对手术效果非常担忧，容易产生焦虑紧张情绪，应从患者的言、行、精神等方面进行全面的心理评估，制订有效的方案及措施，减轻其对手术的恐惧。

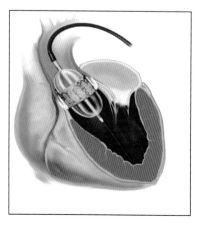

图 4-31　经动脉逆行法

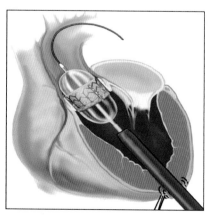

图 4-32　经心尖法

表4-39　经导管主动脉瓣介入手术流程及观察要点

手术步骤	护理配合要点
1.安全核查、身份识别、风险评估	（1）体位：取平卧位同一纵线，双下肢外旋外展30°，术中全程保暖，给予体位垫保护预防压疮，连接心电监护仪，贴一次性除颤电极片 （2）管路：正确连接、妥善固定 （3）人员及机器管理：划分区域，按照规定的位置安排站人和放置仪器
2.消毒	体外循环的消毒范围由上至下颌缘及两侧下颌角，两侧至腋中线或腋后线，下至耻骨联合水平、双侧腹股沟及大腿上1/3
3.血管入路的建立，支架瓣膜组装	（1）穿刺动脉，置入动脉鞘，监测ACT的动态变化，穿刺静脉，放置临时起搏电极连接临时起搏器并测试阈值，调至频率180次/分，输出电压为5 mA，感知为2～3 mV，分离起搏器与导线，呈备用状态 （2）瓣膜的组装：瓣膜装载前应先充分冲洗，装载需要在冰盐水中塑形，塑形后用肝素生理盐水冲洗排气，置于常温生理盐水中备用
4.建立瓣膜输送轨道、球囊预扩张	（1）连接临时起搏器与电极，进行球囊扩张时，快速起搏，以减少每搏输出量、心排血量及跨瓣血流，使球囊扩张更易于进行 （2）起搏时间应小于15 s，右心室起搏频率为160～20次/分，一般为180次/分 （3）观察血压、心率、动脉压力图形的变化 （4）起搏过程中，及时发现心律异常改变，做好除颤准备
5.支架瓣膜置入和球囊后扩张	密切观察患者血压及血氧饱和度的变化，患者心电图如ST-T等的改变
6.血管缝合	观察穿刺点有无渗血和血肿，足背动脉搏动情况，准确记录出入量

2）患者的准备

①遵医嘱予强心、利尿等药物，积极改善心功能，准确记录出入量，保证患者以最佳的心功能状态接受手术。术前晚保证患者充分休息，必要时给予药物。

②完善相关术前检查，如影像学检查、呼吸功能检测等。

③遵医嘱术前禁饮4～6 h，禁食6～8 h，手术区的皮肤准备，并做好标识，建立静脉通道，全麻患者给予导尿。

④术前训练：训练患者床上排尿、排便，指导其主动和被动活动。

⑤术前30 min给予抗生素静脉滴注。

（2）术后护理

1）安全交接：包括患者的神志、皮肤、管道、手术的方法、手术经过及术中出现的问题，用药的情况等，如是全麻则落实全麻后的饮食护理。

2）病情观察

①导管管理：检查各种管道是否通畅，固定是否稳妥，运作是否正常，准确记录出入量，特别是引流液的颜色、性质和总量。

②监测心电图、血压、血氧饱和度、动脉压、中心静脉压等血流动力学变化。观察患者的意识、神志、瞳孔等的变化，预防并及时发现和处理并发症。

③观察伤口敷料及足背动脉的搏动情况，双下肢皮肤颜色、温度的变化。

④饮食护理：全麻气管插管拔除后2～4 h开始，予少量流质，若无呛咳，再逐步过渡到半流质饮食。

⑤观察有无皮下瘀斑、瘀点、青紫、鼻出血、牙龈出血、血尿等出血表现。

⑥指导和协助患者有序进行脏器康复和肢体康复，循序渐进。

8.并发症的护理观察要点

（1）术中并发症

1）支架瓣膜脱落：术中选择支架瓣膜大小与患者的瓣环不匹配，患者出现呼吸急促、心率增快、脉压增高，听诊时主动脉舒张期有收缩中期高调的哈气样杂音，立即在X线和B超下检查确认支架瓣膜的位置，如移位则联系外科进行手术。

2）房室传导阻滞：由于瓣膜支架在扩张和置入过程中会压迫传导束区域心肌，造成局部水肿、缺血乃至坏死，严密观察心电的变化，有心动过缓（二度、三度房室传导阻滞），立即遵医嘱静脉推注阿托品，静脉滴注盐酸异丙肾上腺素，严格观察用药后患者的反应，必要时配合医生行临时起搏。

3）瓣周漏：由于支架瓣膜贴壁不佳听诊时舒

张期主动脉瓣区哈气样杂音增强，患者出现急性左心衰竭的症状如呼吸困难、咳嗽、咳粉红色泡沫痰等，遵医嘱予强心、利尿等治疗，必要时联系外科行手术治疗。

4）冠状动脉阻塞及心肌梗死：是 TAVR 最严重的并发症之一，钙化的自体瓣膜上翻堵住冠状动脉开口，或瓣膜定位过高，超过了瓣环而挡住冠状动脉开口，患者表现为烦躁不安，血压下降，心电图 ST 段抬高、室性心律失常。护士在术中要密切观察患者的生命体征及尿量的变化，发现异常及时通知医生，并备好抢救药品，协助医生做好抢救的配合。

5）脑卒中：输送系统经过主动脉时导致粥样斑块脱落引起，球囊扩张使得主动脉瓣上钙化物质脱落造成，应密切观察患者双侧瞳孔是否等大，光反射是否灵敏，如患者出现血压不稳、肢体抽搐，遵医嘱给予脱水降压药，减轻脑水肿，降低颅内压。

（2）术后并发症

1）低心排综合征：是心脏术后最严重的生理异常，是导致术后患者死亡的主要原因之一，由于主动脉瓣口面积增大，血流动力学改善，术前长期心力衰竭，心室肥厚，手术中麻醉禁食水，失血，心脏无输出状态导致。患者可出现心率增快、脉压变小、血压下降、四肢发冷等。应持续监测血流动力学的变化，遵医嘱快速补液（有效纠正低心排综合征的关键），术后 24 h 维持正平衡，观察尿量，准确记录出入量，及时向医生及术者汇报。另外，术后四肢温度偏冷，应注意保暖并观察肢体末梢的温度。

2）局部血管并发症：血管穿孔、穿刺点血肿、假性动脉瘤、动脉夹层。应观察伤口部位情况，避免选择内径过小、过于扭曲的入路血管，避免粗暴操作，可减少血管并发症的发生。

3）急性肾功能损害：围术期必要时水化，术中减少造影剂的应用，术后严密监测血压、尿量、肾功能，保证肾灌注及水、电解质、酸碱平衡。

4）脑卒中：术后需密切观察患者的意识、感知觉以及活动状况。

5）肺部并发症：做 TAVI 手术的患者年龄大，所以肺部感染、肺不张、胸腔积液很常见，应①监测体温和血生化指标；②遵医嘱使用抗生素；③协助患者翻身拍背、咳痰和进行呼吸功能锻炼，协助尽早下床活动。

TAVI 手术是一个由心内科、心外科、超声心动图、放射、麻醉、护士及相关专业技术人员构成的多学科心脏团队，也是近年来的新技术，为不能耐受或接受外科瓣膜置换手术的患者带来了福音，严格掌握适应证和禁忌证，了解和掌握手术过程及可能发生的并发症，才有助于及时发现和有效干预，减少并发症。

随着循证数据的积累，鉴于老一代瓣膜存在的并发症及围术期死亡率高的缺点，新一代瓣膜在设计上做了很大的改变，新一代介入性主动脉瓣膜主要是指具有防瓣周漏、可回收、输送系统小（< 18 F）或者自动定位等上述两个以上特性的瓣膜。减少了不良事件的发生，主要有以下七种瓣膜（表 4-40），目前在临床使用的国产瓣膜有杭州启明公司的 Venus-A 瓣膜、上海微创公司的 VitaFlow 瓣膜以及苏州杰成公司的 J-Valve 瓣膜（表 4-41）。

表 4-40　新一代介入性主动脉瓣膜特性

特性	Direct Flow	Portico	Lotus	Accurate neo	Evolut	Centera	Sapien3
可回收或可调整	+	+	+	−	+	+	−
输送系统型号更小	18 F	18 F	18 F/20 F	15 F	14 F	14 F	14 F
防瓣周漏	+	+	+	+	+	+	+
自动定位	−	−	−	+	−	−	−
治疗主动脉瓣反流	−	−	−	+	−	−	−

表 4-41　国产瓣膜

J-Valve 瓣膜	Venus-A 瓣膜	VitaFlow 瓣膜
经心尖入路，入路途径单一，创伤大，将逐渐被替代	网格密度较高 相对小的网孔 单层裙边 猪心包 18 F/19 F 导管鞘外径	低密度网格 大网孔设计 内外双层裙边，牛心包，小尺寸（16 F/18 F）多向弯曲 电动手柄

二、经导管二尖瓣介入治疗

二尖瓣位于左心房与左心室之间，是一组功能和解剖结构复杂的装置，包括瓣环、瓣叶、腱索和乳头肌，它与左心室腔的大小和功能密切相关，其功能是保证血液循环由左心房向左心室方向流动并通过一定的流量。如果其中任何一个结构出现异常都会导致二尖瓣反流，二尖瓣反流病变的病因可分为原发性瓣膜病变（瓣膜本身结构的病变导致）及继发性瓣膜病变（心脏本身或瓣膜支撑结构病变导致）。药物治疗可以缓解相应的症状，但不能阻止病程进展，外科手术瓣膜修复或置换是治疗二尖瓣反流的首选方案，但是，随着我国社会老龄化的进展，患者年龄大，手术风险高，并发症多等危险因素导致很多患者无法外科手术，而经导管的介入治疗为二尖瓣手术高危患者提供了新的选择。

（一）经导管二尖瓣修复术

主要包括经导管缘对缘瓣膜修复术、经导管腱索修复术、经导管直接瓣环成形术、经导管二尖瓣瓣环成形术/冠状静脉窦修复术，其中经导管缘对缘瓣膜修复术数据显示对于高风险的患者具有很高的成功率。作为首个 FDA 批准应用于人类的介入二尖瓣器械 MitraClip，2019 年凭借 COPAT 研究高质量的设计实施及可靠的结果，被美国 FDA 批准用于治疗功能性二尖瓣反流（FMR），也使得经导管缘对缘二尖瓣修复成为了心力衰竭治疗领域近

10 余年最大的突破。更值得一提的是，我国自主研发的人工腱索修复装置 Mitralstitch、介入缘对缘修复器械 Valveclamp 也于 2019 年开始了中国药品监督管理局上市前临床研究。

1.MitraClip 参考适应证

①功能性或者器质性中重或重度二尖瓣（3＋至 4＋）反流；②患者具有症状，或者有心脏扩大、心房颤动或肺动脉高压等并发症；③左心室收缩末内径≤ 55 mm、左心室射血分数（LVEF）＞25%，心功能稳定，可以平卧耐受心导管手术；④二尖瓣开放面积＞ 4.0 cm^2（避免术后出现二尖瓣狭窄）；⑤二尖瓣初级腱索不能断裂（次级腱索断裂则不影响）；⑥前后瓣叶 A2、P2 处无钙化，无严重瓣中裂；⑦二尖瓣反流主要来源于 A2、P2 之间，而不是其他位置；⑧瓣膜解剖结构适合：对于功能性二尖瓣反流患者，二尖瓣关闭时，瓣尖接合长度大于 2 mm，瓣尖接合处相对于瓣环深度小于 11 mm；对于二尖瓣脱垂呈连枷样改变者，连枷间隙小于 10 mm，连枷宽度小于 15 mm。

2. MitraClip 参考禁忌证

近期心肌梗死、感染性心内膜炎、心脏内血栓、LVEF 过低（＜20%）、严重肝肾功能不全、存在抗栓禁忌证、全身状况差不能耐受心导管手术。

3. 手术用物

包括手术耗材的准备（见表 4-42）、手术药品的准备（见表 4-43）、仪器设备的准备（见表 4-44）（图 4-33 至图 4-35）。

表 4-42　经导管二尖瓣介入治疗手术耗材

序号	耗材品类	名称或规格型号	用途	数量
1	血管穿刺针鞘套件	6 F	穿刺双侧动脉	2
2	扩张血管鞘（按需）	12 F/14 F/16 F	用于上大鞘管前血管穿刺点的扩张	1

续表

序号	耗材品类	名称或规格型号	用途	数量
3	导丝	260 cm×0.035 inch J 形	交换造影导管	1
		150 cm×0.035 inch J 形	指引通路	1
		260 cm/150 cm× 0.035 inch 普通直头 或泥鳅直头	用于跨瓣	1
		260 cm×0.035 inch 超硬	用于防止大鞘管及支撑输送系统	1
4	造影导管	6 F Pig145°/180°	造影及测压	2
		6 F AL1	辅助直头导丝跨瓣	1
		6 F AL2/MPA	辅助跨瓣备选	各 1
10	房间隔穿刺鞘	8 F/8.5 F	建立通路及支撑作用	2
11	一次性房间隔穿刺针	71 cm/98 cm	建立左右房通路	1
12	夹合器（clip）（图 4-33）		夹合二尖瓣前、后叶中部	1
13	可调弯导引导管（steerable guidecatheter，SGC）	17～29 mm	扩张血管通路，引导前进	1
14	输送系统（clip delivery system，CDS）	16 F、18 F	通过操作手柄按键或者旋转件，控制夹合器	1
15	固定装置（stabilizer）	8～28 mm	固定 SGC 和 CDS	1
16	血管缝合器/闭合器（备用）		缝合/闭合血管	1

表 4-43　经导管二尖瓣介入治疗手术药品

药品名称	数量
肝素钠	5
对比剂	3
抢救药品	若干

表 4-44　经导管二尖瓣介入治疗仪器设备

仪器名称	数量	仪器名称	数量
呼吸机	1	麻醉机	1
除颤仪	1	食管超声仪	1
有创压力检测仪	1	微量泵	2 台以上
ACT 监测仪	1	电生理仪	1

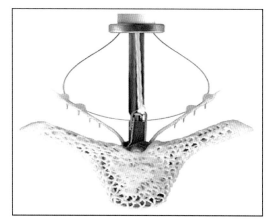

图 4-33　二尖瓣夹合器

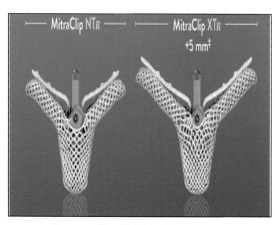

图 4-34　第二代和第三代 MitraClip

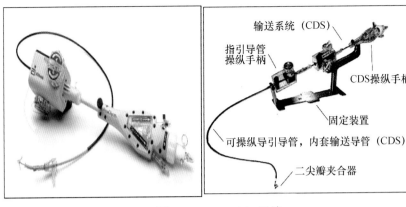

图 4-35 MitraClip 系统

4. 手术流程和观察要点（表 4-45）

表 4-45 经导管二尖瓣介入治疗手术流程和观察要点

手术步骤	护理配合要点
1. 安全核查、身份识别、风险评估	（1）体位：取平卧位同一纵线，下肢外旋外展30°，术中全程保暖，给予体位垫保护预防压疮，连接心电监护仪 （2）管路：正确连接、妥善固定 （3）将麻醉机、心脏彩超仪固定于合适的位置，防止与 DSA 碰撞
2. 血管入路的建立	穿刺股静脉成功后，准备 ACT 仪器
3. 穿刺房间隔，建立轨道	密切观察心率的变化，注意是否减慢或增快，遵医嘱给予肝素
4. 输送夹合器、释放夹合器	（1）观察患者心律、血压、血氧饱和度的变化 （2）定时监测 ACT，及时报告给医生

5. 围术期护理

（1）术前护理

1）心理护理：向患者详细介绍手术的目的、方法及注意事项，减轻患者紧张心理。

2）病情观察：观察患者的生命体征及心功能不全的症状，如心悸、胸闷、胸痛、呼吸困难、夜间阵发性呼吸困难、端坐呼吸、咳粉红色泡沫痰等，及时发现，及时处理，积极改善心功能，保证患者以最佳的心功能状态接受手术，减少不良事件的发生。

完善相关术前检查，如影像学检查、呼吸功能检测等。

3）遵医嘱术前禁饮 4～6 h，禁食 6～8 h，手术区皮肤准备，并做好标识，建立静脉通道，全麻患者给予导尿。

4）术前训练：训练床上排尿、排便，指导其主动和被动活动。

5）术前 30 min 给予抗生素静脉滴注。

（2）术后护理

1）安全交接：了解术中的情况，制订有针对性的护理措施。

2）饮食护理：全麻气管插管拔除后 2～4 h 开始，予少量流质，若无呛咳，再逐步过渡到半流质饮食。

3）病情观察：监测患者的心律、呼吸、动脉血压、血氧饱和度等，特别是术后血流动力学不稳定的重症患者，有发生并发症可能。

4）穿刺部位的护理：由于使用的输送系统达 24 F，右股静脉入路容易出血，应密切观察伤口情况，注意有无出血、血肿等并发症。

5）导管护理：术后留置的各类导管是病情判断的重要途径，对各导管进行观察并记录引流液的色、质、量，保证导管固定妥善、保持通畅，穿刺处无渗血、渗液等。

6）观察有无皮下瘀斑、瘀点、鼻出血、牙龈出血、血尿等出血表现。

7）康复运动护理：鼓励患者术后早期运动，向其充分解释早期康复运动的好处，从卧床期开始逐步增量运动，并做好伤口的观察、导管的固定、生命体征的监测，保障患者康复运动期间的安全。

6. 并发症的观察及护理

（1）心脏压塞、心脏穿孔：主要发生在房间隔穿刺和 CDS 操作时，表现为心率增快和血压下降，术后需密切关注患者的主诉如胸闷、气促等症状，听诊心音遥远时应高度怀疑心脏压塞，立即通知医生，必要时协助医生行紧急床旁心包穿刺。

（2）夹合器脱落/移位、二尖瓣相关结构损伤：夹合器脱落最易造成栓塞，二尖瓣反流加重。当患者主诉胸闷、心悸、头晕等症状或生命体征、神志发生变化时应及时通知医生，听诊杂音变化，并提醒医生行床旁超声心动图检查协助诊断。

（3）血栓：术后发生血栓的风险主要与术后血液高凝状态、卧床制动和置入物有关。因血栓发生部位不同，患者发生的症状也会有所差异，首先需要采取积极措施预防患者发生各类血栓的风险，如肢体保暖、尽早下床活动。

（4）局部血管破裂出血：由于SGC较大（24 F），操作粗暴等易导致出血，患者血压下降，一旦出现出血，应立即缝合血管，必要时行外科手术，建立2条及2条以上的静脉通道，加快补液、输血。

（二）经导管二尖瓣置换术

经导管二尖瓣置换术（transcatheter mitral valvereplacement，TMVR）目前有33种TMVR器械正在研发中，其中8种进入人体试验阶段，约200～300例患者。由于二尖瓣疾病解剖学结构及病因复杂，现有临床数据显示，TMVR的效果仍不是非常令人满意。

经导管二尖瓣修复术适应证相对局限，在保留瓣下及瓣环结构的同时，更好地保护好心功能，安全性高，但是每个患者的获益不一样，又存在复发的风险；而经导管二尖瓣置换术（TMVR）几乎能应对所有病变，虽然会破坏瓣下及瓣环结构，对心功能有负面影响，生存率更低，有瓣膜衰败风险，但是其可彻底纠正反流，绝大多数效果较好；目前经导管二尖瓣治疗中，缘对缘修复技术研究数据最多，证据最充分，对各种原因引起的二尖瓣反流均有治疗效果。现已成为临床广泛应用的经导管二尖瓣治疗技术。

（三）经皮二尖瓣球囊成形术

经皮二尖瓣球囊成形术（percutaneous balloon mitral valvuloplasty，PMBV）主要用于二尖瓣狭窄的介入治疗，二尖瓣狭窄（mitral stenosis，MS）多由风湿性心脏病引起（风湿性二尖瓣狭窄），占

风湿性心脏病的40%。有症状的中重度二尖瓣狭窄患者，药物治疗效果通常不好，需要早期进行其他干预治疗，经皮二尖瓣球囊成形术是经外周静脉穿刺、插管，将球囊导管经股静脉、下腔静脉由右心房经房间隔到达二尖瓣区并扩张二尖瓣瓣膜，实现解除或减少左心房血流阻力的目的，从而缓解患者病情，改善心功能。根据超声结果所示的瓣膜及瓣下结构，来选择球囊直径。二尖瓣球囊成形术示意图见图4-36。

三、经导管三尖瓣介入治疗

三尖瓣是一个"单向活门"，保证血液循环由右心房向右心室方向流动和通过一定流量。主要的病变为三尖瓣关闭不全（TR），外科手术是目前TR最主要治疗手段，但其具有创伤大、并发症多、死亡率高等缺陷，目前，经导管三尖瓣介入治疗已成为最有希望解决以上问题的临床治疗方法，所使用的器械也处于临床试验阶段，需要更多的临床病例来验证技术的安全性及实用性。

四、经皮肺动脉瓣介入治疗

（一）经皮球囊肺动脉瓣成形术（percutaneous balloon pulmonary valvuloplasty，PBPV）

主要适用于肺动脉瓣狭窄，最常见的肺动脉狭窄是先天性心脏病，同时也可能由风湿性心脏病或肿瘤疾病引起。主要通过球囊扩张、撕开粘连的肺动脉瓣叶交接组织，不损坏瓣叶，从而改善瓣膜的开放情况（图4-37，图4-38）。

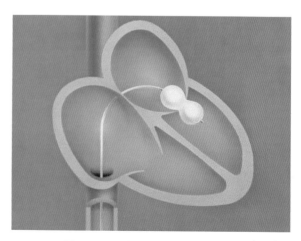

图4-36 二尖瓣球囊成形术示意图

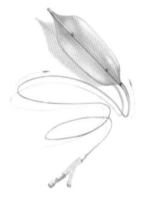

图 4-37　肺动脉扩张球囊

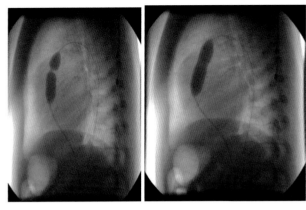

图 4-38　肺动脉扩张前后

（二）经皮肺动脉瓣置入术（percutaneous pulmonary valve implantation，PPVI）

主要适用于肺动脉瓣关闭不全，肺动脉瓣关闭不全常继发于先天性心脏病如法洛四联症、肺动脉闭锁和大动脉转位等外科手术后。我国在 2013 年由葛均波等完成了首例 PPVI，我国自主研制的瓣膜也取得了突破性进展，进入临床试验阶段。

Venus P-Valve 是一种经导管肺动脉瓣系统，设计用于通过心脏导管经皮植入 RVOT，目前已完成 Venus P-Valve 的临床试验（图 4-39）。

总之，随着心脏瓣膜疾病介入技术的发展，为无法耐受外科手术或外科手术高危的心脏瓣膜疾病患者带来了曙光。

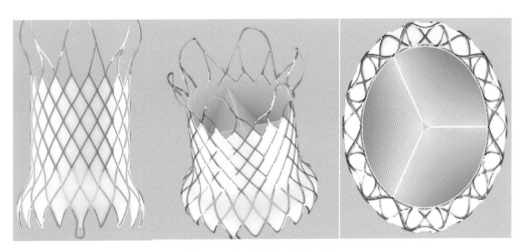

图 4-39　经导管肺动脉瓣系统

第六节　心血管病一站式介入治疗

一站式介入治疗是在同一空间连续的时间内两种术式的相互结合，是当今介入治疗中一个全新的治疗理念，其意义在于：以患者为中心，融合多学科的知识和理念，针对患者不同的病理生理状态，充分发挥心血管介入治疗的优势，设计出最佳的治疗组合方案，从而以最小的代价，获得最佳的疗效。心血管病一站式介入治疗常包括以下两种。

一、心房颤动相关的介入治疗

1. 房颤射频消融术＋经皮左心耳封堵术
2. 房颤射频消融术＋经皮房间隔缺损封堵术
3. 房颤射频消融术＋经皮卵圆孔未闭封堵术（尤其是卒中患者）

4.经皮左心耳封堵术+经皮卵圆孔未闭封堵术

5.经皮左心耳封堵术+经皮冠状动脉支架置入术

6.房颤心力衰竭药物治疗效果不佳：房室结射频消融术+永久起搏器植入术（或 CRT-D、希氏束起搏等）+必要时经皮左心耳封堵术

7.房颤+快慢综合征：房颤射频消融术+永久起搏器植入术

8.冠心病+主动脉瓣狭窄：经皮冠状动脉支架植入术+经导管主动脉瓣置换术（TAVR）

9.其他

二、两种疾病并存的一站式治疗

1.晕厥伴高危卵圆孔未闭：经皮卵圆孔未闭封堵术+心电事件记录器置入术

2.经皮房间隔缺损封堵术+经皮室间隔缺损封堵术

3.冠心病+先天性心脏病：经皮冠状动脉支架植入术+经皮封堵术（房间隔、室间隔缺损，动脉导管未闭）

4.冠心病+心律失常：经皮冠状动脉支架植入术+射频消融术

5.先天性心脏病+心律失常：经皮封堵术（房间隔、室间隔缺损，动脉导管未闭）+射频消融术或永久起搏器植入术

手术的适应证、禁忌证、手术流程及护理配合、手术耗材已在相应的章节详细介绍，目前在心血管病一站式治疗中以房颤的节律控制和卒中的预防联合最为常见。

（史震涛　李旭平　陈付利　李晓明）

参考文献

[1] Gruntzig A. Transluminal dilatation of coronary-artery stenosis. Lancet, 1978, 1: 263.

[2] Gruntzig R, Senning A, Siegenthaler E. Nonoperative dilatation of coronary-artery stenosis: percutaneous transluminal coronary angioplasty. N Engl J Med, 1979, 127: 61-8.

[3] deFeyter PJ, de jagere PP, Serruys PW. Incidence, predictors, and management of acute coronary occlusion after coronary angioplasty. Am Heart J, 1994, 127: 643-651.

[4] Sigwart U, Urban P, Golf S, et al. Emergency stenting for acuteocclusion after coronary ballon angioplasty. Circulation, 1988, 78: 1121-1127.

[5] Gruntzig A. Transluminal dilatation of coronary-artery stenosis. Lancet, 1978, 1: 263.

[6] Gruntzig R, Senning A, Siegenthaler E. Nonoperative dilatation of coronary-artery stenosis: percutaneous transluminal coronary angioplasty. N Engl J Med, 1979, 127: 61-68.

[7] deFeyter PJ, de jagere PP, Serruys PW. Incidence, predictors, and management of acute coronary occlusion after coronary angioplasty. Am Heart J, 1994, 127: 643-651.

[8] Sigwart U, Urban P, Golf S, et al. Emergency stenting for acute occlusion after coronary ballon angioplasty. Circulation, 1988, 78: 1121-1127.

[9] 马长生.赵学.心脏电生理及射频消融.第2版.沈阳：辽宁科学技术出版社，2013：159.210-214.

[10] 曾碧媚.李军.房颤射频消融术患者围手术期护理对策及体会.中国医药科学，2017，7（12）：100-103.

[11] 郭继鸿，王斌.人工心脏起搏技术.沈阳：辽宁科学技术出版社，2008：41-51.

[12] Sana A, William S, Michael J, et al.2017 AHA/ACC/HRS Guideline for Management of Patients With Ventricular Arrhythmias and the Prevention of Sudden Cardiac Death.American College of Cardiology, 2018, 72（14）: e91-e220.

[13] 赵志宏，郭继鸿.ACC/AHA/HRS《2008年心脏节律异常器械治疗指南》.心血管病学进展，2008，29（4）：520-523.

[14] 张澎，华伟，黄德嘉.《植入性心脏起搏治疗》2010年修订版.中华心律失常杂志，2010，（04）：245-259.

[15] 孙玉杰，张海澄.2013 EHRA/ESC心脏起搏器和心脏再同步治疗指南解读.中国医学前沿杂志（电子版）.2013，5（11）：65-69.

[16] 郭继鸿，张玲珍，李学斌.心脏起搏器基础教程.天津：天津科技翻译出版社，2009.

[17] 李海燕，李帼英，心血管介入标准化护理管理手册.第2版.北京：科学出版社，2017.

[18] 中华心血管医师分会.常见先天性心脏病介入治疗中国专家共识.介入放射学杂志，2011，20：3-9.

[19] 朱鲜阳，陈火元.房间隔缺损介入治疗现状与未来.心血管病学进展，2008，29：343-346.

[20] 秦永文.实用先天性心脏病介入治疗，上海：上海科学技术出版社，2005.

[21] 秦永文，赵仙先，吴弘，等.国产室间隔缺损封堵器的安全性和疗效.中国循环杂志，2005，20：10-13.

[22] 朱鲜阳，王琦光，韩秀敏，等.经导管法治疗动脉导管未闭941例临床分析.中国介入心脏病学杂志，2007，15：306-309.

［23］杨秀梅，纪代红，李庆印.主动脉瓣狭窄患者经导管主动脉瓣植入术后的护理进展.中华护理杂志，2017，52（9）：1128-1133.

［24］潘文志，周达新，张晓春，等.经颈动脉途径行经导管主动脉瓣置换术治疗重度主动脉瓣狭窄的安全性和有效性.中华心血管病杂志，2018，46（3）：198-202.

［25］葛均波，周达新，潘文志.经导管心脏瓣膜治疗术.第2版.上海：上海科学技术出版社，2019：

267-279.

［26］潘文志，周达新，葛均波.经导管二尖瓣反流治疗最新进展.中国医学前沿杂志（电子版），2018，（1）：1-5.

［27］赖盛伟.经导管二尖瓣修复治疗二尖瓣反流所致心力衰竭的进展与展望.心脏杂志，2019，（31）：352-357.

［28］程章波，黄烽，韩涛.经导管二尖瓣反流介入修复治疗的研究进展.福建医学杂志，2019，（41）：129-131.

第五章 心血管及其他系统介入治疗优化技术应用与诊疗器材

Chapter 5　Application and Materials of Optimization Technology in Cardiovascular and Other System Interventional Therapy

第一节　血管内超声检查器材应用

一、概述

血管内超声成像（intravascular ultrasonography，IVUS）通过导管技术将微型化的超声探头送入血管内用以显示血管的横切面，与冠状动脉造影通过碘对比剂充填的管腔轮廓来显示冠状动脉不同，IVUS能提供管腔和管壁的横截面图像。临床应用经验已表明该方法具有直观、准确等优点，被认为是诊断冠心病的新的"金标准"。

二、原理与结构

数字式血管内超声仪是通过导管技术将微型超声换能器经导引导丝送入靶血管内，发射高频率超声波进行血管横断面扫描，发射出的超声波在通过不同密度的血管层面时会不同程度地被反射回来，这些被反射回来的超声波被同一微型超声换能器接受，并通过数模转化传输到图像处理计算机上，通过计算以灰阶图的形式被重组成反映组织不同成分的超声影，成像可显示管壁及斑块的组织形态学特征，清晰显示管壁结构的厚度、管腔大小和形态等，甚至可以辨认钙化、纤维化和脂质池等病变，并精确地测量血管腔径及截面积，发现冠状动脉造影不能显示的血管早期病变。

目前所用的IVUS仪器基本结构相似，由IVUS超声导管（ultrasound catheter）、导管回撤系统（pullback system）和超声主机（imaging console）三部分构成。IVUS导管的种类很多，一般可以根据靶血管来选择超声导管的外径和频率，IVUS导管外径2.6～9 F（0.87～2.97 mm）不等，适合于冠状动脉或周围血管（如腹主动脉）的成像需要，用于冠状动脉内的超声导管直径2.6～3.5 F（0.87～1.17 mm）。

超声导管的核心部件是安装于导管顶端的压电晶体换能器。一般来说，换能器发放的超声频率越高，其分辨力（resolution）越高，但穿透力就越低。用于冠状动脉内显像的超声探头的频率较高（20～45 MHz），适合于近距离成像。轴向（axil）和侧向（lateral）的分辨力（resolution）分别约为100～120 μm和200～250 μm，探测深度为8～20 mm，其分辨力和穿透力取得较好的平衡，能对冠状动脉病变提供高质量的图像。频率过高时，血液中红细胞的大量散射可能产生较多的伪差，同时声束的穿透力减低；而频率较低的晶体其分辨力随之下降，一般只用于心腔内和主动脉内的超声显像。根据超声导管晶体换能器的构成不同，IVUS导管主要分为两种：①机械旋转型，单个传感器在驱动管身上旋转，转速1800转/分（rpm）；②电子相控阵型，64个固定传感器。

三、适应证

理论上所有可以进行冠状动脉检查的患者均

可以接受 IVUS 检查，但实际工作中，我们经常是在冠状动脉造影对患者诊断和治疗提供的信息不够充分时，才考虑使用 IVUS 检查以弥补造影不能提供的信息，特别是有关血管壁结构的信息。下面我们将按照冠状动脉造影存在局限性时帮助诊断、指导介入治疗、治疗效果评价、介入治疗失败原因探讨和随访来概述其临床应用适应证。

1. 冠状动脉造影存在局限性时帮助诊断

在一些特殊情况下，这种局限性就显得格外突出。例如左主干开口病变，有时候造影发现左主干开口"鹰嘴"样狭窄，有时候甚至伴随造影导管或者导引导管的压力"衰减"，但是 IVUS 检查发现很多这种造影发现并非真正的左主干开口狭窄，而是一种"假象"，其可能原因包括血管负性重塑、偏心斑块、血管开口角度大等。另外一种特殊情况如自发性夹层，造影看到的可能是通畅但细小的血管，或者临界的病变，完全不能显示出血管壁的血肿存在，也不能解释患者发生急性心肌梗死的原因。此外，移植心脏血管病变，往往造影不能充分显示整个血管病变演变情况，需要 IVUS 帮助。总之，我们可以简单总结为当造影不能提供充分和足够的信息，特别是和患者的临床情况不能对应，我们就需要进行 IVUS 检查以帮助诊断。

2. 指导介入治疗

IVUS 可指导介入治疗操作。如冠状动脉造影发现前降支从开口部位齐头闭塞，造影只看到左主干和回旋支，前降支从回旋支到左主干之间哪个具体位置发出，多体位造影、甚至双侧造影均无法提示，如果需要准备进行前向 CTO 治疗，则需要从回旋支回撤 IVUS 导管以发现前降支开口的确切位置，从而指导介入治疗。再如造影发现冠状动脉钙化病变，但它不能判断是内膜还是外膜钙化，是表浅钙化还是深层钙化，是 360°钙化还是 180°钙化，是否需要旋磨治疗，IVUS 检查则可以补充这些信息，对诊断和治疗均有指导意义。当然，IVUS 指导治疗最常发挥的作用是帮助更准确地选择支架的大小和长度及放置位置。

3. 治疗效果评价

IVUS 在 30 多年的临床使用过程中，无论是临床试验和临床实践均证实了它的价值，其中一个核心就是可以评价介入治疗效果，现在通常指支架植入的效果，膨胀是否充分；支架边缘有无异常，如夹层、血肿；贴壁是否良好等。对于左主干介入治疗，意义就更大了。此外，支架植入术后还会发现一些造影无法清晰解释的影像，往往需要 IVUS 来明确其发生机制。

4. 介入治疗失败原因探讨

介入治疗发展多年，即便是目前广泛使用的新型支架，仍然有急性、亚急性、晚期、迟发晚期支架血栓形成，也还有相当多的再狭窄发生，它们形成的机制多种多样，很多时候，需要依靠 IVUS 的帮助才能比较好地寻找其发生的原因，特别是机械方面的原因，从而对症处理。

5. 随访

在新型支架研制和很多有关斑块消退的研究中，IVUS 都是必不可少的工具。以斑块消退研究为例，通过 IVUS 系列检查，我们可以固定一段血管内斑块的容积和成分来进行评价。这对于探讨很多针对粥样硬化药物的治疗效果和机制很有帮助。

四、禁忌证

理论上 IVUS 没有绝对禁忌证，但是当血管非常钙化、扭曲，IVUS 导管难以通过，或者冠状动脉造影已经提供足够的信息，就无必要进行 IVUS 检查，此种情况可以被认为是相对禁忌证。

五、手术用品（表 5-1）

表 5-1　IVUS 常规物品及药品准备

物品名称	数量	药品名称	用量
超声导管	1	肝素	100 U/kg
导管回撤装置	1	肝素钠盐水	10～20 ml
无菌套	1	硝酸甘油或维	100～300 μg
导引导管	1	拉帕米	
导引导丝	1	碘对比剂	适量
Y 型连接器套装	1		

六、操作流程

1. iLAB 系统 IVUS 操作流程

（1）检查仪器及电源连接，按下右侧电源开关，开机（"—"为开）。

（2）机器自检后进入登录界面，用户名为"Administrator"或"User"，无密码，直接点击"OK"登录，进入主页面。

（3）进入主菜单时，iLAB 系统请按 START

NEW CASE 键输入患者信息、ID 号及其他信息（Polaris 系统在屏幕左上角）。

（4）超声导管与仪器（马达）正确连接，协助医生安装好，切换"手动／自动回撤"［推荐使用自动回撤（PULLBACK）］。

（5）选择"PRE"（术前）、"POST"（术后）或自定义。在程序中选择血管，或通过"CUSTOM"自定义血管名称。

（6）按"IMAGING"键或按"PULLBACK"键，开始采集图像。可通过"PARAMETERS"进行图像调节。

（7）停止图像采集时，可回顾图像并在记录的扫描中做测量。

（8）确认完成所有操作并记录测量值，按"FINALIZE CASE"确认。

（9）保存病例，选择 CD、DVD、硬盘或者网络上传到工作站上。

（10）关机后所有操作结束后，回到主界面，点击"POWER DOWN"按钮，等待系统完全关机后，将机器右侧开关切换为"0"，拔除电源线，并收纳在机器后盖上。

2. VOLCANO 系统 IVUS 操作流程

（1）连接心电信号，按电源开关，自动进入 IVUS 系统 Patient 界面。

（2）输入患者、医生、医院信息，可在病例保存前输入，无上述信息则系统拒绝保存。

（3）进入检测界面（Home 界面），点击视屏操作面板 Home 键。

（4）扫查准备，导管与患者端口模块（PIM）插接，PIM 罩入无菌袋。

（5）相控阵导管直接与 PIM 插接。机械导管向鞘内注水 2～3 次，排出空气后与 PIM 插接。

（6）相控阵导管（换能器）出导引导管，按操作面板"Ring Down"键，去除环晕伪影后推送到位。

（7）选择手动或自动回撤记录图像。

（8）按操作面板"Save Frame"键，将截面影像及测量结果保存到"Home"菜单。不能保存长轴影像和长度测量结果；可按操作面板"Print"键打印视屏截图，以图片形式保存截面、长轴影像、面积、长度测量结果。

（9）整理保存 IVUS 病例，点击视屏"End Case"键进入保存界面；点击视屏"Ok"键将新病例保存到主机硬盘；系统限制硬盘存储 20 个病例。不推荐新病例直接归档，操作不当可能丢失；病例未保存关机，再次开机时自动进入保存界面，此时或是点击"Ok"键保存，或选中有"Open C"提示的病例、点击视屏"Delete"键删除。

（10）归档（导出）IVUS 病例，进入归档界面，点击视屏"Archive"键；视屏右上方显示硬盘病例存储数量，根据提示在归档界面及时将 IVUS 病例导出，上传局域网或者刻盘保存。

七、IVUS 的操作注意事项

（1）由于 IVUS 是精密仪器，在操作过程中术者与护士均应动作轻柔，尤其是 IVUS 导管与马达的连接处，以及马达与 PULLBACK 的连接处。非正常、暴力操作均可损坏马达，影响血管内超声的应用。

（2）由于目前常规介入治疗中绝大多数使用的 IVUS 都是机械系统，机械超声导管的排气是一个非常重要的问题。如果体外排气不充分，就会导致超声影像模糊，但更加严重的情况是如果没有充分排气，术中因为影像不够清晰冠状动脉内再次推注盐水时就可能将残留气体推入动脉远端，从而引发严重的气栓并发症。

（3）在送入相控阵超声导管到达导引导管开口部位管腔较大处时，应该停止推送超声导管，进行去环晕"Ring Down"处理，即在控制键盘中按下 Ring Down 键，等环晕伪影去除干净，再继续推送超声导管，否则会严重影响影像判断。

（4）在进行 IVUS 检查前，一个关键步骤是要于冠状动脉内给予硝酸甘油或者维拉帕米，其剂量最好根据患者当时的血压，通常建议使用 100～200 μg，这是一个关键步骤。

（5）IVUS 导管尽量保持顺畅，防止打折，超声导管与机器紧密连接，Y 阀连接处避免关闭过紧。移动 PULLBACK 系统时，尽量不碰马达，在 PULLBACK（回撤）过程中避免物品阻挡。

（6）图像采集时患者不要深呼吸、讲话或者移动身体。

（7）应用不间断电源，防止突然断电造成资料损坏、丢失。

（8）定期做系统维护及软件更新。

八、并发症（表5-2）

表 5-2　IVUS 并发症

并发症	原因及临床表现	处理措施
冠状动脉痉挛	推送或回撤 IVUS 导管过于粗暴，患者会出现胸闷、胸痛症状	停止操作，经导引导管注射扩血管药物（硝酸甘油或者维拉帕米）
冠状动脉急性夹层和急性闭塞	暴力操作，导引导丝进入夹层	一旦发生，与介入治疗过程中发生并发症相同
一过性冠状动脉缺血	检查血管过细或者严重狭窄病变	轻柔撤出导管，如果是严重狭窄，经球囊扩张后再检查

第二节　光学相干断层成像（OCT）器材应用

一、概述

光学相干断层成像（optical coherence tomography，OCT）是一种新的高分辨率断层成像模式，为继血管内超声（intravenous ultrasound，IVUS）后出现的一种新的冠状动脉内成像技术，在评价易损斑块和指导支架植入，尤其是在急性冠脉综合征（acute coronary syndrome，ACS）等冠心病诊疗领域日益受到关注。

二、OCT 系统的原理和构成

OCT 技术是一种应用近红外光干涉的成像技术，其原理是通过记录不同深度生物组织的反射光，由计算机构建出易于识别的血管图像。第三代频域 OCT 系统采用频域成像技术使成像速度提高达 10 倍，横向分辨率和图像质量更高，使其在冠心病介入诊疗领域迅速推广。最新一代的

ILUMEIN 和 ILUMEIN OPTIS 系统成像速度更快，并整合血流储备分数（FFR）功能，同时具备形态学和功能学评估功能，扩展了 OCT 的应用指征。

成像系统的构成（图 5-1，图 5-2）

（1）组件构成：C7-XR OCT 成像系统包括集成到移动推车中的以下组件：成像引擎、显示器、驱动马达和光学控制器（DOC）、隔离变压器、计算器、键盘和鼠标。

（2）成像导管：C7 Dragonfly Optis 成像导管，工作长度为 135 cm，外径 2.7 F，采用亲水涂层设计，操控性能好。在成像导管头端及距离头端 20 mm 处各有 1 个不透 X 线的专用标记物，用于定位和评估长度。光学透镜距离近端标志 5 mm。

（3）一体化的驱动电机和光学控制器（回撤装置）

Stop：紧急情况停止旋转 / 回撤 / 扫描；

Enable：进入扫描模式，在手动模式下第二次按开始扫描；

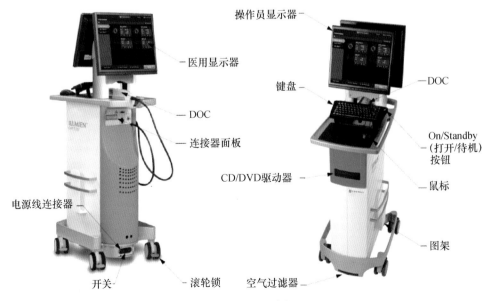

图 5-1　OCT 主机

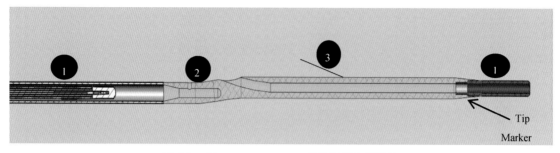

图 5-2　CT Dragonfly Optis 成像导管头端设计

1. 分隔的管腔：保护扫描光镜不被导丝损伤，减少导丝和导管摩擦力，提升推送性；2. 更顺滑的过渡区，减少打折，导丝更容易从出口送出；3. 专门的冲洗出口，减少血液进入

Live View：在待机和实时模式间切换；

Unload：卸载成像导管。

三、临床适应证

（1）识别不稳定、易形成血栓和突然破裂而导致急性心血管事件的易损斑块：早期发现易损斑块并进行药物干预，有助于降低心血管事件风险，改善冠心病患者的临床预后。

（2）评估急性冠脉综合征（ACS）患者罪犯病变斑块的特征，包括自发性冠状动脉夹层和冠状动脉痉挛等。

（3）优化和指导 PCI 术：帮助术者选择最适宜的支架长度，以及支架释放位置。同时 OCT 可以提供参考血管的管腔及直径大小，根据参考血管的大小选择安全的后扩张球囊，以预防膨胀不全。

（4）新一代 FD-OCT 能够快速安全地完成对左主干病变（除冠状动脉开口部病变）的扫描，判断病变类型、评价管腔大小及支架植入后贴壁不良、边缘层及组织脱垂等情况，效果明显优于 IVUS。

（5）分叉病变是冠状动脉支架植入失败率较高的复杂病变之一，术前行 OCT 检查可准确测量主支及分支开口狭窄程度、病变长度、斑块分布及性质，有助于术者选择合适的介入器械及分支支架治疗策略。新一代 OCT 系统的实时三维成像功能还可以提供血管的空间分布和结构，特别是对分叉开口的显示更为清楚。

（6）OCT 检测钙化病变的敏感度（95%～96%）和特异度（97%）很高。术前钙化病变的准确检测对选择再血管化方式至关重要。

（7）OCT 成像技术特点使得其在可吸收支架领域的应用优势进一步提高。最新一代 ILUMEIN OPTIS 系统扫描速度更快，能够精确地进行术前病变准备。联合腔内影像学技术和实时三维血管重建技术能够准确评价可吸收支架与边支血管的解剖位置，从而优化 PCI 过程，指导精确植入可吸收支架。

四、手术用品（表 5-3）

表 5-3　OCT 手术用品

序号	耗材名称	规格型号	用途	数量
1	指引导管	6 F 或 7 F 不带侧孔	PCI 治疗通道	1
2	OCT 成像导管	C7 Dragonfly	OCT 成像	1
3	螺纹空针	2 ml 或 3 ml	推注对比剂	1
4	DOC 无菌套	18 G	静脉输注药物	1
5	工作导丝	0.014 inch 导丝	建立通道	1
6	临时起搏导管	6 F	急救耗材备用	1
7	压力换能器	根据医院实际	血流动力学监测	1
8	三联三通、环柄注射器	根据医院实际	造影显影	1

五、手术流程和护理配合（表 5-4）

表 5-4　IVUS 手术流程及配合要点

手术流程	护理配合要点
准备成像导管	1. 轻柔地取出成像导管，打开并递送给术者 2. 用湿纱布擦拭导管，激活亲水涂层更易通过病变 3. 用装有 3 ml 纯碘对比剂的注射器轻轻推注，有 3 滴碘对比剂从导管头端滴出（排清中心腔空气），保留注射器防止空气进入

续表

手术流程	护理配合要点
启动 OCT 主机 输入患者信息	1. 连接电源，打开电源开关，点击启动按钮 2. 在 "Select Patient"（选择患者）菜单中点击 "Add new patient"，输入患者信息，确认进入 3. 输入患者信息后，点击 "New OCT Recording"（新的 OCT 病例）
连接成像导管	1. 打开成像导管保护帽，不要触摸里面的光纤头。成像导管的 4 个突起和 DOC 4 个凹槽对准，插入导管，顺时针旋转 1/8 圈 2. 在连接过程中 DOC 上的 Live View 模式灯和激光信号灯会亮，将 DOC 套在成像导管配套的无菌套中
测试图像	1. 在连接过程中屏幕上会显示进度条，先不要操作成像导管。成功连接后屏幕上会显示导管影像 2. 点击正下方 Live View，切换实时模式，两指轻轻捏住光镜 marker 位置，观察图像。点击左下角 Auto-Calibration 可进行自动校准
成像导管穿进导丝	可兼容 PCI 0.014 inch 工作导丝，入口在成像导管蓝色头端，出口在光镜 Marker 的近端，即推注中心腔时碘对比剂流出的位置，进入导丝时，弯曲 30°，避免损伤光学透镜
设置回撤（Pullback）参数 冲洗中心腔	确认碘对比剂充盈中心腔，形成液封，利用黏稠的碘对比剂阻止血液进入中心腔，造成信号衰减影响成像质量
Pullback 完成，查看分析图像，进行长度、狭窄面积等测量	配合术者要求进行相关操作，同时注意保存图像
成像导管断开	1. 手术结束，按 "Unload" 键，等待马达声音消失时，逆时针（与连接时相反）旋转 1/8 圈 2. 协助医生从无菌套取出 DOC，盖上黑色保护盖，放入原位 3. 关机（Shutdown），机器关机完毕再拔电源。
图像导出	1. 以鼠标右键点击图像，选择导出数据（标准格式的文件有：AVI、TIFF、DICOM、JPG 等，可以在计算机上查看，播放速度是回撤速度） 2. 使用闪光灯图标导出数据

六、成像导管操作注意事项

（1）操作成像导管时注意动作轻柔，用力过重容易折断光纤，导引导管打折或过度弯曲会损伤内部光纤，影响手术进行。

（2）调整导引导管口的方向，达到理想的血液清除效果。

（3）回撤前进行几次"冒烟"测试，用注射器经过导引导管推注碘对比剂评估血液清除效果，可以在回撤时得到理想的图像，避免多次回撤，减少碘对比剂的用量。

（4）所有的测量结果在左上角显示，点选 2 个点进行长度测量，在长轴上可以测量病变和所需支架长度。

（5）成像导管断开，先按 Unload 键，DOC 上的灯依次熄灭，只剩一个灯亮时，逆时针旋转 1/8 圈取下成像导管，切忌直接硬拔。

（6）由成像系统或其他原因造成的图像畸变或相对真实解剖结构的差异称为 OCT 伪像。常见的 OCT 伪像有血液残留、错层伪像、气泡伪像、切线伪像、饱和伪像和导丝损坏等。

（7）影响成像质量的常见因素如下：

1）导引导管未同轴；

2）推注对比剂速度缓慢或推注量不足；

3）术者推注对比剂与图像采集不同步；

4）成像导管内有血液或气泡残留；

5）推注对比剂中渗有血液；

6）对比剂浓度过低；

7）导丝或导管弯曲和折断；

8）冠状动脉直径过大（直径 > 5.0 mm）和开口病变；

9）遇严重弯曲钙化病变成像导丝易损坏。

七、并发症（表 5-5）

表 5-5　OCT 并发症

并发症	原因及临床表现	护理措施
冠状动脉血管痉挛	常见于冠状动脉远端，导管操作刺激所致	冠状动脉内遵医嘱给予硝酸甘油等血管扩张剂，密切注意患者的血压及心率的变化
心动过缓、心律失常	操作过程短时，人为阻断冠状动脉血流	护士应密切观察心率及心律的改变，可以遵医嘱预防性用药，当术中发生心动过缓可静脉注射阿托品，必要时可置入临时起搏器
心悸、胸痛	术中短暂心肌缺血	密切观察患者生命体征，预先告知患者可能有不适感，是使用药物的一过性反应，以减轻焦虑，备好相关除颤仪等急救仪器和药品
冠状动脉气体栓塞	碘对比剂未充分充盈成像导管，少量空气注入冠状动脉引起远端血管血流阻断；造影排气未充分	观察患者临床表现、心电图、血流动力学变化嘱患者连续咳嗽加速气体和碘对比剂排空

八、围术期护理（表 5-6）

表 5-6　围术期护理

护理	观察处理要点
术前护理	取得患者及家属的同意并签字，询问有无药物过敏史 充分告知检查的目的、具体方法和可能出现的不适症状及注意事项，缓解患者焦虑，积极配合治疗
术中配合	保持静脉通路通畅，确保必需药品和耗材 递送导引导管、工作导丝和成像导管等耗材 详细记录术中用药情况，迅速准确执行医嘱 密切观察心率、心律、血压、血流动力学和影像变化，及时发现异常并报告术者给予相应处置。出现血流动力学不稳定，应尽早识别并及时处理
术后处理	检查结束后配合术者回放记录，正确测量相关数据，术后关闭测量主机，一次性耗材按医院规定处理销毁

第三节　血流储备分数测定（FFR）器材应用

一、概述

冠状动脉系统通常被看作由两部分组成：一部分为直径为 400 μm 到数毫米的较大冠状动脉，又被称为"传导血管"；另一组成部分为分支成树枝样的较小冠状动脉及直径 < 400 μm 的小动脉和毛细血管，又被称为"阻力血管"；其对心肌血流灌注起到显著的控制作用。在生理状况下，中心静脉压力等于或几乎等于 0，跨心肌阻力取决于大的冠状动脉阻力和微循环阻力，正常冠状动脉对跨心肌阻力的影响可以忽略不计，跨心肌阻力主要取决于微循环的功能状态，即心肌最大血流量主要取决于微循环的扩张能力。当大的冠状动脉存在明显病变时，因产生黏滞摩擦、层流、湍流和微涡流而增加冠状动脉阻力，使冠状动脉压（Pd）降低致灌注压下降，进而降低心肌血流量。

冠状动脉血流储备分数被定义为狭窄冠状动脉支配区域心肌最大血流量与理论上同一支冠状动脉无狭窄时该处心肌所能获得的最大血流量的比值，即 FFR = QSmax/QNmax =（Pd − Pv）/Rs ÷（Pa − Pv）/Rn（Pd：冠脉狭窄远端压力；Pa：冠状动脉狭窄近端压力；Pv：中心静脉压）。当使用某些药物（如腺苷），诱发最大充血状态，也就是使微循环阻力降到最低时，Rs = Rn，而由于 Pv 相对于 Pa 和 Pd 来说可以忽略不计，因此，上述公式就被化简为 FFR = Pd/Pa。理论上，冠状动脉血流储备分数，不受血流动力学因素（如血压、心率以及心肌收缩力等）的影响，可以用于多支血管病变且重复性较好，因此其在临床实践中得到广泛应用（图 5-3）。

FFR 测量需要在心导管手术室进行，操作过程

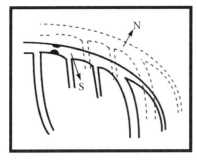

$$FFR = \frac{存在病变时血管的最大血流量（QSmax）}{正常状态下血管的最大血流量（QNmax）}$$

图 5-3　FFR 示意图

类似于常规经皮冠状动脉介入（PCI）治疗，除应配备 PCI 相应设备外，特殊设备为压力导丝和配套的冠状动脉生理记录仪或压力转换模块。此外，常需配备大容量输液泵以及诱导心肌充血的药物等（图 5-4，图 5-5）。

目前中国市场可使用的压力导丝有 2 种，末端必须经专属导线与相应生理记录仪或模块界面相连接。记录仪可同时接收来自导管和压力导丝的压力信号，其界面上具有多种调控按钮，兼具计算机功能，可以实时显示压力曲线和 FFR 值等参数。

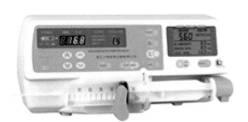

图 5-4　大容量输液泵 999 ml/h

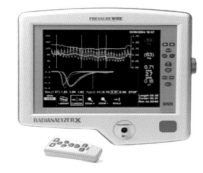

图 5-5　FFR 机器

二、适应证

（1）临界病变：由于冠状动脉造影局限性，不能进行心肌供血评价。

（2）多支血管病变策略选择：血流储备分数的测定理论上可以更好地进行功能评价，准确定位罪犯血管，为术者提供合理策略选择。

（3）串联病变和弥漫性病变：可应用 FFR 测量，若小于 0.75，使用 Pullback 技术进行干预，帮助明确需要处理的病变部位。

（4）左主干病变：在评价中提供更多信息，指导策略选择的安全性和有效性。

（5）PCI 术后评价：准确评价支架膨胀和贴壁情况，降低主要心脏不良事件发生率。

三、禁忌证

（1）心搏骤停、持续性室速、非致命性心肌梗死的病例，急性心肌梗死 5 天内。

（2）二度及以上房室传导阻滞，或病态窦房结综合征（带有人工起搏器者除外）。

（3）已知或估计有支气管狭窄或支气管痉挛的肺部疾病患者（例如哮喘）。

（4）已知对腺苷有超敏反应的患者。

（5）其他不耐受操作病例患者。

四、手术用品（表 5-7）

表 5-7　FFR 手术用品

序号	耗材名称	规格型号	用途	数量
1	导引导管	6 F	冠状动脉通路	1
2	压力导丝	Press-ure Wire（压力/温度导丝）PrimeWire（压力导丝）	测试 FFR 数值	1
3	近端连接器	压力导丝配套	连接导丝	1
4	大号静脉留置针	18 G	静脉输注药物	1
5	临时起搏导管	6 F	急救耗材备用	1
6	压力换能器	根据医院实际	血流动力学监测	1
7	三联三通、环柄注射器	根据医院实际	造影显影	1

五、手术流程和护理配合（表5-8，图5-6）

表5-8 FFR手术流程和配合要点

操作流程	护理配合要点
连接电源和信号线缆	1. 连接电源 2. 连接信号线缆 3. 打开电源开关
校零 选择"ZERO CATHLAB"，按"ENTER"（按左右箭头给200 mmHg模拟信号，可以测试AO和PW输出功能）	1. 主动脉压校零 选择"CAL AO"按"ENTER"键，压力传感器位置和患者腋中线同高，和空气连通（通大气），多导生理仪校零，按"ENTER"键，关闭压力传感器 2. 压力导丝校零 选择"CAL WIRE"，把压力导丝和机器连接 以生理盐水充盈导丝套装，平放，按"ENTER"键 3. 均衡主动脉压和压力导丝压力 压力导丝进入导引导管，使紧靠头端3 cm（不透X线）区域的压力传感器（2 cm长，透X线）刚刚送出导引导管口 撤出导引针，拧紧Y阀，再次检查压力传感器位置，如果主动脉压和压力导丝压力相差＋9 mmHg，按住"EQUALIZE"键3 s，消除差值
记录血流储备分数（FFR）	1. 将压力感受器放到尽可能远的位置 2. 等待基准压力读数稳定 3. 撤出导引针，拧紧Y阀，按照导管室标准规程给硝酸甘油，然后实现最大充血状态 4. 按"REC"键开始记录，达到最大充血状态并完成测压时，按"STOP/VIEW"键停止记录，仪器会自动显示血流储备分数（FFR）最低值
完成测压后-验证主动脉压和压力导丝压力是否相等	回撤压力导丝，使导丝距头端3 cm处压力感受器刚好位于导引导管头端开口外位置 验证主动脉压（Pa）和压力导丝（Pd）压力在该位置是否相等（＜5 mmHg）

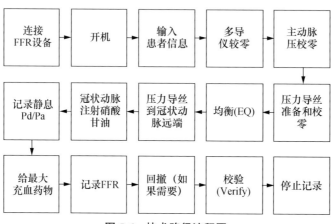

图5-6 技术路径流程图

六、血管扩张药物的使用

FFR值的测定，实际上是通过测定压力来反映血流量的改变。在实际检测过程中只需要测定狭窄病变远端的冠状动脉压力（Pd）和主动脉压（Pa）并获得两者的比值即可。

腺苷、罂粟碱和腺苷三磷酸（ATP）是FFR检测过程中常用的诱发最大充血反应的药物。其中以腺苷和ATP最为常用。

常用给药途径有两种，即静脉滴注（intravenous infusion，IV）和冠状动脉内推注（intracoronary bolus injection，IC）。腺苷给药途径的合理选用对于诱发最大充血反应具有重要影响。

1. 药物配置

（1）冠状动脉ATP的配制方法为：

药物：取2 ml ATP（20 mg/2 ml）加入500 ml

生理盐水，配制成 40 μg/ml。

使用方法：左冠状动脉常规 60 μg（1.5 ml），右冠状动脉常规 40 μg（1 ml），最大剂量 150 μg（3.75 ml）。

（2）静脉 ATP 配制方法：

药物：ATP（2 ml 20 mg）配制成 1 mg/ml，推注速度 140 μg/（kg·min）；

快速计算公式：体重（kg）×8.4＝输注速度（ml/h），最大推注速度 180 μg/（kg·min）。

配制方法：

4 ml ATP（20 mg/2 ml）＋36 ml 生理盐水（微量泵）；

10 ml ATP（20 mg/2 ml）＋90 ml 生理盐水（输液泵）。

2. 常见不良反应有房室传导阻滞、心动过缓、窦性停搏，血压下降、胸闷、心悸。处理方法：①立即停药；②加强生命体征的监测；③备好各项抢救措施；④遵医嘱使用腺苷受体拮抗剂，若不能消除缺血反应，应使用硝酸酯类药物。

七、注意事项

1. 压力传感器要固定在床旁输液架上，和腋中线齐平。压力传感器和大气连通，管路充满生理盐水，排除气泡后多导生理仪先校零，然后选择 FFR 机器 "CAL AO"，关闭压力传感器，FFR 和多导生理仪都可以显示主动脉压（AO）。

2. 多导生理仪 "ZERO CATH" 模块中按左箭头给 200 mmHg 模拟主动脉压，FFR 机器和多导生理仪都会有相同波形显示，相差不能超过 ＋2 mmHg。

3. 压力导丝校零：导丝校零时，尾端先同 FFR 机器连接，导丝不取出塑料管，放平冲洗让塑料管充满盐水，排除气泡。最好用 50 ml 注射器冲洗，若以小注射器反复冲洗会进入气体，高度最好与腋中线持平。

八、并发症（表 5-9）

表 5-9 FFR 并发症

并发症	原因及临床表现	护理措施
冠状动脉痉挛	常见于冠状动脉远端，导管操作刺激所致 窦性心动过缓、血压降低、出冷汗	冠状动脉内给予硝酸甘油，护士密切注意患者的血压及心率，避免发生低血压及心动过缓，预先告知患者可能不适
心动过缓、心律失常	使用血管活性药物胸闷，心悸，呼吸急促、困难	护士应密切观察心率及心律的改变，可以遵医嘱预防性用药，当术中发生心动过缓可静脉注射阿托品，必要时可置入临时起搏器
心悸、胸痛	术中短暂心肌缺血	预先告知患者可能发生不适情况，为使用药物一过性反应，备好相关急救药品和器械
药物不良反应	术中用 ATP 或腺苷致面色潮红、呼吸急促、胸闷及血压下降	密切观察患者生命体征和主诉 已知房室传导阻滞患者应尤为重视，遵医嘱备好急救药品

九、围术期护理（表 5-10）

表 5-10 FFR 围术期护理

护理	观察处理要点
术前护理	取得患者及家属的同意并签字，向患者交代术中可能出现的并发症，询问有无药物过敏史 向患者简要交代 FFR 检查的目的、具体方法和可能出现的不适症状，充分告知 FFR 检查必要性及注意事项，缓解患者紧张情绪积极配合手术
术中配合	推荐建立肘正中静脉通路，连接心电监护，备齐除颤仪、起搏器、递送导引管、FFR 导丝等耗材，稀释 ATP 注射液，根据患者体重泵入以诱发心肌缺血 详细记录术中用药情况，迅速准确执行医嘱 术中监测：密切观察心率、心律、血压、呼吸的变化，及时发现心律失常，报告术者给予相应处置。实时监测冠状动脉压力变化，发现压力异常应及时报告术者。出现血流动力学不稳定，应尽早识别并及时处理
术后处理	检查结束后配合术者回放记录，并同时口头报读 FFR 数值，术后关闭 FFR 测量主机，一次性耗材按医院规定处理销毁

第四节 经皮冠状动脉腔内旋磨术器材应用

一、概述

经皮冠状动脉腔内旋磨术（percutaneous coronary rotational atherectomy，PTCRA），是根据"差异性切割"或"选择性切割"的理论，采用呈橄榄型带有钻石颗粒旋磨头的导管在冠状动脉血管内用机器带动旋磨头以 135 000～180 000 转 / 分的高转速，选择性地对钙化病变进行旋磨，使其磨成细小的碎屑，碎屑进入血液循环后，被巨噬细胞清除，从而达到去除钙化病变的效果。

经皮冠状动脉介入治疗（PCI）是冠心病最重要的治疗方法，对钙化病变的介入治疗依旧是 PCI 治疗手术的重点和难点之一，尤其是中重度钙化病变，球囊难以扩张或支架无法通过，是导致 PCI 手术成功率降低的重要因素，并且是支架贴壁不良以及支架内狭窄和晚期支架内血栓的重要危险因素。经皮冠状动脉腔内旋磨术是钙化病变介入治疗的重要介入手段。

二、适应证

（1）血管内膜严重钙化病变；

（2）球囊无法通过或无法充分扩张病变。

三、禁忌证

（1）旋磨导丝无法通过的病变；

（2）明显富含血栓的病变；

（3）静脉桥血管病变；

（4）大于 90° 的成角病变；

（5）严重螺旋性夹层。

四、机器设备

Rotablator 旋磨介入治疗仪主要由四部分组成，即 Rotawire 导丝、推进器、导管和控制台系统，控制台系统包括了操作控制台、脚踏板和压缩气体供应装置。

（1）主机：即操作控制台，是旋磨术所需的主要设备，以高压氮充气为动力驱动旋磨导管传递高转速。

（2）脚踏控制板：通过控制气压涡轮的启动与关闭来驱动旋磨导管头的旋转和停止。

（3）压缩气体装置：即罐装高压氮气瓶，这是旋磨治疗主机的驱动动力。

（4）气压调节器（压力表）：为双表头减压阀，接口处与氮气瓶连接紧密。

（5）RotaLink™ 导管：包括旋磨头、螺旋驱动杆、鞘管、导管连接器以及导管体。

（6）Rotablator 推进器：为旋磨气体涡轮的支撑装置和导向装置，是引导控制旋磨头伸缩的滑动部件。

五、手术用品（表 5-11，表 5-12）

表 5-11　PTCRA 手术用品

序号	耗材用物	规格型号	用途	数量
1	动脉鞘	6 F、7 F、8 F	血管入路	1
2	导引导管	6 F、7 F、8 F	PCI 手术耗材	1
3	旋磨导丝 RotaWire	Floppy Guide Wire Extra Support Guide Wire	通过钙化病变	1
4	微导管	6 F	加强支撑通过	1
5	旋磨磨头		快速旋磨装置	1
6	推进器	Rotalink 预装	支撑和导向装置	1
7	临时起搏导管	6 F	急救耗材备用	1
8	压力换能器	根据医院实际	血流动力学监测	1
9	三联三通、环柄注射器	根据医院实际	造影显影	1

续表

序号	耗材用物	规格型号	用途	数量
10	PCI 导引导丝	0.014 inch 工作导丝	通过病变	1
11	冠状动脉球囊	根据病变血管	扩张血管	1
12	压力泵	根据医院实际	扩张球囊	1
13	IABP 导管	34、40 cc（ml）	急救装置	1

表 5-12 磨头型号选择

Rotablator 旋磨头尺寸	建议的导引导管内径	导管法制尺寸
1.25 mm	1.524 mm（0.060 inch）	6 F
1.5 mm	1.600 mm（0.063 inch）	6 F
1.75 mm	1.854 mm（0.073 inch）	6/7 F
2.00 mm	2.108 mm（0.083 inch）	8 F
2.15 mm	2.261 mm（0.089 inch）	8 F
2.25 mm	2.362 mm（0.093 inch）	9 F
2.50 mm	2.591 mm（0.102 inch）	10 F

注意：所选导引导管的内径至少应比在手术中使用的最大旋磨头的直径大 0.1 mm（0.004 inch）。对于法制尺寸，因制造厂家的不同略有差异

六、手术流程和配合要点（表 5-13）

表 5-13 PTCRA 手术流程和配合要点

手术流程	护理观察配合要点
通过冠状动脉造影结果获知患者钙化病变情况明确旋磨治疗，操作前准备	充分评估患者病情，掌握相关实验室检查结果和影像学资料（心脏彩超等） 知晓患者病变部位和严重程度，针对病变血管和患者耐受手术程度给予预见性护理 血管入路的充分评估，桡动脉置入 7 F 薄壁鞘管，减轻了患者的痛苦，同时提高手术效率 与患者沟通，告知放松心情、平静呼吸，说明血管开通可能会引起短暂不适
用物准备	PCI 术药品：生理盐水、利多卡因、硝酸甘油、肝素、阿托品、维拉帕米 耗材和器械：桡动脉穿刺鞘、止血阀、造影导丝、造影导管、三联三通、环柄注射器、压力换能器、Y 三件套、导引导管、260 cm 交换导丝 辅助用品：加压袋、机套、塑料布垫、洞巾、注射器（10 ml 及 1 ml）
旋磨专用设备及耗材准备	配合准备好氮气瓶、旋磨主机及脚踏板，并配合术者选择旋磨术的导管材料：旋磨导丝、旋磨头及推进器。根据患者的血管病变情况和医生临时口头医嘱，选择合适直径的旋磨头，配合术者正确连接推进器与旋磨导管
连接机器电源	接好脚踏板连线及氮气连接管，打开机器开关，旋磨指示为准备状态（板面上旋磨转速表右下角指示灯为绿色）
接好氮气瓶压力表	打开氮气瓶顶部大阀门即总开关，并确认气压瓶主表气压显示大于 7 MPa 后打开副气压表，调节减压阀到输出压力为 0.65～0.75 MPa
检查 Dynaglide 功能	踩下位于脚阀上的圆形转换键，主机上绿色指示灯闪亮，再次踩下圆形转换键绿灯则应该熄灭，意味着气瓶具有足够的压力
旋磨冲洗液的准备	常规在盐水中单纯加入肝素 10～20 U/ml，遵医嘱可同时加入硝酸甘油（4 μg/ml）和 / 或维拉帕米（10 μg/ml）。术中冲洗时可以在抗凝的同时减少血管的局部疼挛，降低无复流或者慢血流现象的发生。含"鸡尾酒"成分的盐水袋通过连接管连接到推进器手柄位置的盐水接口上，在盐水袋上应使用压力袋并保证 200 mmHg 的压力以提供足够速度的盐水冲洗
拆开已选定的旋磨导丝、旋磨头及推进器，保持无菌递予台上	术者或助手把推进器中气泵管及双色光缆转速连线递出，护士分别连接在旋磨主机不同插孔中，再将推进器中冲洗输液管接在已准备好的加压输液袋上，以便于旋磨时随时冲洗。加压盐水袋压力通常为 200～300 mmHg，以保证术中稳定灌注

续表

手术流程	护理观察配合要点
将旋磨脚踏控制开关递予术者	放置于影像机器控制脚踏板的右侧（以防使用中误踩）。由术者控制体外试转，要在旋磨头放入导引导管前完成。转速调制 135 000～180 000 转／分，或遵医嘱调整转速
术中配合	（1）口读：旋磨开始后护士要随时读出旋磨转速及旋磨时间，术者需要随时明确旋磨速度及旋磨时间，每次旋磨周期大约 5～15 s （2）眼看：护士需密切监测动脉压力变化，如遇压力突然升高（＞150/100 mmHg）或降低（＜90/50 mmHg）时立即与术者沟通，并随时准备配合医嘱进行相关药物的应用。术中心电图监测，旋磨中如有心动过缓、心律失常、ST 段升高或降低等出现，要及时通知术者并准备好相应药物及临时起搏器 （3）耳听：护士需听患者的主诉、观察病情，有无胸闷、胸痛，及时与术者沟通，按医嘱用药，并安慰患者，做好心理护理。同时，需要仔细聆听旋磨声，若发出高转速或低转速的异常噪声，及时看机器的转速，并立即向术者汇报 （4）心理护理：护士应做好患者心理护理，减少患者恐惧紧张情绪，嘱其不要移动身体，保持平静呼吸
操作后的处理	旋磨结束后配合术者调整机器为低转速，并同时口头报读转速，将旋磨导管缓慢退出冠状动脉血管。关闭氮气瓶压力表和旋磨主机，一次性耗材按医院规定处理销毁

七、旋磨并发症

经皮冠状动脉腔内旋磨术并发症发生率为 3%～8%，常见的并发症有冠状动脉痉挛、慢血流／无复流、冠状动脉夹层、磨头嵌顿、导丝断裂、穿孔等（表 5-14）。

表 5-14　PTCRA 并发症

并发症	原因及临床表现	护理措施
冠状动脉痉挛	常见于冠状动脉远端，多因旋磨刺激所致	于冠状动脉内给予硝酸甘油，必要时给予维拉帕米或地尔硫䓬；护士密切注意患者的血压及心率，避免发生低血压及心动过缓；减少旋磨时间，单次旋磨不宜过长，一般不可超出 30 s，超过 20 s 需给予术者提示
心动过缓	房室传导阻滞 窦房结传导功能影响	护士应密切观察心率及心律的改变，可以遵医嘱预防性用药，当术中发生心动过缓时可静脉注射阿托品，必要时可预先置入临时起搏器
胸痛、心绞痛	旋磨术中短暂心肌缺血	术中遵医嘱使用止痛镇静剂，可使用安定和（或）吗啡等，芬太尼组合剂通常可以缓解症状
慢血流／无复流现象	常见原因包括冠状动脉夹层、微循环栓塞、血小板激活聚集、血栓形成、远端冠状动脉痉挛、临床合并心功能不全、低血压等因素	应立即停止旋磨，等血流情况恢复之后继续旋磨，同时护士配合术者检查旋磨冲洗液是否维持高压冲刷（200 mmHg 以上）。若血流在短时间内无法恢复，则应协助术者配置相应药物，如冠状动脉内应用硝酸甘油、硝普钠，必要时可经冠状动脉给予维拉帕米或欣维宁，在术者给药的同时护士需要配合密切注意患者的血压及心率，避免发生低血压及严重心动过缓
冠状动脉夹层	磨头选择过大、推进速度过快、导丝偏移等均可导致夹层发生	应停止旋磨，否则将导致夹层加重甚至血管壁破裂，夹层的处理方法同常规 PCI 一样，发生旋磨夹层后确保旋磨导丝保留于血管并位于真腔中，根据临床情况利用支架覆盖夹层处。一旦发生夹层，护士应密切观察患者生命体征变化，重视主诉，提前做好用药和相关耗材的准备工作。如果不能植入支架，需转至心外科进行冠状动脉旁路移植术（CABG）

续表

并发症	原因及临床表现	护理措施
磨头嵌顿	操作手法不正确 单次旋磨时间过长 旋磨头在病变中间停顿 转速过低 推送旋磨头用力过猛 在已发生明显夹层的病变中进行旋磨 旋磨头离病变太近，推送旋磨头的力度未完全释放，在旋磨中启动旋磨时，旋磨头会突然弹进病变内而出现嵌顿（尤其是 1.25 mm 旋磨头） 过度成角病变等	应配合术者及时有效处理，传递相关耗材。当这些方法都无法解决时，应立即寻求心外科帮助。为避免发生该严重并发症，可采取以下预防措施：①选取合适旋磨头；②提醒术者单次旋磨时间控制在 30 s 内；③手术过程中严密监测旋磨头转速并调至适当速度，如有异常及时提醒术者
导丝断裂	导丝断裂可能是由于旋磨时导丝头端显影段的线圈缠绕造成；或者在大于 90° 的成角病变行旋磨术时，磨头在成角处造成旋磨导丝损伤从而发生断裂；另外，导丝送至远端小血管或分支小血管内亦容易导致导丝断裂	旋磨导丝断裂通常很难从患者体内取出，护士应马上准备抓捕器，配合术者尝试从患者体内取出或在不影响血流动力学稳定的情况下利用支架将其压卧
冠状动脉穿孔	冠状动脉穿孔通常发生于以下情况：①病变严重成角（＞90 度）；②旋磨头直径过大；③导丝偏移，偏心斑块；④不适当的旋磨手法（用力推送而非"缓进快出"轻柔操作磨头）；⑤旋磨导丝放置在血管末梢，旋磨时导致的末梢血管穿孔	应立即退出磨头，保留旋磨导丝，穿孔的处理同常规 PCI 时冠状动脉穿孔的处理方法。根据穿孔的程度和具体临床情况采取不同措施进行治疗：①轻度穿孔（例如：碘对比剂外渗）可以用球囊低压扩张贴在外渗处一段时间，观察外渗情况是否好转；②如果球囊扩张封堵后冠状动脉穿孔没有好转，需要植入带膜支架，并根据情况进行心包穿刺；③必要时球囊扩张封堵穿孔处，并立即寻求心外科帮助

八、排除旋磨机器故障（表 5-15）

表 5-15　旋磨机器故障处理

故障	可能原因	处理方法
旋磨声音变调	可能为转速下降，可导致旋磨头嵌顿	当无粗糙旋磨音时，提示旋磨成功或磨头被纤维组织包裹，只能产热不能打磨钙化病变处，需要更换新旋磨头
脚踏无法切换高低速	与气压不足或连接不到位有关	检查确保所有连接无误，确保氮气瓶完全打开，减压阀输出气压 0.7 Mpa
减压阀输出至主机的压力过高（＞0.8 MPa，主机自我保护）		可关闭电源、氮气瓶开关，等待减压阀气压下降至零或踩脚踏释放减压阀气体至气压为零；将减压阀开关旋松，重新开机开氮气，调节减压阀输出气压至 0.7 MPa
转速无法调节	往往表现为转速无法达到 10 万转 / 分以上，可能与未调到高速档有关	可切换至高速档（即 dynaglide 熄灭）
转速无法调节（踩脚踏板，STALL 灯亮，磨头不转）	可能与旋磨头嵌顿、输出压不足、盐水未开、压力不足及 Y 阀旋转太紧有关	确保所有连接到位，连接口插紧，同时确保氮气瓶完全打开，输出压达到 0.7 MPa；打开盐水加压袋，旋松 Y 阀，若推进器损坏及时更换
术中推进器不工作	与磨头推进器连接脱开有关	应停止旋磨，退出体外然后重新连接

第五节 冠状动脉腔内激光成形术（准分子激光冠状动脉斑块消蚀术）器材应用

一、概述

准分子激光是一类脉冲气体激光，混合惰性气体与卤素元素作为活性介质以产生短波长、高能量的紫外线（UV）脉冲光源。准分子激光组织消融由三种不同机制介导：光化学效应、光热效应以及光机械效应。高频的紫外光可以被血管内组织和血栓吸收，使吸收组织的分子键断裂，破坏其碳-碳双键细胞结构（光化学效应）；激光产生的热能可以升高细胞内的水温，进而产生水蒸气促使细胞破裂（光热效应）；同时激光导管头端产生的水蒸气团泡也可以分解动脉粥样硬化组织，而水蒸气团泡破裂产生的动能可以进一步破坏动脉粥样硬化组织，同时促进更多团泡破裂产生更大的动能（光机械效应）。

准分子激光冠状动脉斑块消蚀术（excimer laser coronary atherectomy，ELCA）中采用的准分子激光是一种脉冲光波系统，采用氯化氙（XeCl）作为活性介质，释放波长为 308 nm 的紫外线光源，光子能量高、组织吸收强，为一种冷激光。通过发出高能量脉冲，在非常高的能量密度及短暂的作用时间下引起化学键断裂，准分子激光束具有很小的穿透度和极短暂的反复脉冲，组织穿透深度在 0 μm 至 30 μm 之间，且每次脉冲中激光的实际作用时间（分子键断裂、产热及动能）极短，约占整个脉冲周期的 1.3% ~ 4.0%，以保证每个脉冲周期都有足够的冷却时间，避免邻近组织的热损伤，从而使激光对血管内膜及外膜造成的非靶病变伤害达到最小化，因此对组织所造成的热损害几乎是微不足道的。ELCA 所产生的大部分碎片颗粒直径都小于 10 μm，可以轻松地被微循环的网状内皮系统滤过吸收从而避免微血管阻塞，因此引起远端栓塞或无复流的风险极低。紫外光源穿透组织并产生蒸汽气泡所需的阈值量被称为"能量密度"（30 ~ 80 mJ/mm²）。1 s 内脉冲激发次数为"脉冲频率"。每次脉冲的持续时间叫作"脉冲持续时间"即脉宽（通常不超过 125 ns）。根据病变斑块性质，选择合适的能量密度及脉冲频率。

近年来，准分子激光冠状动脉斑块消蚀术作为一种新的辅助技术应用于经皮冠状动脉介入治疗（percutaneous coronary intervention，PCI），随着激光导管和操作技术的改进，新一代激光具有热效应局限、通过性好、并发症发生率低等特点，ELCA 应用于 PCI 中的安全性和有效性较前明显提升，因此，ELCA 目前逐渐应用于冠状动脉介入治疗领域，尤其对于富含血栓的病变，准分子激光可以快速清除血栓和切除斑块，便于支架植入，远段血管栓塞发生率低；同时也可用于支架内再狭窄病变（in-stent restenosis，ISR）、慢性完全闭塞病变（chronic total occlusion，CTO）、静脉桥血管病变（saphenous vein grafts，SVG），对于支架扩张不良、分叉病变和钙化病变也具有潜在的优势。ELCA 作为一项新型介入治疗技术，大部分来自国外经验，国内应用数据较少。

二、适应证

1. 冠状动脉介入手术
（1）冠状动脉内钙化病变；
（2）支架膨胀不全或支架内再狭窄；
（3）球囊难以通过或扩张的病变；
（4）慢性完全闭塞病变（CTO）；
（5）大隐静脉桥血管病变；
（6）急性血栓性病变。
2. 外周血管介入手术
（1）治疗下肢狭窄和闭塞；
（2）重症下肢缺血；
（3）完全性闭塞病变。
3. 起搏器电极移除手术

三、禁忌证

1. 无绝对禁忌证
2. 相对禁忌证
血管过度扭曲病变、中度或严重成角病变、无保护的左主干病变。

四、手术用品（表 5-16 至表 5-18）

表 5-16 ELCA 手术用品

序号	耗材用物	规格型号	用途	数量
1	动脉鞘	6 F、7 F、8 F	血管入路	1
2	导引导管	6 F、7 F、8 F	治疗器械通过轨道	1
3	导引导丝	0.014 inch 工作导丝	治疗器械通过病变	1
4	压力换能器	根据医院实际	血流动力学监测	1
5	环柄注射器	根据医院实际	推注碘对比剂	1
6	三联三通	根据医院实际	连接推注器	1
7	J 形造影导丝	0.035 inch×150 cm	辅助导管到位	1
8	Y 四件套	根据医院实际	连接导引导管	1
9	激光导管套件	根据病变选择	腔内激光成形术	1
10	压力泵	根据医院实际	扩张球囊	1
11	冠状动脉球囊、支架	根据病变血管	扩张、支撑血管	按需

表 5-17 冠状血管激光导管型号选择

导管规格（mm）	推荐血管直径（mm）	能量范围（mJ/cm^2）	频率范围（Hz）	鞘管兼容（F）	导丝兼容（inch）	推荐应用
0.9	≥ 1.5	30 ～ 80	25 ～ 28	6	0.014	开通难以通过的病变
1.4	≥ 2.2	30 ～ 60	25 ～ 40	6/7	0.014	常规减容开通
1.7	≥ 2.5	30 ～ 60	25 ～ 40	7	0.014	SVG，支架内，减容
2.0	≥ 3.0	30 ～ 60	25 ～ 40	8	0.014	大直径

表 5-18 外周血管激光导管型号选择

导管规格（mm）	推荐血管直径（mm）	能量范围（mJ/cm^2）	频率范围（Hz）	鞘管兼容（F）	导丝兼容（inch）	推荐应用
0.9	≥ 1.5	30 ～ 80	25 ～ 80	4	0.014	BTK（足）
1.4	≥ 2.2	30 ～ 60	25 ～ 80	5	0.014	BTK
1.7	≥ 2.5	30 ～ 60	25 ～ 80	5	0.018	BTK
2.0	≥ 3.0	30 ～ 60	25 ～ 80	6	0.018	BTK
2.3	≥ 3.5	30 ～ 60	25 ～ 80	7	0.018	股、腘
2.5	≥ 3.8	30 ～ 60	25 ～ 80	8	0.018	股浅

备注：
1. 简单的换算公式 导管直径 ×1.5 ＝最小血管直径，或者最小管腔直径 ×2/3 ＝对应导管直径
2. 2.3 mm、2.5 mm 规格只限用于外周导管

五、手术流程和配合要点（表 5-19）

表 5-19 ELCA 手术流程和配合要点

手术流程	护理观察配合要点
通过冠状动脉造影结果获知患者钙化病变情况，明确激光治疗	1. 充分评估患者病情，掌握相关实验室检查结果和影像学资料（心脏彩超等） 2. 判断患者病变部位和严重程度，评估患者手术耐受度，实施预见性护理
仪器设备准备	1. 16 A 电源插座，设备运行时功率大约 3000 ～ 3500 W，最好有单独的电源，防止跳闸

手术流程	护理观察配合要点
	2. 合理放置机器位置，方便术者操作
	3. 设备放置于床尾，连接脚踏，插头上红点对准机器后下方插孔的红点，接好后用塑料袋将前端脚踏部分包好，防止血液溅到脚踏开关上
操作前准备	1. 充分评估血管入路，根据导管型号选择鞘管
	2. 关注患者心理，充分解释
用物准备	1. 常规仪器：心电监护仪、ACT 监测仪
	2. 常规药物：生理盐水、对比剂、利多卡因、肝素钠注射液、硝酸甘油
	3. 激光导管冲洗液：软袋生理盐水 500 ml，置入加压袋，连接台上无菌输液器
	4. 耗材准备：按照手术用品表准备常规耗材，根据血管病变情况选择合适型号激光导管套件
	5. 抢救物品及药品：肾上腺素、阿托品、去甲肾上腺素、多巴胺等；简易呼吸器、除颤仪，必要时备临时起搏电极导管和临时起搏器
开机预热	1. 开机，从"0"扭到"1"，预热 5 min
	2. 如果设备出现意外断电情况超过 30 s，开机必须重新预热 5 min，如果不超过 30 s，可同时按"Standby"和"Reset"键跳过预热
导管校准 连接激光导管套件	1. 正确连接标定导管并校准，持续踩脚踏，直到"Cal OK"绿灯亮
	2. 连接无菌导管，按下"Calibrate"按钮，导管距玻片中心 5 cm，同法校准
沿导丝插入激光导管 连接盐水加压袋 距病变处 1～2 cm 时推注 10～20 ml 盐水 排空碘对比剂，确认无残留，踩激光踏板 灌注并推进导管消蚀斑块	1. 设定能量，点击"Standby"按钮
	2. 连接盐水加压袋，压力袋盐水 60 滴/分匀速灌注并匀速推进导管
脚踩脚踏开关进行激光发射 导管以"进进退退"活塞式运动处理长病变 推不动时不可硬推 发现导管动"Mark"标不动警惕穿孔	1. 点击"Ready"按钮开始使用
	2. 能量、频率从低开始
	3. 每次消蚀持续 5～10 s，每 2 次消蚀间隔 5～10 s
退出导管，血管造影 评估血管情况，球囊扩张，植入支架 手术结束	1. 开关扭至"0"，将能量探测器擦净，向下轻推收回，拔除激光导管扣下显示屏
	2. 断开脚踏开关，清洁后与眼镜一同放至前端拉门内，整理电源线，用酒精擦洗机箱上血迹，为机器套上塑料保护罩并妥善安置

六、并发症（表 5-20）

表 5-20　ELCA 并发症

并发症	原因及临床表现	护理措施
慢血流或无复流	原因：① ELCA 产生的微小碎屑，随血液冲到远端，远端毛细血管床受阻，引起微血管痉挛、微栓塞；② ELCA 导管机械刺激致血管内膜增厚、水肿。 临床表现：患者出现胸闷、心前区疼痛、血压下降、窦性心动过缓等症状	密切注意患者的血压及心率，血压下降、窦性心动过缓时，遵医嘱静脉推注阿托品，多巴胺；必要时可给予盐酸替罗非班，根据血压情况遵医嘱使用硝酸甘油或硝普钠，维持血压及心率在正常范围内；胸痛时给予吗啡注射止痛
冠状动脉痉挛	原因：ELCA 导管机械刺激、摩擦、热损伤血管壁等可引起冠状动脉痉挛 临床表现：患者出现胸闷、心前区疼痛、出汗	1. 严重无法缓解痉挛：停止操作，给予硝普钠冠状动脉内灌注，扩张血管，解痉 2. 轻微痉挛：给予硝酸甘油 200 μg 经导管注入，缓解痉挛 3. 护士密切注意患者的血压及心率，如出现低血压、心动过缓，给予阿托品、多巴胺，静脉持续泵入盐酸替罗非班 4. 给予术者时间提示，每次消蚀持续 5～10 s，每 2 次消蚀间隔 5～10 s

并发症	原因及临床表现	护理措施
夹层和急性血管闭塞	原因：导管选择过大、推进速度过快、导丝偏移等均可导致夹层发生 临床表现：患者胸闷、胸痛、血压下降	1. 立即退出 ELCA 导管，保留导丝于血管并位于真腔中，护士立即配合递送球囊及支架 2. 密切观察患者生命体征变化，重视主诉，提前做好用药和相关耗材的准备工作 3. 如果不能植入支架，需转至心外科进行 CABG 治疗，做好术前准备
冠状动脉穿孔	原因：①病变严重成角（＞90°）；②导管偏移；③手法不当，推不动时仍用力硬推 临床表现：患者胸闷、胸痛、血压迅速下降，造影时可见碘对比剂外渗，心脏压塞影	1. 立即退出 ELCA 导管，保留导丝，护士立即配合递送球囊及支架，便于医生快速将其送达穿孔处 （1）小的穿孔可用球囊低压力、长时间局部压迫 （2）较大的穿孔植入覆膜支架 2. 密切观察患者生命体征，快速补液，遵医嘱迅速、准确使用升压药，做好患者心理护理 3. 配合医生行心包穿刺术，如发生呼吸暂停，用简易呼吸器辅助通气，并通知气管插管 4. 必要时球囊扩张封堵穿孔处，并立即寻求心外科帮助，做好术前各项准备，如备血等

七、围术期护理（表 5-21）

表 5-21　ELCA 围术期护理

护理	观察处理要点
术前护理	1. 术前遵医嘱口服抗血小板聚集药物 2. 桡动脉穿刺者术前进行 ALLEN 试验，了解桡、尺动脉之间侧支循环情况 3. 非术侧上肢留置静脉套管针 4. 有肾损害者应适当补液和利尿，做好紧急血液透析的准备 5. 做好术前心理护理及手术宣教
术中护理	1. 评估仪器性能及环境条件，220 ～ 230 V 电压、16 A 独立电源插座，机器放置于合适位置，便于操作；保持手术室室温在 22℃左右 2. 对患者信息进行安全核查，充分评估患者病情，掌握相关实验室检查结果和影像学资料、心脏彩超等 3. 判断患者病变部位和严重程度，评估患者手术耐受度，实施预见性护理 4. 连接 ELCA 系统电源，开机检测，预热 5 min，设定频率 30 ～ 40 次 / 秒、能量 45 ～ 60 W 5. 严格执行无菌操作，准确递送无菌物品及耗材 6. 协助连接仪器导线及加压灌注盐水，消蚀能量，频率从低开始，压力盐水袋以 1 ～ 2 ml/s 的流量全程持续灌注，每次消蚀持续 5 ～ 10 s，每 2 次消蚀间隔 5 ～ 10 s，随时读数 7. 按时追加肝素，维持活化凝血时间（ACT）＞ 300 s 8. 严密监测生命体征，发现变化及时报告术者，做好并发症的观察和处理 9. 做好安全防护，术者及操作激光显示屏的护士戴好护目镜，在导管室门外张贴危险警示牌，即使戴上护目镜仍禁止激光直射眼睛，也不允许激光射线反射他人 10. 术毕协助术者包扎穿刺部位，并观察有无出血、渗血 11. 准确记录护理记录单，做好书面与口头交接 12. 终末处理，妥善处理并放置设备
术后护理	1. 按照介入术后常规做好动脉伤口护理 2. 鼓励患者及时饮水，加速碘对比剂从肾排泄，以保护肾功能 3. 加强观察病情变化，严密观察生命体征，注意有无心绞痛发作，心电图（ECG）有无缺血性变化、心肌梗死、重症心律失常等并发症的出现，积极配合医生对症治疗及做好预见性和应对性护理 4. 术后负性效应的观察与护理：腰酸、腹胀、穿刺血管损伤的并发症，尿潴留，低血压，碘对比剂反应等 5. 抗凝治疗的护理：遵医嘱予抗凝治疗，观察有无出血倾向

八、标准化操作（表5-22）

表5-22　ELCA 标准化操作

	操作流程	图示
1	220 ～ 230 V，16 A 电源插座，设备运行时功率大约 3000 ～ 3500 W，最好有单独的电源，防止跳闸，影响导管室手术的进行	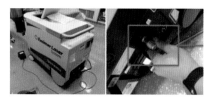
2	设备放置于床尾，连接脚踏，插头上红点对准机器后下方插孔的红点，接好后用塑料袋将前端脚踏部分包好，防止血液溅到脚踏开关上	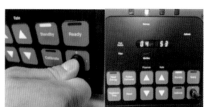
3	开机，从"0"扭到"1"，预热 5 min，如果设备出现意外断电情况超过 30 s，开机必须重新预热 5 min，如果不超过 30 s，可同时按"Standby"和"Reset"键跳过预热	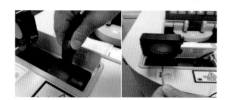
4	连接标定导管并校准，持续踩脚踏，直到"Cal OK"绿灯亮，连接无菌导管，按下"Calibrate"按钮，导管距玻片中心 5 cm，同法校准	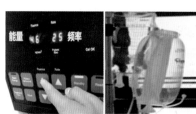
5	沿导丝插入激光导管，设定能量，点击"Standby"按钮准备使用。同时连接盐水加压袋，距病变处 1 ～ 2 cm 时推注 10 ～ 20 ml 盐水排空碘对比剂，确认无残留，踩激光踏板，同时压力袋盐水以 60 滴 / 分匀速灌注并匀速推进导管	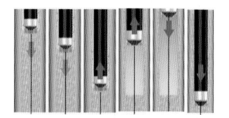
6	点击"Ready"按钮开始使用，脚踩脚踏开关进行激光发射。能量、频率从低开始，以"进进退退"活塞式运动处理长病变，推不动不可硬推，发现导管动"Mark"标不动应警惕穿孔，每次消融持续 5 ～ 10 s，每 2 次消融间隔 5 ～ 10 s	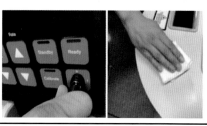
7	手术结束，开关扭至"0"，将能量探测器擦净向下轻推收回，拔除激光导管，扣下显示屏，断开脚踏开关，清洁后与眼镜一同放至前端拉门内，整理电源线，以酒精擦洗机箱上血迹，为机器套上塑料保护罩并妥善安置	

ELCA 操作注意事项：①选择病变合适的患者；②选择适当直径的 ELCA 导管，一般可遵循从小到大的原则；③每更换一根新的导管必须重新进行校准后才能正常使用；校准时尽量对准能量探测器中心位置，不可抖动幅度过大，否则出现错误时需点击"Calibrate"按钮重新校准；④设置正

确的脉冲频率和能量参数；⑤ELCA消融过程中应保持动脉内生理盐水持续输注；⑥ELCA导管推送速度0.5～1.0 mm/s，速度太快消融过程中产生的气体可能冲击血管壁导致撕裂；⑦ELCA治疗过程中避免推注对比剂，盐水灌注液勿中断或混入碘对比剂。因血液和含碘对比剂均存在非水性的细胞大分子（如蛋白质），吸收大部分位于能量传递端的准分子激光能量，形成空化微气泡，增加创伤性动脉夹层发生的可能性。

第六节　经皮主动脉内球囊反搏术器材应用

一、概述

主动脉内球囊反搏（IABP）装置由球囊导管和驱动控制系统两部分组成。目前使用的是双腔球囊导管，除与球囊相连的管腔外，还有一个中心腔，可通过压力传感器监测主动脉内的压力。驱动控制系统由电源、驱动系统、监测系统、调节系统和触发系统等组成。

主动脉内球囊是一种按反搏动原理设计的对衰竭的左心提供辅助的机械装置，是目前临床应用较广泛而有效的机械性辅助循环装置，由动脉系统植入一根带气囊的导管至降主动脉内左锁骨下动脉开口远端，远端位于肾动脉上方。通过与心动周期同步充放气，达到辅助循环的作用。在舒张早期主动脉瓣关闭后瞬间立即充盈球囊，大部分血流逆行向上，升高主动脉根部压力，增加冠状动脉的血流灌注，使心肌的供血量增加；小部分血流被挤向下肢及肾，轻度增加外周灌注。在等容收缩期主动脉瓣开放前瞬间快速排空球囊，产生"空穴"效应，降低心脏后负荷、左心室舒张末期容积和室壁张力，减少心脏作功及心肌氧耗，增加心排血量。通过控制台可以在每一心动周期内气囊充放气一次（1:1模式），也可以每两个心动周期内气囊充放气一次（1:2模式），每三个心动周期内气囊充放气一次（1:3模式）。控制台可以根据进入气囊的气体量的多少来调整气囊的大小。

二、适应证

1. 心脏内科

（1）各种原因导致的心源性休克，如急性心肌梗死、左心室室壁瘤、乳头肌断裂及功能不全、二尖瓣关闭不全、心肌炎或心肌病等；

（2）难治性不稳定型心绞痛，包括内科治疗无效的不稳定型心绞痛、变异型心绞痛持续24 h、心肌缺血致顽固性快速性室性心律失常；

（3）血流动力学不稳定的高危PCI患者（左主干病变、严重多支病变、重度左心功能不全）；

（4）PCI失败需过渡到外科手术；

（5）因心肌梗死的并发症、病毒性心肌炎、特发性心肌炎、爆发性心肌炎、低心排血量综合征、心肌病晚期导致的心脏泵衰竭；

（6）其他适应证：难治的缺血性室性心律失常、败血症休克、非心脏外科手术的心脏支持、心脏挫伤；

（7）心搏骤停后的复苏。

2. 心脏外科

（1）等待冠状动脉旁路移植的不稳定型心绞痛或急性心肌梗死；

（2）心脏术前血流动力学不稳定；

（3）心脏手术中的心源性休克；

（4）心脏手术后难以脱离体外循环；

（5）术后发生心源性休克或心力衰竭；

（6）心脏移植术前后。

三、禁忌证

1. 绝对禁忌证

（1）主动脉夹层；

（2）胸、腹主动脉瘤，主动脉窦瘤破裂；

（3）严重主动脉瓣关闭不全；

（4）严重的主动脉-髂动脉病变。

2. 相对禁忌证

（1）凝血功能障碍、出血性疾病；

（2）终末期心脏病；

（3）严重贫血；

（4）脑出血急性期、脑死亡；

（5）恶性肿瘤晚期，或其他临终状态；

（6）主动脉、髂动脉严重病变或感染。

四、手术用品

1. IABP 机型（图 5-7）

机型	**System 98**	**CS100 与 CS300**	**CADIOSAVE**
图片	机械版	电脑版	触屏操作、主机可拆卸转运

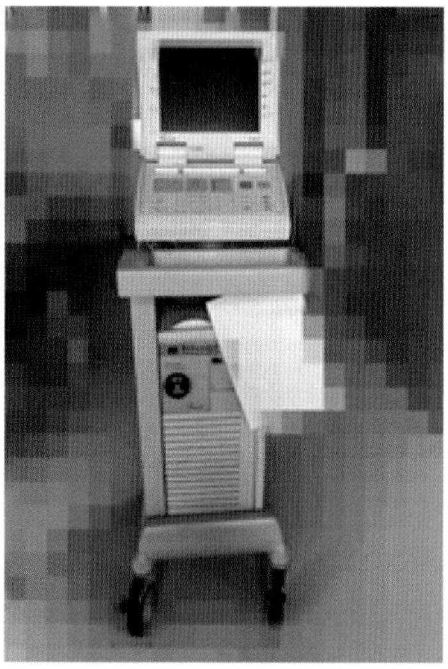

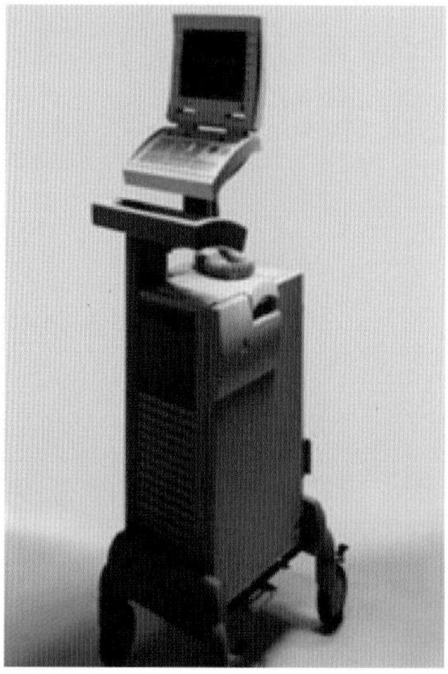

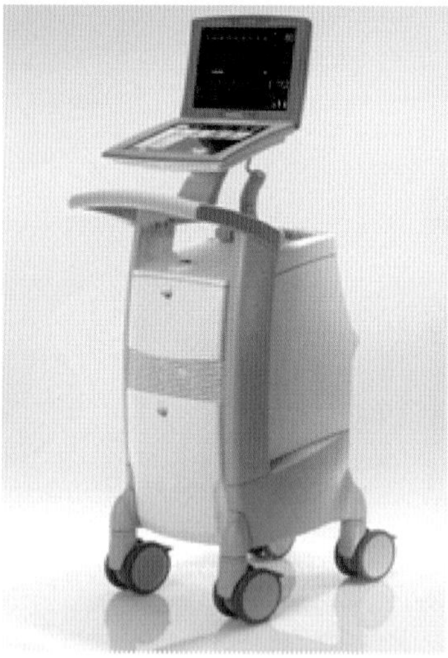

图 5-7　IABP 机型

2. IABP 球囊导管、穿刺包、压力传感器（图 5-8 至图 5-10，表 5-23）

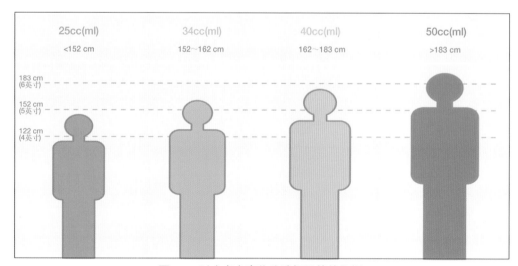

图 5-8　以患者身高作为选择导管的依据

表 5-23　IABP 球囊导管（Linear）尺寸

产品特点	Linear 25 cc（ml）	Linear 34 cc（ml）	Linear 40 cc（ml）	MEGA 50 cc（ml）
导管直径	7.5	7.5	7.5	8
球囊尺寸	25 cc（ml）	34 cc（ml）	40 cc（ml）	50 cc（ml）
球囊长度	174 mm	221 mm	258 mm	258 mm
球囊直径	15 mm	15 mm	15.0 mm	17.4 mm
可植入长度	72.3 cm	72.3 cm	72.3 cm	72.3 cm
患者身高	＜ 152 cm	152 ～ 162 cm	162 ～ 183 cm	＞ 183 cm

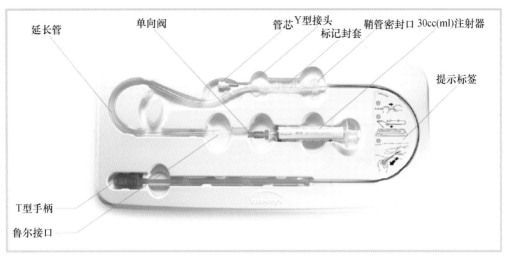

图 5-9　球囊导管托盘

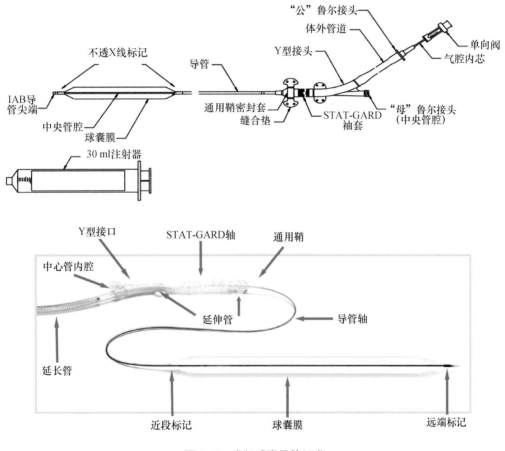

图 5-10　常规球囊导管组成

3. 肝素生理盐水（生理盐水 500 ml ＋肝素钠 12 500 U）、加压袋（保持压力 300 mmHg）

4. 消毒物品：碘伏、无菌手套

5. 局部麻醉物品：1% 利多卡因

6. 无菌洞巾及无菌单

五、IABP 手术流程和观察要点

1. IABP 操作流程（表 5-24）

表 5-24　**IABP 操作流程**

操作图	流程
	将单向阀沿黄芯向球囊导管方向推送并旋转
	接上注射器
	抽吸 30 ml 空气后，取出球囊
	在体表量出长度［从胸骨角（Louis 角）到脐斜向穿刺部位，将封套标记在相应的位置］
	导丝从 Y 型口送出

操作图	流程
	标记刻度
	冲洗内腔
	先回抽压力管内的液体（排气再回抽内腔内的液体，最后拔下注射器，接上肝素帽）
	将 IABP 导管与导管延长管（来自穿刺包盘）相连
	穿刺点固定
	导管固定

2. 观察要点

注意患者心率、心律、有创动脉压、反搏压的变化，如出现心律失常而致反搏比例不当时，应及时调整反搏比或球囊充气放气时间；IABP 停止工作时间不能 > 30 min。一旦 > 30 min 禁止启动工作，立即配合医生拔管。

3. 撤离反搏的指征

（1）心脏指数 > 2.5 L/（min·m²）、心肌缺血改善；

（2）动脉收缩压 > 100 mmHg、平均动脉压 > 80 mmHg；

（3）平均动脉压（d MAP） > 10.7 kPa（80 mmHg）；

（4）肺动脉楔压（PAWP）[或左心房压（LAP）] < 2.67 kPa（20 mmHg）；

（5）生命体征逐渐平稳，神志清楚，末梢循环良好，尿量 > 1 ml/（kg·h）；

（6）心电图无心律失常及心肌缺血表现；

（7）血管活性药用量减少，多巴胺用量 < 5 μg/（kg·min）；

（8）在 1∶3 比例辅助下患者的血流动力学稳定是拔出主动脉内球囊反搏导管的指征。

4. 主动脉内球囊反搏导管撤除步骤

（1）逐步减少反搏的辅助比例，从 1∶1 减少到 1∶2 最终到 1∶3。脱离的过程要小于 60 min。如果时间延长，可以在每小时内采用 1∶1 比例辅助 5 min。如果在 1∶3 比例辅助下患者的血流动力学稳定则拔出主动脉内球囊反搏导管；IABP 停止工作时间不能 > 30 min。

（2）逐渐减少抗凝剂的应用，在拔出主动脉内球囊反搏导管前 4 h 停止用肝素，确认活化凝血时间（ACT） < 180 s 或者活化部分凝血活酶时间（APTT） < 40 s，这样可以将出血的危险性减少到最小。

（3）可给予少量镇静药物。

（4）剪断固定缝线。

（5）关机。

（6）用注射器回抽球囊，使其完全排气。

（7）将球囊反搏导管与外包的血管鞘一起拔出，让血液从穿刺口冲出几秒或几个心动周期，以使血块排出，手法压迫 > 30 min。

（8）确认足背动脉搏动情况。

（9）嘱患者平卧 12 h，避免动脉血管并发症的发生。

六、常见并发症及护理要点

使用 IABP 时，需要严密观察患者的各项生命体征及穿刺部位及下肢血运情况，密切监测血常规、血凝常规及生化指标，做到早发现、早处理，降低并发症危害（表 5-25）。

表 5-25 IABP 并发症及处理

并发症	评估	预防	处理
肢体缺血	检查远端脉搏，皮肤颜色、皮温和毛细血管再充盈情况；检测脚趾双侧温差	小型号鞘、导管；风险评估：女性、糖尿病、外周血管疾病；选择脉搏跳动最好的分支	遵医嘱给予药物，解除动脉痉挛；对侧肢体置入鞘、球囊；鞘管置入处进行股动脉旁路移植
穿刺部位出血	观察穿刺处前方和后方出血或血肿	小心穿刺；抗凝治疗中监测；防止导管插入部位活动	直接压迫穿刺处（要保证远端血流）；手术修补
血小板减少症	每天监测血小板数目	避免过度使用肝素	必要时输血小板
感染	观察穿刺点有无感染迹象；出现感染，做血培养	IABP 的导管插入过程中注意无菌技术；实行更换辅料、消毒等感染控制手段	抗生素
动脉夹层动脉瘤	对肩胛骨之间疼痛的患者进行评估；每日监测血细胞比容；怀疑夹层，进行主动脉造影	透视状态下进导丝	拔除球囊 外科修复
骨筋膜室综合征	观察肢体肿胀和（或）硬度 测量，记录小腿周长 监测间质压力	使用小号鞘管 维持足够的胶体渗透压	必要时行筋膜切开术

七、主动脉内球囊反搏的围术期护理

（1）严格卧床休息，适当限制术肢活动，病情允许者床头摇高不超过30°，侧卧位时不超过40°，术肢伸直，避免屈曲。

（2）如床旁置管，术后应立即拍床边 X 线胸片，确保球囊位置正确，妥善固定导管；每小时观察导管外露刻度并登记 1 次，做好交班。

（3）注意观察 IABP 并发症的临床表现，如每小时尿量、24 h 出入量、双侧足背动脉搏动情况。

（4）动脉穿刺口每日换药 1 次，用透明敷料包覆，有渗血应及时更换无菌敷料。

（5）IABP 治疗期间应注意观察导管内是否出现血液，反搏波形是否正常，如导管内出现血液，反搏波形消失，应立即停机并拔除 IABP 导管。

（6）监测心电图，一般采用心电图触发，选择 R 波高尖、T 波低平的导联。

（7）注意患者心率、心律、有创动脉压。

（8）监测主动脉压及压力波形：动脉压力波形包括升支、降支和重搏波。

（9）选择反搏触发方式：一般采用心电图 R 波触发，获得大而可靠的 R 波是关键。心律失常也可以选择压力触发。

（10）正确调整反搏时相、选择恰当的反搏频率。

（11）反搏强度最低不能小于最大反搏的50%。

（12）注意影响主动脉内球囊反搏使用的因素：反搏触发信号，患者自身因素（> 120 次 / 分的窦性心动过速、心房颤动、心房起搏信号干扰、严重低血压），球囊大小、位置，氦气压力，导管曲折，管道密闭性。

（13）用静脉肝素化，每隔 1 h 冲洗导管，预防导管堵塞。

（14）术后患者需要达到全身肝素化，APTT 一般被控制在正常时间的1.5 ～ 2倍，ACT 160 ～ 200 s，血小板计数同样也应当受到密切监测，一般不低于 150×10^9/L，注意伤口出血情况及皮肤黏膜、尿道等有无出血。术后每 1 h 测一次 ACT，直至 ACT 达标后 3 次，改为每 2 h 一次，逐渐延长至每 3 h 一次。每班查一次 APTT 和 ACT 对比。每天复查血常规。

（15）注重心理护理，尊重、关心患者，适时予以解释病情，传递好的治疗效果和信息，使患者产生对医务人员的信任感，更好地主动配合治疗。

第七节　体外膜肺氧合技术（ECMO）器材应用

一、ECMO 概论

ECMO 是体外膜肺氧合（extracorporeal membrane oxygenation）的英文简称，它是代表一个医院，甚至一个地区、一个国家的危重症急救水平的一门技术。1953 年 Gibbon 为心脏手术实施的体外循环具有划时代的意义。这不但使心脏外科迅猛发展，同时也为急救专科谱写新的篇章。在心脏手术期间，心肺转流术（体外循环）可以短期完全替代心肺，而可以实施心内直视手术。同时，在心脏手术室快速建立体外循环后抢救成功率非常高。学者们立即有了将此技术转化为一门支持抢救技术的想法。但实施起来并不乐观，一系列问题难以解决。但这并未阻止 ECMO 成为走出心脏手术室的体外循环技术。

1. 演变发展

探索的路是漫长的，ECMO 的构想从第一例体外循环即产生，1953 年 Gibbon 为心脏手术实施的体外循环具有划时代的意义，但始终突破不了维持数小时的时间限制。直到 1972 年，Hill 报道 3 天的体外循环成功抢救外伤患者。于是一些医院相继开展 ECMO，但很快因低成功率而告一段落。20 世纪 80 年代一些医院将 ECMO 用于新生儿呼吸衰竭取得成功。1993 年对 5000 例 ECMO 治疗的呼吸衰竭患儿调查表明，其生存率为82%，而常规治疗死亡率为80%，这又激发了人们的研究热情，并于 1994 年做出阶段性的总结：ECMO 对新生儿的疗效优于成人，对呼吸功能衰竭疗效优于心脏功能衰竭。随着医疗技术、材料技术、机械技术的不断发展，ECMO 的支持时间不断延长，成人的疗效不断提高，从而被更广泛地用于临床危重急救。甚至一些医疗中心将ECMO装置定为救护车基本配置，使其走向院前，更好地发挥急救功能。

2. 原理

ECMO是将血液从体内引到体外，经膜肺氧合后再用泵将血液灌入体内，进行长时间心肺支持。ECMO治疗期间，心脏和肺得到充分的休息，全身氧供和血流动力学处于相对稳定的状态。此时模式氧合器可进行有效的二氧化碳排除和氧的摄取，驱动泵使血液周而复始地在机体流动，为肺功能和心功能的恢复赢得宝贵的时间（图5-11）。

3. ECMO的临床意义和价值

（1）任何心肺功能衰竭的患者——常规治疗效果不理想，ECMO用于治疗在常规机械通气反应不好但仍然是可逆性的严重心肺功能衰竭，使严重的心功能、呼吸功能衰竭不致为患者的直接死因。

（2）从临时到持久的心肺支持——使患者心肺病变能够逆转，为进一步治疗或器官功能恢复争取时间，但须有相应的后续治疗措施配合最终的治疗手段。

（3）ECMO可以用于很多需要辅助的或风险极高的介入治疗和患者转运的环境。对严重的已累及心肺功能的创伤、中毒、感染以及危重手术亦提供了部分保障。

4. ECMO的治疗特点

ECMO对呼吸和心脏支持的优越性表现在：

（1）有效地改善低氧血症。现有氧合器能将静脉血（静脉血氧分压40 mmHg，静脉血氧饱和度 < 30%）氧合为动脉血（动脉血氧分压100 ～ 700 mmHg，动脉血氧饱和度98% ～ 100%），每分钟流量可达1 ～ 6 L。在急性呼吸窘迫综合征（ARDS）急性期气体弥散障碍，肺小动静脉分流时，ECMO可满足机体细胞的氧需，并排出二氧化碳。

（2）长期支持性灌注为心肺功能恢复赢得时间。早在20世纪60年代初人们就想用体外循环方法治疗ARDS，但当时氧合器的氧合方式是气血直接接触，血液破坏严重，最终失败。随着科技发展，产生了模式氧合器，它的仿生肺呼吸模式，使

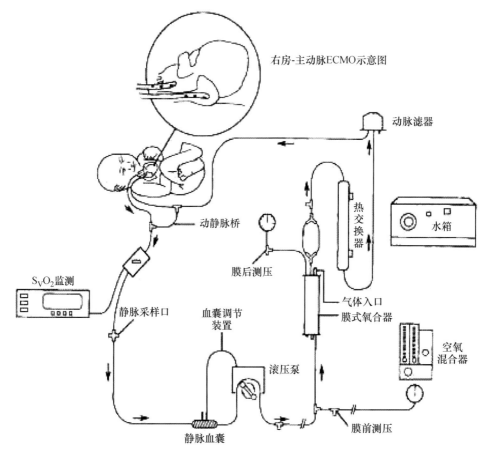

图 5-11　ECMO 原理图

氧合过程中血液损伤轻，加上材料生物相容性的改善，使目前 ECMO 可进行相当长时间的工作。

（3）避免长期高氧吸入所致的氧中毒。模式氧合器在给空气时就可以达到正常肺氧合效果，还可根据血气分析结果分别调节 FiO_2 和通气量，以达到最佳的气体交换。

（4）避免了机械通气所致的气道损伤。ECMO 治疗期间，可保证充分氧供。同时进行的机械通气仅仅是为了避免肺泡萎缩，不需要很高的压力。

（5）有效的循环支持。ECMO 可进行左右心或全心辅助，心脏射血可由体外循环泵代替，机械射血能力可达 7 L/min。同时它可通过调节静脉回流，降低心脏前负荷。在保证血流供应时，适当应用扩血管药，可改善微循环灌注并降低心脏后负荷。

由于前、后负荷改善，在没有或较少正性肌力药物作用下，心肌获得充分休息，能量储备增加。

（6）ECMO 治疗的同时可用床旁肾替代治疗（CRRT）对机体内环境进行可控性调节，其安全度高、效果好。

5. ECMO 和体外循环的区别

ECMO 和体外循环（CPB）有很多不同（见表 5-26），这是由其目的不同而决定的。体外循环的目的主要是在心脏手术中为患者提供有效的呼吸、循环支持，保证患者的安全，为心脏外科医生提供良好的手术条件。ECMO 的目的是为常规治疗不佳、心肺功能极差的患者提供一定的循环和呼吸支持，并配合其他治疗措施，等待心肺功能恢复或等待心肺移植的供体到来。

表 5-26　CPB 与 ECMO 的区别

项目	CPB	ECMO
设备	传统体外循环机，＞ 3 个泵 滚压泵、热交换水箱	生命支持系统，1 个泵 离心泵，恒温水箱
氧合器	开放式，PVC	密闭式，表面有涂层
抗凝	常规肝素化，要求 ACT ＞ 400 s	少或不用，要求 ACT ＜ 200 s
时间	短，一般为 1 ～ 4 h	长，数天或数周
建立途径	开胸心脏插管	经股或颈部动、静脉
更换	不需要，为一次性	视具体情况更换氧合器或系统部件
目的	用于心脏手术或短暂心肺辅助	暂时支持至恢复心肺功能，等待接受心室辅助或脏器移植
费用	低	高
人员	1 人	团队
成功率	高	低
并发症	少	多
地点	手术室	ICU、CCU
温度	低温	常温
血液稀释	有	无

PVC：聚氯乙烯；ICU：重症监护治疗病房；CCU：冠心病监护病房

二、主要工作方式及其适应证与禁忌证

按照血液引流和回输的血管类型，通常 ECMO 有两种工作方式：从静脉系统引出注入动脉为 VA-ECMO；从静脉引出又注入静脉为 VV-ECMO，另外还有几种特殊形式的 ECMO，如 AV-ECMO，即体外二氧化碳清除（extracorporeal carbon dioxide removal，$ECCO_2R$）等。临床工作中针对不同原因造成的心肺功能衰竭需要 ECMO 辅助的患者，可以灵活采用不同的辅助方式，也可以联合使用两种辅助方式。

（一）VV 转流

经静脉将静脉血引出，经氧合器氧合并排除

二氧化碳后泵入另一静脉，通常选择股静脉引出，颈内静脉泵入，也可根据患者情况选择双侧股静脉。原理是使静脉血在流经肺之前已部分完成气体交换，弥补肺功能的不足。VV 转流适合单纯肺功能受损，无心脏停搏危险的病例。可在支持下降低呼吸机参数至氧浓度 < 60%、气道压 < 40 cmH$_2$O，从而阻断为维持氧合而进行的伤害性治疗。需要强调的是 VV 转流只可部分代替肺功能，因为只有一部分血液被提前氧合，并且管道存在重复循环现象，即部分血液经过 ECMO 管路泵入静脉后又被吸入 ECMO 管路，重复氧合（图 5-12）。

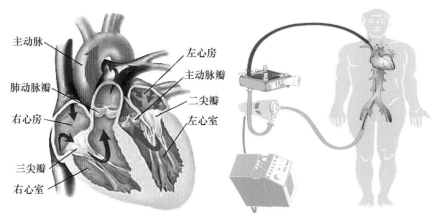

图 5-12　VV-ECMO 对呼吸的支持

1. 适应证

（1）新生儿肺部疾患引起的呼吸衰竭：胎粪吸入性肺炎综合征（meconium aspiration syndrome，MAS）、透明膜肺病（hyaline membrane lung disease）、先天性膈疝（congenital diaphragm hernia，CDH）、新生儿顽固肺动脉高压（persistent pulmonary hyp- ertension of neonate，PPHN）等。

（2）呼吸窘迫综合征：各种原因（外伤性、感染性、手术后、肺移植前后）导致的、内科治疗无效的严重 ARDS。

2. 辅助指征

（1）新生儿辅助指征

1）估计孕周 ≥ 32 周、患儿出生体重 ≥ 1.6 kg：因 ECMO 辅助需要持续应用肝素，孕周 < 32 周的早产儿辅助时颅内出血风险高。

2）无明显凝血性疾病或出血并发症。

3）无严重颅内出血。

4）尚未超过 10 天，肺部病变可恢复。

5）无未纠正的心脏畸形。

6）无致命的先天畸形。

7）无不可恢复性脑损伤的证据。

8）符合以下 1 个标准即可进行 ECMO：① 肺泡气-动脉血氧分压差（A-aDO$_2$）为 605 ～ 620 ［A-aDO$_2$ =（大气压 - 47）× FiO$_2$（吸入氧浓度）- PaO$_2$（动脉氧分压）- PaCO$_2$（动脉二氧化碳分压）］，持续 4 ～ 12 h；② OI/PaO$_2$ > 35 ～ 60 ［OI（氧合指数）= 平均气道压 × FiO$_2$ × 100］，持续 0.5 ～ 6.0 h；③ PaO$_2$ < 35 ～ 50 mmHg，持续 2 ～ 12 h；④ 酸中毒或休克，pH < 7.25 超过 2 h 或伴低血压；⑤ 呼吸功能急性恶化，PaO$_2$ < 30 ～ 40 mmHg。

（2）ARDS 辅助指征：经典治疗指征可分为快进入标准和慢进入标准。

1）快进入标准：FiO$_2$ 为 100%、PEEP ≥ 5 cmH$_2$O，PaO$_2$ ≤ 50 mmHg 超过 2 h。

2）慢进入标准：FiO$_2$ 为 60%、PEEP ≥ 5 cmH$_2$O，PaO$_2$ ≤ 50 mmHg 超过 2 h，最大限度地内科治疗超过 48 h。

近几年由于内科急性呼吸衰竭（ARF）新治疗方法（如吸入一氧化氮、俯卧通气治疗、高频振荡通气、液体灌注通气疗法等）的应用，ARDS 治疗的生存率有所提高，减少了 ECMO 的使用。但各中心治疗水平不一，应根据各自的实际情况修改 ECMO 辅助治疗的进入标准。

3. 禁忌证

当患者出现以下任何一种情况时被认为不适合进行 VV-ECMO 辅助：

（1）不可恢复性中枢神经系统损伤。

（2）严重慢性肺疾患。

（3）伴有重度预后不良性疾患（如终末期癌症）。

（4）免疫抑制性疾患。

（5）多器官功能衰竭。

（6）由于肝素涂层管路的运用，抗凝禁忌性疾病已不作为绝对禁忌证。

（7）颅内出血＞Ⅱ级。

从现在的文献可见很多上述"禁区"正在被突破。

（二）VA 转流

经静脉将静脉血引出，经氧合器氧合并且排出二氧化碳后泵入动脉，成人通常选择股动、静脉，新生儿及幼儿由于股动、静脉偏细选择颈动、静脉，也可开胸手术动、静脉置管。VA 转流是可同时支持心肺功能的连接方式，适合心力衰竭、肺功能严重衰竭并有心脏停搏可能的病例。由于 VA 转流 ECMO 管路是与心肺并联的管路，运转过程会增加心脏后负荷，同时流经肺的血量减少，长时间运行可出现肺水肿甚至咳粉红色泡沫痰。这也许就是 ECMO 技术早期对心脏支持效果不如肺支持效果的原因。当心脏完全停止跳动，VA 模式下心肺血液滞留，容易产生血栓而导致不可逆损害。如果超声诊断下心脏完全停止跳动＞3 h 则应立即开胸手术置管转换成 VAV 模式。这样可防止心肺内血栓形成并防止肺水肿发生（图 5-13）。

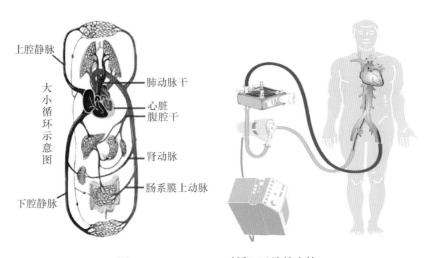

图 5-13 VA-ECMO 对循环系统的支持

1. 适应证

ECMO 由于其自身的特点，近几年广泛用于各种原因导致的急性循环衰竭患者的抢救性治疗，并积极促进器官移植和人工器官的发展。ECMO 进行循环辅助时的特点（与主动脉内球囊反搏和心室辅助装置相比）：适用于所有年龄段患者，包括新生儿、儿童和成人；在提供双心室辅助的同时又可以进行呼吸辅助，可用于急性心肺功能同时衰竭的患者；操作简便、快捷，不需要开胸，外周血管插管，可在 ICU 床旁局麻下完成操作，安装和撤离简单，所需时间短，更适合急诊情况下使用；费用相对低廉。ECMO 具有的以上特点，使得其运用广泛，特别在心源性休克的抢救中，可以快速辅助急性心力衰竭患者，使患者有机会进行进一步治疗。其适应证如下：

（1）心脏术后心源性休克（postcardiotomy cardiogenic shock，PCCS）：据统计，有 0.5% ~ 1.2% 的心脏手术患者会出现不能脱离体外循环机，或在 ICU 中出现药物和 IABP 辅助治疗仍然无效的低心排血量现象，此时患者需要进一步的机械循环辅助治疗。这部分患者如同时合并肺部疾病应首选 VA-ECMO。有报道将心脏术后心力衰竭接受 ECMO 辅助并成功撤机存活的患者和接受 ECMO 辅助过渡至心室辅助装置或心脏移植后存活的患者的 5 年随访结果对照，发现两种治疗途径生存率基本相同。

（2）各种突发原因引起的心搏骤停或心源性休克：如急性心肌梗死、暴发性心肌炎、心脏介入治疗突发事件、等待心脏移植过程中、长期慢性充血性心力衰竭患者急性失代偿等。

急性心肌梗死（acute myocardial infarction，AMI）患者中约有 8%～10% 伴发心源性休克（cardiogenic shock，CS），常规正性肌力药、缩血管药和 IABP 辅助可以增加心排血量约 0.5 L/min。当患者心脏功能太差，心排血量很低时就需要进一步的机械循环辅助治疗。1966 年首次文献报道 AMI 合并 CS 患者使用机械循环辅助方法治疗。此后，随着手术技术、辅助装置和复苏手段的提高，辅助生存率得以改善。近期一项对 500 例 CS 患者机械循环辅助的 meta 分析得出院内存活率超过 50%。尽管 ECMO 用于这些患者的治疗目前仍然缺乏随机对照研究或指南，但被临床医师广泛认可的事实是：AMI 合并 CS 患者经传统治疗无效时，就应该积极使用 ECMO。

急性暴发性心肌炎伴发心源性休克患者常规治疗死亡率高达 50%～70%，这时往往需要机械循环辅助治疗，ECMO 循环辅助这类患者一般在 2 周内即可使心脏功能恢复正常，文献报道辅助成功率为 60%～90%。应注意的是这部分患者往往需要较高的辅助流量，辅助刚开始时心脏功能很差，易出现左心室肌运动减弱和膨胀。定期做超声检查早期发现心室膨胀或心室内血栓形成，这时应积极采取必要的左心减压措施，防止左心室内血栓形成和肺淤血等严重并发症的出现。

此外，ECMO 也为高危冠心病患者进行介入治疗或旁路移植再血管化治疗提供了保障。近几年 ECMO 用于创伤、冻伤、溺水、一氧化碳中毒、急性药物中毒患者的抢救性治疗，也取得较好疗效。

2. 治疗指征

（1）心排指数（cardiac index，CI）<2 L/（m^2·min）持续 3 h。

（2）代谢性酸中毒：碱缺失（base deficit，BD）> 5 mmol/L 持续 3 h。

（3）低血压：新生儿平均动脉压< 40 mmHg，婴幼儿< 50 mmHg，儿童< 60 mmHg 持续 3 h。

（4）少尿：尿量< 0.5 ml/（kg·h）持续 3 h。

（5）心脏手术后脱机困难患者（心脏畸形已得到纠正）。

3. 禁忌证

（1）慢性器官功能不全。

（2）肺动脉高压> 4 wood。

（3）肝衰竭：门脉高压、肝硬化为绝对禁忌证。

（4）年龄> 70 岁为相对禁忌证。

（5）介入时机：决定时机（第 1 次试图脱离体外循环机到开始 ECMO 循环辅助）超过 6 h 生存率降低（由 44% 降低为 14%）。

（6）ECMO 辅助心搏骤停的生存率降低，但近几年文献报道，在出现心搏骤停经胸外按压无效的 45 min 内进行 ECMO 辅助，有 40%～60% 的患者可成功。长时间心肺复苏（CPR）后患者的脑、肾并发症明显增多，ECMO 辅助成功率较低。

VA-ECMO 与 VV-ECMO 的比较见表 5-27。

表 5-27　VA-ECMO 与 VV-ECMO 的比较

特点	VV-ECMO	VA-ECMO
插管部位	只需静脉插管，可一处插管	静脉和动脉插管
可达到的 PaO$_2$ 值	45～80 mmHg	60～150 mmHg
氧供监测指标	脑氧饱和度；跨膜氧分压差；患者 PaO$_2$；膜前血氧饱和度的变化趋势	混合血 SvO$_2$；患者 PaO$_2$，计算耗氧量
对心功能影响	无直接作用；中心静脉压和脉搏搏动不受影响；增加冠状动脉的氧供；降低右心室前负荷	降低前负荷，增加后负荷；脉搏搏动减弱；冠状动脉血主要来自左心室射血；心肌顿抑发生率高
供氧能力	中等，增加引流管、提高引流量可增加氧供	高
循环支持	无直接作用，可通过增加心排血量、冠状动脉血流量和改善肺循环间接实现对循环辅助	部分或完全替代心脏作功
对肺循环血量的影响	无血流变化，增加肺循环氧供	中等或明显降低
再循环	有（15%～50%），是影响患者氧供的主要因素	无

注：PaO$_2$，动脉血氧分压；SvO$_2$，静脉血氧饱和度

ECMO 方式的选择要参照病因、病情，灵活选择。总体来说 VV 转流方法为肺替代的方式，VA 转流方法为心肺联合替代的方式。

三、ECMO 的基本结构与材料选择

ECMO 的基本组件分为设备与耗材两部分，设备包括：离心泵、变温水箱、空氧混合器及转运架车；耗材包括：ECMO 套包、插管、穿刺套包。临床上常将可抛弃部分组成套包，不可抛弃部分绑定存放，并设计为可移动式，提高应急能力。

1. 氧合器

又称人工肺，其功能是将非氧合血氧合成氧合血。ECMO 氧合器有硅胶膜型与中空纤维型两种。硅胶膜型膜肺相容性好，少有血浆渗漏，血液成分破坏小，适合长时间辅助，例如支持心肺功能等待移植、用于感染所致呼吸功能衰竭，其缺点是排气困难，价格昂贵；中空纤维型膜肺易排气，2 ～ 3 日可见血浆渗漏，血液成分破坏相对大，但由于安装简便仍首选为急救套包。如需要，稳定病情后可于一至两日内更换合适的氧合器（图 5-14，图 5-15）。

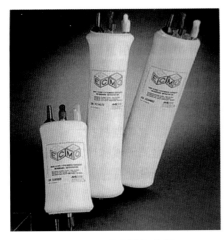

图 5-14 硅胶膜氧合器

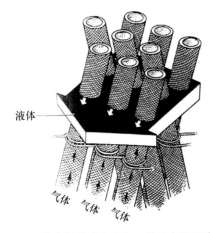

液体

气体 气体 气体

图 5-15 中空纤维"内走气、外走血"示意图

2. 动力泵

又称人工心脏，作用是形成动力驱使血液向管道的一方流动，类似心脏的功能。临床上主要有两种类型的动力泵：滚轴泵、离心泵。由于滚轴泵不易移动，管理困难，在急救专业首选离心泵作为动力泵，其优势是安装移动方便，管理方便，血液破坏小，在合理的负压范围内有抽吸作用，可解决某些原因造成的低流量问题，新一代的离心泵对小儿低流量情况也易操控（图 5-16）。

3. 变温水箱

虽然有诸多因素影响到热交换器的变温效能，但影响降、复温速度较为重要的是通过热交换器达到最大效率的水流量。因此，为了能迅速达到满意的温度，不仅要有一个效能良好的变温器，还要有一个能提供足够水流量的变温水箱。一般热交换器达到最大效率的满意水流量为 15 ～ 20 L/min。

总之，产品设计目的为使变温器和变温水箱的性能更好，升降温的速度更快。但实际临床上 ECMO 患者通常只会应用到升温的功能，在中国台湾曾有对脑损伤患者使用微降温以减少脑部损伤的案例，得到良好的效果，因此未来 ECMO 患者之变温器选择可能更有弹性。

4. 插管及穿刺套件

ECMO 插管一般分为单腔管和双腔管两类，ECMO 使用的插管由于需要在体内留置较长时间（数天或数周），因此选择组织相容性好、柔软的插管有利于较长时期的 ECMO 辅助，肝素涂层或非肝素涂层内壁均可。

通常选择插管的原则是静脉引流管压力越小越好，目前提倡 ECMO 静脉管路需要负压监测，插管水平的负压以不小于－ 40 mmHg 为满意。如

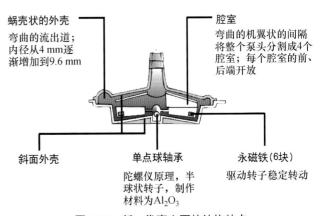

蜗壳状的外壳
弯曲的流出道；
内径从4 mm逐
渐增加到9.6 mm

腔室
弯曲的机翼状的间隔
将整个泵头分割成4个
腔室；每个腔室的前、
后端开放

斜面外壳

单点球轴承
陀螺仪原理，半
球状转子，制作
材料为Al$_2$O$_3$

永磁铁(6块)
驱动转子稳定转动

图 5-16 新一代离心泵的结构特点

果插管部位静脉血管粗大，建议选择较粗的插管，从而获得较低的阻力和良好的静脉引流。动脉回血插管由于有泵的驱动，因此可以耐受适度增高的阻力，通常选择略细的氧合血回血插管，以目标流量下阻力不超过 150 mmHg 为宜，同时还可以减少局部血管的损伤。

ECMO 期间目标流量的判定依赖经验值，通常认为新生儿和婴幼儿可以按照 100 ～ 150 ml/（min·kg）的辅助流量即可满足需要；儿童则需要 75 ～ 120 ml/（min·kg）的流量作为目标流量；成人为 50 ～ 80 ml/（min·kg）；也可以用 2.4 L/（min·m²）的心指数作为目标流量的判定标准，即目标流量等于体表面积与 2.4 心指数的乘积。当估计了目标流量后即可根据不同插管的压力流量曲线（图 5-17），结合动静脉管路压力的限定值选择性能优良的动静脉插管（图 5-18）。下面介绍三种常用的选择方法：

（1）ECMO 插管管径选择方法一：根据体重选择 ECMO 插管的管径（表 5-28 和表 5-29）。

表 5-28　VA-ECMO 插管尺寸与体重对照表

体重	< 2 kg	2 ～ 5 kg	5 ～ 10 kg	10 ～ 20 kg	20 ～ 35 kg	35 ～ 70 kg	> 70 kg
插管（F）	A：8 ～ 10	A：8 ～ 14	A：16 ～ 20	A：17 ～ 21	A：17 ～ 21	A：19 ～ 21	A：21
	V：8 ～ 10	V：10 ～ 16	V：12 ～ 17	V：17 ～ 19	V：19 ～ 21	V：21 ～ 23	V：23

表 5-29　VV-ECMO 插管尺寸与体重对照表

体重	2 ～ 5 kg	10 ～ 20 kg	20 ～ 30 kg	30 ～ 50 kg	> 50 kg
插管（F）	A：12 ～ 15	A：16 ～ 19	A：17 ～ 21	A：19 ～ 21	A：21
	V：12 ～ 15	V：14 ～ 19	V：17 ～ 21	V：19 ～ 23	V：21 ～ 23

（2）ECMO 插管管径选择方法二：

动脉插管：全流量情况下，动脉插管阻力压力在 100 mmHg 以下；

静脉插管：全流量情况下，静脉插管阻力压力最好在 40 mmHg 以下；

全流量：成人 2.2 ～ 2.6 L/（m²/min）；
　　　　儿童 80 ～ 120 ml/（kg/min）；
　　　　新生儿 120 ～ 200 ml/（kg/min）。

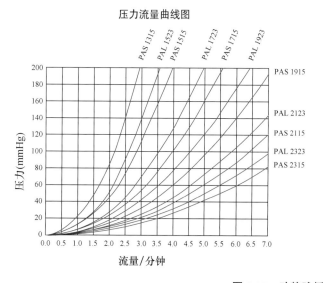

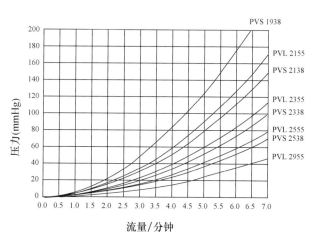

图 5-17　动静脉插管流量压力曲线

（3）ECMO 插管管径选择方法三：超声下选择 ECMO 插管

1）确定血管内径>插管外径；

2）插管外径：3 F ≈ 1 mm；

3）确定血管状况，尤其是困难插管。

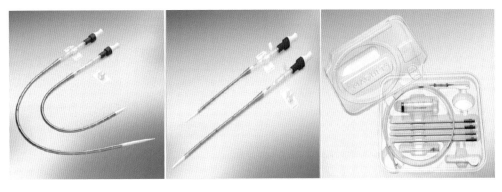

图 5-18　静脉、动脉插管及穿刺套包实物图

四、建立 ECMO

1. 术前准备（表 5-30）

表 5-30　ECMO 术前准备

项目	包含内容		数量
设备准备及功能检测	ECMO 装载设备移动平台	离心泵	1
		手摇离心泵	1
		监测及控制面板	1
		电源或水箱	1
		氧气瓶	1 或 2
		饱和度仪	1
		空氧混合器	1
		输液架	
	其他外源设备	管道钳	4 ～ 6
		后备电源	1
		ACT 监测仪	1
		氧饱和度仪	1
耗材准备	须与机型及治疗对象匹配的必需耗材	模式氧合器	1
		离心泵头	1
		循环管路	1
	根据血管条件选择	插管	2
	辅助耗材	三通	5 ～ 7
		肝素帽	2 ～ 4
		测压管路	1
		静脉延长管	1
		预充袋	1
		注射器 / 无菌手套 / 手术套包 / 碘伏	根据需要
药物准备	乳酸林格液（或复方盐）		500 ml×（3 ～ 4）
	肝素		2
	利多卡因		2

续表

项目	包含内容		数量
	肾上腺素		5～10
	血液制品	白蛋白	根据化验结果
		单采红细胞	
		新鲜冷冻血浆	
		血小板	
人员准备	灌注师（协助医师连接和预冲管道，并在床边直到 ECMO 正常运转）		1
	护理人员（处理静脉内输液或给药并监测患者的生命体征变化）		1～2
	ICU 或 CCU 医师和（或）心外科医师（进行穿刺或建立动静脉通路）		1～2
患者准备	保证在全身肝素化之前完成动脉穿刺、中心静脉导管和肺动脉漂浮导管的放置和功能完整，保证患者的血红蛋白不低于 80 g/L		

2. 系统安装及预冲

（1）检查管路外包装、有效期；

（2）连接静脉引流管与离心泵头口，确保连接紧密；

（3）连接两根预冲管，将两根预冲管中间管路用管道钳阻断；

（4）将靠近离心泵头静脉端预冲管针头插入预冲液容器内，利用重力排气超过离心泵头，以排气钳夹闭；

（5）另一预冲管针头插入预冲液容器内；

（6）将离心泵头装入离心泵，离心泵转速调至 2000 转 / 分以上，旋松氧合器上黄色肝素帽，松离心泵头处阻断钳，预冲氧合器与管道，充分排气；

（7）氧合器内无明显气体，氧合器预冲完全，钳夹阻断两根预冲管，松两根预冲管中间管道阻断钳，再次确认管路内预冲情况；

（8）预冲结束，管路自循环备用；

（9）连接空氧混合气管道（气源-空氧混合器-氧合器），设定 FiO_2 和气体流量；

（10）连接变温水箱，设置适宜水温，并进行水循环；

（11）待台上动静脉插管插好后，打开台上管路包装，连接管路准备运行。

3. 选择治疗模式和穿刺部位，建立循环通路

（1）静-静脉通路（VV 转流）是治疗呼吸衰竭最常用途径，穿刺颈内静脉或股静脉，将导管置入上、下腔静脉内作为静脉引流管，另一根导管通过静脉置入右心房内作为回血管。目前多采用双腔导管，减少穿刺部位。静-静脉通路的优点是可以通过经皮穿刺技术来完成，而且脑血管意外的发生率低，对血流动力学影响小，不存在下肢缺血的危险；缺点是氧合不完全，容易引流不畅，对心脏无辅助作用。

（2）静-动脉通路（VA 转流）是治疗心肺功能衰竭的常用途径，穿刺颈内静脉或股静脉，将导管置入右心房或下腔静脉内作为静脉引流管，另一根导管通过颈动脉（新生儿、儿童）或股动脉置入主动脉根部作为回血管。静-动脉通路的优点是对心肺同时进行辅助，保证主要器官的灌注和氧供；缺点是脑血管意外的发生率高，选择股动脉时容易导致肢端缺血（图 5-19）。

4. 运行和参数调整

穿刺置管和预冲的管路连接，需注意防止气泡进入，打开导管阻断钳，抽出气泡；设好初始设置：调解初始泵速、气体流量和吸入氧浓度，开放所有通路，开始运行 ECMO。

调节泵速及血流速和吸入氧浓度（至少使患者 SpO_2 维持在 92% 以上），MAP 大于 65 mmHg，动脉氧分压大于 80 mmHg，动脉血二氧化碳分压小于 50 mmHg。静-动脉通路模式时维持循环量要求超过心排血量的 50%，并且维持合适的氧合、血压和酸碱状态；静-静脉通路模式时，因为是并行循环，维持循环量不一定超过 50%，只需维持合适的氧合和酸碱平衡。

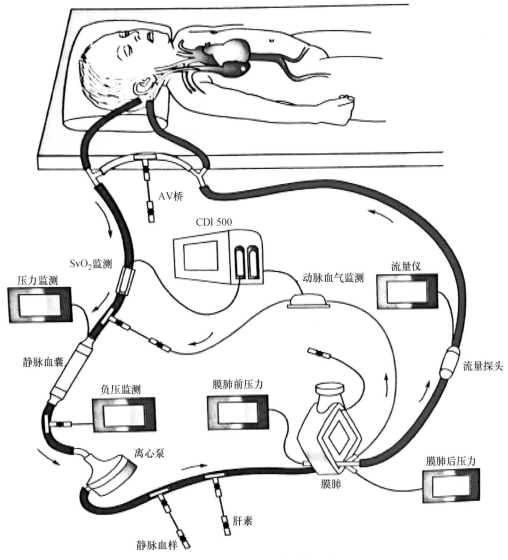

AV桥

CDI 500

SvO_2监测

压力监测

动脉血气监测

流量仪

静脉血囊

负压监测

膜肺前压力

流量探头

离心泵

膜肺后压力

膜肺

静脉血样

肝素

图 5-19　VA-ECMO 系统连接示意图

5. ECMO 期间呼吸机的设置

采用保护性机械通气，容量辅助控制通气模式（A/C），呼吸机 FiO_2 设置在 30% ～ 40%，PEEP 设置为 8 ～ 10 cmH_2O，潮气量（VT）在 3 ～ 6 ml/kg，限制平台压力在 25 cmH_2O 以下，根据动脉血气分析进行适当调整。

6. ECMO 期间监测

（1）上机前监测血常规、纤溶功能、肝肾功能、电解质、动脉或中心静脉血气分析。

（2）肝素抗凝上机后每 3 ～ 4 h 监测 ACT，随监测值调整肝素用量，输注血小板、血浆或大量白蛋白后会导致患者凝血功能改变，也需监测 ACT。

（3）定期复查：血常规、纤溶功能、白蛋白水平、动脉或中心静脉血气分析。

（4）监测 ECMO 血流量、血压、管路搏动、肢端缺血情况、体温、镇静深度。

五、ECMO 的撤离

1. 基础筛查

每日进行筛查，如达到筛查标准（原发疾病改善或得到控制，肺部 X 线影像好转、氧合良好，血流速度减至 1.5 ～ 2 L/min，最低剂量的正性肌力药物，心指数 > 2.0 L/（min·m^2），肺动脉嵌顿压和中心静脉压 < 16 mmHg，血气分析结果良好，无组织灌注不足表现），进行 ECMO 自主循环试验和自主氧合试验，进行心脏功能和呼吸功能评估。

2. 心脏功能评估

心室辅助流量 1 L/min，进行自主循环试验，先阻断动静脉插管通路，开放 ECMO 桥，流量减至 0.5 L/min，观察 6 h，血压、心率较基础值变化大于 20% 继续行 ECMO 支持，如呼吸循环变化低于 20%，无明显灌注不足表现，可考虑撤离心脏辅助。

3. 肺功能评估

进行自体氧合试验，SvO_2 维持在 70% 以上，心率、血压、氧合波动小于 20%，继续观察 6 h，血压、氧合波动小于 20%，血气分析未有明显恶化，指脉氧饱和度 > 90%，$PaCO_2$ < 50 mmHg，可考虑撤离 ECMO。

4. ECMO 撤离

将体外循环的血液经自体血回收装置回输于患者体内或弃去，并予以鱼精蛋白中和肝素，使 ACT 恢复正常水平；停止血泵，拔出静脉内引流管和静脉（或动脉）内的回血管，拔管后需要按压 1 h 以上，穿刺部位加压包扎，防止出血或血肿形成。

六、ECMO 应用中的并发症护理

1. 出血

主要表现为凝血功能紊乱。ECMO 应用如用于外科围术期危重症患者，术前多并存肝功能不全和（或）服用抗凝药物，加上术后早期手术和伤口的存在，出血是直观可监测到的异常指标，而纠正出血带来的间接异常指标则需随时监测反馈。

（1）纠正出血时的必要观察要素

1）输血：纠正出血最直接的处理就是依据出血量、血红蛋白、临床循环状态进行补充。而大量输血所带来的并发症有：①凝血功能紊乱。加剧了出血倾向，其原因主要有：稀释性血小板减少、凝血因子减少、弥散性血管内凝血（DIC）、枸橼酸钠输入过多。②引起肺功能不全。主要因输入的血液经贮存 1 ～ 3 天后，白细胞和血小板开始聚集，产生细胞碎屑，形成微聚物，阻塞肺部毛细血管。③低体温：由于快速经中心静脉输入未加温的大量冷藏血使受血者体温下降，而低体温又可影响凝血。④酸碱电解质紊乱：输血时枸橼酸盐代谢产生 $NaHCO_3$，可致代谢性碱中毒，严重碱中毒时可导致组织缺氧；输入大量含枸橼酸钠抗凝剂的血制品，可引起低钙血症，低钙血症可影响循环指标，同时增多手术野渗血；库血中钾离子浓度高，大量输入可造成血钾升高。⑤过敏：如皮肤发红并出现散在的荨麻疹，过敏同时会出现毛细血管扩张，导致血压下降。

2）止血药：由于出血多，临床应用各种止血药物，造成大量出血的血液凝集，表现为引流管引流不畅，心脏压塞症状。

3）PEEP：出现引流液过多时，加大呼吸机 PEEP 的数值是辅助止血的手段之一，通常会调整 PEEP 至 10 cmH_2O 左右，过大的 PEEP 可引起心排血量下降，中心静脉压升高；还可引发气胸。

（2）出血并发症的护理

1）准确记录出血量，根据化验指标进行成分输血，如悬浮红细胞、血浆、血小板及白蛋白等，有条件时可根据凝血因子缺乏的情况相应补充。

2）注意肺功能监护，主要依据呼吸机设定参数、血气结果、出入量、X 线片、有无肺部并发症等进行评估。

3）需大量输血时应预防低体温的发生，可将温度过低的血制品放置于 37℃ 水中预热，同时做好患者的保暖工作，将体温控制在 36℃ 左右。

4）大量输血同时积极监测患者的血气、电解质变化，出现酸碱、电解质平衡紊乱，应及时纠正。每输 500 ～ 1000 ml 血液静脉补充 10% 葡萄糖酸钙 20 ml 以预防枸橼酸中毒。

5）观察有无过敏反应，注意血压、外周血管阻力及皮肤颜色的观察，出现异常及时报告医师给予药物处理。

6）严密观察心脏压塞症状，注意血流动力学参数动态变化，心包、纵隔引流管的引流量，结合应用血管活性药物的效果、床旁 X 线片及超声检查，及早配合医师鉴别诊断。

7）监控并记录 PEEP 的数值，观察血气参数、患者胸廓起伏、肺部听诊和叩诊的变化，观察血流动力学参数变化，疑有气胸进行床旁 X 线拍片，确诊气胸后，及时调整 PEEP 参数，协助医师胸穿或置管治疗。

2.栓塞

长时间辅助循环导致大量血液成分破坏引起血液高凝状态、抗凝不充分、ECMO 置管导致动静脉血流运行障碍、长时间卧床且置管侧肢体制动导致血流缓慢等均可引起栓塞，出现神经系统和外周组织梗死的相应症状。监护中采用触摸、多普勒超声及血管超声检查观察置管侧下肢动脉波动，记录动脉波动、皮肤颜色与健侧肢体的对照情况，同时观察有无下肢疼痛、肿胀，异常时测量下肢周径变化；加强对患者肢体主动或被动的功能锻炼；注意神志和瞳孔的动态变化，结合患者表情、肢体活动度等进行评估；加强对活化凝血时间（ACT）、凝血酶原时间（PT）和纤维蛋白原等出凝血的监测及反馈。

3.感染

感染是 ECMO 辅助期间严重的并发症之一，如呼吸机相关性肺炎、营养不良、肠道菌群移位、大量应用抗生素、过多的有创管路操作、压疮的发生等均可导致感染的发生。故感染的监控与护理十分重要，护理中强调：

（1）ICU 环境需保持清洁，每日定时消毒。

（2）严格各项无菌操作，动静脉有创管路实施封闭管理，按流程规定 5 ～ 7 天进行导管更换并同时进行管路培养。

（3）呼吸机管路按预防感染流程管理，未感染的 72 h 更换，已感染的每日更换，并做好相应的标志，强调已发生感染的严格管路消毒、垃圾处理和床单位、设备、环境的终末消毒管理等。

（4）依据病情进行相关病原学培养，及时反馈培养结果报告给医师，配合调整抗生素并观察使用效果。

（5）置管处敷料随时更换。

（6）观察胃肠功能恢复情况，及早恢复利用胃肠系统，预防菌群移位。

（7）加强皮肤观察与护理，适度翻身，保持皮肤清洁和干燥，应用防压疮垫和药物预防治疗压疮。

4.溶血

ECMO 是机械辅助，可造成红细胞的破坏，表现为游离血红蛋白增高，血红蛋白尿，继发肺、肝、肾功能等多脏器损害。护理中严密观察监控溶血指标，即游离血红蛋白、血生化、血象、尿色、尿常规、患者皮肤有无黄染等，做到早发现、早报告、早处理，配合医师将溶血造成的并发症降低到最小程度。

七、围术期护理要点

（1）持续心电有创血压血氧饱和度监测，密切观察患者的生命体征变化和症状改善情况。

（2）体外膜肺氧合最常见的并发症是出血，新生儿最常见的是颅内出血，成人最常见的是胃肠道出血和手术切口出血，因此在治疗期间要密切监测患者的凝血功能，如果出现了出血并发症，需调整肝素剂量，维持 ACT 至 160 ～ 180 s 或 APTT 维持在 50 ～ 80 s。

（3）治疗期间要密切监测患者的血红蛋白、胆红素和尿的颜色变化情况，如果出现严重的贫血、高胆红素血症和血红蛋白尿，要注意保护肝、肾功能，必要时进行血液净化治疗。

（4）注意无菌操作，全身应用抗生素，防治全身重症感染，如果出现全身炎症反应综合征，立即采集血液、痰和尿的标本，并进行培养。

（5）严禁在体外循环的管道上输注脂肪乳，避免影响氧合器的氧合效果。

（6）密切观察穿刺侧肢端血运情况和穿刺点有无渗血、渗液情况。

（7）妥善固定循环管路，嘱患者置管侧肢体制动，防止打折、扭曲、牵拉等，并认真标记导管外露长度，保证管道通畅在位。

（8）治疗期间根据需要进行如下检查：每天 1 次肝功能检查；每天 1 次尿素氮（BUN）、血肌酐（Cr）、血镁、血钙、血磷检查；每天 2 次全血细胞计数检查；每天 3 次凝血功能检查（ACT、APTT、INR、纤维蛋白原、D-二聚体）；根据临床需要进行血气分析检查；根据病情变化检测患者的血糖和乳酸；每天 1 次胸部 X 线检查。

（9）做好心理护理，鼓励患者积极配合治疗。

第八节 左心室辅助装置 Impella 装置器材应用

一、概述

左心室辅助装置（left ventricular assist device, LVAD）为与左心室并联作用，将左心室的动脉血引入泵体，血流经过血泵作用后流入主动脉，从而完全或部分替代左心室功能。Impella 装置能够减轻心脏前后负荷和耗氧量，增加心输出量、维持对冠状动脉和终端器官血流灌注，使心室得到有效的休息。其植入方式是通过放置一个安装在 9 F 导管上的 12 F 微型轴流泵，Impella 将血液从左心室吸入，然后排入升主动脉。

二、适应证

1. 心内科

（1）高危 PCI：包括无保护左主干、多支病变、心功能差、合并其他疾病；

（2）急性心肌梗死后心源性休克；

（3）爆发性心肌炎。

2. 心外科

（1）心脏外科术前、术后低心排血量；

（2）心脏移植等待供体；

（3）不停跳旁路移植术中辅助。

三、禁忌证

（1）人工主动脉机械瓣；

（2）左心房、左心室血栓；

（3）中度至重度主动脉瓣反流（超声检查评估结果主动脉反流分级 ＞＋ 2）；

（4）主动脉瓣狭窄 / 钙化（分级 ＞＋ 2 相当于面积小于 1.5 cm^2）；

（5）阻碍植入 Impella 导管的严重外周动脉阻塞性疾病。

四、手术用品（表 5-31）

表 5-31　Impella 装置手术用品

序号	耗材名称	规格型号	用途	数量
1	一次性消毒包	医院物流提供	无菌原则消毒，铺无菌手术单	1
2	心电图连线	医院物流提供	监测心率、心律	1
3	动脉压力监测连线	医院物流提供	监测血流动力学	1
4	脉搏血氧饱和度连线	医院物流提供	监测血氧饱和度	1
5	氧气管路	医院物流提供	呼吸支持	1
6	漂浮导管监测系统插件	医院物流提供	连接漂浮导管	1
7	接线板	美式圆插口	电源支持	1
8	APTT 机器	医院物流提供	监测 APTT	1
9	ACT 插片	医院物流提供	承载血液以监测 APTT	1
10	压力袋	医院物流提供	加压液体	1
11	持针器、蚊氏钳	医院物流提供	手术器械支持	1
12	碘对比剂	医院物流提供	血管显影	1
13	肝素盐水	0.9% 氯化钠溶液 500 ml ＋肝素钠 500 U	肝素化抗凝	1

序号	耗材名称	规格型号	用途	数量
14	净化液	5% 葡萄糖溶液 350 ml ＋ 50% 葡萄糖溶液 160 ml ＋ 肝素钠 25 000 U 或 10% 葡萄糖溶液 400 ml ＋ 50% 葡萄糖溶液 100 ml ＋ 肝素钠 25 000 U 制成 20% 葡萄糖肝素	冲洗管路	1
15	漂浮导管	四腔 6 F	监测压力	1
16	5 F 下肢鞘	医院物流提供	双侧股动脉置鞘管，建立路径	2
17	10 F 下肢鞘	医院物流提供	扩张血管	1
18	穿刺针	医院物流提供	股动脉穿刺	1
19	血管缝合器	医院物流提供	缝合血管、止血	2
20	造影导管	5 F JR4 或 5 F PIG 或 6 F AL1	股动脉、髂总动脉、升主动脉、左心室造影	1
21	造影导丝	0.035 inch 导丝	建立轨道	1
22	测压套件	医院物流提供	支持压力监测	1
23	三联三通	医院物流提供	转换接头	1
24	三环注射器	医院物流提供	推注碘对比剂在血管内显影	1
25	Impella 2.5 L 导管	Impella 2.5（004413），流量 2.5 L/min	提供系统的血流动力学支持	1
26	净化盒	Abiomed	连接控制台，系统自动排气	1
27	电缆线	Abiomed	系统自动识别导管型号	1
28	Impella 撕开鞘	Abiomed 13 F 撕开鞘	引导鞘管	1
29	放置导丝	0.018 inch 导丝	交换导丝作用	1

五、手术流程和配合要点

表 5-32　Impella 装置植入的手术流程和配合要点

手术流程	护理观察配合要点
术中医护配合进行管路连接	1. 净化盒的连接：将净化盒打开在无菌手术台上，由台上医生将净化盒连接净化液一端递台下巡回护士，连接净化液，按下控制台左侧白色按钮，净化盒保护盖打开，先将小方盒卡入控制台面板下端插槽上，再向右侧插入圆形固定柄，听到咔嗒声响，系统自动排气 2. Impella 导管的连接：将 Impella 导管包打开在无菌手术台上，台上医生连接 Impella 导管尾端与净化盒管路头端，红帽接口连接红帽主动脉压力监测端，系统自动排气。黄帽接口连接黄帽净化液端，系统自动排气 3. 电缆线的连接：将电缆线打开在无菌手术台上，台上医生将白色端口尾端递到台下，巡回护士将白色端口插入控制台面板黑色接口处，台上医生再将 Impella 导管尾端灰帽连接电缆线灰帽端，注意插口两端箭头对齐插入，系统自动识别导管型号 4. Impella 导管排气：术者将开放式压力通道红色接口处白色冲洗阀捏住 10 s 并观察确认 Impella 导管头端是否有液体流出，同时控制面板显示等待，待蓝色对话框充满后将液体量调至 500 ml，浓度调至 5% 或 10%GS，肝素调至 50 U/ml。按"OK"键，进入 Impella 系统显示界面。按"Flow"键，选择"AUTO"选项，马达开始运转，屏幕出现绿色波形

手术流程	护理观察配合要点
护士配合医生完成 Impella 系统控制台操作	1. 开机：长按机器右下方黑色按钮 3 s 以上开机，按"MENU"键
	2. 插入净化盒和左心室辅助装置电缆插头：选择"Case start"选项提示
	3. 连接净化盒并进行管路冲洗： （1）连接净化盒； （2）将左心辅助装置电缆与导管末端连接； （3）连接管路直到听到"哗哗声"，净化盒及管路准备就绪
	4. 预冲左心室辅助装置导管：用净化液冲洗左心室辅助导管内腔，提拉白色按钮直到控制台等待框就绪
	5. 左心辅助装置导管准备置入体内： （1）确认导管头端有净化液流出； （2）设置净化液信息无误后点击确定，将左心辅助装置导管置入体内
	6. 左心辅助装置自动模式运转：按"FLOW"键，选择"AUTO"选项后，导管马达开始运转

六、并发症

表 5-33　Impella 装置并发症

并发症	原因及临床表现	护理措施
1. 溶血反应	置入的左心室辅助装置可能会导致红细胞破裂，患者尿液呈现淡红色	手术过程中护士密切关注患者尿液，如看到患者尿液呈现淡红色，应立即通知术者，遵医嘱降低导管马达转速。同时维持静脉通道通畅，以备急救时给药
2. 股动脉撕裂、出血	由于鞘管较粗，操作不当易造成股动脉撕裂及出血	患者血液处于低凝状态（ACT ≥ 250 s），如发生股动脉撕裂、出血较难止血。术前常规备好外科血管缝合包予以动脉缝合，并根据患者血型进行备血，保持患者静脉通路通畅以便输血

七、围术期护理

表 5-34　Impella 装置围术期护理

护理	观察处理要点
1. 评估双足背动脉搏动情况	检查患者双足背动脉搏动情况，皮肤温度及颜色，确保血供良好
2. 监测生命体征	需要持续进行心电、血压及血氧监测，并备好除颤仪，一旦出现恶性心律变化，如心室颤动，及时发现并进行抢救
3. 有效约束	为防止穿刺时患者双腿不自主动作，需要有效固定双膝
4. 评估输液通路	保持围术期外周静脉通路畅通
5. 留置导尿	保持导管通路固定，避免打折，评估围术期尿液的色、质、量

第九节　动脉旋切术器材应用

一、概述

下肢动脉硬化闭塞症（arteriosclerotic obliterans, ASO）是临床上较为常见和棘手的周围血管疾病，是指由于动脉硬化造成的下肢供血动脉内膜增厚、管腔狭窄或闭塞，病变肢体血液供应不足，可引起下肢间歇性跛行、疼痛甚至发生溃疡或坏死等临床表现。下肢动脉硬化患者通过传统球囊扩张及支架植入治疗后远期疗效不佳，短期内会再次导致狭窄闭塞病情。因此针对下肢动脉长段且钙化严重的病变，经皮机械斑块旋切系统可以尽可能恢复动脉管腔原始形态，降低甚至避免动脉支架的植入，进而延长下肢动脉的远期通畅率。

其操作原理是在导丝通过闭塞段后，送入旋切导管至病变部位，开启驱动器和开关就可以激活导管表面的碳合金刀片，刀头以 10 000 转 / 分的速度旋转，通过缓慢并匀速地推进导管通过闭塞段，管壁上的斑块就可以被切割下来，实现机械化旋切斑块并收纳斑块于导管前端的回收舱内，达到斑块减容目的。系统具有以下优势：①实现斑块减容，减少了永久性植入物的使用；②避免了多次球囊扩张导致的靶血管过度扩张和气压伤；③保留了未来血管旁路移植等外科手术操作可能；④可应用于股腘动脉、膝下动脉等病变。多项大型临床试验证明了其高度安全性和有效性。

二、适应证

（1）适用的血管：股总动脉、股浅动脉、腘动脉、膝下及足部动脉。

（2）适用的病变类型：动脉粥样硬化斑块、钙化斑块、纤维化斑块。

三、禁忌证

（1）非真腔通过的病变；

（2）冠状动脉、颈动脉、髂动脉或肾血管系统；

（3）近期有出血、严重创伤、骨折、大手术病史；

（4）血栓病变；

（5）已知高凝状态或凝血疾病或异常出血趋势；

（6）血小板减少症或血小板增多症病史。

四、手术用品（表5-35）

表 5-35　动脉旋切术手术用品

序号	耗材名称	规格型号	用途	数量
1	动脉鞘管	6 F、10 F	建立血管入路	1
2	超滑造影导丝	0.035 inch×150 cm	支撑造影导管	1
3	加硬导丝	260 cm	支撑导管	1
4	单弯导管	4 F、5 F	血管造影	1
5	抗折长鞘	8 F	血管通路	1
6	导引导丝	0.018 inch×300 cm	通过病变血管	1
7	Y 型血管阀	根据医院实际	导管尾端止血	1
8	斑块旋切导管	根据血管情况	快速旋切斑块	1
9	驱动器	旋切导管预装	支撑和导向装置	1
10	栓塞保护器	根据血管情况	防止斑块脱落	1
11	血管扩张球囊	根据血管情况	扩张血管	1
12	压力泵	根据医院实际	扩张球囊	1
13	支架	根据血管情况	支撑血管	1

五、手术流程和配合要点（表5-66）

表 5-36　动脉旋切术手术流程和配合要点

手术流程	护理观察配合要点
1. 穿刺股动脉，行下肢动脉造影	1. 充分评估患者病情，掌握相关实验室检查结果和影像学资料 2. 充分评估血管入路，准确穿刺置入鞘管，减轻患者疼痛不适 3. 与患者充分沟通，减轻其紧张心理
2. 根据下肢动脉造影结果判断患者下肢动脉钙化病变情况，进行旋切治疗操作前准备	1. 根据患者体重及 ACT 数值进行肝素化 2. 知晓患者病变部位和严重程度，针对病变血管和患者耐受手术程度做出预见性护理 3. 将动脉旋切所需耗材递送至操作台
3. 连接旋切导管与驱动器，确认导管功能	1. 推进和后撤拇指开关 2. 确认马达可自动开关，且内切刀自由移动
4. 清除导管内空气	将远端冲洗装置（DFT）及导管尖头浸泡于生理盐水中以激活亲水层
5. 根据血管病变远端流出道情况选择性置入栓塞保护器	1. 与患者沟通，告知放松心情、平静呼吸 2. 向患者说明血管开通可能会引起短暂不适
6. 推进拇指开关合上切刀，将旋切导管插入动脉鞘中	插入过程中确保导管尖头和止血阀同轴
7. 在 X 线透视下，将旋切导管向前推到病变远端，启动驱动器对动脉斑块进行旋切，复查造影评估斑块的切除情况，必要时重复	1. 术中严格无菌操作 2. 护士严密观察神志、生命体征变化，认真倾听患者的主诉、观察患者末梢肢体的温度、颜色、动脉搏动情况，早期发现有无远端肢体动脉栓塞等并发症的发生。及时与术者沟通，按医嘱用药

手术流程	护理观察配合要点
	3. 准确记录术中肝素用量和时间，根据 ACT 数值及时追加肝素
	4. 护士应做好患者心理护理，减轻患者恐惧紧张情绪，嘱其不要移动身体
8. 导管移除，撤除栓塞保护器	在 X 线透视引导下移除患者体内的导管
9. 手术结束，拔除动脉鞘管，局部加压包扎，终末处理	1. 配合医生进行动脉伤口的包扎，观察穿刺部位有无渗血、血肿、皮肤温度及颜色、足背动脉搏动情况
	2. 一次性耗材按医院规定毁形处理

斑块旋切系统操作注意事项：

（1）切割刀片进入导管内，马达必须处于关闭状态，方能将导管送到体内；

（2）旋切导管进入体内前，先在体外开动马达，确保导管刀头正确运作；

（3）手柄开关拉到适当位置，通过听一下马达的声音，判断手柄开关的部位；

（4）关上手柄开关时，用力向上推，这样才可将斑块压缩，避免马达意外被拉开；

（5）切割过程在真腔中操作；

（6）切割后，可以不采用球囊后扩张；

（7）避免手术操作过程中不必要的多次进出病变，降低远端栓塞及节省手术时间。

六、并发症（表 5-37）

表 5-37　动脉旋切术并发症

并发症	原因及临床表现	护理措施
动脉血管穿孔	是最常见的并发症之一 主要原因： 1. 导丝未在血管真腔内 2. 旋切推进速度过快 3. 同一部位反复多次旋切 临床表现： 1. 髂动脉或股总动脉破裂或穿孔可导致急性大量失血，引起失血性休克，严重者可危及生命 2. 股浅动脉及其远端动脉破裂或穿孔，表现为局部肢体肿胀、疼痛，皮下淤血	1. 旋切导管应在"路图"引导下以 2 mm/s 匀速推进，术者应密切注意旋切导管走向、导管推进阻力、驱动装置运行声音、患者反应等情况，当病变部位需要重复旋切时，护士应注意观察患者的反应和影像，一旦有异常，立即停止操作并退出装置，结合透视及造影判断是否有血管穿孔等情况 2. 一旦发生血管穿孔，护士应立即提醒医生停止操作，密切观察患者神志、生命体征及肢体血运情况，配合医生进行相应处理。予合适口径球囊临时封堵破口，并加压包扎；血管破口大或球囊封堵、包扎效果不理想时，应植入覆膜支架封闭破口 3. 做好患者的心理护理
远端动脉栓塞	斑块切除过程中血栓栓塞 事件的发生率为 4%～12% 1. 主要原因：动脉痉挛、抗凝抗血小板药物应用不及时或用量不足、抗凝药物抵抗、球囊挤压、支架切割等 2. 临床表现为"5P"征：持续性疼痛（pain），同时伴有患肢苍白（pallor）、无脉（pulselessness）、感觉异常（paresthesia）和运动障碍（paralysis）	1. 严密观察患者神志、生命体征变化，认真倾听患者有无腿胀、腿痛等不适主诉 2. 观察患者下肢皮肤颜色、温度、末梢血运情况、足背动脉搏动情况，一旦发现异常立即汇报医生，并配合医生进行相应处理
穿刺部位血肿	主要原因：性别、既往的穿刺或旁路手术史、穿刺技术、鞘管型号、穿刺点压迫及患肢制动时间等 临床表现：穿刺点周围疼痛，局部可见皮肤隆起，有硬结	1. 加强穿刺部位皮肤的观察 2. 一旦发现有血肿出现，立即由外向内挤压血肿，并压迫止血 3. 暂停应用抗凝、抗血小板或溶栓药物 4. 做好患者活动指导、健康宣教和生活护理

续表

并发症	原因及临床表现	护理措施
假性动脉瘤	发生率可达 7.5% 主要原因：性别、既往的穿刺或旁路手术史、穿刺技术、鞘管型号、穿刺点压迫及患肢制动时间等 临床表现：穿刺点周围疼痛和搏动性肿块，偶可闻及血管杂音 假性动脉瘤进一步发展可导致远端动脉栓塞，压迫周围神经血管、破裂和出血	1. 加强穿刺部位皮肤的观察 2. 一旦出现假性动脉瘤，立即通知医生并配合压迫 3. 徒手压迫效果不佳时，可在超声指导下注射凝血酶或外科手术治疗 4. 做好患者心理护理 5. 患者疼痛明显时遵医嘱使用止痛药物 6. 做好患者活动指导和生活护理

七、围术期护理（表 5-38）

表 5-38　动脉旋切术围术期

护理	观察处理要点
术前护理	1. 对患者信息进行安全核查，微笑接待并交谈，消除其紧张情绪 2. 常规心电血压监测，建立静脉输液通路 3. 术前造影明确患者血管情况，提前置入栓塞保护器，防止斑块脱落造成远端动脉栓塞
术中配合	1. 严格执行无菌操作，准确递送无菌物品及耗材 2. 手术开始前予肝素 70 ~ 100 U/kg，之后追加 1000 ~ 2000 U/h，维持活化凝血时间（ACT）250 ~ 300 s 3. 严密观察生命体征变化，发现变化及时报告医生 4. 观察患者末梢肢体的温度、颜色、动脉搏动情况，早期发现有无远端肢体动脉栓塞等并发症的发生 5. 做好并发症的观察和处理 6. 术毕协助术者包扎穿刺部位，并观察有无出血、渗血 7. 准确记录护理记录单，做好书面与口头交接 8. 终末处理
术后护理	1. 按照介入术后常规做好动脉伤口护理 2. 鼓励患者及时饮水，加速碘对比剂从肾排泄，以保护肾功能 3. 加强观察病情变化，积极配合医生对症治疗及做好预见性和应对性护理 4. 术后负性效应的观察与护理：腰酸、腹胀，穿刺血管损伤的并发症，尿潴留，低血压，碘对比剂反应等 5. 抗凝治疗的护理：遵医嘱予抗凝治疗，观察有无出血倾向

八、规范化操作（表 5-39）

表 5-39　动脉旋切术规范化操作

操作流程	操作图片
1. 根据患者体重及 ACT 数值进行肝素化，护士将动脉旋切相关耗材递送至操作台	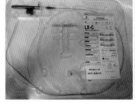 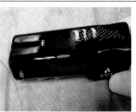
2. 手术医生将旋切导管及驱动器连接，确认旋切导管的功能性，推进和后撤拇指开关。确认马达可自动开关，且内切刀自由移动	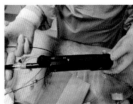 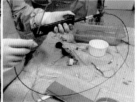

操作流程	操作图片
3. 清除导管中的空气，将远端冲洗装置及导管尖头浸泡于生理盐水中以激活亲水层	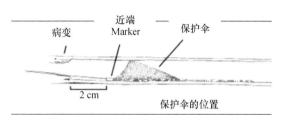
4. 根据血管病变远端流出道情况选择性置入栓塞保护器	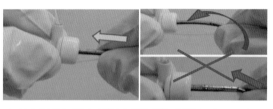
5. 推进拇指开关合上切刀，将旋切导管插入动脉鞘中，插入过程中确保导管尖头和止血阀同轴	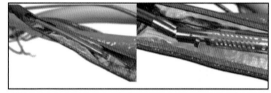
6. 在 X 线透视下，将旋切导管向前推到病变近端。收回拇指开关、暴露旋切刀并偏转导管尖头，在马达运行情况下，通过 X 线的引导缓慢将旋切导管推过病变部位，抵达病变远端时停止推进旋切导管，推进拇指开关，合上切刀，关闭驱动器，造影评估斑块的切除程度，必要时重复	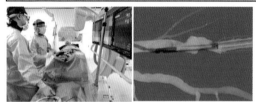
7. 导管移除：在 X 线透视引导下移除患者体内的旋切导管，并从导丝上卸下 组织移除： （1）将 DFT 滑至导管远端，将 DFT 上的 touhy 旋钮与导管上的 DFT 对齐（标记远端对齐），在密封外区域看见冲洗窗，拧紧 touhy 旋钮，使其固定于导管之上 （2）顺时针旋转尖头远端 180° 以开启冲洗窗。不要让尖头朝向任何人，可以盖上布料以防止溅出 （3）将注满生理盐水的注射器连至 DFT 上的鲁尔接头 （4）收回拇指开关以暴露切刀，以 5 ～ 10 ml/s 的速度，对尖头完成一次清洗，如果不能完全从清洗窗口排出组织，可用镊子将其夹出 （5）推进拇指按钮，松开 DFT touhy 旋钮，将 DFT 从导管上取下	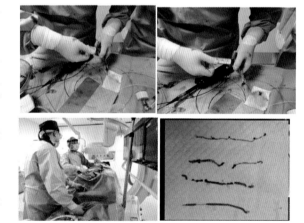 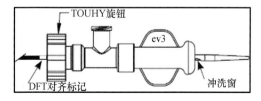
8. 手术结束，撤除栓塞保护器，拔除导管，局部加压包扎，终末处理	

第十节　血栓抽吸术器材应用

一、概述

外周动脉的血栓可造成急性肢体缺血，如不能及时治疗，会造成肢体坏死，需要截肢处理，对患者、家庭、社会造成很大的损伤；外周静脉血栓不仅会引发肺栓塞导致患者猝死，还会造成血栓后综合征（PTS），导致患者持续长久的肢体肿胀、疼痛、溃烂，影响其生活质量与劳动能力。

以 AngioJet 为代表的机械性血栓抽吸术采用机械与化学作用将血管内的急性血栓抽吸，可在最短时间内恢复血液供应，疏通血液通路，挽救肢体和组织，减少截肢，减少脏器坏死。

AngioJet 血栓抽吸系统的工作原理是通过高速水流将血管内的血栓击碎，同时经过导管尖端的双腔设计将血流重新吸除，从而在导管尖端局部形成负压区域，利用压力的变化（伯努利原理）将水流及击碎的血栓残块通过导管内腔吸出体外。AngioJet 有两种模式——流体力学抽吸和喷药溶栓。在动静脉吸栓过程中可以首先采用喷药模式，将溶栓药物（尿激酶等）注入靶血管内，在局部血管内形成高浓度的溶栓区域，充分使溶栓药物与血栓接触，达到更好的溶栓效果以及软化血栓的目的，同时减少了溶栓药物的用量，大大缩短了溶栓时间和溶栓过程中的出血风险。

二、适应证

AngioJet 设备只可和 AngioJet 血栓抽吸控制系统中相关配套导管使用，无法兼容其他各类取栓、溶栓导管，在中国获批的适应证包括：

1. 冠状动脉血栓病变
（1）冠状动脉；
（2）冠状静脉桥。
2. 外周血管的血栓病变
（1）外周动脉；
（2）外周静脉；
（3）血透通路。

三、禁忌证

（1）禁忌使用血管内手术患者；
（2）导丝无法到达病灶；
（3）无法耐受对比剂或对比剂过敏。

四、手术用品（表5-40，表5-41）

表 5-40　血栓抽吸术手术用品

序号	耗材名称	规格型号	用途	数量
1.	动脉鞘	6 F、7 F、8 F	血管入路	1
2.	造影导丝	0.035 inch×150 cm	辅助导管到位	1
3.	加硬导丝	260 cm	支撑导管	1
4.	造影导管	C2	血管造影	1
5.	导引导丝	0.014 inch 工作导丝	治疗器械通过病变	1
6.	导引导管	6 F、7 F、8 F	治疗器械通过轨道	1
7.	AngioJet 控制台		血栓抽吸操作	1
8.	抽吸导管套件	根据血管病变情况	血栓抽吸	1
9.	抽吸导管冲洗液	软袋生理盐水 500 ml ＋肝素 2500 U	高速水流冲洗	1
10.	加压袋	根据医院实际	加压冲洗液	1
11.	输液器	根据医院实际	术中输液使用	按需
12.	注射器	5 ml、10 ml、20 ml	术中抽吸药液	按需
13.	球囊、支架	根据病变情况	扩张、支撑血管	按需

表 5-41 导管型号选择

导管型号	适用范围	推送平台	最小适用血管	导管长度	导管直径	配套导丝	导引导管	动脉鞘管	最长抽吸时间（无血流）	最长抽吸时间（有血流）	局部溶栓
XMI	冠状动脉、隐静脉桥、下肢动脉	OTW	2 mm	135 cm	4 F	0.014 inch	6 F	4 F	600 s	300 s	无
Spiroflex		RX	2 mm	135 cm	4 F	0.014 inch	6 F	5 F	600 s	300 s	无
XVG	下肢动脉	OTW	3 mm	140 cm	5 F	0.014 inch	7 F	5 F	600 s	300 s	无
Spiroflex VG	冠状动脉、隐静脉桥下、肢动脉	RX	3 mm	135 cm	5 F	0.014 inch	7 F	6 F	600 s	300 s	无
Solent Proxi	外周动脉、外周静脉、血透通路	OTW	3 mm	90 cm	6 F	0.035 inch	8 F	6 F	480 s	240 s	有
Solent Omni		OTW	3 mm	120 cm	6 F	0.035 inch	8 F	6 F	480 s	240 s	有
AVX	血透通路	OTW	3 mm	50 cm	6 F	0.035 inch	8 F	6 F	600 s	300 s	无
ZelanteDVT	外周静脉	OTW	6 mm	105 cm	8 F	0.035 inch	10 F	8 F	480 s	240 s	有

五、手术流程和配合要点（表 5-42）

表 5-42 血栓抽吸术手术流程和配合要点

手术流程	护理观察配合要点
通过造影结果，获知患者血管病变情况，明确血栓抽吸治疗	1. 充分评估患者病情，掌握相关实验室检查结果和影像资料（心脏彩超等） 2. 判断患者病变部位和严重程度，评估患者手术耐受度，实施预见性护理 3. 与患者沟通，告知放松心情，说明血管开通可能会有短暂不适
仪器设备准备	1. 选择 220 ～ 230 V、16 A 电源插座，最好有单独的电源，防止跳闸，影响导管室手术的进行 2. 设备放置于床尾，连接电源，接好后用塑料袋将脚踏部分包好，防止血液溅到脚踏开关上
用物准备	1. 常规仪器：心电监护仪、ACT 仪 2. 常规药物：对比剂、利多卡因、肝素钠注射液、硝酸甘油 3. 抽吸导管冲洗液：软袋生理盐水 500 ml ＋肝素 2500 U，置入加压袋，放置在控制台的挂钩上 4. 溶栓药物：尿激酶 20 ～ 40 万单位＋生理盐水 50 ～ 100 ml，放置于控制台的挂钩上 5. 耗材准备：按照手术用品表准备常规耗材，根据血管病变情况选择合适型号血栓抽吸导管套件 6. 抢救物品及药品：肾上腺素、阿托品、去甲肾上腺素、多巴胺等，简易呼吸器、除颤仪，必要时备临时起搏电极导管和临时起搏器
开机自检	打开电源，显示板变亮，系统进行自检；当抽屉自动打开，提示自检成功
连接抽吸导管套件识别导管信息	1. 巡回护士打开耗材包装，请术者从中取出整个耗材，术者将除导管以外的部分（泵／废液袋）交给巡回护士 2. 护士将导管与机器连接：①将泵插入泵柜抽屉中；②用滚轮泵对准废液管；③刺破生理盐水袋；④按压抽屉按钮以关闭抽屉；⑤控制台自动扫描条码信息并识别导管型号，控制台提醒用户进行下一步操作
导管排气	1. 将导管头端浸泡在无菌肝素盐水中，踩踏脚踏板，激活"PRIME"准备功能 2. 由控制台设置，机器自动冲洗排气，当倒计时为"0"并显示"完全启动"时，启动完成；当显示"做好准备"并指示灯为绿灯时，沿导丝将导管送至血栓部位进行血栓抽吸
进行血栓抽吸	1. 导管第一个"Mark"接近血栓距离 1 cm 时即开始抽吸，抽吸推进／回撤速度一般可控制于 2 mm/s （1）血栓完全闭塞血管的情况下，Solent 导管最多可抽吸 480 s，其他规格导管可抽吸 600 s （2）血栓未完全闭塞血管、远端有血流的情况下，Solent 导管最多可抽吸 240 s，其他规格导管可抽吸 300 s 2. 护士密切关注神志、生命体征变化，倾听患者主诉，如有异常及时汇报医生并配合进行相应处理

手术流程	护理观察配合要点
喷药治疗	1. 护士需将机器切换至"Power Pulse Delivery"模式：按 Catheter 键 2 次，根据提示按下箭头"是"，再按"Catheter"键一次确认 2. 将溶栓药物（尿激酶 20～40 万单位＋生理盐水 50～100 ml）与导管相连 （1）导丝到位后将 Solent 导管沿导丝送至血栓部位 （2）踩脚踏开关持续注入所需剂量的溶栓药物 （3）将导管撤出体外，等待 15～45 min 等药物充分起效 （4）将机器切换至常规模式，按黄色 Alarm 键一次，将导管重插入肝素盐水袋，重新送入导管进行血栓抽吸
手术结束，终末处理	1. 按压抽屉打开按钮，从挂钩上取下肝素盐水袋，卸载下泵，丢弃所有耗材 2. 按下电源按钮，自动关闭抽屉，结束操作 3. 整理电源线，酒精擦洗机箱上血迹，并妥善安置机器

注意事项：

1. 导管连接盐水袋时，务必将蓝色排气阀打开。

2. 注意"穿刺口"的斜切口不要贴住管壁。

3. 在使用盐水瓶或某些盐水袋时，即使已打开"蓝色排气阀"，仍有可能空气进入不畅而造成盐水不畅，以致机器报警，此时可让护士再穿刺一根单独的排气管（头皮针可替代）或是在盐水袋外套上加压袋。

4. 将导管部件"泵"插入到机器的"泵柜"中时，应注意方向，确保"囊袋"在上方。

5. 应拿着"泵"下部方形部位插入"泵柜"中，而不要拿着"囊袋"部分

6. 用导管自带三通阀注射对比剂时，禁止注射器进行负压回抽。

7. 导管末端送出导丝处，阀按下为开的状态，拔起为关闭的状态（初始为关闭状态）。

六、并发症（表 5-43）

表 5-43　血栓抽吸术并发症

并发症	原因及临床表现	护理措施
对比剂肾病	原因： 1. 对比剂使用过量 2. 伴有糖尿病、低钾血症、心功能不全、肾病等属于高危人群 临床表现： 1. 使用对比剂后 3 日内出现的急性肾功能下降 2. 肌酐上升 44 μmol/L 以上 3. 较基础值增加 25% 以上	1. 术中造影可能诱发对比剂肾病，通过手术前后积极水化、减少对比剂用量、应用预防药物等减少对比剂肾病的发生率，尤其是糖尿病肾病等高危患者应该予以高度警惕 2. AngioJet 血栓抽吸术后可能并发血红蛋白尿，需要通过减少抽吸时间、积极水化和碱化尿液等获得保护。水化方案应该在术前 2 h 至术后 12 h 给予静脉补液，达到尿量 > 100 ml/h
出血	导管溶栓最常见的并发症是出血，包括穿刺部位、皮肤黏膜、胃肠道、泌尿系统、中枢神经系统或实质脏器出血等	1. 术中严密观察患者生命体征及穿刺部位情况，早期发现异常立即汇报医生进行相应的处理 2. 一旦出血，应该立即撤出导丝，尽量不再进行溶栓操作 3. 在单纯血栓抽吸后，需要注意及时复查造影；如果仍然有出血者，可予球囊压迫止血或者手术止血 4. 做好患者的心理护理 5. 遵医嘱建立静脉通路补充血容量，必要时输血治疗
肺栓塞（PE）	原因：在血栓抽吸过程中可能有微小的血栓块脱落导致 PE，常不会引起致死性 PE 临床表现：患者出现呼吸困难、胸痛、咯血、晕厥等，可单独出现或同时出现，缺乏特异性，通过 CT 或肺动脉造影可明确诊断	1. 高危患者应该考虑置入滤器保护，如果术中仍然出现症状性 PE，可以行肺动脉造影，必要时进行肺动脉血栓抽吸或者溶栓 2. 一旦明确患者出现肺栓塞，立即遵医嘱给予高浓度面罩吸氧 10 L/min，持续监测血压、心率、呼吸、血氧饱和度，床旁备好简易呼吸器及急救药品，不随意搬动患者，备好无创呼吸机，随时准备进行无创正压通气治疗

续表

并发症	原因及临床表现	护理措施
		3. 做好患者心理护理 4. 做好患者活动、生活指导及健康宣教
血红蛋白尿	原因：在血栓抽吸中不可避免地破坏红细胞，释放的血红蛋白通过肾排泄导致血红蛋白尿 临床表现：尿液颜色呈浓茶色	1. 在操作中应该注意控制抽吸时间的限制，减少红细胞的破坏，减少血红蛋白尿的发生风险 2. 术后密切观察患者尿液的颜色、量和性状，一旦发现异常立即汇报医生进行相应的处理 3. 多数患者术后 1～2 日出现血红蛋白尿，可自愈，一般不会导致肾功能改变 4. 遵医嘱予水化和碱化尿液治疗 5. 向患者做好解释，避免产生恐惧焦虑心理
治疗部位肿胀、疼痛	原因：可能是血流喷射或者容量变化对血管壁的神经末梢刺激所致	1. 多为一过性表现；在停止操作后可以逐步缓解，不需要其他处理。如果患者不耐受，可以停止抽吸，再对残留血栓应用包括鞘管内溶栓（CDT）在内的其他方法进行处理 2. 密切观察患者生命体征，做好患者的心理护理

七、围术期护理（表5-44）

表 5-44　血栓抽吸术围术期护理

护理	观察处理要点
术前护理	1. 术前 3～6 h 持续至术后 6～12 h 水化，必要时碱化尿液 2. 评估仪器性能及环境条件。须使用 220～230 V、16 A 独立电源插座，防止其他医疗设备同时使用时造成跳闸，影响手术的进行，保持手术间室温在 22℃左右 3. 对患者信息进行安全核查，微笑接待并交谈，消除其紧张情绪 4. 常规心电、血压、血氧监测，建立静脉输液通路
术中护理	1. 连接 AngioJet 系统电源，移动 AngioJet 设备处于合适的位置，便于术者操作，开机完成检测 2. 严格执行无菌操作，准确递送无菌物品及耗材 3. 手术开始前，予肝素 70～100 U/kg，之后追加 1000～2000 U/h，维持活化凝血时间（ACT）＞ 300 s 4. 导管第一个"Mark"接近血栓距离 1 cm 时即开始抽吸，抽吸推进／回撤速度一般可控制于 2 mm/s，血栓完全闭塞血管的情况下，Solent 导管最多可抽吸 480 s，其他规格导管可抽吸 600 s，血栓未完全闭塞血管、远端有血流的情况下，Solent 导管最多可抽吸 240 s，其他规格导管可抽吸 300 s 5. 严密观察生命体征：呼吸、血氧饱和度、血压、心率等，发现变化及时报告术者 6. 术中若患者出现腰酸、腰痛、腿疼、心率减慢、血压下降等情况，应停止抽吸，观察患者症状有无改善，通常可自行缓解 7. 做好并发症的观察和处理 8. 术毕协助术者包扎穿刺部位，并观察有无出血、渗血 9. 准确记录护理记录单，做好书面与口头交接 10. 终末处理，妥善处理放置设备
术后护理	1. 按照介入术后常规做好动脉或静脉伤口护理 2. 鼓励患者及时饮水，加速碘对比剂从肾排泄，以保护肾功能 3. 多数患者术后 1～2 日会出现血红蛋白尿，术后碱化尿液，继续水化 6～12 h，同时观察患者尿液颜色、量和性状 4. 加强观察病情变化，积极配合医生对症治疗及做好预见性和应对性护理 5. 抗凝治疗的护理：遵医嘱予抗凝治疗，观察有无出血倾向

八、标准化操作（表5-45）

表 5-45　血栓抽吸术标准化操作

	操作流程	操作图片
1.	选择 220～230 V，16 A 电源插座，最好有单独的电源，防止跳闸，影响导管室手术的进行	
2.	设备放置床尾，连接电源，接好后用塑料袋将脚踏部分包好，防止血液溅到脚踏开关上	
3.	打开电源，显示板变亮，系统进行自检；当抽屉自动打开，提示自检成功	
4.	将肝素化生理盐水和溶栓药分别添加到控制台左/右上角的挂钩上	
5.	巡回护士打开耗材包装，请术者从中取出整个耗材，术者将除导管以外的部分（泵/废液袋）交给巡回护士，护士将导管与机器连接	
	将泵插入泵柜抽屉中，用滚轮泵对准废液管	
	刺破生理盐水袋，按压抽屉按钮以关闭抽屉	
	控制台自动扫描条码信息并识别导管型号，控制台提醒用户进行下一步操作	

续表

	操作流程	操作图片
6.	将导管头端浸泡在无菌肝素盐水中，踩踏脚踏板，激活"PRIME"准备功能	
7.	由控制台设置，机器自动冲洗排气，当倒计时为"0"并显示"完全启动"时，启动完成；当显示"做好准备"并指示灯为绿灯时，沿导丝将导管送至血栓部位进行血栓抽吸	
8.	导管第一个"Mark"接近血栓距离 1 cm 时即开始抽吸，抽吸推进/回撤速度一般可控制于 2 mm/s，血栓完全闭塞血管的情况下，Solent 导管最多可抽吸 480 s，其他规格导管可抽吸 600 s；血栓未完全闭塞血管、远端有血流的情况下，Solent 导管最多可抽吸 240 s，其他规格导管可抽吸 300 s	
9.	喷药治疗时，需将机器切换至"Power Pulse Delivery"模式，配制所需溶栓药物（尿激酶 20～40 万单位＋生理盐水 50～100 ml）挂在挂钩上 （1）将机器切换到 PP 模式：按"Catheter"键 2 次，根据提示按箭头"是"，再按"Catheter"键一次确认 （2）导丝到位后将 Solent 导管沿导丝送至血栓部位 （3）踩脚踏开关持续注入所需剂量的溶栓药物 （4）将导管撤出体外，等待 15～45 min 等药物充分起效 （5）将机器切换至常规模式，按黄色"Alarm"键一次，将导管重插入肝素盐水袋，重新送入导管进行血栓抽吸	
10.	手术结束，按压抽屉打开按钮，从挂钩上取下肝素盐水袋，卸载下泵，丢弃所有耗材，按下电源按钮，自动关闭抽屉，结束操作，整理电源线，擦拭机箱上血迹，并妥善安置机器	

第十一节　连续性肾替代治疗技术器材应用

一、概述

1. 概念

CRRT（continuous renal replacement therapy，连续性肾替代治疗），是指一组体外血液净化的治疗技术，是所有连续、缓慢清除水分和溶质的治疗方式的总称。传统的 CRRT 技术持续治疗 24 h 以上，目前临床上常根据患者病情及治疗时间做适当调整。

2. 工作模式及原理

（1）CRRT 常用工作模式对比（表 5-46）

表 5-46　CRRT 常用工作模式对比

	缓慢连续性超滤（SCUF）	连续性静脉-静脉血液滤过（CVVH）	连续性静脉-静脉血液透析（CVVHD）	连续性静脉-静脉血液透析滤过（CVVHDF）
血流量（ml/min）	50～100	50～200	50～200	50～200
血液透析量（ml/min）	—	—	10～20	10～20
清除率（L/24 h）	—	12～36	14～36	20～40
超滤率（ml/min）	2～5	8～25	2～4	8～12
中分子清除力	+	+++	—	+++
血滤器/透析器	高通量	低通量	高通量	高通量
置换液	无	需要	无	需要
溶质运转方式	无	对流	弥散	对流+弥散
有效性	用于清除液体	清除较大分子物质	清除小分子物质	清除中小分子物质
治疗适应证	心力衰竭、肺水肿、脑水肿、ARDS、外科术后等	既可用于血液净化治疗，也可用于机体血液容量的调节与控制	AKI 合并严重电解质紊乱、挤压综合征造成的钾离子浓度升高、酸碱代谢失衡等	达到所有 CVVHD 和 CVVH 的治疗目的

（2）可清除转运的物质（表 5-47）

表 5-47　CRRT 可清除转运的物质

分子量大小	代表物质	清除机制
小分子溶质（MW＜300）	尿素氮、肌酐、氨基酸	扩散、对流
中分子溶质（MW 500～5000）	维生素 B$_{12}$、万古霉素	对流
小分子蛋白（MW 5000～50 000）	炎性介质	对流、吸附
大分子蛋白（MW＞50 000）	白蛋白	对流

二、适应证与禁忌证

（一）适应证

1. 肾性适应证

（1）急性肾损伤（AKI）：伴血流动力学不稳定和需要持续清除过多水分或毒性物质，如 AKI 合并严重电解质紊乱、酸碱代谢失衡、心力衰竭、肺水肿、脑水肿、ARDS、外科术后、严重感染等。

（2）慢性肾衰竭（CRF）：合并急性肺水肿、尿毒症脑病、心力衰竭、血流动力学不稳定等。

2. 非肾性适应证

包括多器官功能障碍综合征（MODS）、脓毒血症或败血症休克、ARDS、挤压综合征、乳酸酸中毒、急性重症胰腺炎、心肺体外循环手术、慢性心力衰竭、肝性脑病、药物或毒物中毒、严重液体潴留、需要大量补液、严重的电解质和酸碱代谢紊乱、肿瘤溶解综合征、过高热等。

（二）禁忌证

CRRT 无绝对禁忌证，但以下情况应慎用：活动性出血特别是颅内出血或颅内压增高、难以纠正的严重休克或低血压、严重心肌病变并有难治性心力衰竭、严重心律失常、严重的凝血功能障碍、精神障碍不能配合治疗、无法建立合适的血管通路。

三、血管通路的选择（表5-48）

表5-48　血管通路的选择

三种途径	优点	缺点
颈内静脉	操作简单，并发症少	不适合气管切开患者；使用时患者需完全平卧
锁骨下静脉	置管技术要求高，成功率稍低	患者需完全平卧；容易出现气胸、血胸等严重并发症
股静脉	操作简单，血流量充分，并发症少	患者活动严重受限；舒适度降低，需要患者良好的配合

四、操作前准备

1. 评估

（1）患者诊断，症状，生命体征，特别是血压情况（收缩压低于90 mmHg，一般不进行CRRT），体重，饮食，睡眠，水肿情况，血管通路，有无出血等情况。

（2）进行CRRT的目的。

（3）机器各项功能参数。

（4）家属可以承受的CRRT费用。

2. 准备

（1）环境：清洁、舒适、安静、光线好、适合无菌操作。

（2）护士：着装整洁，洗手，戴口罩。

（3）患者：取舒适卧位，神志不清的患者用约束带固定四肢。

（4）血管通路（以颈内静脉穿刺为例）见表5-49。

表5-49　操作前准备

操作要点	操作图片
1. 准备材料：一次性血滤导管及附件、碘伏、肝素盐水、无菌纱布	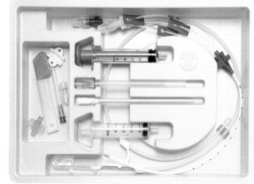
2. 准确定位穿刺点 （1）超声引导法（如右图） （2）手指定位法：胸锁乳突肌的胸骨头、锁骨头与锁骨上缘构成颈动脉三角，在此三角形顶点穿刺，针轴与皮肤呈30°角，针尖指向同侧乳头，一般刺入2～3 cm即入颈内静脉	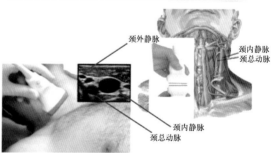
3. 常规消毒皮肤，铺无菌巾，穿刺点局部麻醉，取穿刺针边进针边回抽，始终保持一定的负压，抽到静脉血时，减小穿刺角度，若血流很通畅，固定穿刺针的位置	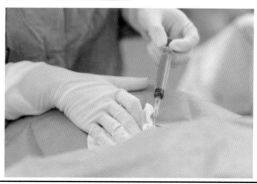

续表

操作要点	操作图片
4. 经穿刺针插入导引导丝，于体外保留一部分导丝，退出穿刺针	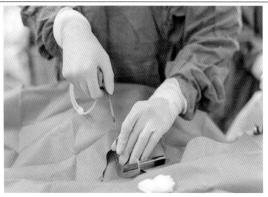
5. 经导引导丝插入扩张鞘管，按一个方向旋转，将扩张管旋入血管后，左手用无菌纱布按压穿刺点并拔除扩张鞘管	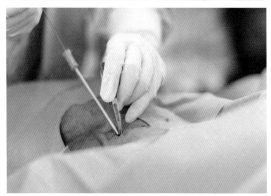
6. 将导管沿导引导丝置入血管内，一般导管插入深度：身高 < 100 cm，深度 = 身高（cm）/10 － 1；身高 > 100 cm，深度 = 身高（cm）/10 － 2	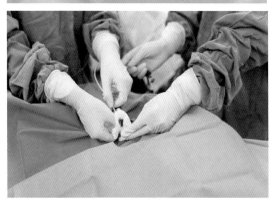
7. 使用生理盐水进行封管，拧上肝素帽，以缝针固定导管，用纱球覆盖穿刺及缝合处，用透明胶膜固定	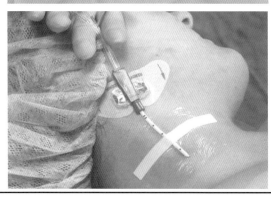

（5）上机所需物品：连续性血液净化机（图 5-20）、配套管路及血滤器、冲管液、个体化置换液（包括 5% 碳酸氢钠溶液、抗凝药物）、无菌治疗巾、5 ml 注射器、10 ml 注射器、50 ml 注射器、肝素帽、无菌纱布若干、无菌手套数对、敷贴、胶布、治疗车、输液器、延长管、三通器、肝素 2 支、静脉输液微量泵。

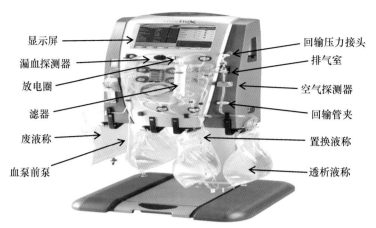

图 5-20 连续性血液净化机

（显示屏、漏血探测器、放电圈、滤器、废液称、血泵前泵、回输压力接头、排气室、空气探测器、回输管夹、置换液称、透析液称）

五、操作程序（表 5-50）

表 5-50 操作程序

项目	步骤	要点及注意事项
解释核对	1. 核对医嘱、患者姓名、年龄、透析管道、参数、知情同意书等 2. 向患者解释 CRRT 的目的及配合注意事项	1. 掌握患者情况，制定合理的透析参数 2. 做好患者的思想工作，消除恐惧心理
预冲管路	1. 连接电源，启动血滤机，机器自检 2. 自检结束，提示正常后安装管路和注射器，连接预冲液及置换液 3. 用 0.9% 氯化钠溶液 2000 ml 加肝素钠注射液 1 支进行预冲，驱除管道内空气和杂质 4. 预冲完毕，进行预冲测试，自检通过后方可设置各治疗参数	1. 装管前检查机器的性能 2. 用于预冲的 0.9% 氯化钠溶液不能少于 1000 ml，血滤器及管路内无气泡 3. 若患者采用无肝素治疗，先用肝素生理盐水预冲管路及滤器，并循环 15 ~ 20 min，上机前再用 0.9% 氯化钠 500 ml 预冲干净
消毒深静脉穿刺管	1. 深静脉置管周围铺上无菌治疗巾 2. 轻轻撕开敷贴，露出穿刺点 3. 戴上无菌手套，消毒穿刺点周围 > 15 cm 的皮肤，待干 4. 用无菌的敷贴重新固定深静脉穿刺处 5. 消毒穿刺管动、静脉端出口，用 20 ml 注射器各抽出 10 ml 血液，将抽出的血液滴在纱布上检查有无血栓，无血栓再各注入 0.9% 氯化钠 10 ml 冲洗血液，备用	1. 严格执行无菌操作 2. 注意深静脉穿刺管周围有无红肿、渗血、渗液，固定的缝线有无脱落 3. 用敷贴固定时穿刺管无扭曲 4. 用注射器抽出封管液时，注意穿刺管动、静脉端是否顺畅，若不顺畅立即报告医生处理，绝对禁止向内推注 5. 如管道内抽出血栓，重新抽血，直至无血栓方可继续操作，血栓较多，报告医生
引血上机	1. 上机前测量并记录患者的血压、心率、呼吸、体温、体重 2. 按医嘱设置各治疗参数 3. 将血路动、静脉端分别连接至深静脉穿刺管的动、静脉端 4. 启动血泵，同时启动抗凝剂和氯化钙输液泵，开始治疗 5. 连接加温器 6. 填写记录单，记录各治疗参数，观察病情变化，妥善固定各个管路	1. 管路连接要紧密，保证安全 2. 保证深静脉穿刺管的动脉端血流充足，静脉端回流通畅 3. 上机后严密观察患者病情变化及实验室检查结果，按医嘱随时调整治疗参数，每半小时或 1 小时记录一次生命体征及治疗参数 4. 及时更换置换液袋 5. 保持各个管路通畅在位、固定良好，防止扭曲、打折、脱落
结束治疗	1. 告知患者治疗完成，准备下机 2. 将血流速调至 100 ml/min，回血 3. 回血完毕后各用 0.9% 氯化钠溶液 10 ml 正压冲洗深静脉穿刺管动、静脉端，再用 1:1 肝	1. 分离血路及深静脉穿刺管时注意无菌操作 2. 封管前保证管路无血液 3. 封管时不能留有气泡 4. 固定深静脉穿刺管时不能扭曲

续表

项目	步骤	要点及注意事项
	素盐水正压冲管，最后用纯肝素封管，用纱布包扎固定 4.正确关机，做好仪器的清洁维护，整理用物	
整理	1.患者取舒适体位 2.病床单位：整洁 3.用物：分类处理 4.护士：脱手套，洗手 5.向患者做好解释工作	1.血滤器及管道等放于医疗废物袋中集中处理 2.针头等锐器置于锐器盒中

六、护理要点

1.生命体征监护

（1）密切关注血压、心率、心律的变化，尤其是循环的开始与结束时的生命体征变化；

（2）随着滤出液的增加，关注循环改善情况，及时调整血管活性药物的剂量；

（3）注意末梢循环、皮肤温度及体温的变化；

（4）严密监测患者的神志，这是反映患者病情恶化或是好转的征象。

2.监测电解质及肾功能

（1）上机前后抽血气做对比，之后根据患者病情遵医嘱抽血检测电解质及肾功能；

（2）根据检测结果及时调整置换液配方，做到置换液的现配现用，以保证患者内环境稳定。

3.抗凝剂的应用及护理

（1）出血观察：局部伤口的出血渗液、各引流管的引流液性状改变、胃肠道引流液情况、大小便情况、术后肢体的血运、皮肤温度和颜色等；

（2）凝血观察：凝血最先发生在滤器，应观察滤器端盖上的血液是否均匀分布，血滤器上纤维颜色有无变暗或呈条索状（滤器内血色变暗、变黑是凝血标志），静脉压与跨膜压是否上升等。

4.血管通路的护理

（1）导管使用前常规消毒，抽出上次封管的肝素弃去，确定导管内无血栓且血流通畅后方可治疗，取下的肝素帽消毒备用；

（2）保证双腔静脉置管、血液管路的妥善固定和通畅在位，无脱落、打折、贴壁、漏血等发生；

（3）置管口局部敷料应保持清洁、干燥，潮湿、污染时要及时换药，减少感染机会；如可疑感染，应拔出导管并做导管前端细菌培养，对症用

药，更换导管留置位置；

（4）每次治疗结束后接口处消毒，动静脉管各用肝素妥善封管（先用1∶1肝素盐水冲干净，后用肝素1 ml、1.1 ml封管），用无菌敷料覆盖，胶布固定，防止扭曲、污染、漏血。

5.观察各种报警并及时处理

监测动脉压、静脉压、跨膜压、置换液量、超滤量及各动力泵运转情况，及时发现运行中有无凝血、漏血、血路不畅等情况，并排除报警故障。

6.置换液的应用及观察

（1）合理记录出入量，保持出入量动态平衡；

（2）根据患者心、肺、肾功能和机体状态制订相应的治疗计划，正确设置血流量、每小时脱水量、置换液速率等，每小时统计出入总量，根据病情及血压及时调节各流速，以达到良好的治疗效果；

（3）置换液使用剂量要准确，要严格执行查对制度，做到三查七对；

（4）现配现用，严格执行无菌操作规范。

7.预防感染

（1）在进行各项操作时，例如：管路、滤器的连接、测压管与压力传感器的连接以及取样口取样、更换置换液袋等，都极易导致细菌入侵，需严格执行无菌操作规范；

（2）观察深静脉置管处的情况，如有无渗血、渗液、红肿等情况，有异常时及时通知医生进行处理。

8.做好其他护理　心理护理、皮肤护理、口腔护理。

（朱丽　药素毓　陆剑嵘　凌华兴　姚亮
张雷　邢尔坤　胡华）

参考文献

［1］葛均波.血管内超声.北京：人民卫生出版社，2018：10.

［2］血管内超声在冠状动脉疾病中应用的中国专家共识专家组.血管内超声在冠状动脉疾病中应用的中国专家共识（2018）.中华心血管病杂志，2018；46：344-351.

［3］周玉杰.冠状动脉血管内超声的临床应用与实践.北京：人民卫生出版社，2018：1.

［4］罗莉曼，付梦璐，徐西振，等.腔内影像学指导下急性冠脉综合征发病机制及干预策略进展.内科急危重症杂志，2019，25（06）：508-511.

［5］朱磊，唐碧.光学相关断层成像术在心血管疾病的临床应用.齐齐哈尔医学院学报，2019，40（19）：2450-2452.

［6］李润土，何泉.光学相干断层成像在急性冠脉综合征介入治疗中的应用.心血管病学进展，2019，40（06）：856-859.

［7］房超，于波.光学相干断层成像在评价冠状动脉钙化中的应用.心血管康复医学杂志，2019，28（04）：513-516.

［8］江雨凡，陈黎明，崔连群.血管内超声和光学相干断层成像对冠状动脉粥样硬化斑块的诊治价值.中国心血管杂志，2019，24（03）：271-274.

［9］贾海波，于波.冠脉内光学相干断层成像对斑块侵蚀的在体诊断或将改变急性冠脉综合征的治疗策略.老年医学与保健，2019，25（02）：132-134＋205.

［10］侯方杰，周玉杰.光学相干断层成像技术在冠状动脉内应用的研究进展.中国循环杂志，2018，33（08）：816-818.

［11］蔡斌，许嘉鸿.光学相干断层成像技术在冠心病慢性完全闭塞介入治疗中的应用进展.外科研究与新技术，2017，6（02）：118-120.

［12］骆骅，郭攸胜，张东辉.光学相干断层成像在冠心病中的临床应用.实用医学杂志，2016，32（01）：153-155.

［13］于波，方唯一，陈韵岱，等.光学相干断层成像技术在冠心病介入诊疗领域的应用中国专家建议.中华心血管病杂志，2017，45（01）:5-12.

［14］龚艳君，易铁慈，杨帆，等.基于冠状动脉CT血管造影的血流储备分数评价心肌缺血的价值.中国介入心脏病学杂志，2019，27（12）：673-678.

［15］陈韵岱，范永臻，郭丽君，等.中国冠状动脉血流储备分数测定技术临床路径专家共识.中国介入心脏病学杂志，2019，27（03）：121-133.

［16］宋晓玥，马剑英.血流储备分数在慢性完全闭塞病变介入治疗中的应用.临床心血管病杂志，2019，35（09）：777-780.

［17］吴献鹏，胡新央.冠状动脉血流储备分数的临床应用.中国介入心脏病学杂志，2019，27（07）：404-407.

［18］任峰.IVUS结合FFR指导冠脉临界病变介入治疗的价值.中西医结合心血管病电子杂志，2019，7（19）：78.

［19］梁广柱.冠心病临界病变介入治疗中应用冠状动脉造影联合血流储备分数的效果.临床合理用药杂志，2019，12（08）：3-4.

［20］吴献鹏，胡新央.冠状动脉血流储备分数的临床应用.中国介入心脏病学杂志，2019，27（07）：404-407.

［21］罗红.冠状动脉血流储备分数在冠心病介入治疗中的应用.岭南心血管病杂志，2016，22（03）：283-286.

［22］王天保，关汝明，夏霈.QCA法评估冠状动脉钙化病变需行冠状动脉旋磨术的预测因素研究.大连医科大学学报，2019，41（04）：311-314.

［23］索旻，聂绍平，艾辉，等.冠状动脉内旋磨术联合支架置入术后再发胸痛的相关因素分析.心肺血管病杂志，2019，38（05）：452-456.

［24］邹健.分析冠脉严重钙化病变患者接受冠状动脉腔内旋磨术的护理方法及应用效果.世界最新医学信息文摘，2019，19（35）：278＋282.

［25］刘冬磊.冠脉旋磨术治疗复杂冠脉病变有效性的Meta分析［D］.荆州，长江大学，2019.

［26］刘峡汛.经皮冠状动脉旋磨术在冠状动脉长病变应用的远期安全性及有效性研究［D］.郑州：郑州大学，2019.

［27］魏惠琴，李合力.经皮冠状动脉硬化腔内斑块旋磨成形术的术中护理（附15例报告）.福建医药杂志，2019，41（01）：175-176.

［28］邱杰.冠状动脉旋磨术治疗老年冠状动脉重度钙化病变的围手术期护理.天津护理，2018，26（06）：728-730.

［29］胡昊，吴佳纬，余晓凡，等.冠状动脉严重钙化病变行直接冠状动脉旋磨术和预扩张失败旋磨术的疗效观察.中国介入心脏病学杂志，2018，26（12）：691-695.

［30］张文全，金惠根，桑震池，等.冠状动脉内旋磨术治疗严重钙化病变的疗效.国际心血管病杂志，2018，45（04）：243-244.

［31］胡昊，吴佳纬，余晓凡，等.冠状动脉旋磨术在冠状动脉钙化病变中的应用.中国临床保健杂志，2018，21（04）：544-547.

［32］葛均波，王伟民，霍勇.冠状动脉内旋磨术中国专家共识.中国介入心脏病学杂志，2017，25（2）：61-66.

［33］陈瑞晓，董平栓.冠状动脉钙化病变的介入治疗.医学综述，2010，16（24）：3757-3759.

［34］李爱华.冠状动脉介入治疗中经皮冠状动脉内旋磨术的护理体会.中西医结合护理（中英文），2018，4（06）：143-145.

［35］黄东，徐世坤，葛雷，等.旋磨技术治疗慢性完全闭塞合并重度钙化病变.中国介入心脏病学杂志，2014，22（2）：131-132.

［36］温尚煜，于宏颖，王柏颖，等.冠状动脉斑块旋磨术治疗球囊无法通过的慢性完全闭塞病变.中华心血管病杂志，2013，41（6）：466-469.

［37］Moliterno D J. Rotational atherectomy for resistant chronic total occlusions：another spin for tough old problems. Catheter Cardiovasc Interv，2010，76（3）：372-373.

［38］孙婷，白静，王禹，等．直接旋磨和球囊预扩旋磨治疗冠状动脉钙化病变的对比研究．中国循环杂志，2016，31（4）：327-331.

［39］刘健，席晓霞，王伟民，等．冠状动脉旋磨术联合药物洗脱支架置入术治疗冠状动脉严重钙化病变的临床研究．中国介入心脏病学杂志，2015，23（10）：550-554.

［40］葛雷，秦晴，陆浩，等．高频旋磨在冠状动脉钙化病变中的应用：单中心经验．中国介入心脏病学杂志，2014，22（02）：74-78.

［41］金建美，孙莎莉．经皮冠状动脉腔内旋磨术的护理．护士进修杂志，2001，16（1）：75.

［42］张靖．20例冠状动脉旋磨术患者围手术期的护理［J］．天津护理，2017，25（1）：48-49.

［43］郭晓萍，谷岩梅，梅静，等．钙化旋磨术中并发症的处理及护理对策．护士进修杂志，2014，（23）：2192-2193.

［44］Zimarino M，Corcos T，Bramucci E，et al. Rotational atherectomy：a "survivor" in the drug-eluting stent era. Cardiovasc Revasc Med，2012，13（3）：185-192.

［45］李艳萍．经皮冠状动脉旋磨术治疗复杂冠状动脉病变的护理．护理研究，2013，27（36）：4184-4185.

［46］刘贵芳，李蓉，王惠仙．经皮冠状动脉旋磨成形术的术中护理配合．全科护理，2014，（26）：2464-2465.

［47］Mangiacapra F，Heyndrickx G R，Puymirat E，et al. Comparison of drug-eluting versus bare-metal stents after rotational atherectomy for the treatment of calcified coronary lesions. Int J Cardiol，2012，154（3）：373-376.

［48］马玉良，王伟民．冠状动脉旋磨治疗的中国经验探索．心电与循环，2019，38（05）：361-363＋399.

［49］周容．冠状动脉介入治疗中冠状动脉内旋磨术的护理配合．心血管外科杂志（电子版），2019，8（03）：224.

［50］刘巍，周玉杰，赵迎新．经桡动脉入径行准分子激光冠状动脉斑块消融术在冠状动脉钙化病变及慢性完全闭塞病变中的应用：中国最初应用经验分享．中国介入心脏病学杂志，2016，24（9）：511-514.

［51］刘巍，周玉杰，赵迎新，等．新型准分子激光在复杂冠状动脉病变介入治疗中的应用．中国医药，2018，4：504-507.

［52］徐英恺，李拥军．准分子激光在冠状动脉介入治疗中的应用进展．国际心血管病杂志，2018，45（04）：8-11.

［53］孙中婵，王琼，李伟杰．OCT指导下准分子激光导管消蚀治疗左冠状动脉严重狭窄钙化病变1例．心脏杂志，2017，29：716.

［54］赵昕，荆全民，王兆丰．准分子激光冠状动脉斑块消蚀术在急性冠状动脉综合征介入治疗中应用的效果．中华心血管病杂志，2018，46（10）：795-798.

［55］韩渊，荆全民，王耿．准分子激光冠脉消融术在复杂冠状动脉病变介入治疗中的应用22例临床分析．中国实用内科杂志，2019，39（01）：79-83.

［56］马玉良，曹成富，江万年．准分子激光冠状动脉消融术在复杂冠状动脉病变中的应用探讨．中国循环杂志，2019，34（02）：35-39.

［57］李琪，刘健，卢明瑜．准分子激光冠状动脉斑块消融术治疗复杂冠状动脉病变的近期临床效果观察．中国介入心脏病学杂志，2019，27（01）：47-50.

［58］王立军，龚鸿裕，王晓军．准分子激光冠状动脉成形术治疗老年残余心肌缺血患者的临床价值．中国现代医学杂志，2002，12（22）：90-91.

［59］王泽静，王询，肖康．冠状动脉钙化积分对疑似心源性慢性胸痛患者心血管事件的预测意义．河北医科大学学报，2019，40（4）：456-460.

［60］索旻，聂绍平，艾辉．冠状动脉内旋磨术联合支架置入术后再发胸痛的相关因素分析．心肺血管病杂志，2019，5：452-456.

［61］徐英恺，李拥军．准分子激光在冠状动脉介入治疗中的应用进展．国际心血管病杂志，2018，45（04）：8-11.

［62］李菲，孙宁，董玲．准分子激光冠状动脉消蚀术治疗复杂病变的围术期配合．岭南心血管病杂志，2018，24（06）：104-105.

［63］任春晖，王伟民，缪国斌．血管内超声指导下行准分子激光消蚀术治疗冠状动脉内支架再狭窄的护理配合．现代临床护理，2018，5：14-17.

［64］徐小娟．2例准分子激光冠脉成形术治疗慢性完全闭塞性冠状动脉病变患者的围术期护理．当代护士（上旬刊），2019，20（06）:183-184.

［65］Sho，Nagamine，Takashi，et al. Comparison of 0.9-mm and 1.4-mm catheters in excimer laser coronary angioplasty for acute myocardial infarction. Lasers in medical science，2019，34（9）:1747-1754.

［66］Pecha S，Yildirim Y，Gosau N，et al. Laser lead extraction allows for safe and effective removal of single-and dual-coil implantable cardioverter defibrillator leads：A single-centre experience over 12 years. Interactive CardioVascular and Thoracic Surgery，2017，24（1）：77-81.

［67］Irazusta F J，Galeote G，Jimenez-Valero S，et al. Optimal Approach for UncrossableStentRestenosis：Laser and Rotational Atherectomy Assessed by 3-Dimensional Optical Coherence Tomography. Jacc Cardiovascular Interventions，2018，11（7）：e49-e50.

［68］Kantrowitz A，Tjønneland S，Freed PS，et al. Initial clinical experience with intra-aortic balloon pumping in cardiogenic shock. JAMA，1968，203：113-118.

［69］Kern MJ，Aguirre F，Bach R，et al. Augmentation of coronary blood flow by intra-aortic balloon pumping in patients after coronary angioplasty. Circulation，1993，87：500-511.

［70］Levine GN，Bates ER，Blankenship JC，et al. 2011 ACCF/AHA/SCAI Guideline for Percutaneous Coronary

Intervention: a report of the American College of Cardiology Foundation/American Heart Association Task Force on Practice Guidelines and the Society for Cardiovascular Angiography and Interventions. J Am Coll Cardiol, 2011, 58: e44-e122.

［71］Wijns W, Kolh P, Danchin N, et al. Guidelines on myocardial revascularization. Eur Heart J, 2010, 31: 2501-2555.

［72］Kahn JK, Rutherford BD, McConahay DR, et al. Supported 'high risk' coronary angioplasty using intraaortic balloon pump counterpulsation. J Am Coll Cardiol, 1990, 15: 1151-1155.

［73］Perera D, Stables R, Booth J, et al. The balloon pump-assisted coronary intervention study（BCIS-1）: rationale and design. Am Heart J, 2009, 158: 910-916.

［74］Romeo F, Acconcia MC, Sergi D, et al. Lack of intra-aortic balloon pump effectiveness in high-risk percutaneous coronary interventions without cardiogenic shock: a comprehensive meta-analysis of randomised trials and observational studies. Int J Cardiol, 2013, 167（5）:1783-1793.

［75］Perera D, Stables R, Thomas M, et al. Elective intra-aortic balloon counterpulsation during high-risk percutaneous coronary intervention: a randomized controlled trial. JAMA, 2010, 304: 867-874.

［76］Perera D, Stables R, Clayton T, et al. Long-term mortality data from the balloon pump-assisted coronary intervention study（BCIS-1）: a randomized, controlled trial of elective balloon counterpulsation during high-risk percutaneous coronary intervention. Circulation, 2013, 127: 207-212.

［77］Patel MR, Smalling RW, Thiele H, et al. Intra-aortic balloon counterpulsation and infarct size in patients with acute anterior myocardial infarction without shock: the CRISP AMI randomized trial. JAMA, 2011, 306: 1329-1337.

［78］Kim RJ, Wu E, Rafael A, et al. The use of contrast-enhanced magnetic resonance imaging to identify reversible myocardial dysfunction. N Engl J Med, 2000, 343: 1445-1453.

［79］Sjauw KD, Engström AE, Vis MM, et al. A systematic review and meta-analysis of intra-aortic balloon pump therapy in ST-elevation myocardial infarction: should we change the guidelines? Eur Heart J, 2009, 30: 459-468.

［80］Thiele H, Zeymer U, Neumann FJ, et al. Intraaortic balloon support for myocardial infarction with cardiogenic shock. N Engl J Med, 2012, 367: 1287-1296.

［81］A Macac, T Bukauskas, I Ukeviien, et al. Intra-aortic balloon counterpulsation in acute myocardial infarction complicated by cardiogenic shock（IABP-SHOCK Ⅱ）:

final 12 month results of a randomised, open-label trial. Lancet, 2013, 382（9905）: 1638-1645.

［82］Scheidt S, Wilner G, Mueller H, et al. Intra-aortic balloon counterpulsation in cardiogenic shock. Report of a co-operative clinical trial. N Engl J Med, 1973, 288: 979-984.

［83］Prondzinsky R, Unverzagt S, Russ M, et al. Hemodynamic effects of intra-aortic balloon counterpulsation in patients with acute myocardial infarction complicated by cardiogenic shock: the prospective, randomized IABP shock trial. Shock, 2012, 37: 378-384.

［84］Fincke R, Hochman JS, Lowe AM, et al. Cardiac power is the strongest hemodynamic correlate of mortality in cardiogenic shock: a report from the SHOCK trial registry. J Am Coll Cardiol, 2004, 44: 340-348.

［85］龙村, 冯正义, 刘晋萍, 等. 心脏术后体外模式氧合器支持治疗的临床应用. 中国体外循环杂志, 2005, 3（4）: 230-232.

［86］龙村. 体外循环学. 北京: 人民军医出版社, 2004: 720-731.

［87］龙村. ECMO手册. 北京: 人民卫生出版社, 2007.

［88］Brodie D, Bacchetta M. Extracorporeal membrane oxygenation for ARDS in adults. N Engl J Med, 2011, 365（20）: 1905-1914.

［89］Combes A, Leprince P, Luyt CE, et al. Outcomes and longterm quality-of-life of patients supported by extracorporeal membrane oxygenation for refractory cardiogenic shock. Crit Care Med, 2008, 36（5）: 1404-1411.

［90］Bacchetta M, Javidfar J, Sonett J, et al. Ease of conversion from venovenous extracorporeal membrane oxygenationto cardiopulmonary bypass and venoarterial extracorporealmembrane oxygenationwith a bicaval dual lumen catheter. ASAIO J, 2011, 57（4）: 283-285.

［91］Cooper HA, PanzaJA. Cardiogenic shock. Cardiology Clinics, 2013, 31（4）: 567-580.

［92］Merus KV, Lally KP, Peek G, et al. ECMO: Extracorporeal Cardiopulmonary Support in Critical Care. 3rd ed. Ann Arbor, MI, US A: Extracorporeal Life Support Organization, 2005.

［93］高传玉, 张健. 左心辅助装置Impella保护经皮冠状动脉介入技术临床应用进展. 中华实用诊断与治疗杂志, 2019, 33（06）:521-523.

［94］朱良凡. 新型被动悬浮左心室辅助装置的设计与性能研究. 上海: 上海交通大学, 2017.

［95］Spiro, Jon, Doshi, et al. Use of Left Ventricular Support Devices During Acute Coronary Syndrome and Percutaneous Coronary Intervention. Current Cardiology Reports, 2019, 16（12）: 544.

［96］谢晨, 刘倩, 吴永健. 经皮左心室辅助装置置入术中护理［J］. 中华护理杂志, 2015, 50（10）: 1276-1278.

［97］Dangas GD, Kini AS, Sharma SK, et al. Impact of

hemodynamic support with Impella 2.5 versus intra-aortic balloon pump on prognostically important clinical outcomes in patients undergoing high-risk percutaneous coronary intervention（from the PRO-TECT Ⅱ randomized trial）. Am J Cardiol, 2014, 113（2）: 222-228.

［98］Hatch J, Baklanov D. Percutaneous Hemodynamic Support in PCI. Curr Treat Options Cardiovasc Med, 2014, 16（4）: 293-306.

［99］Ferrari M, Kruzliak P, Spiliopoulos K. An insight into short and long-term mechanical circulatory support systems. Clin Res Cardiol, 2015, 104（2）: 95-111.

［100］杨婷，金松，薛金枝，等. TurboHawk 斑块旋切系统在下肢动脉硬化闭塞症的应用. 黑龙江医药科学，2017, 06: 74-76 + 79.

［101］谷涌泉，郭建明，崔世军，等. 定向斑块切除联合药物涂层球囊治疗椎动脉重度狭窄 1 例. 介入放射学杂志，2018, 01: 17-19.

［102］卢维龙，王兵，吴斐，等. TurboHawk 斑块切除系统联合药物涂层球囊在治疗股腘动脉硬化闭塞性疾病中的应用. 中国普通外科杂志，2018, 06: 692-698.

［103］谷涌泉，郭建明，崔世军，等. 定向斑块切除联合药物涂层球囊治疗颈内动脉重度狭窄 1 例. 介入放射学杂志，2018, 06: 520-522.

［104］师贞爱，李承志，张红，等. 斑块旋切术联合药物涂层球囊治疗股腘动脉病变的应用研究. 中华介入放射学电子杂志，2018, 03: 226-231.

［105］焦乐，杨涛. 机械性减容装置在外周血管疾病中的应用现状及前景. 中国血管外科杂志（电子版），2018, 03: 218-221 + 224.

［106］杨硕菲，倪其泓，陈佳佺，等. 斑块旋切联合药物涂层球囊在股腘动脉长段重度钙化病变治疗中的临床应用. 中国血管外科杂志（电子版），2018, 04: 250-255.

［107］崔文军，王兵，安乾，等. 斑块旋切术联合药物涂层球囊治疗股腘动脉硬化闭塞症. 实用医学杂志，2018, 24: 4106-4109.

［108］许恒，王兵，吴斐，等. Viabahn 覆膜支架与裸支架治疗股腘动脉硬化闭塞症疗效分析. 中国临床新医学，2019, 02: 162-167.

［109］陈忠，杨耀国. 血管外科技术创新的意义与趋势. 中国实用外科杂志，2018, 12: 1354-1360.

［110］王深明，王冕. 血管外科新技术临床应用的规范及原则. 中国实用外科杂志，2018, 12: 1361-1364.

［111］包俊敏. 下肢动脉硬化闭塞症腔内治疗技术新进展与评价. 中国实用外科杂志，2018, 12: 1436-1439.

［112］蔡志文，谷涌泉. 定向斑块旋切联合药物涂层球囊治疗股腘动脉病变进展. 介入放射学杂志，2019, 03: 301-304.

［113］卓华威，汤文浩. 斑块切除治疗下肢动脉硬化闭塞症的进展. 血管与腔内血管外科杂志，2019, 01: 74-79.

［114］王逸增，张韬，张小明，等. 药物涂层球囊在股腘动脉硬化性闭塞症中的疗效及预后相关因素. 中国血管外科杂志（电子版），2019, 01: 15-19.

［115］崔文军，王兵，安乾，等. 斑块旋切术治疗糖尿病膝下动脉病变效果分析. 介入放射学杂志，2019, 05: 476-480.

［116］许卫国，何旭，李记华，等. 定向斑块旋切系统联合药物涂层球囊在下肢动脉硬化闭塞症中的临床应用. 广州医药，2019, 03: 27-29.

［117］韩伟强，栾景源. 下肢动脉硬化闭塞症减容治疗现状及问题. 中国微创外科杂志，2019, 06: 538-543.

［118］秦皓，张波，魏莉，等. Turbohawk 减容治疗下肢动脉硬化闭塞的短期疗效观察. 西安交通大学学报（医学版），2019, 04: 614-618.

［119］叶小萍，成军，刘洪，等. 超声在下肢动脉定向斑块旋切术中的应用. 临床超声医学杂志，2019, 07: 509-512 + 563.

［120］李承志，林印胜，张红，等. 下肢动脉硬化闭塞症减容治疗术中并发症及其处理. 中国介入影像与治疗学，2019, 07: 405-409.

［121］王慧，孙靓. 下肢动脉硬化闭塞症介入治疗的围手术期护理要点分析. 黑龙江医药科学，2019, 03: 73-74.

［122］董豪坚，胡宝山，林锦信，等. 准分子激光斑块消蚀术治疗下肢动脉慢性闭塞. 岭南心血管病杂志，2019, 04: 406-409.

［123］郭昕. 基于 1 例下肢动脉硬化闭塞症合并心血管高血压患者对围术期护理的研究. 双足与保健，2019, 16: 103-104.

［124］ParkYoong-Seok, HeoSeon-Hee, HyunDong-Ho, et al. Usefulness of intraopertive ultrasonography during directional atherectomy using Silver Hawk/Turbo Hawk system. Annals of surgical treatment and research, 2017: 921.

［125］下肢静脉疾病外科治疗专家协作组. AngioJet 机械血栓清除术治疗急性下肢深静脉血栓形成的专家共识（2016 版）. 血管与腔内血管外科杂志，2017, 3（01）: 555-558.

［126］王丽，翁艳敏，朱洁，等. 应用流体血栓清除系统治疗急性髂股静脉血栓患者的护理. 中华护理杂志，2018, 01: 48-51.

［127］周密，王超楠，陈雷，等. AngioJet 机械性血栓抽吸装置在急性下肢动脉缺血中的应用. 血管与腔内血管外科杂志，2018, 02: 157-162.

［128］闫彬，李建军，孙自强，等. 一站式治疗急性左下肢深静脉血栓形成合并左髂静脉受压综合征疗效观察. 济宁医学院学报，2018, 02: 139-142.

［129］颜京强，陈允惠，张鲲，等. AngioJet 机械吸栓辅助治疗急性下肢深静脉血栓形成. 中国普外基础与临床杂志，2019, 02: 168-173.

［130］牛启兵，陈泉，温世奇，等. AngioJet 机械血栓抽吸术治疗急性下肢动脉栓塞及血栓形成的临床疗效观察. 中国普外基础与临床杂志，2019, 08: 949-953.

［131］杨永久，丁旭，满新贺，等. AngioJet 导管血栓抽吸联合药物涂层球囊治疗下肢动脉硬化并血栓形成. 中国临床医生杂志，2019，12：1458-1460.

［132］赵健，张晶，谷岩. AngioJet 机械血栓清除治疗老年患者下肢急性深静脉血栓. 中国医疗器械信息，2018，24（17）：102-103 + 132.

［133］宋进华，何旭，楼文胜. AngioJet 血栓抽吸装置治疗急性髂股静脉血栓形成. 中华普通外科杂志，2018，2：109-113.

［134］褚婕，严敏，胡琼. 急性下肢深静脉血栓患者 AngioJet 机械血栓清除术的护理. 护理学杂志，2018，v.33（12）：33-35.

［135］毛由军，朱礼炜，李承龙. 机械性血栓抽吸系统治疗急性肺动脉栓塞的近期疗效. 中华普通外科杂志，2018，33（6）：478-481.

［136］Xiao-Jun，Song，Zhi-Li，et al. The Efficacy and Safety of AngioJet Rheolytic Thrombectomy in the Treatment of Subacute Deep Venous Thrombosis in Lower Extremity. Annals of vascular surgery，2019，58：295-301.

［137］史亚东，顾建平，陈亮，等. 急性人工动静脉内瘘血栓栓塞介入治疗. 介入放射学杂志，2018，01：63-67.

［138］陈君. 一例 Angiojet 血栓抽吸技术治疗下肢动脉闭塞的介入术的护理. 实用临床护理学电子杂志，2018，29：158.

［139］Guang，Liu，Zhen，et al. Endovascular management of extensive lower extremity acute deep vein thrombosis with AngioJet rheolytic thrombectomy plus catheter-directed thrombolysis from contralateral femoral access. Phlebology，2019，34（4）:257-265.

［140］Kuetting Daniel，Wolter Karsten，Luetkens Julian，et al. AngioJet-assisted transvenous-transhepatic mechanical thrombectomy in the portal vein. Polish journal of radiology，2018，83：536-544.

［141］王欣然，贾建国. CRRT 实践操作教程. 北京：人民军医出版社，2015.

［142］付平. 连续性肾脏替代治疗. 北京：人民卫生出版社，2016.

［143］刘大为，杨荣利，陈秀凯. 重症血液净化. 北京：人民卫生出版社，2017.

［144］毕书红，穆冰瑶，唐子勇，等. 中国血液透析历史. 中国血液净化，2019，18（11）：735-737.

［145］陈玲. 双静脉穿刺作为维持性血液透析患者血管通路的护理. 护士进修杂志，2019，34（17）：1591-1592.

［146］姜燕，司马重阳，苏朝江，等. C 形臂 CT 成像在血液透析患者上腔静脉导管留置治疗中的应用. 介入放射学杂志，2019，28（4）：386-389.

［147］叶丽钦，张海林，周莹. 血液透析患者衰弱的相关研究进展. 中华护理杂志，2018，53（1）：99-104.

第六章　大血管介入诊疗器材应用与护理

Chapter 6　Application and Nursing of Interventional Materials in Aortic Artery

第一节　概　述

主动脉夹层和腹主动脉瘤是最常见的主动脉疾病。自 1997 年国内开始应用腔内技术相继治疗腹主动脉和胸主动脉（1998 年开展）疾病以来，伴随着医学科学的不断发展，主动脉疾病的术前诊断、麻醉及手术水平得到不断提升，术后监护技术快速发展。目前，腔内治疗已成为治疗主动脉疾病的常规方法。

主动脉夹层（aortic dissection，AD）是主动脉疾病中最常见的凶险疾患，每年发病率约为（5～30）/100 000。主动脉夹层是指主动脉腔内高速、高压血流从动脉内膜撕裂处进入主动脉中膜，使中膜分离，并沿主动脉长轴扩展，从而造成主动脉真假两腔的一种病理改变，是一种病情凶险、进展快、病死率极高的主动脉疾病。尤其 Stanford A 型主动脉夹层，如未进行医疗干预，发病后 48 h 内死亡率高达 50%，1 个月内死亡率高达 90%。临床上及时诊断并积极采取药物治疗或紧急手术治疗是提高主动脉夹层患者生存率的关键。

一、临床表现

主动脉夹层临床表现具有多样性，与夹层累及范围有关。疼痛是急性主动脉夹层最常见的首发症状，见于 96% 的病例。典型的主动脉夹层疼痛非常剧烈，突然起病并立即达到最严重程度。约有 < 5% 患者可无任何疼痛，其中大部分为慢性主动脉夹层，其主要表现为神经病变或心力衰竭症状。其他伴发胸部疼痛或单独存在的初诊症状包括：充血性心力衰竭（7%）、晕厥（9%）、急性脑卒中

（6%）、急性心肌梗死、缺血性周围神经病变及心搏骤停或猝死等。少数主动脉夹层患者可出现腹痛症状，有时伴有严重恶心、呕吐。主动脉夹层常见的体征和并发症包括：主动脉反流、脉搏异常等，患者应尽快就诊以明确诊断并治疗。

二、影像学诊断

对于临床表现提示主动脉夹层的患者，及时诊断十分重要。现有诊断手段包括多排螺旋 CT、磁共振血管成像（MRI）、主动脉造影、经胸或经食管超声心动图。当前，螺旋 CT 已成为主动脉夹层最常用的检查手段，将近 2/3 的患者通过螺旋 CT 检查得到确诊。主动脉夹层 CT 平扫可显示钙化内膜内移，假腔血栓化，以及主动脉夹层血液外渗、纵隔血肿、心包和胸腔积液。主动脉增强 CT（CTA）是诊断主动脉夹层的特异性诊断方法，对胸主动脉夹层诊断的敏感度达 93%，其特异度接近 100%。主动脉夹层典型 CTA 表现为真假双腔、内膜片、原发破口、第二破口及分支血管受累。

近年来随着胸主动脉腔内修复术（thoracic endovascular aortic repair，TEVAR）的广泛开展，螺旋 CT 在主动脉夹层术前评价及术后随访等方面发挥了较大作用。可通过术前影像学评价近端锚定区血管条件、降主动脉走行有无严重成角及第二破口、真假腔及内膜片的形态及走行、远端锚定区血管条件、腹部分支血管供血及入路血管条件等。对适合行 TEVAR 患者行必要的主动脉径线测量，以指导手术方案制订并选择合适覆膜支架。TEVAR 术后应定

期行主动脉多层螺旋CT复查，观察支架位置形态、原发破口是否隔绝成功、有无内漏、真假腔的变化、重要血管分支供血情况及远端破口变化等。多层螺旋CT是随访中识别并发症的首选检查方法。

　　MRI组织分辨率高，能清晰显示破口所在及血栓部位，敏感度和特异度高达100%，被视为诊断主动脉夹层的金标准。缺点为扫描时间长，不适用于血流动力学不稳定及存在MRI检查禁忌证的患者。目前数字减影血管造影（DSA）检查已被无创检查代替，不作为首选诊断方法。血管内超声（IVUS）显像不仅能显示主动脉管腔，还能显示主动脉管壁（结构、厚度、形态等），可在一定程度上弥补常规诊断方法的不足。但IVUS为有创性诊断且会增加患者一定的经济负担，应选择性应用。

三、分型及治疗策略

　　对于疑似或已确诊的主动脉夹层病例都应留院观察或住院监护治疗，如止痛、镇静、控制血压等，降低血压可减少主动脉夹层延伸和主动脉破裂的风险。一旦确诊，应在最短时间内根据主动脉夹层分型制订合理的诊疗方案。

　　经典的主动脉夹层分型方法为DeBakey分型和Stanford分型，此外还有DISSECT分型、主动脉夹层改良细化分型和"3N3V"分型。目前临床上最常用的Stanford分型（图6-1），主要根据主动脉夹层是否累及升主动脉，分为Stanford A型（图6-2）和Stanford B型（图6-3）。我国学者孙立忠教授等对其进一步细化（表6-1）。

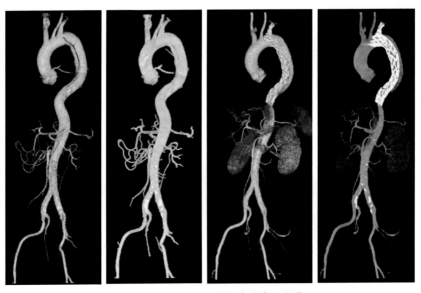

图 6-1　Stanford B 型主动脉夹层图像

A. Stanford B 型主动脉夹层三维（VR）重建图像；**B**. Stanford B 型主动脉夹层最大密度投影（MIP）重建图像；**C**. Stanford B 型主动脉夹层植入支架术后 VR 重建图像；**D**. Stanford B 型主动脉夹层植入支架术后 MIP 重建图像

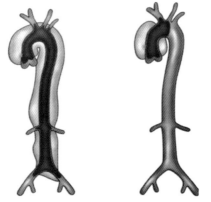

图 6-2　Stanford A 型主动脉夹层示意图

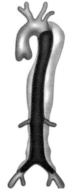

图 6-3　Stanford B 型主动脉夹层示意图

表 6-1　主动脉夹层细化分型表

分型依据		细化分型		
Stanford A 型夹层	主动脉根部病变程度	A1 型：主动脉窦部正常型	A2 型：主动脉窦部轻度受累型	A3 型：主动脉窦部重度受累型
	主动脉弓部病变	C 型（复杂型）	S 型（简单型）	
Stanford B 型夹层	主动脉扩张范围	B1 型：降主动脉无扩张或仅有近端扩张	B2 型：全部胸降主动脉扩张	B3 型：全部胸降主动脉及腹主动脉扩张
	左锁骨下动脉和远端主动脉弓部是否受夹层累及	C 型（复杂型）：夹层累及左锁骨下动脉/远端主动脉弓部	S 型（简单型）：远端主动脉弓部和左锁骨下动脉未受夹层累及	

根据欧洲心脏病学会（ESC）2014 年更新公布的《主动脉疾病诊断和治疗指南》推荐，Stanford A 型主动脉夹层主要采用手术治疗，Stanford B 型主动脉夹层主要推荐腔内治疗，具体如下：

（1）所有主动脉夹层患者，推荐使用药物缓解疼痛、控制血压（Ⅰ，C）；

（2）Stanford A 型主动脉夹层患者，推荐急诊手术（Ⅰ，B）；

（3）Stanford A 型主动脉夹层伴器官低灌注，推荐采用杂交手术方案（Ⅱa，B）；

（4）非复杂型 B 型主动脉夹层，推荐优先考虑药物治疗（Ⅰ，C）；

（5）非复杂 B 型主动脉夹层，也可考虑胸主动脉腔内修复术治疗（Ⅱa，B）；

（6）复杂 B 型主动脉夹层，推荐胸主动脉腔内修复术治疗（Ⅰ，C）；

（7）复杂 B 型主动脉夹层，也可考虑手术治疗（Ⅱb，C）。

第二节　主动脉夹层的介入治疗器材应用

一、概述

心血管介入治疗学发展迅速，不仅涉及心脏，而且延伸到主动脉根部、主动脉弓、弓以上血管及降主动脉全程。主动脉夹层的介入治疗是 20 世纪 90 年代初发展起来的新方法，包括初期的经皮内膜开窗术、分支血管支架植入术及胸主动脉腔内修复术（thoracic endovascular aortic repair，TEVAR）。TEVAR 的开展，开创了治疗主动脉夹层的新纪元。TEVAR 的目的以覆膜支架封闭原发内膜破口，并扩张真腔、压缩假腔、促进假腔血栓化、防止夹层破裂，达到主动脉重构，改善远端分支血管供血的目的。TEVAR 具有操作相对简便、手术成功率高、创伤小、患者恢复快等优点。同时，TEVAR 患者的平均住院时间、ICU 住院时间、围术期死亡率及并发症发生率等均显著低于外科手术。因此在一定范围内取代了外科手术，成为 Stanford B 型主动脉夹层的重要治疗方法。

二、适应证

TEVAR 的临床适应证主要针对 Stanford B 型主动脉夹层。根据临床表现，又将 Stanford B 型主动脉夹层分为简单型（即非复杂型，无脏器缺血或病变进展征象）和复杂型。2014 年 ESC 主动脉治疗指南对 Stanford B 型主动脉夹层 TEVAR 适应证定义为：TEVAR 是急性复杂型主动脉夹层治疗的首选方法。复杂型 Stanford B 型主动脉夹层是指反复或持续的胸痛、药物难以控制的高血压，早期主动脉明显扩张，夹层破裂或具有破裂倾向（血性胸腔积液、逐步增多的主动脉周围和纵隔血肿），血流动力学不稳定，腹腔脏器或下肢缺血的病例。近年来多中心研究显示，对于简单型 Stanford B 型主动脉夹层药物保守治疗随访发现，大部分患者假腔可持续增大逐渐形成夹层动脉瘤，仍存在破裂风险，因此简单型 Stanford B 型主动脉夹层采用 TEVAR 介入治疗远期效果可能优于药物保守治疗。

因此，国内部分大中心调整 TEVAR 适应证见表 6-2：

表 6-2　TEVAR 临床适应证

夹层分型	病程	病情	治疗策略
Stanford B 型复杂型	各期		建议 TEVAR
Stanford B 型简单型	亚急性期（发病 2 周至 2 个月）		建议 TEVAR
Stanford B 型简单型	慢性期（病程＞ 2 个月）	主动脉直径＞ 5 cm 或随访增大 0.5 cm/6 个月	建议 TEVAR
Stanford B 型简单型	急性期（发病＜ 2 周）	视情况决定（可先保守治疗，待病情稳定再择期行 TEVAR 治疗）	

三、禁忌证

TEVAR 治疗无绝对禁忌证，但存在以下因素需慎重评估介入治疗指征。

（1）近端锚定区长度不足时，需封堵 / 部分封堵弓部分支血管，必要时需进行弓部血管的重建，如"烟囱"技术、"开窗"技术、杂交手术等；

（2）覆膜支架远端锚定区内膜片不完整；

（3）腹部主要血管分支完全由假腔供血，附近无较大再发破口；

（4）髂股动脉严重迂曲 / 弥漫狭窄；

（5）对比剂过敏者。

四、手术准备

（一）手术环境

介入技术的快速发展，赋予导管室更丰富的内涵，同时也承担着越来越多的各类介入手术。主动脉夹层宜安排在复合手术室进行，复合手术室（hybrid）又称"杂交手术室"，它不是导管室与手术室简单意义上的叠加，而是多种先进医疗设备和医疗技术的整合，患者无需在导管室和外科手术室之间多次转移，故又可称其为一站式复合手术室（one-stop Hybrid procedure）。充分体现了以患者为中心、多学科合作的医学发展方向。

复合手术室组合宜包括洁净手术间、设备控制操作间、数字化示教室、设备间、谈话间等。一体化的手术室布局需同时满足空间、设备、信息和图文数据传输的整合要求。洁净手术间面积应＞ 60 m²。复合手术室的净高通常在 2.9 ～ 3.0 m。复合手术室应以外科手术净化条件为标准，必须符合《医院洁净手术部建筑技术规范》（GB50333-2002）

的规定，净化级别应达到 I 级标准。

DSA 的配备需遵循机架灵活，可提供大范围投照视野和大范围移位，图像质量清晰，在满足诊断前提下尽量减少 X 线辐射剂量的原则。手术床的选择，应结合开展手术的种类与数量确定使用外科手术床 /DSA 床。选择外科手术床，要能与血管造影系统紧密结合，实现手术床与 DSA 在一个界面上控制，且床位轻巧、移动灵活，有较好的 X 线透光性及与 C 臂同步可控，以便调节手术体位。

（二）手术设备（表 6-3）

仪器设备均处于完好备用状态。

（三）手术用品（表 6-4）

备用充足，有效期内使用。本部分重点介绍胸主动脉覆膜支架系统和人造血管的分类特性与用途。

1. 胸主动脉覆膜支架系统分类特性与用途

胸主动脉覆膜支架系统广泛应用于腔内隔绝主动脉夹层、胸主动脉瘤等大动脉血管疾病。目前市场上多种产品共存，各有优势。各支架特点性能见表 6-5。

胸主动脉覆膜支架系统由覆膜支架和输送系统组成，覆膜支架部分是在金属裸支架上覆盖高分子特殊膜性材料的自膨式覆膜支架。从 1999 年 Nienaber 与 Dake 首次将 TEVAR 用于治疗夹层，覆膜支架的结构近年来也得到不断改进：支架近端的裸支架从无到有；释放方式从近端直接释放到近端后释放；支架覆膜段长度从 100 mm 到 150 ～ 200 mm 甚至更长；支架直径从直形到锥形。金属支架镍钛记忆合金部分呈正弦曲线走行和闭合环状设计，相邻两个闭合环状结构排列包括：①对峰设计（图 6-4），即金属支架前环波谷对应后环

表 6-3　手术设备

设备名称	数量	设备名称	数量
DSA	1	体外循环设备	1
麻醉吊塔	1	设备吊塔	1
麻醉机	1	血流动力学监护系统	1
数字一体化系统终端设备	1	全景视频摄像	1
恒温箱	1	智能药品柜	1
医用冰箱	1	电刀装置	1
高压注射仪	1	除颤仪	1
ACT 监测仪	1	血液回输装置	1
升温仪	1	输液加温器	2
输液泵、推注泵	5 ~ 6	器械台、治疗车	3 ~ 4
麻醉复苏设备（喉镜、呼吸囊）	1	吸引装置	2
中心供氧及气源	2	无影灯	1 ~ 2
洗手设备	2	防护用品	充足齐全

表 6-4　手术用品

序号	材料名称	规格型号	数量	
1	穿刺针		1	
2	动脉鞘	6 ~ 12 F	各 1	
3	血管缝合器	Proglide	2 ~ 3	
4	导丝	普通导丝	0.035 inch×145/260 cm	1
		泥鳅导丝	0.035 inch×180/260 cm	1
		COOK Lunderquist	0.035 inch×260 cm	1
5	导管		6 F/5 F	各 1
		PIG	5 F-145° 黄金标	1
		椎动脉单弯导管	5 F	1
6	球囊	外周球囊	各型号	若干
7	高压注射筒		1	
8	压力泵		1	
9	胸主动脉覆膜支架	各型号 国产 / 进口	若干	
10	外周覆膜支架	各型号	若干	
11	弹簧圈	各型号	若干	
12	配套用品	注射器、手套、纱布、无菌中单、手术衣、连接管及留置导尿管等		
13	麻醉用物	呼吸回路、牙垫、加压面罩、负压吸引装置、头架、开口巾等		
14	器械专用包	蚊氏钳 ×2、止血钳（直）×2、针持 ×1、灯把 ×1		
15	外科备物	缝线	若干	
		吸痰管	成人	若干
		输血器	若干	
		吸头	若干	

表 6-5 胸主动脉覆膜支架特点性能

名称	支架材质	覆膜材质	输送鞘型号	加强筋	后释放定位	备注
C-TAG	镍钛合金	ePTFE/FEP	20 ～ 24 F	无	无	
Captivia	镍钛合金	PET	20 ～ 24 F	无	有	
Zenith TX2	不锈钢	PET	20 ～ 22 F	无	有	近端无裸段
Relay	镍钛合金	PET	22 ～ 26 F	有	有	
E-vita	镍钛合金	PET		无	有	
Hercules	镍钛合金	PET	18 ～ 20 F	有	有	
Ankura	镍钛合金	ePTFE	21 ～ 24 F	有	有	
Grikin	镍钛合金	PET	20 ～ 24 F	无	有	
华脉天医	镍钛合金	PET	18 ～ 24 F	无	有	唯一获批最短锚定区 ≥ 10 mm
Castor	镍钛合金	PET	22 ～ 24 F	有	有	全球首款分支型覆膜支架，近端无裸段

ePTFE：聚四氟乙烯；PET：聚对苯二甲酸乙二醇酯；FEP：氟化乙丙烯

波峰，可保持支架的一致性，减少释放过程中出现支架短缩及折曲，但相应降低支架顺应性与柔韧性；②错峰设计（图 6-5），即金属支架后环波峰与前环波谷错开（呈叠瓦式），可提高支架的顺应性与柔韧性，但在支架释放过程中会出现短缩。

覆膜支架输送系统为释放覆膜支架的必要装置。释放方式分为：拉杆式、旋转式、压盘式和拉线式等。直径为 18 F 至 26 F 不等。

（1）TAG/C-TAG 支架：TAG 为全球第一个 FDA 认证的胸主动脉覆膜支架，产品最大特点是独特的拉线式释放设计、操作简单方便、定位准确。其他特点包括：

1）覆膜材料为膨体 ePTFE 和氟化乙丙烯（FEP），推送器为固定输送导管前端的无外鞘设计，使支架柔顺性佳，易通过狭窄扭曲解剖部位。

2）支架双侧采用花冠合并 ePTFE/FEP 密封袖套的设计可更紧密贴合壁。

3）SIM-PULL 输送系统使支架准确定位，并采取中间向两端迅速释放防止支架移位。释放钮操作直观又简单。

C-TAG 为二代产品，增加了锥度支架。产品特点：支架双侧采取 ePTFE/FEP 密封袖套的设计，帮助预防 I 型内漏。允许扩大率（expanded oversizing）从 6% 至 33%，可适用于胸主动脉瘤、主动脉夹层等（图 6-6）。

（2）Captivia 支架（图 6-7）：Captivia 支架系统由 Valiant 胸主动脉覆膜支架和 Captivia 输送系统组成。Valiant 胸主动脉覆膜支架为一个自行扩张的管状内假体，由一个聚酯移植物织品和一个由镍钛记忆合金制成的蛇形弹簧支架组成。非可吸收缝线将弹簧与聚酯移植物织品连在一起，铂-铱不透 X 线标记缝在织品上令移植物材料边缘在 X 线下可显影，并在使用多个主动脉覆膜支架时指示所需的最小重叠距离。四个近端 Figure 8 标记和两个

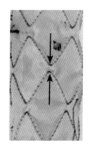

图 6-4 支架对峰设计

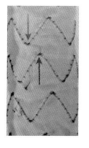

图 6-5 支架错峰设计

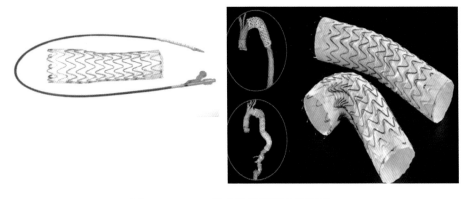

图 6-6　C-TAG 胸主动脉覆膜支架系统

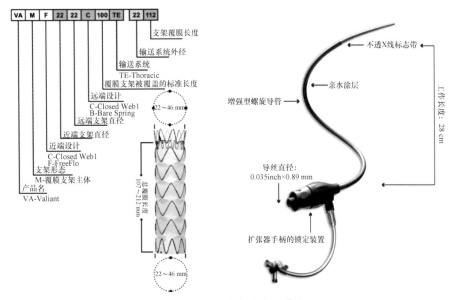

| VA | M | F | 22 | 22 | C | 100 | TE | 22 | 112 |

支架覆膜长度
输送系统外径
输送系统
TE-Thoracic
覆膜支架被覆盖的标准长度
远端设计
C-Closed Web1
B-Bare Spring
远端支架直径
近端设计
C-Closed Web1
F-FreeFlo
支架形态
M-覆膜支架主体
产品名
VA-Valiant

22～46 mm
总覆膜长度 107～212 mm
22～46 mm

不透X线标志带
亲水涂层
工作长度：28 cm
增强型螺旋导管
导丝直径：0.035inch×0.89 mm
扩张器手柄的锁定装置

图 6-7　Valiant 胸主动脉覆膜支架

Zero 标记指示被覆膜的主动脉覆膜支架端点。

Captivia 输送系统由一个带集成手柄的一次性导管组成，使主动脉支架的置入变得可控。Captivia 输送系统是由两个特定输送系统结构组成的总称：由 FreeFlo 主动脉覆膜支架输送系统与 FreeFlo 直立结构的主动脉覆膜支架一起使用。

（3）Zenith TX2 胸主动脉覆膜支架系统（图

6-8）：Zenith TX2 胸主动脉覆膜支架系统由有机聚酯和不锈钢材料编织而成。该产品全部由覆膜部分和不锈钢钢丝编织而成。没有近端裸支架的设计，减少了对弓部血管的损伤。支架近端距覆膜边缘2 mm 处有 4 个黄金标记点，方便透视标记。采用Z-Track Plus 输送系统，输送器有亲水涂层，可较好地通过迂曲或狭窄血管。

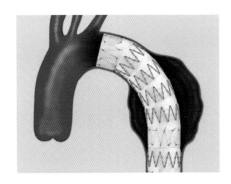
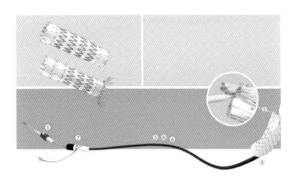

图 6-8　Zenith TX2 胸主动脉覆膜支架系统

（4）Relay胸主动脉覆膜支架系统（图6-9）：Relay胸主动脉覆膜支架系统由镍钛合金和聚酯血管移植物（PET）缝合而成，支架上有一条斜的镍钛合金丝为支架提供纵向支撑力。覆膜支架两端和中段共有四个"D"形铂铱标记物。采用Transport输送系统，外鞘可弯曲，对胸主动脉尤其弓形弯曲部分进行跟踪。

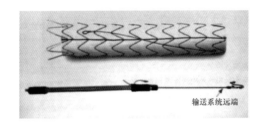

图6-9　Relay胸主动脉覆膜支架系统

（5）Hercules胸主动脉覆膜支架系统：Hercules-T支架系统采用镍钛记忆合金，超弹性记忆特性可有效提高支架支撑力。线型聚酯膜具有生物相容性好、厚度薄、强度高、血液渗透少等优点，为铂铱显影点。支架结构特点：变高裸段减少干扰分支血管；变高多棱小波段增强近端径向支撑力，支架贴壁更优降低内漏风险；变高支架段提升弯曲应变，与管壁更贴合；加强筋可防止支架安装和释放时短缩、降低远期短缩和移位风险，对于破口大的夹层可防止支架弹入假腔。

Hercules Low-Profile覆膜支架系统为二代输送系统，具有更细的外鞘直径，覆膜套管跨弓，裸段后释放机制，外鞘亲水涂层等优点（图6-10）。

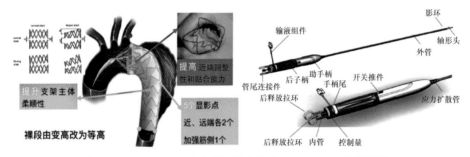

图6-10　Hercules胸主动脉覆膜支架及Low-Profile输送系统

（6）Ankura胸主动脉覆膜支架系统（图6-11）：Ankura胸主动脉覆膜支架系统产品特点为独特的近端裸支架结构提高锚定性；裸支架非对称设计减少对主动脉弓部血管损伤；覆膜近端径向力可有效防止移位，防止内漏；支架主体更柔顺，更符合我国患者特征；膨体聚四氟乙烯（ePTFE）双层覆膜实现即刻封堵；大弯侧龙骨设计支撑力佳；内弯侧小波纹设计提高弯曲柔顺性；多处标记点（大弯侧近端"8"、远端"V"、内弯侧近端"0"）设计，术中定位更精确。

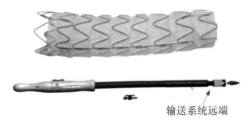

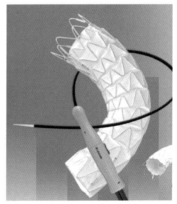

图6-11　Ankura胸主动脉覆膜支架系统

（7）E-vita 胸主动脉覆膜支架系统（图 6-12）：E-vita 覆膜支架由镍钛合金支架金属丝组成，使用缝合材料（聚酯纤维，呈螺旋状）永久地缝合于管状织物上。支架为无梁设计。支架产品特点：近端裸支架后释放定位更准确；采用按压式释放、机械化操作，释放过程更稳定；大锥度设计更符合我国患者需求；覆膜支架能把通透性和防止内漏性能良好结合。

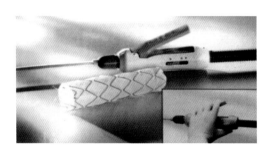

图 6-12　E-vita 胸主动脉覆膜支架系统

（8）Grikin 胸主动脉覆膜支架系统（图 6-13）：Grikin 支架产品特点为"无梁"结构设计，增加支架柔顺性，便于操作；直径渐细设计更符合人体生理特点；近心端裸支架"后释放"设计防止支架移位，定位更准确；近心端裸支架"花瓣状"设计利

于锚定防止移位；"独立波形环"采用首尾相接增加支架柔顺性。

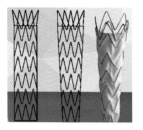

图 6-13　Grikin 胸主动脉覆膜支架系统

（9）华脉天医胸主动脉覆膜支架系统（图 6-14）：华脉天医胸主动脉覆膜支架由镍钛合金支架和无缝涤纶覆膜而成。产品特点：双小高度支架近端设计，只需 10 mm 近端锚定区；相邻支架环交错变高，确保支架与血管贴合；支架丝粗细变径设计，提供适当径向支撑力；锥形率可达 28%（10 mm），减小远端尺寸过大情况；型号齐全，市场上唯一的直径 20 ～ 44 mm，最大长度 240 mm，最大锥度为 10 mm 的产品。输送系统具有：以第二代亲水涂层覆盖外鞘全部长度；尖端长度短至 3.5 cm；头端裸支架后释放；支架与外鞘之间摩擦力更小，减少前跳，释放更精准等特点。

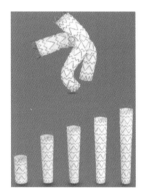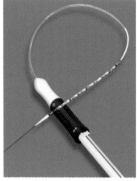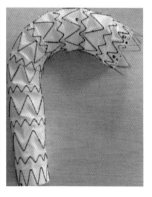

图 6-14　华脉天医胸主动脉覆膜支架系统

2. 人造血管分类特性与用途

人造血管主要由尼龙、涤纶、膨体聚四氟乙烯（ePTFE）、聚氨酯（PU）等高分子合成材料制成，常用于全身血管的旁路移植术。目前血管移植物多采用自体静脉和人造血管两类，自体静脉具有不发生排斥、天然抗凝血功能和生物相容性的优势，但无法满足所有需求，因此人造血管为不可或缺的辅助材料。

人造血管具有组织相容性和血液相容性；不引起排斥反应；抗折性好，不易变形；耐受动脉压；性能稳定；能够保持血管通畅，不易形成血栓；与血管相似的动力学性能；能够与血管有效融合一体；抗感染；易缝合，不发生渗漏现象等优点。常用人造血管的内径为 6 ～ 8 mm，长度为 300 ～ 500 mm。

（1）Gore-Tex 人造血管（图 6-15）：Gore-Tex 人造血管产品特性为①外加强膜：增加血管抗爆破力和抗缝线牵拉力，具有多孔性的微管结构，可减少血栓形成和附着，并促进感染局限化。②纵向延展性：可减少吻合口针孔渗血，对人造血管的裁剪提供长度上的宽容性，以提高吻合口一致性，减少人造血管的折弯和扭结。③抗弯折力和抗扭结力：使手术缝合更加方便。目前常用的 Gore-Tex 人造血管可分为：带环（内环和外环）和不带环两类。

（2）Impra 人造血管（图 6-16）：Impra 外部整体为螺旋式设计，材质为膨体聚四氟乙烯（ePTFE），手感柔软、有弹性，易于缝合。内层覆有专利的碳浸渍涂层，均匀镶嵌于血管内壁的碳原子与血管壁有机地结合成一体，具有良好的生物相容性。碳原子微弱的负电荷能降低血小板黏附和纤维蛋白沉积，有效减少血栓形成。

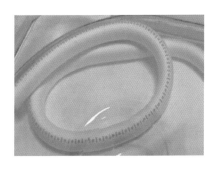

图 6-15　Gore-Tex 人造血管

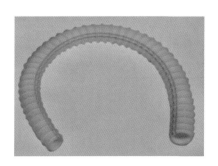

图 6-16　Impra 人造血管

五、手术流程和观察要点（表 6-6）

表 6-6　手术流程和观察要点

手术流程	护理观察配合要点
1. 接入患者，准备并配合全身麻醉	评估交接，患者身份核查；心理护理；保护隐私及保暖；取舒适平卧位；评估足背动脉搏动、患者皮肤情况；连接心电监护；观察用药及静脉通路情况；协助麻醉师建立中心静脉导管、桡动脉压力监测；留置导尿 开包备台：准备器械耗材手术用物
2. 消毒脐部至双侧股中部区域，铺巾	协助体位摆放；准备消毒液、协助铺巾
3. 入路建立： （1）穿刺预置缝合器技术：以大转子中上 1/3 水平搏动最强区域为穿刺点，以 6 F 动脉鞘芯扩张通路，预置 Proglide 2 把，两者倾斜夹角 > 45°，置入合适的动脉鞘管，冲管并肝素化	肝素盐水冲洗耗材备用；递送穿刺针、鞘管、手术刀、注射器、纱布等穿刺用品；予 Proglide 血管缝合器 2 把、止血钳 2 把；准备肝素盐水（1 ml 浓度：1000 U），根据患者体重予肝素化
（2）切开暴露股动脉技术：以腹股沟皱褶上 2/3、下 1/3 范围内股动脉搏动最强区域切开 6 cm 皮肤，分离暴露股动脉无名段，于暴露股动脉中点正上壁穿刺，置入 5 F 鞘管，冲管并肝素化	备用血管切开器械、电刀、穿刺用品等；根据患者体重予肝素化（肝素盐水 1 ml 浓度：1000 U）
4. 造影：行升主动脉造影；腹主动脉造影；胸主动脉造影	递送 5 F 猪尾导管；抽吸对比剂（放置于恒温箱 37℃备用），备好连接管并排气，调试高压注射器（总量 25 ml、流速 15 ml、压力 600 Pa）
5. 术中手术计划制订：结合 DSA 和术前 CTA 检查结果评估选择合适的胸主动脉支架	协助测量比对，监测 ACT 值
6. 支架植入及评价：冲洗支架，沿超硬导丝送入支架输送系统，精确定位，释放支架	核对递送 Lunderquist 导丝及胸主动脉覆膜支架
7. 手术评价：左前斜 45°（依据术前 CTA 影像确定工作体位）行主动脉 DSA 造影，评价血管封闭情况	递送 5 F 猪尾导管；连接并准备高压注射器使用（总量 25 ml、流速 15 ml、压力 600 Pa）

手术流程	护理观察配合要点
8. 术后处理：保留超硬导丝，撤出支架系统。使用 Proglide 血管缝合器缝合股动脉 / 缝合处理伤口	递送 Proglide 相关用品 / 血管镊、缝线、小号圆 / 角针、丝线等器械；检查足背动脉搏动及肢体温度、色泽情况；完善手术相关记录
9. 患者出室	转运准备：检查气管插管、中心静脉管道、尿管、输液管道等各管道在位顺畅，连接便携式有创动脉压及氧饱和度监测。提前 15 min 电话通知 ICU 安全转运交接：患者规范过床及转运，关注途中病情及管道安全；床边全面交接患者；患者保暖及隐私保护；规范术间终末处理

附：TEVAR 术中流程（图 6-17）

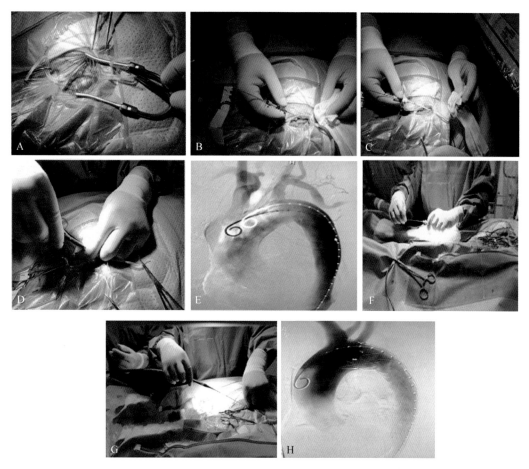

图 6-17　TEVAR 术中流程

A. 分离股动脉；**B.** 穿刺股动脉；**C.** 放置动脉鞘；**D.** 置入导丝导管；**E.** 主动脉造影；**F.** 置入超硬导丝；**G.** 放置支架；**H.** 释放支架造影

六、并发症及处理

TEVAR 治疗胸主动脉夹层具有技术成功率高、创伤小、死亡率低的优点，已成为 Stanford B 型主动脉夹层的主要治疗方法。但 TEVAR 治疗也可造成一定的并发症。主要包括：支架相关并发症、操作相关并发症及其他并发症（表 6-7）。

表 6-7　TEVAR 治疗常见并发症

	并发症	原因及临床表现	处置措施
支架相关并发症	1. 逆行性 Stanford A 型夹层	为术后最严重并发症之一，即覆膜支架近端出现新破口，内膜片逆行剥离累及升主动脉。可能与急性期主动脉内膜脆弱、术中操作损伤内膜及覆膜支架相关因素有关。临床表现与 A 型夹层相同	需要外科急诊手术干预
	2. 内漏：覆膜支架置入后血液以各种途径继续流入假腔的现象	原因：支架未能完全隔绝假腔内血流。Ⅰ型内漏：血液经支架近心端与主动脉间的缝隙流入假腔 Ⅱ型内漏：在近端夹层封闭后，血液经远端破口逆向灌注进入假腔或假腔与分支动脉相通，假腔不缩小 / 压力不减低 Ⅱ型内漏如漏口不大无需立刻处理，予 CTA 随访。对于大量逆流造成假腔不血栓化 / 假腔持续增大者，应置入覆膜支架覆盖远端破口 Ⅲ型内漏：支架覆膜撕裂或放置多个时对合不佳，真假腔之间存在持续血流交通 Ⅳ型内漏：与覆膜材料渗透性有关	Ⅰ型内漏应及时处理：采用高压球囊扩张支架近端；内漏较大者，可在内漏近端再置入一个较短覆膜支架完全封闭漏口。Ⅲ型内漏可随访观察 Ⅳ型内漏无需特殊处理
	3. 覆膜支架导致新破口	为随访期主要并发症	可再次行 TEVAR 治疗，置入 cuff/ 覆膜支架
	4. 其他：支架内狭窄、血栓形成；支架变形、打折；贴壁不良；覆膜破裂等		
操作相关并发症	支架植入过高、过低；支架移位；支架植入假腔 入路血管及周围组织并发症：皮下血肿、假性动脉瘤、动静脉瘘、淋巴瘘管、入路血管破裂等		
其他并发症	1. 脊髓缺血性损伤：文献报道发生率为 0 ~ 15%，其中截瘫发生率约为 0.8% ~ 3.6%。术中应尽量避免将支架置于胸腰段（T9 ~ T12）；不得已覆盖远端降主动脉时，应详细了解脊髓前动脉或根大动脉分布供血情况并在支架植入后即刻释放脑脊液（持续至术后 4 天） 2. 急性缺血性脑卒中：主要与以下因素有关。操作中有斑块 / 血栓形成脱落；覆膜支架释放覆盖左锁骨下动脉开口 / 左颈总动脉甚至头臂干开口，导致左锁骨下动脉急性闭塞 / 相应供血区急性脑梗死；术中血压过低 / 低血压时间过长 3. 移植术后综合征：指 TEVAR 后非感染因素所致的机体过多炎症反应。表现为发热（多 < 38℃），白细胞轻度增高 4. 肾功能不全：多由于夹层累及肾动脉，特别是双肾动脉均起自假腔时		

七、围术期护理（表6-8）

表 6-8　围术期护理观察表

护理	观察处理要点
术前准备	1. 熟悉了解手术患者情况： （1）病史：心脑血管疾病、过敏史、手术史及近期出血史等 （2）实验室检查：血型（必要时需行交叉配血）、血常规、电解质、肝肾功能、心脏及出凝血相关实验室检查等 （3）影像学检查：了解夹层累及血管范围、原发破口和再破口位置及大小、真假腔走行及关系、主动脉管壁硬化情况、双侧股动脉情况及入路等手术方案 2. 规范术前访视：了解患者情况，核实患者手术及麻醉知情同意书是否签署、术前准备是否完善。了解患者心理状况并予针对性心理安慰与鼓励，同时予疾病及手术相关知识宣教 3. 规范术前术间环境清洁消毒工作 4. 规范准备手术设备、器械、材料、物品及药品 5. 参加术前讨论及术前访视交班，预见性地进行介入术中护理配合
术中护理	1. 检查仪器设备性能，保证功能完好备用 2. 术前 30 min 遵医嘱予抗生素使用 3. 严格执行无菌操作原则。手术相关人员严格规范佩戴口罩帽子、规范落实手卫生制度；严格控制术间人员进出；规范落实术中各环节无菌操作 4. 手术耗材及物品备用齐全，包装完好，并在有效期内使用 5. 配合麻醉师进行麻醉准备及配合工作，协助术中监测氧合、通气、循环及体温变化等 6. 按照剂量精确配制麻醉用药及急救药品，标识明确，使用及时准确 7. 密切进行术中患者病情监护及观察，尤其是血压变化 8. 术中皮肤、穿刺口、伤口管理：有效评估手术患者皮肤状况并针对性落实预防措施。术中密切观察皮肤、穿刺口、伤口情况，术毕配合手术医生缝合处置，及时观察评价皮肤、伤口及足背动脉搏动情况 9. 留置导尿管理：予全身麻醉后导尿，严密观察术中患者尿量及颜色，准确记录出入量 10. 预防血栓护理：遵医嘱予肝素钠注射液静脉推注，及时监测活化凝血时间（activated clotting time, ACT），并依据 ACT 值遵医嘱追加肝素用量 11. 安全转运工作： （1）转运设施完善。检查评估转运设备功能完好，必要时备用急救药品 （2）确定转运总指挥，转运团队熟悉应急预案 （3）提前通知 ICU。将患者术中通气情况、手术方式、血流动力学状况及预计到达时间提前 15 min 告知 ICU （4）规范过床，保证患者安全 （5）团队分工协作。手术医生位于患者右侧，观察病情及心电情况；手术护士位于患者左侧，保持各类管道通畅、观察输液情况，协助手术医生观察记录病情；麻醉医生位于头侧，负责观察患者面色、瞳孔并予呼吸支持；护工位于床尾，保证转运床平稳运行 （6）规范交接班。将患者病情、管道、用药及术中特殊情况与 ICU 进行严格全面交接
术后护理	1. 执行全麻术后护理常规，术后严密监护病情及生命体征 2. 观察手术穿刺点 / 伤口及下肢血运情况，观察有无出血、血肿及下肢皮温、颜色、足背动脉搏动等 3. 保持合理体位。术侧肢体保持伸直状态 12 h，卧床 24 h，指导患者进行术肢足趾及踝关节运动等，防止静脉血栓形成，并协助生活护理 4. 患者肾功能监测：术后患者可多饮水，观察尿量；复查血常规、肾功能等，出现异常及时干预 5. 规范健康宣教，嘱患者严格控制血压，定期规范随访 6. 规范指导运动康复
评价随访	主动脉夹层患者 TEVAR 术后，近端破口被覆膜支架隔绝，真腔扩大，假腔变小，起自真腔的分支供血改善，假腔缓慢血栓化。主动脉重塑特点为：假腔消失，主动脉完全重塑；支架段假腔消失；支架段假腔完全血栓化 随访策略：术后出院前，术后 3、6、12 个月，以后每年定期行 CTA 复查；严格控制血压

第三节　主动脉夹层一站式复合手术器材应用

复杂的胸主动脉病变形式多种多样，主要包括：部位复杂，累及主动脉弓的三大分支——头臂干、左颈总动脉、左锁骨下动脉。形态学复杂，短瘤颈（＜15 mm）、锥形瘤颈、Ⅱ/Ⅲ型弓、病变位于主动脉弓小弯侧或主动脉夹层假腔螺旋。本身复杂，有学者将复杂性胸主动脉夹层定义为合并巨大包裹性破裂、合并灌注不良综合征（包括内脏、下肢缺血）、无法控制的高血压、急性主动脉扩张等。目前，在腔内治疗方法上主要是向近心端拓展锚定区，变不治为可治。具体措施包括：复合手术技术、烟囱支架技术、支架开窗技术等，此外包括选择合适的支架如：分支支架技术应用等。各种技术的选用主要根据病变部位与特点，结合患者经济情况与术者经验决定。

一、复合手术

（一）概述

复合技术是覆膜支架胸主动脉腔内修复术（TEVAR）联合外科转流术，可为腔内修复术创造出适合的近、远端锚定区，从而扩大腔内修复术的适应证，近年已逐步应用于主动脉夹层的临床治疗。对于复杂的主动脉夹层病变，可以缩小手术范围，缩短手术时间，减小手术创伤，减少死亡率。Stanford B 型主动脉夹层，首选覆膜支架 TEVAR 治疗。但是，部分 Stanford B 型主动脉夹层病变比较复杂：主动脉夹层破口距离左锁骨下动脉开口较近（＜15 mm），支架近端覆膜段需部分或完全覆盖左锁骨下动脉开口，或者主动脉夹层逆行撕裂累及主动脉弓上分支血管，可考虑行复合手术（hybrid procedure）。

复合手术可归纳为两大类：主动脉弓部分去分支手术结合降主动脉支架植入（Ⅰ型，即 Debranch 手术）和头臂血管间转流手术结合降主动脉支架植入（Ⅱ型）。Ⅰ型手术可治疗主动脉病变，并重建全主动脉弓，需要时可同期处理主动脉根部，故广泛应用于 Stanford A 型主动脉夹层。Ⅱ型手术在外科血管旁路移植之后行 TEVAR 治疗，并在左锁骨下动脉近端使用 PDA 封堵伞，避免出现转流血管失用性闭塞。Ⅱ型手术可以避免深低温停循环和体外循环，主要适用于累及弓远端及胸降主动脉的复杂 Stanford B 型主动脉夹层。复合手术融合了多学科的优势，具有相对微创和优势互补的特点，从而使复杂高危手术变得简化而安全。

（二）手术流程和观察要点（主动脉弓去分支＋胸主动脉覆膜支架植入术）（表6-9）

表6-9　手术流程和观察要点

手术流程	护理观察配合
1. 接入患者，取仰卧位，准备并配合患者行全身麻醉。 2. 消毒手术区域（颈部、胸部、脐部至双侧股中部区域），铺巾 3. 正中胸部切口，逐层切开皮肤、皮下、肌肉，正中电锯锯开胸骨，电凝止血，撑开，游离3根弓部分支血管，套带备用 　切开心包，探查升主动脉血管，将四分叉人工血管的分支分别和头臂干、左颈总动脉、左锁骨下动脉行端端吻合。同时辅助循环，逐渐停机，拔管。 　胸部切口用无菌纱布覆盖，保持无菌状态 4. 右侧腹股沟斜切口，游离右侧股动脉。右股动脉切口上、下套上阻断带，由切口置入超滑导丝至升主动脉，置入猪尾导管	1. 患者评估交接，身份核查；予心理护理；保护隐私及保暖；取舒适平卧位；检查足背动脉搏动、皮肤等情况；连接心电监护；观察用药及静脉通路情况；协助麻醉师建立中心静脉导管、桡动脉压力监测；留置导尿。开包备台，准备手术所需器械耗材 2. 协助体位摆放，准备消毒液、协助铺巾 3. 协助配合术中器械（器械包、器械盆、阻断钳、钛夹钳、侧壁钳、乳突撑开器等）、耗材（人造血管、CV 线等）、敷料的准备及传递；协助术中患者监测；做好温度管理及血液保护

手术流程	护理观察配合
4. 造影：行升主动脉造影；腹主动脉造影；胸主动脉造影	4. 协助并提醒手术团队规范射线防护；递送 5 F 猪尾导管、导丝等，肝素盐水冲洗台上所有耗材备用
5. 术中手术计划制订：结合 DSA 和术前 CTA 检查结果，评估选择合适的胸主动脉支架	5. 抽吸对比剂（放置于恒温箱 37 ℃备用），备好连接管并排气，调试高压注射器（总量 25 ml、流速 15 ml、压力 600 Pa）
6. 支架植入及评价：冲洗支架，沿超硬导丝送入支架输送系统，精确定位，释放支架	协助测量比对，备用耗材，监测 ACT 值
7. 手术评价：行左前斜 45° 升主动脉 DSA 造影评价血管封闭情况	查对、递送 Lunderquist 导丝、胸主动脉覆膜支架
8. 术后处理：缝合股动脉切口，止血，纵隔、心包腔各置引流管，充分止血，清点器械无误，逐层关胸，间断缝合皮下组织、皮肤	6. 递送并清点缝合所需器械和敷料；协助处置伤口并放置引流管；检查足背动脉搏动及肢体温度、色泽情况；完善手术相关记录
9. 患者出室	7. 转运准备：检查气管插管、中心静脉导管、尿管、输液管道、心包引流管等各管道在位顺畅，连接便携式心电监护、有创动脉压及氧饱和度监测仪。提前 15 min 电话通知 ICU
	8. 安全转运交接：患者安全过床及转运，关注途中病情及管道安全；床边全面交接患者；患者保暖及隐私保护；规范术间终末处理

二、烟囱支架技术

烟囱支架技术即在用覆膜支架覆盖主动脉分支开口后，经被覆盖分支远侧端，将一枚较小的裸支架或覆膜支架（即烟囱支架）送入，放置在主支架外侧，一端在分支内，一端超越主支架头端，挤出一条通道，进而恢复被覆盖分支的血供。对于破口距离左锁骨下动脉开口较近的 Stanford B 型主动脉夹层亦可考虑烟囱支架技术或平行支架技术。操作流程：沿加硬导丝送入支架输送系统至主动脉峡部、左锁骨下动脉水平，依据气管、周围骨性标志及经桡/肱动脉送入的标记导管经对比剂精确定位左锁骨下动脉开口前后缘。沿桡/肱动脉的铂金标记猪尾导管送入加硬导丝至升主动脉，沿加硬导丝将自膨式支架送至左锁骨下动脉近端，支架前段伸入主动脉弓，先释放主动脉覆膜支架，后释放烟囱支架，烟囱支架前端超过主动脉覆膜支架前端。烟囱支架可选择自膨式外周裸支架或外周覆膜支架。至今已有单烟囱、双烟囱及三烟囱技术，其中多烟囱技术中又有顺向烟囱和逆向烟囱（潜望镜）技术。

烟囱支架技术较复合手术具有创口小、恢复快的优点，多用于锚定区较短的 Stanford B 型主动脉夹层和破口位于弓部的 Stanford A 型主动脉夹层，但烟囱支架技术容易出现 I 型内漏，内漏发生率与烟囱数量、烟囱支架（分支血管）与主动脉弓形成的角度等因素相关。

三、支架开窗技术

支架开窗技术同样运用于近端锚定区不足的复杂 Stanford B 型主动脉夹层。开窗技术包括原位技术和体外开窗技术。原位开窗技术是指支架覆盖左锁骨下动脉后，通过左肱动脉逆向穿刺覆膜支架破膜，再通过球囊扩张植入支架以达到开窗保留左锁骨下动脉的血供。优点是对位准确，减少内漏发生率；更符合解剖生理，远期通畅率更高。难点在于如何准确地开窗，对术者操作水平要求较高；同时存在破膜困难、破膜碎片导致动脉栓塞、颅脑缺血等并发症。

体外开窗技术是根据术前测量结果，在支架上预留左锁骨下动脉开口，支架释放后开口应对准左锁骨下动脉，以保留左锁骨下动脉血供。优点是保留了正常解剖生理，且在体外操作相对简单，无需特殊材料。缺点为开窗大小及对位要求高，对位不准易发生内漏或左锁骨下动脉封闭。

随着开窗技术的发展，以及器械（激光）的进展，多开窗技术已在临床逐步开展，如颈总动脉、无名动脉的开窗。

四、分支支架技术

随着生物医学器械的不断发展，分支型主动脉覆膜支架应运而生。现有覆膜支架分为三分支型及单分支型。分支支架技术无须考虑非自然解剖生理、大小支架压迫等目前处理重建弓上分支时会碰到的问题。随着分支支架技术的进一步成熟与广泛运用，未来分支支架技术将是处理复杂胸主动脉疾病重建弓上分支的最理想方法。

目前上市的 Castor 分支型支架为全球首款分支型覆膜支架（图 6-18），针对于近端锚定区不足 15 mm 的主动脉病变且需保留左锁骨下动脉血流的 TEVAR 治疗，为重建左锁骨下动脉提供更多选择。

（1）Castor 分支型覆膜支架系统特点：支架由镍钛合金和 PET（聚酯）构成，以其独特的一体化结构，避免内漏与远期移位风险；采用标准术式，安全规范。输送系统（图 6-19）采用双入路导入设计（图 6-20），定位精准可靠；具有软鞘跨弓，刚柔并济；分支牵拉，精准定位；释放分支鞘防拉脱设计等特点。

（2）Castor 分支型覆膜支架适应证（图 6-21）。

（3）Castor 分支型覆膜支架的操作步骤如图 6-22。

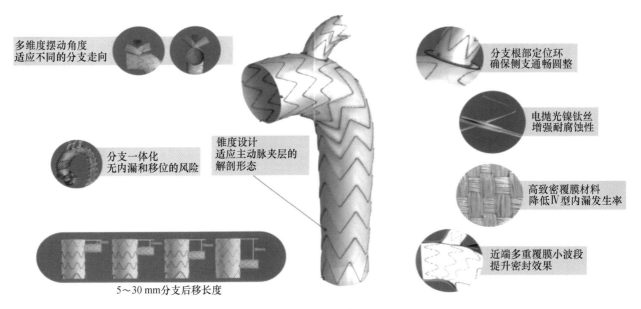

多维度摆动角度
适应不同的分支走向

分支一体化
无内漏和移位的风险

锥度设计
适应主动脉夹层的
解剖形态

5～30 mm分支后移长度

分支根部定位环
确保侧支通畅圆整

电抛光镍钛丝
增强耐腐蚀性

高致密覆膜材料
降低Ⅳ型内漏发生率

近端多重覆膜小波段
提升密封效果

图 6-18　Castor 分支型覆膜支架结构特点

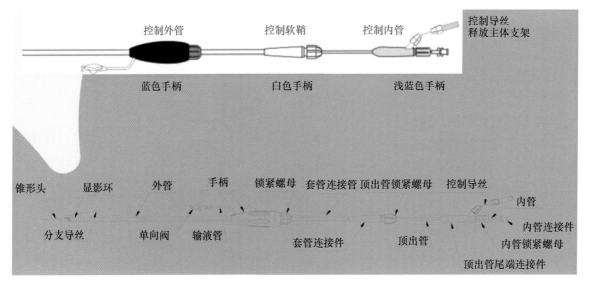

控制外管　　控制软鞘　　控制内管　　控制导丝
释放主体支架

蓝色手柄　　白色手柄　　浅蓝色手柄

锥形头　显影环　外管　手柄　锁紧螺母　套管连接管　顶出管锁紧螺母　控制导丝
内管
分支导丝　单向阀　输液管　　套管连接件　　顶出管　内管连接件
内管锁紧螺母
顶出管尾端连接件

图 6-19　Castor 输送系统构造

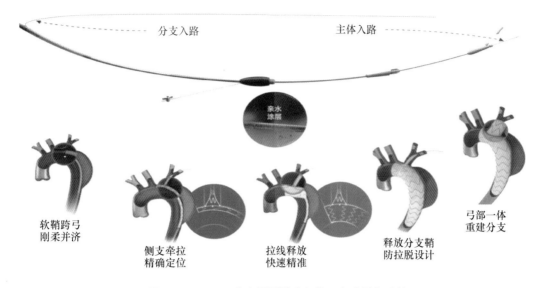

图 6-20　Castor 分支型覆膜支架的双入路导入设计

软鞘跨弓
刚柔并济

侧支牵拉
精确定位

拉线释放
快速精准

释放分支鞘
防拉脱设计

弓部一体
重建分支

（4）Castor 分支型覆膜支架术后 DSA 影像见图 6-23。

总之，复杂主动脉疾病的种类众多，处理难点主要集中在扩展锚定区、重建分支、入路及过弓难等方面，目前有多种技术可用来扩展锚定区，需要有针对性谨慎选择；同时在选择支架种类、规格时要充分了解支架特性，选择更合适的支架。相信随着医学科学技术的快速发展，生物医学器械的不断研发，复杂主动脉疾病的治疗手段与安全性必将日趋成熟。

- 近端破口在左颈总动脉（LCCA）远端15mm与左锁骨下动脉（LSA）远端20mm之间的夹层
- 逆撕至LSA的夹层
- 近端锚定区需 ≥15mm

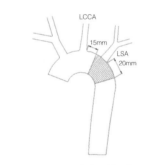

图 6-21　Castor 分支型覆膜支架适应证

1. 建立分支导丝通道	2. 准备工作	3. 导入输送系统
（1）左侧肱动脉穿刺（6F鞘），股动脉准备，用于导入输送系统 （2）穿刺另一侧股动脉用于术中造影 （3）将泥鳅导丝和导引导管经肱动脉导入主动脉，最后从股动脉导出，抽去泥鳅导丝 ★注意：导引导管保留在体内，以防最后拽分支导丝时割伤血管	（1）**取出支架** （2）**排空气体**：锥形头斜指上方，从单向阀注射肝素盐水至锥形头与外管间隙处流出，注射量应不少于**100ml** （由于有侧支，排空应更彻底，所需时间也会相应加长） （3）**关闭输液阀** （4）请根据术前三维重建软件评估结果，将C臂调至合适角度，使左锁骨下动脉的中心线与纸面平行，即**左锁骨下动脉开口位于主动脉大弯侧顶端**	（1）将超硬导丝从股动脉处导入升主动脉 （2）将分支导丝从股动脉处沿导管向上至肱动脉拉出 （3）输送系统沿超硬导丝缓慢导入至锥形头至降主动脉直段与弓部交界处即停止 ★注意：在输送系统导入过程中，保证输液阀始终指向患者左侧 ★注意：导入时，导引导管和分支导丝用血钳夹住保持相对固定，导引导管头端始终保持在锥形头附近

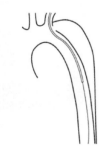

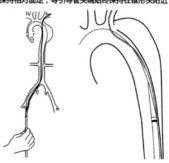

图 6-22　Castor 分支型覆膜支架的操作步骤

4. 部分释放外管

(1) 观察软鞘上"8"显影点位置，旋转调整，使其位于小弯侧，形状转为"|"形最佳

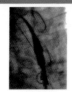

(2) 按箭头方向旋松蓝色手柄螺母，左手固定蓝色手柄，右手握白色手柄向前推送，至锥形头远端与LSA平齐

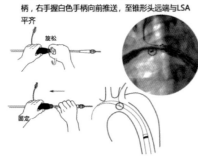

5. 释放软鞘

(1) 固定白色手柄，旋松螺母

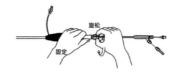

(2) **助手协助固定蓝色手柄不动，术者右手固定浅蓝色手柄，左手将白色手柄回撤至极限位置，将螺母锁紧**

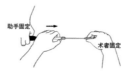

★注意：软鞘撤除后，就不能再随意旋转输送系统，否则可能造成控制导丝阻力增加和支架展开不良

6. 分支支架进入LSA

固定蓝色手柄，上推白色手柄。助手配合牵拉分支导丝，使分支支架进入LSA

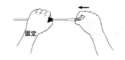

分支支架的显影点位置判断

● 建议行术中造影，明确LSA开口及分支支架定位。
● 分支支架定位环前缘的"o"显影点紧贴LSA开口近端，前后2个"o"显影点能够重合或接近

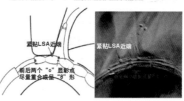

7. 释放主体支架

(1) **释放剩余外管**：右手固定白色/浅蓝色手柄，左手将蓝色手柄后撤，至外管显影位于支架远端显影点以远2cm内，并锁紧蓝色手柄螺母

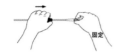

(2) **释放主体支架**：助手牵拉分支导丝，固定蓝色手柄，确保支架紧贴主动脉大弯侧，术者左手固定浅蓝色手柄，右手旋松控制导丝螺母，快速拉控制导丝，释放支架主体

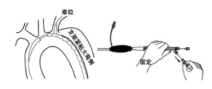

8. 释放分支支架

主体支架释放完后，在体外拉分支导丝及导引导管释放分支支架
★**注意**：导引导管在分支鞘远端保护，以防止分支导丝损伤LSA。在导管的保护下外拉导丝以减小阻力

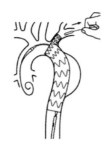

9. 撤出输送系统

(1) 左手固定蓝色手柄，右手将白色手柄向后拉，直至锥形头与外管显影环重合

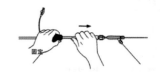

(2) **最后将整个输送系统小心撤出至患者体外**

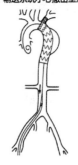

图 6-22（续） Castor 分支型覆膜支架的操作步骤

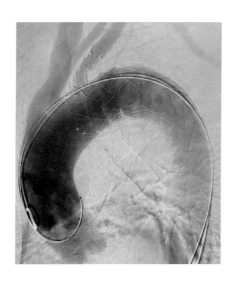

图 6-23　Castor 分支型覆膜支架术后 DSA 影像

第四节　腹主动脉瘤介入治疗器材应用

一、概述

1. 概念

腹主动脉瘤（abdominal aortic aneurysm，AAA）是指腹主动脉呈瘤样扩张，通常腹主动脉直径 ≥ 3 cm（正常成人腹主动脉最大管径 ≤ 2 cm，图 6-24）或超过正常管径 50% 以上；也有人认为腹主动脉管径 ≥ 4 cm 或肾下腹主动脉管径扩张超过肾上腹主动脉 1.2 ~ 1.5 倍，均可定义为腹主动脉瘤（图 6-25）。腹主动脉瘤好发于老年男性，男女之比为 10 : 3，尤其是吸烟者，吸烟同时也显著增加动脉瘤破裂风险。绝大多数的腹主动脉瘤为肾动脉平面以下的病变。1990 年 Parodi 医生首次开创性应用腹主动脉瘤腔内修复（endovascular abdominal aortic aneurysm repair，EVAR）技术处理 AAA 取得成功。

2. 病因

目前研究证据表明腹主动脉瘤是多因素相互作用的结果，动脉粥样硬化是其最主要原因，其次是年龄、高血压和高脂血症等。遗传性动脉疾病如马方综合征也可引起腹主动脉瘤，但常合并其他部位的动脉瘤，很少单发腹主动脉瘤。极少数腹主动脉瘤因炎症、创伤和感染引起。

3. 诊断

影像学检查是腹主动脉瘤诊断的最重要手段：多普勒彩色超声是腹主动脉瘤筛查和诊断首选的影像学检查方法；腹主动脉 CTA 是目前最常用的术前影像学诊断和评估方法；磁共振血管成像（MRI）是近年发展最快的无创血管成像影像学方法之一；腹主动脉血管造影为确定诊断和决定手术方案提供依据。

4. 临床表现

多数患者无症状，常因体检或行其他疾病检查时偶然发现。典型的腹主动脉瘤是一个向侧面和前后搏动的膨胀性肿块，半数患者伴有血管杂音，少数患者有压迫症状，以上腹部饱胀不适为常见。症状性腹主动脉瘤提示需要手术治疗，其症状主要包括以下方面：

（1）疼痛：为破裂前的常见症状，多位于脐周及中上腹部。动脉瘤侵犯腰椎时可有腰骶部疼痛，若短期内出现腹部或腰部剧烈疼痛，常提示瘤体濒临破裂。

（2）休克：急性破裂的患者表现为腰背部剧烈疼痛，伴有休克表现，甚至在入院前即死亡。若

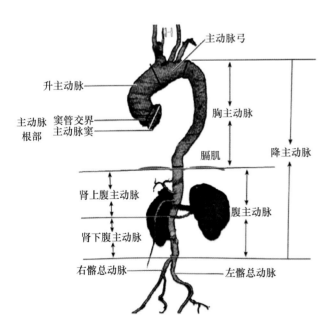

图 6-24　正常主动脉示意图

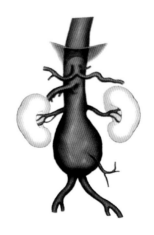

图 6-25　腹主动脉瘤示意图

破裂后入腹膜，出血局限形成血肿，腹痛及失血性休克可持续数小时或数天，但血肿往往有再次破裂致死的可能。瘤体还可以破入下腔静脉，产生主动脉腔静脉瘘，出现心力衰竭症状，瘤体偶尔破入十二指肠，引起胃肠道大出血。

（3）其他严重并发症：动脉瘤腔内附壁血栓形成多见，血栓脱落可造成下肢动脉栓塞；十二指肠受压可发生肠梗阻；下腔静脉受压阻塞可引起下肢水肿。

5.腹主动脉瘤腔内微创治疗

（1）腹主动脉瘤腔内微创治疗是通过在动脉血管内使用导丝、导管、支架等治疗器材，在 X 线血管造影导引下完成。根据大量的临床实践及研究探讨，腔内修复术（EVAR）治疗腹主动脉瘤（AAA）在临床疗效及安全性方面，具有创伤小、恢复快、并发症少、安全性高、降低患者术中出血量（术中无需输血治疗）、缩短手术及住院时间、减少患者住院费用等低侵袭性的优势。目前，该项术式已成为腹主动脉瘤患者的主要治疗方式。

（2）腹主动脉瘤腔内微创治疗方案主要有：腹主一体式支架腔内隔绝腹主动脉瘤、腹主分体式支架腔内隔绝腹主动脉瘤，少数特殊动脉瘤可尝试多层自膨式裸支架腔内隔绝腹主动脉瘤。对于累及髂动脉合并髂动脉瘤的腹主动脉瘤，可采用腹主分体式支架腔内隔绝腹主动脉瘤。若术中腹主分体式支架释放后仍有内漏，可选择置入延长体再次进行隔绝或选择球囊进行球囊扩张，还可选择弹簧圈、外用冻干纤维蛋白黏合剂或液态栓塞剂进行栓塞治疗。总之，对于外科开放手术、复合手术、腔内修复技术来说，各种手术治疗方式和策略均存在一定

的优势和局限性，需由血管专科医生视患者的主动脉瘤位置、形态、血管尺寸及患者经济情况等综合判断决定。本着以"患者安全为中心"的理念，为每位患者制订最合理、最优化的治疗方案，加强围术期精准护理，是降低腹主动脉瘤患者术后并发症发生率、保证远期效果的关键。

二、适应证

（1）AAA 瘤体直径 5 cm 或瘤体迅速增大者，通常为 6 个月内增大 > 0.5 cm。

（2）有症状（疼痛、压迫等）的 AAA。

（3）趋于破裂的 AAA。

（4）近端瘤颈长度 > 15 mm。

（5）动脉瘤直径为邻近正常主动脉直径的两倍。

（6）近端瘤颈成角 > 60°，髂动脉扭曲 > 90°。

（7）瘤颈无严重钙化及附壁血栓。

（8）对碘对比剂无过敏。

三、禁忌证

（1）腹主动脉瘤的位置和形态不适于腔内隔绝术；导入通路病变难以完成者（近端瘤颈长度 < 15 mm；髂外动脉直径 < 6 mm；近端瘤颈成角 < 60°；动脉多发性硬化斑块或扭曲 < 90°；伴有广泛钙化）。

（2）合并其他恶性疾病难以治愈者。

四、手术准备

1.仪器设备

要求质检合格处于功能状态（表 6-10）。

表 6-10　手术仪器设备

序号	名称	数量
1	DSA	1
2	麻醉复苏套装（麻醉机、喉镜、不同型号气管插管、呼吸皮囊、加压面罩）	1
3	监护仪	1
4	除颤仪	1
5	高压注射装置	1
6	ACT 监测仪	1
7	氧气、负压吸引装置	各1
8	电刀装置	1

2. 手术用品

材料要求包装完好，均在有效期内（表 6-11）。

表 6-11　手术用品

序号	名称	规格型号	用途	数量
1	微穿针	4 F	穿刺股动脉	1
2	缝合器	6 F	缝合处置穿刺点	2
3	动脉鞘	6 F/8 F/9 F	建立血管通道	各 2
4	扩张管	各型	循序渐进扩张血管，方便大支架植入	各 1
5	导丝	普通、超滑 0.035 inch×145 cm/0.035 inch×260 cm	血管内导引，建立操作轨道	2
		超硬 0.035 inch×260 cm	血管内导引并提供强支撑	1
6	导管	Pig 6 F-145°	造影	2
		Pig 5 F-145° 黄金标	造影、测量	1
		单弯导管 5 F	建立通路轨道	1
7	球囊	外周球囊	扩张血管	1
		大血管球囊	扩张支架，帮助支架贴壁	1
8	支架	大血管支架	腔内隔绝	1
9	压力泵	扩张球囊	1	
10	麻醉用物	呼吸回路、牙垫、加压面罩、负压吸引装置、头架、开口巾		
11	留置导尿	计量器尿袋、一次性导尿包	收集观察记录尿量	1
12	器械专用包	蚊氏钳×2、止血钳（直）×2、针持×1、灯×1		
13	手术包	一次性	1	
14	普通耗材	注射器、手套、纱布、无菌中单、一次性手术衣、连接管等		
15	外科备用物品	动静脉切开包 杨克吸头 吸痰管（成人） 输血器 3-0 黑线-角针	外科切开游离或者缝合股动脉使用	1 1 若干 若干 2

3. 手术耗材——腹主动脉覆膜支架系统

腹主动脉覆膜支架系统是主动脉腔内移植物中的一类，分为一体式腹主动脉覆膜支架系统（简称"腹主一体式支架"）和分体式腹主动脉覆膜支架系统（简称"腹主分体式支架"）。腹主分体式支架由腹主动脉覆膜支架主体系统（简称"腹主主体支架"）和分体式腹主动脉覆膜支架髂支系统（简称"腹主髂支支架"）组成。腹主主体支架是一个"单腿裤管"形状，可以精准地放于腹主动脉与一侧髂动脉，腹主髂支支架通过对侧置于腹主主体支架"短腿"内，即形成一个整体。

临床常用的腹主动脉覆膜支架系统如下（图 6-26 至图 6-33）。

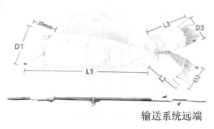

图6-26　Aegis腹主动脉覆膜支架系统

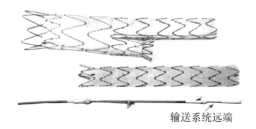

图6-27　Hercules腹主动脉覆膜支架系统

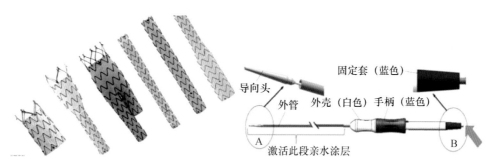

图6-28　Ankura腹主动脉覆膜支架系统

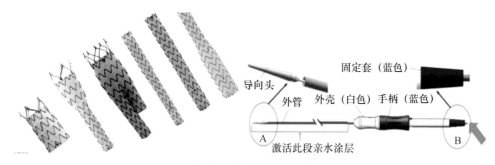

图6-29　华脉天卓腹主动脉覆膜支架系统

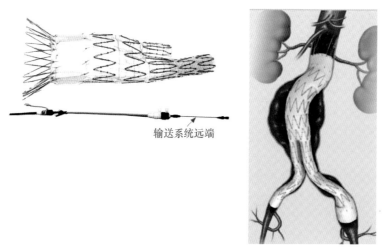

图6-30　Zenith Flex腹主动脉覆膜支架系统

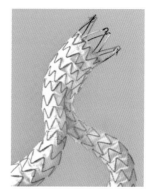

图6-31　Endurant腹主动脉覆膜支架系统

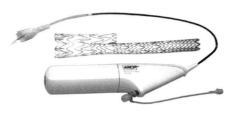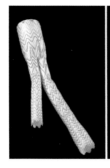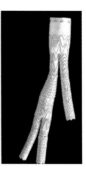

图 6-32　Excluder 腹主动脉覆膜支架系统

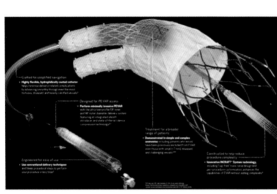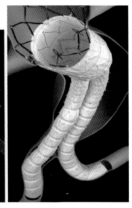

图 6-33　Incraft 腹主动脉覆膜支架系统

五、手术流程和护理观察要点

本部分将介绍腹主一体式支架腔内隔绝腹主动脉瘤、腹主分体式支架腔内隔绝腹主动脉瘤两种手术方法。

1. 腹主一体式支架腔内隔绝腹主动脉瘤手术流程和护理观察要点（表 6-12）。

髂总动脉分叉处主动脉直径 < 16 mm 的病例，建议使用一体式支架治疗腹主动脉瘤。

随着血管腔内技术和材料的不断发展，经皮穿刺行 EVAR 术已日益成为一种微创、更易接受的治疗方式。该方法不需切开显露股总动脉，经皮穿刺后预置 2 把缝合器，待腔内操作完成后收紧预置的缝合线，即可关闭动脉创口达到止血目的。手术患者主要以腰麻或全麻为主。

表 6-12　腹主一体式支架腔内隔绝腹主动脉瘤手术流程和护理观察要点

手术流程	护理观察配合要点
1. 患者入室	1. 有效进行患者身份核实
2. 帮助患者取合适体位	2. 心理护理：解除患者紧张焦虑情绪，讲解每步操作原因，取得患者的主动配合
3. 配合麻醉师建立中心静脉通路、桡动脉有创血压监测通路	3. 体位：平卧位、双下肢伸直脚尖外展
4. 麻醉诱导、气管插管、留置导尿	4. 注意保暖，保护隐私
5. 询问术者手术通路选择	5. 予心电监护、氧饱和度监测
6. 消毒、铺巾、备台：常规消毒双侧腹股沟，脐部至双侧大腿中部，暴露腹股沟	6. 予地塞米松 10 mg 静脉推注
7. 入路建立：穿刺股总动脉，必要时可经 4 F 动脉鞘管注入对比剂，造影证实穿刺点适合进行缝合器预置操作，置入动脉鞘管	7. 配合麻醉师建立中心静脉通路、桡动脉有创血压监测通路，连接并观察有创压力
	8. 做好约束，检查管道并保证在位通畅
	9. 配合全麻诱导、气管插管、留置导尿
8. 造影：经 0.035 inch×145 cm 导丝将 5 F 刻度猪尾导管置于第 12 胸椎水平，撤出导丝进行腹主动脉造影（图 6-34）	10. 准备消毒液、对比剂（放置于恒温箱 37℃）
	11. 协助打开无菌操作台，无菌操作下投放手术物品、台上备用肝素稀释盐水、消毒液

手术流程	护理观察配合要点
9. 选择支架：结合 DSA 及 CTA 影像选择合适型号的腹主一体式支架	12. 协助消毒、铺巾
10. 建立两侧股动脉间的通路：一侧动脉鞘管内，0.035 inch×260 cm 导丝和 5 F 单弯导管，翻山进入对侧髂动脉-髂外动脉，并从股动脉处的动脉鞘内引出导丝、导管（必要时可使用圈套器），撤出导丝，保留 5 F 导管	13. 再次检查仪器设备在位完好备用 14. 准备高压注射器、台上给予 100 ml 对比剂 15. 缝合器操作步骤：造影明确缝合血管——定位——打针——拔针——锁结——预埋成功
11. 支架植入：选择主体支架入路（依据术前 CTA 影像评估），将分支导丝通过 5 F "翻山" 导管头端从对侧股动脉鞘管内引出，撤出 5 F 翻山导管；从主体支架入路侧股动脉置入超硬导丝至升主动脉（争取强支撑），撤出动脉鞘，沿超硬导丝植入腹主一体式支架，并预释放覆膜支架	16. 全身肝素化：首剂为 100 U/kg（配置为 1000 U/ml），根据术中情况（可监测 ACT）追加肝素，并及时准确记录术中护理记录单 17. 腔内器械均需肝素稀释盐水冲洗 18. 明确髂动脉、股动脉条件，髂内、外动脉分叉口位置； 19. 无法展开锚定区时，需要加照额外角度明确近端锚定区、瘤体及远端锚定区条件再行支架选择
12. 释放支架：腹主一体式支架定位：将输送系统外拉，直至支架分叉处定位于患者的主动脉分叉处，释放覆膜支架主体	20. 严密观察生命体征变化等术中情况 21. 与术者核对支架型号，无误后正确开启并递送，肝素稀释盐水冲洗
13. 牵拉对侧股动脉鞘内的分支导丝，释放对侧分支，拉出分支导丝（助手配合牵拉分支导丝时应顺应、小心外抽）	22. 跟进手术进程，及时提供台上所需材料 23. 密切观察患者生命体征，及时记录（1 次 /30 分）
14. 继续将输送系统外拉，释放主体侧分支于髂动脉内	24. 跟进手术过程，准确提供大支架
15. 造影评价：撤出输送系统，置入 5 F 刻度猪尾导管，再次行腹主动脉造影（图 6-35），检查腹主动脉瘤是否完全隔绝，如有内漏，可行多种腔内技术治疗	25. 密切观察术者操作过程，防止由于操作不当或者其他原因引起血管撕裂，做好应急准备 26. 递送 5 F 刻度猪尾导管 27. 观察支架释放后影像，若需支架贴壁，及时提供大血管球囊
16. 缝合及包扎：撤出导管、动脉鞘，缝合股动脉伤口	28. 配合股动脉包扎，检查足背动脉搏动是否良好
17. 术毕，停止麻醉用药，整理管道，转运患者至重症监护室	29. 注意保暖，保护隐私 30. 提前 15 min 电话通知重症监护室准备床单位、全麻所需仪器设备
18. 术者与家属沟通	31. 检查气管插管、中心静脉管道、尿管、外周输液管道，连接便携式有创动脉压及氧饱和度监测，安全转运交接患者 32. 完善术后记录，影像整理，导管室清洁消毒备用

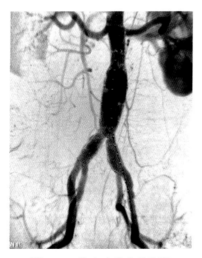

图 6-34　腹主动脉术前造影

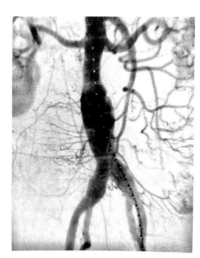

图 6-35　腹主动脉术后造影

2.腹主分体式支架腔内隔绝腹主动脉瘤手术流程和护理观察要点（表 6-13）。

累及髂动脉或合并髂动脉瘤的腹主动脉瘤采用分体式支架腔内隔绝腹主动脉瘤。

表 6-13　腹主分体式支架腔内隔绝腹主动脉瘤手术流程和护理观察要点

手术流程	护理观察配合
1.患者入室；	1.患者身份准确核实
2.帮助患者取合适体位；	2.心理护理：解除患者紧张焦虑情绪，讲解说明，取得患者的主动配合
3.配合麻醉师建立中心静脉通路、桡动脉有创血压监测通路；	3.体位：平卧位、双下肢伸直脚尖外展
4.麻醉诱导、气管插管、留置导尿；	4.注意保暖，保护隐私
5.询问术者手术通路选择；	5.予心电监护、氧饱和度监测
6.消毒、铺巾、备台：消毒双侧腹股沟，脐部至双大腿中部，暴露腹股沟。	6.予地塞米松 10 mg 静脉推注
7.入路建立：穿刺双侧股总动脉，必要时可经 4 F 动脉鞘管注入对比剂，造影证实穿刺点适合进行缝合器预置操作，预缝合器后置入动脉鞘管；	7.配合麻醉师建立中心静脉通路、桡动脉有创血压监测通路，连接并观察有创压力
8.腹主动脉造影：经 0.035 inch × 145 cm 导丝将 5 F 刻度猪尾导管置于第 12 胸椎水平，撤出导丝进行腹主动脉造影（图 6-36）	8.规范约束，检查管道并保证在位通畅
9.结合 DSA 及术前 CTA 影像选择合适型号的腹主分体式支架	9.配合全麻诱导、气管插管、留置导尿
10.腹主主体支架植入：沿 5 F 刻度猪尾导管置入超硬导丝，撤出猪尾导管，沿超硬导丝植入腹主主体支架至预先设计的近端锚定点处并释放	10.准备消毒液、对比剂（放置于 37℃恒温箱）
11.建立分支通路：对侧股动脉鞘置入导丝、5 F 单弯导管（可根据术者习惯选择），导丝、导管超选进入腹主主体支架的短支，建立通道后置入超硬导丝	11.协助开无菌操作台，无菌操作下投放手术物品、台上备用肝素稀释盐水、消毒液
12.腹主髂支支架置入：沿超硬导丝将腹主髂支支架植入腹主主体支架的短支内释放	12.协助消毒、铺巾
13.造影评估：撤出输送系统，置入 5 F 刻度猪尾导管，行腹主动脉造影（图 6-37），观察瘤腔血流变化，如有内漏，可行多种腔内隔绝技术治疗	13.再次检查仪器设备在位完好备用
14.撤出导管、动脉鞘，缝合双侧股动脉伤口，并加压包扎	14.准备高压注射器、台上给予 100 ml 对比剂
15.术毕，停止麻醉用药，整理管道，转运患者至重症监护室	15.缝合器操作步骤：造影明确缝合血管—定位—打针—拔针—锁结—预埋成功
16.术者与家属沟通手术情况	16.全身肝素化：首剂为 100 U/kg（配置为 1000 U/ml），根据术中情况（监测 ACT）追加肝素，并及时准确记录术中护理记录单
	17.腔内器械均需肝素稀释盐水冲洗
	18.明确髂动脉、股动脉条件，髂内、外动脉分叉口位置
	19.无法展开锚定区时，需要加照额外角度明确近端锚定区、瘤体及远端锚定区条件再行支架选择
	20.严密观察生命体征等术中情况
	21.跟进手术过程，准确提供腹主分体式支架；与术者核对支架型号，无误后正确开启并递送，以肝素稀释盐水冲洗
	22.跟进手术进程，及时提供台上所需材料
	23.密切观察患者生命体征，及时记录（1 次 /30 分钟）
	24.密切观察术者操作过程，防止由于操作不当或者其他原因引起血管撕裂，做好应急准备
	25.提供腹主髂支支架
	26.递送 5 F 刻度猪尾导管
	27.观察支架释放后影像，若需支架贴壁，及时提供大血管球囊
	28.配合股动脉包扎，检查足背动脉搏动是否良好
	29.注意保暖，保护隐私
	30.提前 15 min 电话通知重症监护室准备床单位、全麻所需仪器设备
	31.检查气管插管、中心静脉管道、尿管、外周输液管道等，连接便携式有创动脉压及氧饱和度监测，安全转运交接患者
	32.完善记录，影像整理，导管室清洁消毒备用

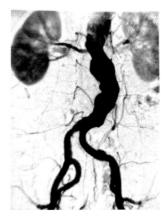

图 6-36　腹主动脉术前造影

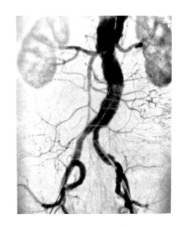

图 6-37　腹主动脉术后造影

六、并发症及处理

围术期并发症主要包括：肾功能损伤（8%～14.5%）、脑卒中（3%～5%）、截瘫（≥6%）、术后内漏（9%～38%）、心血管并发症（6%～14%）、支架移位（0.7%～3.9%）、支架塌陷（罕见）和瘤体持续扩大（7.1%～14.5%）等（表 6-14）。

表 6-14　围术期并发症

并发症	原因及临床表现	处理措施
肾功能不全及对比剂肾病	1.发生率与对比剂用量、术前肾功能情况密切相关 2.其他危险因素包括糖尿病、年龄＞75岁、围术期体重下降、心功能不全、肝硬化、高血压、蛋白尿、围术期使用非甾体抗炎药等	全面的术前评估和危险因素干预十分必要，包括水化预处理、术中精细操作和减少对比剂用量等，有助于减少围术期肾功能恶化
神经系统并发症（脑卒中、截瘫）	1.脑卒中可能与升主动脉或主动脉弓血栓形成并脱落栓塞、覆膜支架导致颈部动脉分支闭塞有关 2.脊髓缺血损伤或截瘫	1.介入术前预行颈动脉-左锁骨下动脉旁路移植术可减少围术期脑卒中的发生率 2.积极的保护措施，包括术中降颅压、避免血压过低、围术期纳洛酮抑制神经过度兴奋，可将围术期脊髓缺血的发生风险控制在1%左右。有研究表明，分期手术可减少截瘫发生，可能与脊髓前动脉侧支循环的充分建立有关
支架塌陷将引起主动脉急性或迟发性闭塞，导致脊髓、内脏器官和肢体缺血损伤	支架释放区域主动脉内径过小、支架直径过大、主动脉弓曲率半径过小及主动脉瘤体近心端呈鸟嘴样	选用高径向支撑力支架可以规避绝大部分的支架塌陷风险
血管并发症	髂动脉明显狭窄或严重钙化易引起手术路径相关血管并发症，如血管撕裂、血栓形成、动静脉瘘形成和器械推送受阻等	1.术前影像学检查确定手术路径非常重要 2.局部小切口暴露血管后建立通道可以减少手术路径相关血管并发症
隔绝术后综合征	瘤腔内血栓形成后吸收	
内漏	移植物异物反应 移植物对血细胞机械性破坏 表现：不明原因发热，红细胞、白细胞、血小板计数下降，一过性C反应蛋白升高，无感染证据 内漏是腔内隔绝治疗需要面对的一项挑战	非甾体抗炎药、肾上腺糖皮质激素 White教授对该并发症进行分型及预防沿用至今（表 6-15）

表 6-15　内漏分型及预防处置

分型	部位	预防措施
Ⅰa 型	覆膜支架近心端内漏	1. 术前、术中的影像学资料准确评估和选择恰当支架，支架释放过程中定位精确、支架与血管紧密贴合
Ⅰb 型	覆膜支架远心端内漏	2. 最有效办法是植入额外支架以隔绝内漏
Ⅱ型	血流经腔内植入物或逆向分支血管进入瘤体	1. 熟练的腔内操作技术，避免颈动脉及主动脉弓部碎屑脱落 2. 对脑血管意外高危患者应先建立临时旁路转流再阻断颈动脉 3. 尽量缩短颈动脉阻断时间 4. 若内漏血流量不大，可定期 CTA 随访 5. 若内漏血流量较大，需植入额外支架隔绝内漏
Ⅲ型	覆膜支架撕裂、破损，血流经此处进入瘤体	常需植入额外支架将破损处封闭
Ⅳ型	血流从腔内植入物覆膜渗漏	一般内漏血流量不大，不需特殊处理 术中准确评估、手术技术的改进和器械的改良是预防内漏发生的关键

七、围术期护理（表 6-15）

表 6-15　围术期护理与观察要点

护理	观察要点
术前护理	1. 术前访视： （1）查阅病历了解患者病情 （2）通过介绍手术过程和成功案例，缓解患者对疾病的恐慌 （3）针对患者社会支持情况开展心理护理，使其主动积极配合手术 （4）为避免腹主动脉瘤破裂，要求患者充分卧床休息，禁止增加腹压运动；禁止做屈髋动作，对患者腹部进行有效保护，防止患者出现外力撞击情况 （5）指导患者练习床上大、小便，术前排空小便 2. 严密监测血压，控制血压在 90 ～ 140/60 ～ 90 mmHg 3. 术前遵医嘱备皮、更衣、建立有效静脉通路 4. 做好术前术间清洁消毒工作 5. 备齐手术所需器械、材料、物品及药品 6. 完成必要的手术人员配合培训
术中护理	1. 仪器设备功能完好率 100%：检查手术床、造影机、高压注射器、除颤仪、心电监护仪、麻醉机、ACT 监测仪、无影灯等均完好备用，并放置于合理位置 2. 术中严格执行无菌操作原则，减少室内人员走动，保持环境洁净效果 3. 手术材料及术中所需物品齐全，包装完好且在有效期内 4. 手术麻醉药品及急救药品严格按照剂量精确配制，标识明确，使用准确 5. 术前 30 min 遵医嘱予抗生素使用 6. 术中压疮管理：术前通过有效评估患者，并在受压部位予保护措施防止压疮发生 7. 留置导尿置入管理：全麻诱导后，阻断或减少中枢神经系统突触的传递，达到催眠、镇静等作用，对排尿中枢的抑制会引起患者痛阈升高、反应性降低等。全身麻醉后导尿对患者心率、血压、舒适度影响更小。因此，主动脉腔内隔绝术患者导尿时机应选择在麻醉诱导后进行 8. 预防血栓护理：在阻断动脉前 3 min 左右遵医嘱予肝素钠注射液静脉推注，术中根据活化凝血时间（activated clotting time，ACT），遵医嘱追加肝素钠注射液 9. 再灌注损伤的观察及防护： （1）再灌注损伤表现为动脉血供复通后立即出现的患肢肢体肿胀、严重者可出现骨筋膜室综合征；行腹主动脉瘤腔内隔绝术时，若腹主动脉覆膜支架位置过高，可造成肾动脉闭塞，同时术中对比剂的使用也可能对患者肾功能造成影响。肾功能受损可出现血尿、蛋白尿，甚至少尿或无尿，及血钾、肌酐浓度升高。因此，术中应仔细观察患者尿量、颜色、性质，观察患者生命体征变化、肢体动脉搏动及张力等

护理	观察要点
术中护理	（2）急性下肢动脉缺血（acute lower limb ischemia，ALLI）的患者，术中动脉再灌注后血压宜维持在120 ~ 140/60 ~ 80 mmHg，以免因血压过低造成再次动脉缺血 10. 肠管血运的观察：行腹主动脉瘤腔内隔绝术时，由于肠系膜下动脉被隔绝，导致乙状结肠侧支供血不足，可能会引起缺血性结肠炎。术中应重点观察患者有无腹胀、腹痛、腹膜刺激征等腹部体征 11. 局部穿刺口的护理：术后配合手术医生用无菌绷带包扎双侧股动脉，观察足背动脉搏动 12. 安全转运 （1）检查转运设备，保证仪器功能完好。必要时准备急救药盒 （2）提前15 min 告知重症监护室：术中患者通气情况、手术方式、血流动力学状况及预计到达时间 （3）医务人员分工明确、密切配合，手术医生位于患者右侧，观察病情及心电图情况；手术室护士位于患者左侧，保持各类管道通畅、观察输液通路情况，并协助观察病情及记录；麻醉医生位于患者头侧，严密观察患者面色、瞳孔并予以呼吸支持；护工位于床尾，保证转运床运行平稳 （4）与重症监护室进行严格规范交接：内容包括手术类型、病情、管道、用药、术中特殊情况、皮肤等
术后护理	1. 观察患者下肢血运情况：观察患者皮肤温度、颜色、下肢感觉运动及足背动脉搏动情况 2. 观察患者肾功能：术后可嘱患者多饮水，观察患者尿量、颜色、性状。次日复查血肌酐，出现异常及时干预 3. 观察患者肠管血运情况：了解患者有无腹痛、腹胀症状；听诊肠蠕动情况；了解大便性状 4. 监测患者生命体征变化，尤其是心率、血压变化，如有异常及时报告医生，配合处理 5. 术后术肢采用弹力绷带加压包扎24 h，制动12 h，卧床24 h，指导患者进行术肢足趾及踝关节运动等，防止静脉血栓形成，并协助患者做好生活护理 6. 严密观察股动脉伤口敷料有无渗血，周围皮肤有无瘀斑及皮下血肿；严密观察足背动脉搏动情况，了解皮肤温度、下肢感觉、运动情况，观察有无严重缺血，发现异常立即报告医生并协助处理 7. 规范健康宣教：出院后心情舒畅，禁止剧烈活动，避免出现腹内压增高情况；指导患者低盐、低脂、富含纤维素饮食 8. 嘱患者定期随访

第五节　大血管介入烟囱技术与开窗技术器材应用

对于复杂的主动脉瘤，常规的腔内主动脉修复术（endovascular aortic repair，EVAR）已无法满足治疗需求，既要求瘤腔与主动脉隔绝，又要保留主要内脏动脉分支的有效灌注。近年来，烟囱技术、开窗技术、三明治技术、潜望镜技术等新技术的开展，通过并行支架或者支架主体开窗等方式，在保留内脏分支血流同时扩大腔内修复术的适应证，使得一些复杂的主动脉瘤，包括近端瘤颈解剖不佳的腹主动脉瘤患者均获得了成功的介入治疗。

一、特殊的腔内微创隔绝技术概述

术者需要根据主动脉瘤形态和位置进行详细评估，以选择合适的腔内微创隔绝技术。常用保留内脏动脉的方式存在各自特点和适用范围，具体选择需要考虑：病变类型和解剖形态；近期破裂风险；患者年龄和全身状况；术前肾功能；现有腔内修复材料；术者经验及患者意愿等。

1. 烟囱技术（chimney technique，ch-EVAR）

这种技术应用于主动脉弓病变时，因形态与烟囱类似而被称为经典的烟囱技术。应用于内脏动脉时，根据血流灌注的方向不同分别被称为潜水管技术（snorkel technique）或潜望镜技术（periscope technique）。对近端瘤颈较短的腹主动脉瘤可采用"烟囱"技术，即在肾动脉开口处植入自膨式外周裸支架（也可为外周覆膜支架或球囊扩张式外周裸支架），也可采用腹主动脉覆膜支架开窗来隔绝腹主动脉瘤。此技术优点在于可直接使用现有的支架型号，而不需要特别定制（图6-38）。

2. 开窗技术（fenestration stent graft，f-EVAR）

开窗支架是在支架主体近端带有开槽（scallop）和开窗（fenestration）以保留内脏动脉的开口。开窗又分"小开窗"和"大开窗"两种。

小开窗处有环形的金属圈加固，通常植入分支支架进行固定；大开窗主要用于保留粗大或变异的内脏动脉，由于存在支架金属丝横跨，因此无法植入支架（图6-39，图6-40）。

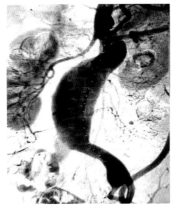
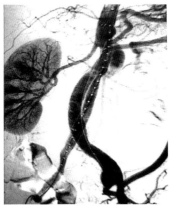

图 6-38　烟囱技术腔内隔绝腹主动脉瘤

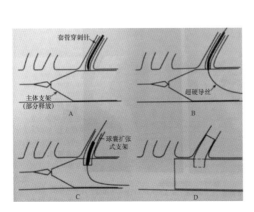
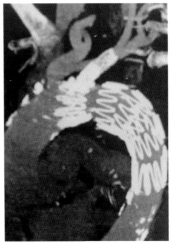

图 6-39　开窗技术

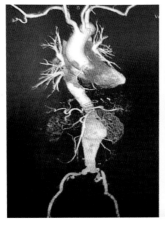
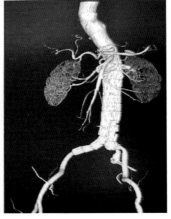

图 6-40　开窗型覆膜支架治疗短颈腹主动脉瘤（手术前后）

3. 三明治技术（sandwich technique）

此技术首先由 Allaqaband 等提出治疗 AAA。对于肾动脉以下累及髂动脉且需保留髂内动脉的腹主动脉瘤，可采用"三明治"技术，即在腹主分体式支架远端植入 2 枚外周覆膜支架，1 枚在髂外释放，1 枚在髂内释放。Kolvenbach 等将改良后的三明治技术用于胸腹主动脉瘤（TAAA）：首先在近端瘤颈处释放 1 枚直管型支架，将分支支架（3～4 枚）通过其释放到相应的内脏动脉内；远端释放 1 枚分叉型支架到腹主动脉及其分支（也可以是 1 枚直管型支架到腹主动脉远端），然后在 2 枚支架之间释放另 1 枚支架作为桥接支架覆盖动脉瘤的中间部分，起到了模拟主单股支架的作用（图 6-41）。

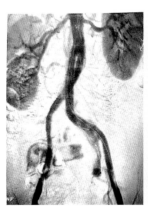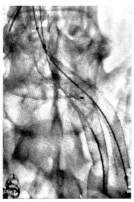

图 6-41 三明治技术腔内隔绝腹主动脉瘤

4. 分支型支架（branched stent graft）的应用

分支型支架是在支架上预置数枚短段小口径分支支架用于保留内脏动脉开口。带分支支架的优势是无需像开窗支架一样要求开窗处完全对准内脏动脉开口，对腔内操作技术要求相对较低。对于累及内脏动脉分支的（胸）腹主动脉瘤可采用"分支型"腔内移植物或先行分支动脉外科转流术后再行腔内移植物置入的"杂交"方式进行治疗。

5. 杂交技术

杂交技术是传统手术和腔内修复的结合，采用传统的旁路手术保留内脏血供，然后覆盖内脏动脉释放支架进行修复。一般采用从一侧髂动脉行人工血管旁路保留腹腔干、肠系膜上动脉和双侧肾动脉的血供，可以采用端侧或端端吻合，另一侧髂动脉作为支架的人工血管。也可以选择升主动脉作为流入道，从膈肌后将人工血管引至腹腔然后吻合于内脏动脉。杂交技术的优点是腔内修复步骤操作简单，只需将 2～3 枚支架直接重叠释放即可，所用材料包括人工血管和支架都是标准化的，无需定制；缺点是手术创伤仍较大，需要开腹完成多支血管的显露，至少完成多个吻合口，手术操作时间长。

对于有经验和有条件的单位，开窗支架和分支型支架是较好的选择，长期随访结果满意。国内单位目前在无法常规获得开窗支架和带分支支架的情况下，如果患者全身状况较好，杂交技术是一种较好的选择。长期随访病死率和内漏发生率低，如果患者全身情况较差，无法耐受杂交手术，或病变存在感染，则可以选择烟囱技术或三明治技术。但是烟囱技术主要用于 I 型 TAAA 和近肾动脉 AAA，无法适用于内脏动脉附近主动脉扩张性病变；三明治技术适合于 II 型和 III 型 TAAA。

二、操作要点

1. 烟囱技术（ch-EVAR）

（1）概念：指将支架从重要的分支动脉引出并与主动脉的主体覆膜支架并行，分支支架置于主体支架和动脉壁之间，达到隔绝瘤体和保留分支动脉血供的目的。烟囱技术是传统的 EVAR 的有效补充，以保护双肾动脉、肠系膜上动脉、腹腔干血运，是一种创伤小、安全系数高的保留主动脉分支动脉的有效方法。

（2）常用方法：选择较支架直径略大的球囊以"对吻"的方式扩张支架，即置入主动脉覆膜支架系统并释放，接着释放各分支动脉支架，主动脉和各分支动脉支架置入球囊同时扩张以利于支架互相贴附，避免内漏形成。

（3）烟囱技术应用指征：

1）基于对主动脉扩张性病变完全修复的前提下，支架近端锚定区不足 15 mm，主要分支动脉开口不可避免地需被主体支架一并封堵的病例；

2）不慎封堵重要分支（多为弓上三分支）需要挽救；

3）患者合并疾病较多，一般状况较差，不能承受开放手术及杂交手术；

4）病情紧急，不允许等待定制"开窗"或"分支"型支架。

2. 开窗技术（f-EVAR）

（1）概念：主动脉瘤部位植入常规覆膜支架

后，置入穿刺器具（刚性导丝、穿刺针、激光光纤、高频探针等）和球囊（非顺应性球囊、顺应性球囊、切割球囊等），在重要分支开口位置穿刺覆膜并进一步扩张，开出 1 个或多个窗孔，最后植入裸支架或覆膜支架，保证重要分支动脉的正常灌注。

（2）常用方法：根据支架"开窗"的时机不同，"开窗"技术可以分为"预开窗"和"原位开窗"。"预开窗"指的是先体外行支架"开窗"，保留弓上相应分支动脉的血供，再将完成"开窗"的主动脉覆膜支架植入预定位置；"原位开窗"是先植入常规的主动脉覆膜支架，接着通过用机械（穿刺针）或物理（射频、激光）的方法在主动脉覆膜支架上开窗穿刺破膜进行体内支架"开窗"，恢复相应分支动脉的血供。"开窗"技术的应用开启了弓部疾病完全腔内修复治疗的新篇章。作为完全腔内修复术中的一种，"开窗"技术具备微创、对弓上动脉血供影响小等优势，能有效扩展支架近端锚定区，减少 I 型内漏、分支支架堵塞发生的风险。

（3）开窗技术应用指征：目前术中支架开窗属于超适应证应用，因此指征把握要严谨，不可为开窗而开窗；避免手术出现灾难性后果；另外，要完善医学伦理相关准备。

（4）开窗技术操作过程（以胸主动脉开窗为例）：穿刺股动脉，预埋缝合，并预置鞘管。根据术前 CTA 测量结果，选择相应尺寸主动脉覆膜支架，经股动脉途径置入主动脉覆膜支架覆盖主动脉弓部病变，为获得足够锚定区，同时覆盖临近分支血管。

左锁骨下动脉走行距离长且弯曲，采用可调弯鞘和特制穿刺针进行开窗，经左肱动脉置入可调弯鞘到左锁骨下动脉起始部位，然后调节鞘管头端角度，使鞘管顶在覆膜支架上，经鞘管置入穿刺针穿刺破膜，通过预置的鞘管，导丝和穿刺针同时顶在覆膜上，回撤导丝，前送穿刺针破膜，经穿刺针前送导丝到升动脉，撤出穿刺针。

沿导丝分别送入 3 ～ 8 mm 直径球囊扩张破膜位置，扩大窗口，然后植入左颈总动脉相应大小的覆膜支架，进行球囊后扩张，使支架充分展开。

（温红梅 张 月）

参考文献

［1］陈灏珠 . Braunwald 心脏病学 . 第 9 版 . 北京：人民卫生出版社，2016.

［2］罗建方，刘华东 . 2014 年欧洲心脏病学会主动脉疾病诊治指南解读 . 岭南心血管病杂志，2014，20（6）：691-695.

［3］中国医师协会心血管外科分会大血管外科专业委员会 . 主动脉夹层诊断与治疗规范中国专家共识 . 中国心血管外科杂志，2017，33（11）：641-654.

［4］左健，李凯，郭坚，等 . 复合技术在主动脉夹层中的应用 . 血管与腔内血管杂志，2016，2（5）：361-364.

［5］黄连军 . 主动脉及周围血管介入治疗学 . 北京：人民卫生出版社，2018.

［6］毛华娟，戴伟辉，景在平 . 血管腔内器具学 . 上海：上海科学技术出版社，2016.

［7］邓晓莎，罗莎，李名俊 . 一站式杂交技术治疗主动脉夹层的手术护理配合 . 当代护士，2017，2：127-128.

［8］黄建华，王伟，刘睿 . 复杂胸主动脉疾病的腔内治疗策略 . 中国普通外科杂志，2017，26（6）：675-679.

［9］陶凉，张刚成，张长东，等 . 结构性心脏病介入影像图谱 . 北京：人民卫生出版社，2018.

［10］符伟国，王利新 . 主动脉扩张性疾病腔内修复术中的内脏动脉重建问题 . 中华外科杂志，2015，53（11）：876-879.

［11］陈逸钿，常光其 . 完全腔内修复术在主动脉弓部扩张性疾病中的应用 . 中华血管外科杂志，2018，3（3）：187-189.

［12］招扬常，光其 . 烟囱技术在血管腔内修复中的应用及相关问题 . 国际外科学杂志，2014，41（12）：796-798.

［14］林婧，符伟国，王璐，等 . 开窗型覆膜支架及面向原位开窗技术的覆膜支架的研究进展 . 中华外科杂志，2019，57（3）：220-222.

［15］马力，张学能，李英 . 不同术前导尿时机对择期老年男性手术患者的影响 . 河北医药，2017，29（1）：48-50.

第七章 神经介入诊疗器材应用与护理
Chapter 7 Application and Nursing of Interventional Materials in Nervous System

第一节 全脑血管造影介入器材应用

一、概述

脑血管造影是近年来广泛应用于临床的X线检查技术，它是采用Seldinger穿刺技术经股动脉放置一个动脉鞘，通过该动脉鞘管选用不同导管，在导丝引导下，超选靶血管，注入碘对比剂。对碘对比剂所经过的血管轨迹连续摄片，通过电子计算机辅助成像完成脑血管数字减影血管造影（DSA）。

DSA不但能清楚地显示颈内动脉、椎基底动脉、颅内大血管及大脑半球的血管图像，还可测定动脉的血流量，已被应用于脑血管病检查，特别是对于动脉瘤、动静脉畸形等疾病的定性定位诊断；不但能提供病变的确切部位，而且对病变的范围及严重程度亦可清楚地了解，为手术提供较可靠的客观依据。

对于缺血性脑血管病，也有较高的诊断价值，DSA可清楚地显示动脉管腔狭窄、闭塞、侧支循环建立情况等，对于脑出血、蛛网膜下腔出血，可进一步查明导致出血的病因，脑血管造影目前已被广泛应用于脑血管病的检查，是脑血管疾病诊断的"金标准"，具有不开刀、损伤小、恢复快、效果好的优点。

二、适应证

1.颅内血管性病变

（1）出血性：蛛网膜下腔出血、颅内动脉瘤、颈动脉动脉瘤、椎动脉动脉瘤、动静脉畸形、硬脑膜动静脉瘘、颈动脉海绵窦瘘、海绵状血管瘤、颅内静脉血管畸形。

（2）缺血性：颅内、颈内系统动脉狭窄（大脑前动脉、大脑中动脉、颈动脉、椎动脉、基底动脉狭窄），颅内静脉或静脉窦血栓形成，烟雾病。

2.颅内肿瘤、脑膜瘤、血管网织细胞瘤、颈静脉球瘤、脑胶质瘤

3.头颈部血管性肿瘤、鼻咽纤维血管瘤、颈动脉体瘤

三、禁忌证

1.对碘过敏者（需经过脱敏治疗后进行，或使用不含碘的对比剂）

2.有严重出血倾向或出血性疾病者

3.有严重心、肝或肾功能不全者

4.脑疝晚期，脑干功能衰竭者

5.穿刺处皮肤或软组织感染

四、介入诊疗材料（表7-1）

表 7-1　全脑血管造影介入诊疗材料

序号	诊疗材料	规格型号	用途	数量
1	血管鞘	5 F	留置通路	1
2	穿刺针	18 G	穿刺血管	1

续表

序号	诊疗材料	规格型号	用途	数量
3	导丝	150 cm，0.035 inch	辅助导管	1
4	高压连接管	120 cm	连接导管注射碘对比剂	1
5	高压注射器	150 ml	储存注射碘对比剂	1
6	5 F PIG 导管	5 F，100 cm	进行主动脉弓造影	1
7	4 F VER 导管	4 F，100 cm	Ⅰ型弓脑血管造影	1
8	4 F H1 导管	4 F，100 cm	Ⅱ型弓脑血管造影	1
9	4 F SIM2 导管	4 F，100 cm	Ⅲ型弓脑血管造影	1
10	Y 型阀		连接高压盐水和导管	1
11	可加压输液袋		加压生理盐水冲洗导管	1
12	脑血管造影手术包	治疗巾、大单、弯盆、不锈钢碗、小药杯、尖刀片、剪刀、弯钳、纱布、托盘、无菌手术衣、无菌手套	无菌屏障建立	1
13	5% 盐酸利多卡因	5 ml	局部麻醉	1
14	肝素钠注射液	2 ml	冲洗耗材，预防血栓	1
15	碘对比剂	100 ml	血管造影	2

五、手术流程及护理配合（表 7-2）

表 7-2　全脑血管造影手术流程及护理配合

手术流程	护理配合
1. 常规消毒股动脉、双侧腹股沟区域，铺无菌巾覆盖 2. 打开手术材料，连接碘对比剂及压力监测系统 3. 局部麻醉，采用 Seldinger 穿刺法穿刺股动脉置入鞘管 4. 先用 5 F 猪尾导管进行主动脉弓造影，显示主动脉弓形 5. 针对不同的弓形选择不同的造影导管，常规进行双侧颈内动脉和椎动脉造影 6. 拔出动脉鞘管加压包扎穿刺部位，触摸双侧足背搏动是否良好，将患者送至病房	1. 做好术中解释工作，交代注意事项（特别是注射碘对比剂时会有一过性的头面部发热感，此时切勿乱动，以免照片模糊不清），争取患者的良好配合 2. 协助患者平卧于手术床上，充分暴露穿刺部位；连接好监护仪，铺好无菌手术单，协助医师做好局部麻醉 3. 术中护士密切观察患者神志、瞳孔、呼吸、血压、心率、血氧饱和度变化 4. 随时询问患者有无头痛、呕吐等不适症状 5. 密切观察有无心慌、气短、荨麻疹及球结膜充血等过敏体征，配合医师及时做好处理 6. 随时观察加压输液的液体情况，防止输入空气引起栓塞等严重并发症 7. 保持输液通道通畅，密切观察有无液体外渗、局部肿胀、管路打折 8. 做好术中记录

六、并发症及护理措施（表 7-3）

表 7-3　全脑血管造影并发症及护理措施

并发症	护理措施
穿刺部位血肿	对于小的血肿直径 < 10 cm 可以不予处理，几天后可消退，对大的血肿直径 > 10 cm，24 h 后给予热敷，如有压迫神经症状应手术切开或作减压止血处理

并发症	护理措施
深静脉血栓	指导患者做双足主动背屈 90° 运动，以加快血流速度，术后第 2 天可抬高双腿，每 2 h 做 20 次膝踝关节屈伸运动，预防深静脉血栓形成
出血	密切观察患者血压变化，有无牙龈出血及大便颜色，穿刺局部有无渗血、血肿及全身情况。如发现出血倾向及时告知医师处理
假性动脉瘤	穿刺点局部皮肤出现包块、渗血、肿胀，观察包块大小、局部瘀斑范围的变化，并通过床旁血管超声了解动脉瘤腔的变化，监测双侧足背动脉的搏动情况及皮温，继续患肢制动，持续给予 2 kg 盐袋压迫数天，根据血管超声结果决定压迫持续时间
尿潴留	容易引起穿刺点出血，也不利于碘对比剂的排泄，血压波动还可以引起更严重的并发症。发生尿潴留的患者可用温水热敷腹部，并让患者听流水声音，以刺激患者排尿
疼痛	给患者腰背部垫软枕，适当按摩，指导患者在床上行轴线翻身，以减轻患者的不适，必要时给予止痛药物。健康指导注意休息，保持情绪稳定

七、围术期护理

1. 术前护理

（1）术前宣教：全脑血管造影是一种创伤性检查手术，患者往往存在恐惧心理。护士应使患者了解手术基本流程，让患者情绪平稳，保证手术顺利进行。

（2）常规准备

1）术前检查：包括血、尿常规，出凝血时间，肝、肾功能，心电图及胸部 X 线片，脑核磁共振，脑血管 CTA。

2）备皮：脐下至大腿上 1/3，两侧腋中线及双侧腹股沟区。

3）左手留置静脉留置针。

4）检查双侧足背动脉搏动情况，规范护理记录单，做好交接班。

5）术前排空大小便。

6）术前遵医嘱使用镇静剂，确保患者在手术过程中镇静，防止躁动影响操作和造影质量。

2. 术后护理

（1）血管迷走神经反射：观察拔除鞘管时，有无由于疼痛刺激、精神过度紧张、局部按压力量过猛等因素作用下引起患者发生迷走反射，表现为血压下降、面色苍白、皮肤湿冷、心率减慢、恶心、呕吐等，严密监测患者生命体征变化，及时发现、及早处理。患者返回病房后立即行生命体征检查及神经系统评估，酌情处理。

（2）血压监测：术后 1 h 内每 15 min 测血压一次，如血压稳定，可 2～4 h 测血压一次。

（3）观察穿刺部位有无出血及皮下血肿：个别病例因压迫止血不彻底，或因静脉应用肝素或患者制动不够，而发生出血或血肿，严重时可致休克。故 1 h 内每 15 min 观察一次，无异常后每 2～4 h 观察一次。如发生出血，宜撤掉弹力绷带及纱布卷，重新压迫止血。压迫动脉时间一般为 15～30 min，应采用指压法，对于肥胖、老年、抗凝、凝血差者适当延长压迫时间，确认无出血后，用弹力绷带或宽胶布加压包扎，沙袋压迫 4～6 h。

（4）碘对比剂引起的不良反应：由于碘对比剂最终由肾排泄出体外，使用碘对比剂会对肾有一定的影响，所以对接受完全脑血管造影后，尤其对老年人、原有肾功能损害者及心力衰竭患者，应注意观察手术后的尿量情况。

（5）足背动脉搏动情况：如术侧足背动脉较对侧明显减弱或与术前比较明显减弱，应考虑股动脉血栓形成。应观察肢体皮肤温度、有无苍白、患者是否自觉肢体发凉等情况。

（6）有无下肢静脉血栓形成：脑血管造影术后，患者需平卧 24 h，术侧肢体限制活动。对某些人群，因平卧位时下肢静脉回流减慢，加之弹力绷带加压包扎影响静脉回流，故可致下肢静脉血栓形成，特别是术侧。多发生在术后 24～48 h。患者可有一侧下肢肿胀，皮肤略显紫色，因此，应在患者肢体制动期做好深静脉血栓的物理预防工作。

（7）心理护理：手术对患者是一种严重的心理应激源，可直接影响患者的正常心理活动，护士应使用通俗易懂的语言讲解术后的注意事项，使患者真正了解其重要性，帮助患者树立信心、消除顾虑和恐惧的心理。

（8）饮食护理：碘对比剂的肾毒性较常见，尤其是糖尿病、脱水状态患者的风险增加，因此患者回病房后，应鼓励其大量饮水以促进碘对比剂排出，4 h 内饮水 1000 ml，总量约 2500 ml/d，以加速碘对比剂的排泄，以免引起肾功能损害。术后即可进食粥类、汤类或半流质的食物，待可下床活动后可进普食。

（9）药物指导：高血压患者应规律服药，将血压控制在适当水平，切勿使血压忽高忽低。

（10）体位指导：术后卧床，穿刺一侧肢体绝对制动 4～6 h 后，可以在医护人员指导下适当活动。

第二节 颅内动脉瘤栓塞术器材应用

一、概述

颅内动脉瘤多为发生在颅内动脉管壁上的异常膨出，是造成蛛网膜下腔出血的首位病因，在脑血管意外中，仅次于脑血栓和高血压脑出血，位居第三。任何年龄可发病，多数好发于 40～60 岁中老年女性。造成颅内动脉瘤的病因尚不清楚，多数学者认为颅内动脉瘤是在颅内动脉管壁局部先天性缺陷和腔内压力增高的基础上引起的，高血压、脑动脉硬化、血管炎与动脉瘤的发生与发展有关。颅内动脉瘤好发于脑底动脉环（Willis 环）上，其中80% 发生于脑底动脉环前半部。

二、适应证

（1）未出血的颅内囊状动脉瘤，凡位于脑底部的均可采用血管内栓塞治疗，特别对手术危险大而血管内栓塞治疗危险较小的基底动脉末端、基底动脉干、颈内动脉海绵窦段动脉瘤应作为首选。

（2）颅内囊性动脉瘤破裂出血，病情属Ⅰ、Ⅱ、Ⅲ级，甚至属于Ⅳ、Ⅴ级的患者；患者全身情况不适于开颅手术或患者拒绝开颅手术。

三、禁忌证

（1）患者严重动脉硬化，血管扭曲，或破裂出血后严重血管痉挛，微导管无法通过血管进入动脉瘤腔者。

（2）动脉瘤破裂出血后，患者病情属Ⅴ级、处于濒死期者。

四、介入治疗手术方法

（1）单纯弹簧圈填塞（适合于窄颈动脉瘤）。

（2）支架辅助填塞（"肚子大口也大"）。

（3）单纯密网支架或者带膜支架堵塞动脉瘤口（适用于巨大或宽颈动脉瘤）。

五、介入诊疗材料（表 7-4）

表 7-4 颅内动脉瘤栓塞术介入耗材

序号	诊疗材料	规格型号	用途	数量
1	血管鞘	6 F/8 F	留置通路	1
2	穿刺针	18 G	穿刺血管	1
3	导丝	150 cm，0.035 inch	辅助导管	1
4	高压连接管	120 cm	连接导管注射碘对比剂	1
5	高压注射器	150 ml	储存注射碘对比剂	1
6	6 F 指引导管	6 F，100 cm	造影，输送栓塞导管、支架导管	1
7	6 F 抗折长鞘	6 F，90 cm	增加导引导管支撑力	1
8	栓塞微导管	2 F，150 cm	输送弹簧圈	1
9	微导丝	0.014 inch，200 cm	协助微导管到达动脉瘤中	1
10	Y 型阀		连接高压盐水和导管，增加通路	2～4

序号	诊疗材料	规格型号	用途	数量
11	可加压输液袋		加压生理盐水冲洗导管	2～4
12	弹簧圈	根据动脉瘤大小	栓塞动脉瘤	若干
13	支架导管	2.7 F，160 cm	输送支架	1
14	颅内支架	根据载瘤动脉判断	辅助动脉瘤栓塞	1～2
15	密网支架	根据载瘤动脉判断	重建载瘤动脉	1～2
16	缝合器/封堵器	6 F	封堵穿刺血管	1
17	脑血管造影手术包	治疗巾、大单、弯盆、不锈钢碗、小药杯、尖刀片、剪刀、弯钳、纱布、托盘、无菌手术衣、无菌手套	建立无菌屏障	1
18	肝素钠注射液	2 ml	冲洗耗材，预防血栓	1
19	碘对比剂	100 ml	血管造影	2
20	烧水壶		栓塞微导管塑形	1
21	输液器		连接高压盐水	2～4

六、手术流程及护理配合（表7-5）

表7-5　颅内动脉瘤栓塞术手术流程及护理配合

手术流程	护理配合
1. 生命体征监测，全麻，留置导尿，常规消毒股动脉穿刺区域，铺无菌巾 2. 打开手术材料，连接碘对比剂及高压盐水 3. 采用 Seldinger 穿刺法穿刺股动脉置入鞘管 4. 通过鞘管置入导引导管，导管到位后遵医嘱进行肝素化，进行造影 5. 通过导引导管，在微导丝的配合下将微导管送入动脉瘤中 6. 通过造影确定动脉瘤的直径，选择合适的弹簧圈，弹簧圈到位后进行解脱 7. 对于宽颈动脉瘤，需要在支架的配合下进行动脉瘤栓塞 8. 手术结束后，拔出动脉鞘管加压包扎穿刺部位，触摸双侧足背动脉搏动是否良好 9. 麻醉复苏完成后将患者送至病房	1. 做好患者解释和安抚，交代术中注意事项，争取患者的良好配合 2. 协助患者平卧于手术床上，充分暴露穿刺部位；连接好监护仪，铺好无菌手术单，协助麻醉医师做好全身麻醉 3. 术中护士密切观察患者神志、瞳孔、呼吸、血压、心率、血氧饱和度变化 4. 特别注意患者的血压及心率变化，如果突发血压增高、心率增快可能是动脉瘤破裂引起 5. 准备好手术材料，保证手术顺利完成。准备好鱼精蛋白中和肝素，以甘露醇降颅压 6. 随时观察加压输液情况，防止输入空气引起栓塞等严重并发症 7. 保持输液通道通畅，密切观察有无液体外渗、局部肿胀、管路打折 8. 做好术中记录

七、并发症及护理措施（表7-6）

表7-6　颅内动脉瘤栓塞术并发症及护理措施

并发症	护理措施
动脉瘤破裂出血	静脉注射鱼精蛋白中和肝素，快速输注甘露醇降颅压
急性血栓形成	监测患者 ACT，保证患者肝素用量
血管痉挛	医师轻柔操作，术中不间断静脉泵入尼莫地平，一旦血管痉挛于动脉血管内注射罂粟碱
急性脑积水	复查头颅 CT，引流管植入，钻孔引流，去骨瓣减压

八、围术期护理

1. 术前护理

（1）对神志清醒者讲解手术的必要性及手术中需要患者配合的事项，消除其恐惧心理，对有意识障碍者，术前做好家属的心理护理，使他们了解手术的目的和意义，了解术前准备的内容，取得患者和家属的配合。

（2）保持患者绝对卧床，避免一切外来的刺激，防止因躁动不安而使血压升高，增加再出血的可能。随时观察生命体征及意识变化，及早发现出血情况。

（3）给予合理饮食，保持大便通畅。嘱患者避免用力打喷嚏或咳嗽，以免引起腹压增加或反射性的颅内压升高导致颅内动脉瘤破裂。

（4）对于伴有癫痫者注意保证其安全，防止发作时受伤，保持呼吸道通畅，给予吸氧，并记录其抽搐时间，按医嘱给予抗癫痫药。

（5）心理护理。

2. 术后护理

（1）一般护理：每半小时监测体温、脉搏、呼吸、血压、瞳孔变化1次并详细记录。维持血压在 120～130/80～90 mmHg，抬高床头 15°～30°，以利于静脉回流、减轻脑水肿、降低颅内压，从而增加脑灌注，防止脑组织缺氧。

（2）疼痛护理：患者绝对卧床24 h，穿刺肢体伸直、制动，给予平卧，或向患侧翻身60°，或向健侧翻身20°～30°，交替更换体位，保持髋关节伸直，小腿可弯曲，健侧下肢自由屈伸，并随时按摩受压部位，以减轻患者痛苦。

（3）穿刺点的护理：术后股动脉穿刺部位加压包扎12 h，严密观察穿刺侧肢体足背动脉搏动情况及下肢温度、颜色和末梢血运情况，观察穿刺局部有无渗血及血肿、瘀斑形成。

（4）癫痫的护理：减少刺激，防止癫痫发作，安装好床档，备好抢救用药，防止意外发生。

第三节　颈动脉支架植入术器材应用

一、概述

颈动脉是将血液由心脏输送至头、面、颈部的大血管，是脑的主要供血血管之一。据文献报道，重度颈动脉狭窄患者，即使采用有效的药物治疗控制，2年内脑缺血事件发生率亦高达26%以上；而60%以上的脑梗死是由于颈动脉狭窄造成的，严重的脑梗死可导致患者残疾甚至死亡。故而，颈动脉狭窄已经成为当今社会危害人民健康的"头号杀手"之一。颈动脉斑块主要通过两种途径引起脑缺血：一是严重狭窄的颈动脉造成血流动力学改变，导致大脑相应部位的低灌注；二是斑块中微栓子或斑块表面的微血栓脱落引起脑栓塞。两者机制哪种更占优势，目前观点尚不一致，但多数认为，斑块狭窄度、斑块形态学特征与脑缺血症状之间密切相关。

动脉粥样硬化所致的颈动脉狭窄多见于中年人，常并存多种心血管危险因素。头臂型大动脉炎造成的颈动脉狭窄多见于青少年，尤其是青少年女性。损伤或放射引起的颈动脉狭窄发病前有相应的损伤或接受放射照射的病史。临床上依据颈动脉狭窄是否产生脑缺血症状，分为有症状性和无症状性两大类。

颈动脉血管成形术及支架植入术是使用球囊导管、支架等器械消除或减轻颈部动脉狭窄与血栓，改善颈部血管供血区域器官血流灌注的介入治疗方法；因其微创，颈动脉支架植入术（CAS）的普及较为广泛，CAS的应用数量已经超过颈动脉内膜切除术（CEA）。

二、适应证

（1）有症状或无症状的颈内动脉和（或）椎动脉狭窄；

（2）血管狭窄率＞60%；

（3）无血管外限制因素（如肿瘤和瘢痕）；

（4）无严重的动脉迂曲；

（5）无明显的血管钙化；

（6）年龄＜75岁；

（7）血管成形术后再狭窄。

三、禁忌证

（1）动脉粥样硬化狭窄存在粥样斑块，内腔极度不规则；

（2）临床体征与血管狭窄不相关；

（3）脑卒中或痴呆所致的严重残疾，6周内发生过脑卒中；

（4）病变动脉完全闭塞；

（5）导管行经的动脉严重硬化、迂曲、导管难以通过；

（6）合并颅内肿瘤或动静脉畸形；

（7）患者或家属不同意介入治疗。

四、介入诊疗材料（表 7-7）

表 7-7　颈动脉支架植入术介入材料

序号	诊疗材料	规格型号	用途	数量
1	血管鞘	8 F	留置通路	1
2	穿刺针	18 G	穿刺血管	1
3	导丝	150 cm，0.035 inch	辅助导管	1
4	高压连接管	120 cm	连接导管注射碘对比剂	1
5	高压注射器	150 ml	储存注射碘对比剂	1
6	8 F 导引导管	6 F，100 cm	造影，输送保护伞、球囊支架	1
7	保护伞	（3.5 ～ 5.5）mm×190 cm	收集颈动脉脱落的斑块	1
8	球囊	（2 ～ 5）mm×（20 ～ 40）mm	扩张动脉血管	若干
9	压力泵	容积 20 ml，压力最大指数 30	扩张球囊	1
10	Y 型阀		连接高压盐水和导管，增加通路	1
11	可加压输液袋		加压生理盐水冲洗导管	1 ～ 2
12	颈动脉支架	闭环支架，开环支架，直径 5 ～ 10 mm，长度 30 ～ 50 mm	支架植入	1
13	缝合器	6 F、7 F、8 F	缝合穿刺血管	1
14	脑血管造影手术包	治疗巾、大单、弯盆、不锈钢碗、小药杯、尖刀片、剪刀、弯钳、纱布、托盘、无菌手术衣、无菌手套	建立无菌屏障	1
15	5% 利多卡因	5 ml	局部麻醉	1
16	肝素钠注射液	2 ml	冲洗耗材，预防血栓	1
17	碘对比剂	100 ml	血管造影	2
18	输液器		连接高压盐水	1 ～ 2

五、手术流程及护理配合（表 7-8）

表 7-8　颈动脉支架植入术手术流程及护理配合

手术流程	护理配合
1. 局部 / 全身麻醉下行股动脉穿刺，给予 3000 U 肝素，首先行主动脉弓造影，之后行超选择性颈动脉造影	1. 做好患者解释工作，交代注意事项（手术过程中会有头晕），取得患者配合
2. 沿导丝送入导引导管或颈动脉长鞘至颈动脉分叉下方 2 ～ 3 cm 处	2. 协助患者平卧于手术床上，充分暴露穿刺部位；连接好监护仪，铺无菌手术单，协助麻醉医师做好全身麻醉
3. 测量狭窄病变长度及靶血管直径，在路径图引导下引入脑保护装置，在狭窄上方 3 ～ 5 cm 血管平直处释放远端脑保护装置	3. 术中护士密切观察患者神志、瞳孔、呼吸、血压、心率、血氧饱和度变化

手术流程	护理配合
4. 选择小于颈内动脉直径 1～2 mm 的球囊行预扩张，之前将患者心率提升至 70 次/分以上，造影后将支架（支架直径根据测量结果决定）送至狭窄段，再次造影证实位置无误后释放支架 5. 支架植入后常规造影判断疗效，若残余狭窄超过 30%，再行后扩张成形术 6. 回收保护伞，复查造影，血管缝合	4. 球囊扩张时特别注意患者的血压及心率变化，如果突发血压降低、心率变慢可能是刺激颈动脉窦引起，嘱患者用力咳嗽或是静脉注射阿托品 5. 准备好手术材料，保证手术顺利完成 6. 随时观察加压输液的液体情况，防止输入空气引起栓塞等严重并发症 7. 保持输液通道通畅，密切观察有无液体外渗，局部肿胀，管路打折 8. 注意监测血压，保证术后血压正常

六、并发症及护理措施（表 7-9）

表 7-9　颈动脉支架植入术并发症及护理措施

并发症	护理措施
迷走神经反射	嘱患者用力咳嗽或是静脉注射阿托品
高灌注综合征	监测血压，使用降压药，保证患者血压正常
急性血栓形成	监测患者 ACT，保证患者肝素用量
血管痉挛	医师轻柔操作，术中不间断静脉泵入尼莫地平，一旦血管痉挛于动脉血管内注射罂粟碱

七、围术期护理

1. 术前护理

（1）心理护理：大部分患者对支架植入缺乏了解，会产生不同程度的紧张、恐惧和焦虑心理。责任护士用通俗易懂的语言耐心解释疾病及介入治疗的必要性、重要性、优越性，使其了解手术情况，消除患者紧张心理，让患者在良好的心理状态下接受和配合手术。

（2）患者准备

1）药物准备：术前 3 日行抗凝治疗，给予口服阿司匹林 300 mg/d，氯吡格雷 75 mg/d，护士解释并做好服药指导，观察皮肤黏膜有无出血倾向。高血压患者服用降压药。

2）化验准备：血常规＋血型、出血和凝血时间、电解质、肝肾功能。

3）术前手术区域备皮。

4）禁食 12 h，禁水 6 h。

5）术晨测体温、脉搏、血压、呼吸。

6）遵医嘱给予苯巴比妥肌肉注射，左上肢建立静脉通道。

7）导尿。

2. 术后护理

（1）生命体征护理：严密观察患者的生命体征，尤其是心率、血压的变化，由于手术中支架释放刺激了颈动脉压力感受器，有反射性血压下降的危险，患者术后即给予心电监护，最初 30 分钟/次，4 h 后调为 1 小时/次，血压稳定后根据医嘱 2 小时/分，观察 24 h 后停止，必要时遵医嘱给予多巴胺、阿托品、异丙肾上腺素等维持血压、心率。

（2）对于严重动脉狭窄合并对侧血管狭窄的患者，血管成形后应注意控制血压，防止脑过度灌注而造成患者不良反应。脑过度灌注综合征是脑供血动脉狭窄血管成形术后最严重的并发症之一，可发生广泛的脑血管痉挛、脑水肿以及脑出血，主要表现为头痛、癫痫和局灶型神经功能缺失，应加强观察，及时处理。

（3）抗凝治疗：股动脉鞘拔除后立即给予肝素钙注射液（速碧林）0.4 ml 皮下注射，1 次/12 小时，连续 3 日后改为口服噻氯匹定 250 mg，2 次/日，肠溶阿司匹林 300 mg，1 次/日，口服 3 个月，然后根据复查结果决定是否减少阿司匹林用量。

（4）出血预防：护士应在实施抗凝治疗前对患者及其家属耐心讲解抗凝治疗的重要性，同时向患者讲清在抗凝过程中引起出血的可能，抗凝治疗有出血风险，应严密观察患者有无皮肤及黏膜出血，注射针眼出血、注射后局部出现瘀斑、血尿或胃肠道出血。同时，观察有无颅内出血征象，如头痛、喷射性呕吐及意识及瞳孔的改变等。抗凝过程中需要动态监测出、凝血时间。

（5）穿刺部位护理：严密观察穿刺局部有无渗血、肿胀或血肿发生。拔鞘时嘱患者放松，局部按压 20 min 后，用绷带加压包扎，沙袋压迫 24 h 并嘱患者穿刺侧肢体制动。

第四节　椎动脉支架植入术器材应用

一、概述

缺血性卒中近 1/4 累及后循环或椎基底循环。椎动脉狭窄可在颅外或颅内任何部位发生，占后循环缺血性卒中的 20%。狭窄性病变，尤其是动脉起始部狭窄性病变并不少见。由于双侧椎动脉最终汇集为一条基底动脉，故血流动力学性卒中很少因一侧椎动脉引起。此外，与颈内动脉（ICA）相比，椎动脉在颈部发出很多分支，因此，提供了强大的侧支血供支持，当起始部闭塞后，其终末动脉常实现再通。

在 407 例症状性后循环卒中或短暂性脑缺血发作（TIA）或二者兼有的患者中，80 例（20%）发现有椎动脉第一段 > 50% 的狭窄。椎动脉狭窄为后循环卒中的一个重要病因。改进后的非侵入性神经影像学技术提供了较好的有关椎动脉闭塞性病变的信息。

二、适应证

（1）椎基底动脉系统缺血症状或反复发作的后循环卒中，内科抗凝或抗血小板治疗无效。

（2）一侧椎动脉开口狭窄程度超过 70%，另外一侧发育不全或完全闭塞。

（3）双侧椎动脉开口狭窄程度超过 50%。

三、禁忌证

（1）3 个月内有颅内出血情况。

（2）2 周内脑梗死者。

（3）不能控制的高血压。

（4）对肝素、阿司匹林或其他抗血小板药物禁忌者。

（5）对碘对比剂过敏者。

（6）伴有颅内动脉瘤，且不能提前或同时处理者。

（7）在 30 天内，预计在其他部位外科手术者。

（8）2 周内发生心肌梗死者。

（9）严重心、肝、肾疾病患者。

（10）脑疝晚期，脑干功能衰竭者。

（11）穿刺处皮肤或软组织感染。

四、介入诊疗材料（表 7-10）

表 7-10　椎动脉支架植入术介入材料

序号	诊疗材料	规格型号	用途	数量
1	血管鞘	6 F	留置通路	1
2	穿刺针	18 G	穿刺血管	1
3	导丝	150 cm，0.035 inch	辅助导管	1
4	高压连接管	120 cm	连接导管注射碘对比剂	1
5	高压注射器	150 ml	储存注射碘对比剂	1
6	6 F 导引导管	6 F，100 cm	造影，导丝、球囊支架	1
7	球囊	直径 1.5 ～ 4 mm，长度 10 ～ 15 mm	扩张动脉血管	若干
8	压力泵		扩张球囊	1
9	Y 型阀		连接高压盐水和导管，增加通路	1

序号	诊疗材料	规格型号	用途	数量
10	可加压输液袋		加压生理盐水冲洗导管	1 ~ 2
11	支架	直径 3 ~ 5 mm，长度 10 ~ 15 mm，球囊扩张式支架		1
12	缝合器		缝合穿刺血管	1
13	脑血管造影手术包	治疗巾、大单、弯盆、不锈钢碗、小药杯、尖刀片、剪刀、弯钳、纱布、托盘、无菌手术衣、无菌手套	建立无菌屏障	1
14	5% 利多卡因	5 ml	局部麻醉	1
15	肝素钠注射液	2 ml	冲洗耗材，预防血栓	1
16	碘对比剂	100 ml	血管造影	2
17	输液器		连接高压盐水	1 ~ 2

五、手术流程及护理配合（表 7-11）

表 7-11 椎动脉支架植入术手术流程及护理配合

手术流程	护理配合
1. 局部 / 全身麻醉下行股动脉穿刺，给予 3000 U 肝素，首先行主动脉弓造影，之后行超选择性锁骨下动脉造影 2. 沿导丝送入导引导管至椎动脉开口处 3. 测量狭窄病变长度及靶血管直径，在路图引导下引入微导丝 4. 选择小于颈内动脉直径 1 ~ 2 mm 的球囊行预扩张，造影后将支架（支架直径根据测量结果决定）送至狭窄段，再次造影证实位置无误后释放支架 5. 支架植入后常规造影判断疗效，若残余狭窄超过 30%，再行后扩张成形术 6. 造影复查，血管缝合	1. 做好术中解释工作，交代注意事项（手术过程中会有头晕），争取患者的良好配合 2. 协助患者平卧于手术床上，充分暴露穿刺部位；连接好监护仪，铺好无菌手术单，协助麻醉医师做好全身麻醉 3. 术中护士密切观察患者神志、瞳孔、呼吸、血压、心率、血氧饱和度变化 4. 球囊扩张时特别注意患者的血压及心率变化 5. 准备好手术材料，保证手术顺利完成 6. 随时观察加压输液的液体情况，防止输入空气引起栓塞等严重并发症 7. 保持输液通道通畅，密切观察有无液体外渗，局部肿胀，管路打折 8. 做好术中记录

六、并发症及护理措施（表 7-12）

表 7-12 椎动脉支架植入术并发症及护理措施

并发症	护理措施
高灌注综合征	监测血压，使用降压药，保证患者血压正常
急性血栓形成	监测患者 ACT，保证肝素用量
血管痉挛	医师轻柔操作，术中不间断静脉泵入尼莫地平，一旦血管痉挛，于动脉血管内注射罂粟碱

七、围术期护理

1. 术前护理

（1）术前宣教：椎动脉介入治疗，患者往往存在恐惧心理，护士应使患者了解手术基本流程，让患者情绪平稳，保证手术顺利进行。

（2）化验检查：包括血、尿常规，出凝血时间，肝、肾功能，心电图及胸部 X 线片，脑核磁共振，脑血管 CTA。

（3）备皮：脐下至大腿上 1/3，两侧腋中线及双侧腹股沟区。

（4）建立静脉通道，左手留置套管针。

（5）检查双侧足背动脉搏动情况，标记并写好护理记录单，做好交接班。

（6）晨起禁食禁水，术前排净大小便。

（7）术前 30 min 肌肉注射苯巴比妥 10 mg，如患者紧张焦虑情绪较明显可予安定 5 ～ 10 mg 静注，确保患者在手术过程中镇静，防止躁动影响操作过程和造影质量。

（8）控制血压及血糖，高血压患者服用降压药，糖尿病患者监测血糖情况。

（9）药物准备：术前 3 日行抗凝治疗，给予口服阿司匹林 300 mg/d，氯吡格雷 75 mg/d，护士解释并做好服药指导，观察皮肤黏膜有无出血倾向。

（10）预计手术时间长的手术，必要时给患者留置导尿管。

2. 术后护理

（1）心理护理：手术对患者是一种严重的心理应激源，可直接影响患者的正常心理活动，护士用通俗易懂的语言讲解术后的注意事项，使患者真正了解其重要性，对于帮助患者树立信心、消除顾虑和恐惧心理具有重要作用。

（2）饮食护理：碘对比剂的肾毒性较常见，尤其是糖尿病、脱水状态的患者风险增加，因此患者回病房后，应鼓励患者大量饮水以促进碘对比剂排出，4 h 内饮水 1000 ml，总量约 2500 ml/d，以加速碘对比剂的排泄，以免引起肾功能损害。术后即可进食粥类、汤类或半流质的食物，待可下床活动后可进普食。

（3）药物指导：高血压患者应规律服药，将血压控制在适当水平，切勿血压忽高忽低。

（4）体位指导：术后卧床，穿刺一侧肢体应绝对制动，4 ～ 6 h 后可以在医护人员指导下适当活动。

第五节　急性缺血性脑卒中机械取栓术器材应用

一、概述

各种原因引起的脑血管疾病急性发作，造成脑的供血动脉狭窄或闭塞以及非外伤性的脑实质性出血，并引起相应临床症状及体征，称为脑卒中（stroke）。包括缺血性脑卒中和出血性脑卒中，前者发病率高于后者，缺血性脑卒中发病率约占脑卒中的 60% ～ 80%。急性缺血性脑卒中早期治疗的关键在于尽早开通闭塞血管，恢复血流以挽救缺血半暗带组织。1996 年，美国食品药品监督管理局（Food and Drug Administration，FDA）批准将阿替普酶（rt-PA）用于急性缺血性卒中的溶栓治疗，符合条件的患者在出现症状后 4.5 h 内可进行溶栓治疗。但对于大血管闭塞（LVO）性卒中，机械取栓术优于 rt-PA 静脉溶栓。

二、适应证

（1）年龄 > 18 岁。

（2）大血管的病变：神经功能缺损评分（NIHSS） > 7 分。

（3）急性期大脑出血：通过影像学检查如头颅 CT 平扫无明显病灶区的患者，取栓相对安全，术后获益大，如有大面积脑梗死灶，取栓无较好的治疗效果。

三、禁忌证

（1）超时间窗患者。

（2）不能控制的高血压。

（3）对肝素、阿司匹林或其他抗血小板聚集类药物禁忌者。

（4）对碘对比剂过敏者。

（5）2 周内发生心肌梗死者。

（6）严重心、肝、肾疾病患者。

（7）脑疝晚期，脑干功能衰竭者。

四、介入诊疗材料（表 7-13）

表 7-13　急性缺血性脑卒中机械取栓介入材料

序号	诊疗材料	规格型号	用途	数量
1	血管鞘	8 F	留置通路	1
2	穿刺针	18 G	穿刺血管	1
3	导丝	150 cm，0.035 inch	辅助导管	1
4	高压连接管	120 cm	连接导管注射碘对比剂	1
5	高压注射器	150 ml	储存注射碘对比剂	1
6	8 F 导引导管	8 F，100 cm	增加中间导管的支撑力	1
7	6 F 抗折长鞘	6 F，90 cm	增加中间导管的支撑力	需要时
8	中间导管	5 F，125 cm		
9	球囊	直径 2 ～ 5 mm，长度 9 ～ 40 mm	扩张动脉血管	需要时
10	压力泵		扩张球囊	需要时
11	Y 型阀		连接高压盐水和导管，增加通路	3
12	可加压输液袋		加压生理盐水冲洗导管	3
13	微导丝	200 cm，0.014 inch	协助支架导管通过栓塞部位	若干
14	支架导管		输送支架	
15	取栓支架	4 mm×15 mm，4 mm×20 mm 6 mm×20 mm，6 mm×30 mm，		1
16	缝合器		缝合穿刺血管	1
17	脑血管造影手术包	治疗巾、大单、弯盆、不锈钢碗、小药杯、尖刀片、剪刀、弯钳、纱布、托盘、无菌手术衣、无菌手套	建立无菌屏障	1
18	5% 利多卡因	5 ml	局部麻醉	1
19	肝素钠注射液	2 ml	冲洗耗材，预防血栓	1
20	碘对比剂	100 ml	血管造影	2
21	输液器		连接高压盐水	1 ～ 2
22	20 ml 注射器		抽吸血管，保持导管负压	2
23	50 ml 注射器		抽吸血管，保持导管负压	1
24	1 ml 注射器		进行微导管手推造影	1

五、手术流程及护理配合（表 7-14）

表 7-14　急性缺血性脑卒中机械取栓手术流程及护理配合

手术流程	护理配合
1. 生命体征监测，全麻，留置导尿，常规消毒股动脉，双侧腹股沟区域，铺无菌巾覆盖 2. 打开手术材料，连接碘对比剂及高压盐水 3. 采用 Seldinger 穿刺法穿刺股动脉置入鞘管	1. 对意识清楚患者做好术中解释工作，交代注意事项，争取患者的良好配合 2. 协助患者平卧于手术床上，充分暴露穿刺部位；连接好监护仪，铺好无菌手术单，协助麻醉医师做好全身麻醉 3. 术中护士密切观察患者神志、瞳孔、呼吸、血压、心率、血氧饱和度变化

手术流程	护理配合
4. 通过鞘管置入8 F 导引导管或6 F 抗折长鞘，然后送入中间导管，导管到位后遵医嘱进行肝素化，进行造影 5. 通过中间导管，在微导丝的配合下将微导管穿过闭塞部位，用1 ml 注射器造影验证导管头端位置 6. 确定取栓导管头端进入靶血管，送入取栓支架，支架完全展开后等待3 min，准备支架取栓 7. 进行支架取栓时用50 ml 注射器回抽保证中间导管内处于负压状态，回收支架，观察取出的支架上是否有血栓 8. 复查造影，验证血流再灌注情况，必要时可进行球囊扩张、支架植入等治疗 9. 手术结束后，拔出动脉鞘管加压包扎穿刺部位，触摸双侧足背搏动是否良好，将患者送至神经监护室	4. 严格遵医嘱肝素化及进行抗血小板治疗 5. 准备好手术材料，保证手术顺利完成 6. 随时观察加压输液的液体情况，防止输入空气引起栓塞等严重并发症 7. 保持输液通道通畅，密切观察有无液体外渗，局部肿胀，管路打折 8. 做好患者术中皮肤护理

六、并发症及护理措施（表7-15）

表7-15　急性缺血性脑卒中机械取栓并发症及护理措施

并发症	护理措施
高灌注综合征	监测血压，使用降压药，保证患者血压正常
急性血栓形成	检测患者ACT，保证患者肝素用量
血管痉挛	医师轻柔操作，术中不间断静脉泵入尼莫地平，一旦血管痉挛，于动脉血管内注射罂粟碱
急性脑出血	控制好血压

七、围术期护理

1. 术前护理

（1）多人平行护理，快速建立静脉通道，左手留置套管针，抽血，心电图采集，做好术前准备。

（2）协助医师进行影像学检查。

（3）协助医师完成手术协议签署。

（4）送患者进入介入手术室进行血管内治疗。

（5）进入手术间之后，要注意保暖，保护患者的隐私。协助过床，妥善固定四肢，防止患者因躁动或麻醉后无意识坠床。协助患者取仰卧位，头置于特制的头托内。生命体征监测，建立静脉通路，留2～3个三通管，方便术中给药和麻醉师进行麻醉。询问患者的过敏史，向患者做好操作解释，麻醉后留置导尿。携带的贵重物品要交给家属妥善保管。

2. 术后护理

（1）协助医师将患者送入监护室进行后续治疗，做好术后交接。

（2）血压观察：密切观察患者血压搏动，备好降压药避免出现过度灌注综合征。

（3）穿刺点观察：防止患者无意识活动出现穿刺点包扎松动出血，或是包扎过紧下肢皮温下降等问题。如果出现穿刺点出血及时通知医护人员进行处理。

（4）体位指导：术后卧床，穿刺一侧肢体绝对制动4～6 h后，可以在医护人员指导下适当活动。

第六节 脊髓动脉造影术器材应用

一、概述

脊髓动静脉畸形（artery-venous malformations，AVM）为先天胚胎发育异常所致。特点是有多个供血动脉和引流静脉，脊髓前动脉和脊髓后动脉均可参与畸形血管团和正常脊髓的双供血，一个或两个独立的畸形血管团埋在脊髓内部或软膜内，常见于颈、上胸和胸腰段等。脊髓动脉造影是诊断脊髓动静脉畸形的金指标。

二、适应证

（1）脊髓动静脉畸形、脊髓动静脉瘘，包括感觉障碍为主要表现（肢体麻木、瘙痒）等；

（2）一侧或双侧上、下肢无力，或突发瘫痪；

（3）感觉障碍为主者，表现为肢体麻木、瘙痒等异常感觉；

（4）括约肌功能障碍者。

三、禁忌证

（1）对碘过敏者（需经脱敏治疗后进行，或使用不含碘的对比剂）；

（2）有严重出血倾向或出血性疾病者；

（3）有严重心、肝或肾功能不全者；

（4）脑疝晚期，脑干功能衰竭者；

（5）穿刺处皮肤或软组织感染。

四、介入诊疗材料（表7-16）

表 7-16　脊髓动脉造影介入诊疗材料

序号	诊疗材料	规格型号	用途	数量
1	血管鞘	5 F	留置通路	1
2	穿刺针	18 G	穿刺血管	1
3	导丝	150 cm，0.035 inch	辅助导管	1
4	高压连接管	120 cm	连接导管注射碘对比剂	1
5	高压注射器	150 ml	储存注射碘对比剂	1
6	5 F PIG 导管	5 F，100 cm	进行大血管造影	1
7	4 F VER 导管	4 F，100 cm	脑血管造影	1
8	4 F C2 导管	4 F，100 cm	脊髓动脉造影	1
9	4 F SIM1 导管	4 F，100 cm	脊髓动脉造影	1
10	Y 型阀		连接高压盐水和导管	1
11	可加压输液袋		加压生理盐水冲洗导管	1
12	脑血管造影手术包	治疗巾、大单、弯盆、不锈钢碗、小药杯、尖刀片、剪刀、弯钳、纱布、托盘、无菌手术衣、无菌手套	建立无菌屏障	1
13	盐酸利多卡因	5 ml	局部麻醉	1
14	肝素钠注射液	2 ml	冲洗耗材，预防血栓	1
15	碘对比剂	100 ml	血管造影	2

五、手术流程及护理配合（表 7-17）

表 7-17 脊髓动脉造影手术流程及护理配合

手术流程	护理配合
1. 常规消毒股动脉、双侧腹股沟区域，铺无菌巾覆盖 2. 打开手术材料，连接碘对比剂及压力监测系统 3. 局部麻醉，采用 Seldinger 穿刺法穿刺股动脉置入鞘管 4. 先用 5 F 猪尾导管进行主动脉弓造影，胸主动脉造影，腹主动脉造影，显示主动脉弓形，及各部位的脊髓动脉的一级供血血管 5. 针对不同的弓形选择不同的造影导管，常规进行双侧颈内动脉和椎动脉造影，及甲状颈干肋颈干等造影 6. 用 4 FC2 或 4 FSIM2 导管进行脊髓动脉造影及骶正中动脉造影，记录已经超选血管的造影结果 7. 拔出动脉鞘管加压包扎穿刺部位，触摸双侧足背动脉搏动是否良好，将患者送至病房	1. 做好术中解释工作，交代注意事项（特别是注射碘对比剂时会有一过性的头面部发热感，此时切勿乱动，以免照片模糊不清），争取患者的良好配合 2. 协助患者平卧于造影床上，充分暴露穿刺部位；连接好监护仪，铺好无菌手术单，协助医师做好局部麻醉 3. 术中护士密切观察患者神志、瞳孔、呼吸、血压、心率、血氧饱和度变化 4. 随时询问患者有无头痛、呕吐不适等症状 5. 密切观察有无心慌、气短、荨麻疹及球结膜充血等过敏体征，配合医师及时做好处理 6. 随时观察加压输液的液体情况，防止输入空气引起栓塞等严重并发症 7. 保持输液通道通畅，密切观察有无液体外渗，局部肿胀，管路打折 8. 做好术中记录

六、并发症及护理措施（表 7-18）

表 7-18 脊髓动脉造影并发症及护理措施

并发症	护理措施
穿刺部位血肿	对于小的血肿直径 < 10 cm 可以不予处理，几天后可消退，对大的血肿直径 > 10 cm，24 h 后给予热敷，如有压迫神经症状应手术切开或作减压止血处理
深静脉血栓	指导患者做双足主动背屈 90° 运动，以加快血流速度，术后第 2 天可抬高双下肢每 2 h 做 20 次膝踝关节屈伸运动，预防深静脉血栓形成
出血	密切观察患者血压变化，有无牙龈出血及大便颜色、穿刺局部有无渗血、血肿及全身情况。如发现情况及时告知医师处理
假性动脉瘤	穿刺点局部皮肤出现包块、渗血、肿胀，观察包块大小、局部瘀斑范围的变化，并通过床旁血管超声了解瘤的变化，监测双侧足背动脉搏动情况及皮温，继续患肢制动，持续给予 2 kg 盐袋压迫数天，根据血管超声结果决定压迫时间
尿潴留	容易引起穿刺点出血，也不利于碘对比剂的排泄，血压波动还可以引起更严重的并发症。发生尿潴留的患者可用温水热敷腹部，并让患者听流水声音，以刺激患者排尿
疼痛	给患者腰背部垫软枕，适当按摩，指导患者在床上行轴线翻身，以减轻患者的不适，必要时给予止痛药物。指导其注意休息，保持情绪稳定

七、围术期护理

1. 术前护理

（1）术前宣教：脊髓动脉造影是一种创伤性检查术，患者往往存在恐惧心理，护士应使患者了解手术基本流程，让患者情绪平稳，保证手术顺利进行。

（2）常规准备：

1）术前检查：包括血、尿常规，出凝血时间，肝、肾功能，心电图及胸部 X 线片，脑核磁共振，脊髓血管 CTA。

2）备皮：脐下至大腿上 1/3，两侧腋中线及双侧腹股沟区。

3）左手建立静脉通路。

4）检查双侧足背动脉搏动情况，写好护理记录单，做好交接班。

5）术前排净大小便。

6）术前 30 min 肌肉注射苯巴比妥 10 mg。如患者紧张焦虑情绪较明显可予安定 5 ～ 10 mg 静注，确保患者在手术过程中镇静，防止躁动影响操作过程和造影质量。

2. 术后护理

（1）血管迷走神经反射：观察拔除鞘管时，有无由于疼痛刺激、精神过度紧张、局部按压力量过猛等因素作用下导致的血压下降、面色苍白、皮肤湿冷、心率减慢、恶心、呕吐等，严密监测生命体征变化，及时发现、及时处理。患者返回病房后立即行生命体征检查及神经系统评估一次，以后根据病情决定。

（2）血压监测：1 h 内每 15 min 测血压一次，如血压稳定，可 2 ～ 4 h 测血压一次。

（3）观察穿刺部位有无出血及皮下血肿：个别病例因压迫止血不彻底，或因静脉应用肝素或患者制动不够，而发生出血或血肿，严重时可致休克。故 1 h 内每 15 min 观察一次，无异常后每 2 ～ 4 h 观察一次。如发生出血，宜撤掉弹力绷带及纱布卷，重新压迫止血。压迫动脉时间一般为 15 ～ 30 min，应采用指压法，对于肥胖、老年、抗凝、凝血差者适当延长压迫时间，确认无出血后，用弹力绷带或宽胶布加压包扎，其上用沙袋压迫 4 ～ 6 h。

（4）碘对比剂引起的不良反应：由于碘对比剂最终由肾排泄出体外，使用碘对比剂会对肾有一定的影响，尤其对老年人、原有肾功能损害者及心力衰竭的患者，应注意观察手术后的尿量情况。

（5）足背动脉搏动情况：如术侧足背动脉较对侧明显减弱或与术前比较明显减弱，应考虑股动脉血栓形成。应观察肢体皮肤温度、有无苍白、患者是否自觉肢体发凉等情况。

（6）有无下肢静脉血栓形成：脊髓动脉造影术后，患者需平卧 24 h，术侧肢体限制活动。对某些人群，可因平卧位时下肢静脉回流减慢，加之弹力绷带加压包扎影响静脉回流，可致下肢静脉血栓形成，特别是术侧，多发生于术后 24 ～ 48 h。患者可有一侧下肢肿胀，皮肤略显紫色，因此，在患者制动期 24 h 内，实施血栓预防的物理治疗。

（7）饮食护理：碘对比剂的肾毒性较常见，尤其是糖尿病、脱水状态的患者风险增加，因此患者回病房后，应鼓励其大量饮水以促进碘对比剂排出，4 h 内饮水 1000 ml，总量约 2500 ml/d，以加速碘对比剂的排泄，以免引起肾功能损害。术后即可进食粥类、汤类或半流质食物，待可下床活动后可进普食。

（8）药物指导：高血压患者应规律服药，将血压控制在适当水平，切勿血压忽高忽低。

（9）体位指导：术后患者绝对卧床，穿刺一侧下肢制动 4 ～ 6 h，不能弯曲，绝对制动期过后，可以在医护人员指导下适当活动。

第七节　脊髓动静脉畸形栓塞术器材应用

一、概述

脊髓动静脉畸形没有独立的临床病症，诊断较为困难。本病多见于年轻人或成年人，起病可缓慢，也可突然发病，多呈间歇性发作，于两次发作期间可完全或部分恢复，逐渐趋于严重并出现脊髓损害的症状和体征。疼痛为主者，表现病变相应部位的刺痛、灼痛；运动障碍为主者，表现为一侧或双侧上、下肢无力，或呈突发瘫痪；感觉障碍为主者，表现为肢体麻木、瘙痒等异常感觉，以及脊髓受累平面以下不同程度的深浅感觉障碍；括约肌功能障碍为主者，为排尿困难与大便秘结。脊髓上下神经元同时受累，脊髓型和根型感觉障碍并存，有助于对本病的诊断，但以上检查未发现病变且临床上不能用其他诊断解释时仍应考虑本病的可能性。

介入治疗是将一定浓度的栓塞剂注入畸形血管中，阻断血流达到治疗的目的。栓塞用胶的栓塞原理是当胶与带电荷的溶液接触时就会发生凝固，达到栓塞的目的。治疗的关键是保证栓塞微导管的头端在畸形血管内，同时保证栓塞微导管内不含带电荷的溶液。

二、适应证

（1）病变沟联合动脉较短，引流静脉在后方，位于中线两侧，范围超过两个椎体，不适于手术或手术困难的动静脉畸形。

（2）髓周动静脉瘘的栓塞，适于无法手术切除而瘘口很小的 1 型病例，以及供血动脉和瘘口均粗大的 3 型病例。

（3）高血流病变、盗血严重、手术切除出血多或手术后可能发生过度灌注综合征者，可先行部分畸形血管团或供血动脉栓塞，再行手术切除。

（4）硬脊膜动静脉瘘适于栓塞治疗。

三、禁忌证

（1）病变为低血流者，供血动脉太细，微导管无法插入，或微导管不能到达畸形病灶内，不能避开供应正常组织的穿支动脉者。

（2）超选择性靶血管造影显示病灶为穿支供血者，区域性功能闭塞试验产生相应神经功能缺失者。

（3）严重动脉硬化，动脉扭曲，导引导管无法插入动脉者。

四、介入诊疗材料（表 7-19）

表 7-19　脊髓动静脉畸形栓塞术介入诊疗材料

序号	诊疗材料	规格型号	用途	数量
1	血管鞘	8 F	留置通路	1
2	穿刺针	18 G	穿刺血管	1
3	导丝	150 cm，0.035 inch	辅助导管	1
4	高压连接管	120 cm	连接导管注射碘对比剂	1
5	高压注射器	150 ml	储存注射碘对比剂	1
6	6 F 导引导管	6 F，100 cm	输送栓塞导管	1
7	6 F 抗折长鞘	6 F，90 cm	增加中间导管的支撑力	需要时
8	Y 型阀		连接高压盐水和导管，增加通路	2～3
9	可加压输液袋		加压生理盐水冲洗导管	3
10	微导丝	200 cm，0.010 inch	协助栓塞导管到达栓塞部位	若干
11	栓塞导管	Marhton，Magic，1.5 F，165 cm	输送栓塞物质	
12	栓塞用胶	Onyx 胶，GLUBRAN 胶		1
13	5% 糖水	250 ml	用 GLUBRAN 胶时冲洗导管	1
14	碘油	10 ml	与 GLUBRAN 胶混合使用	1
15	振荡器		震荡导管	1
16	缝合器		缝合穿刺血管	1
17	脑血管手术包	治疗巾、大单、弯盆、不锈钢碗、小药杯、尖刀片、剪刀、弯钳、纱布、托盘、无菌手术衣、无菌手套	无菌屏障建立	1
18	肝素钠注射液	2 ml	冲洗耗材，预防血栓	1
19	碘对比剂	100 ml	血管造影	2
20	输液器		连接高压盐水	1～2

五、手术流程及护理配合（表7-20）

表 7-20　脊髓动静脉畸形栓塞术手术流程及护理配合

手术流程	护理配合
1. 生命体征监测，全麻，留置导尿，常规消毒股动脉，双侧腹股沟区域，铺无菌巾覆盖	1. 对意识清楚者做好术中解释工作，交代注意事项，争取患者的良好配合
2. 打开手术材料，连接碘对比剂及高压盐水	2. 协助患者平卧于手术床上，充分暴露穿刺部位；连接好监护仪，铺好无菌手术单，协助麻醉医师做好全身麻醉
3. 采用 Seldinger 穿刺法穿刺股动脉置入鞘管	3. 术中护士密切观察患者神志、瞳孔、呼吸、血压、心率、血氧饱和度变化
4. 将 6 F 导管或是抗折长鞘送到病变血管附近，导管内送入 4 FC2 导管到病变血管开口内	
5. 在插入微导管前，给患者实施全身肝素化，再将 Marhton 或 Magic 微导管经 Y 形带阀接头阀臂端插入导引导管内，将微导管前端送入 AVM 病灶内	4. 严格遵医嘱肝素化
6. 经微导管对病变进行超选择脑血管造影（用高压注射器注入碘对比剂按 1 ml/s，总量 3 ml），对病变的血管结构进行分析，决定对动静脉畸形是否行血管内栓塞治疗，并选择栓塞材料及注射方法	5. 准备好手术材料，术前 20 min 常规振荡 4 支胶，振荡时将振荡器开到最大，至少振荡 20 min，在使用之前尽量不要将胶取下，保证胶中的栓塞剂与显影剂混合均匀
	6. 随时观察加压输液的液体情况，防止输入空气引起栓塞等严重并发症
7. 栓塞完毕，如患者情况良好，可通过导引导管进行与栓塞前同样条件的靶血管造影，了解病变栓塞结果，并与栓塞前比较	7. 保持输液通道通畅，密切观察有无液体外渗，局部肿胀，管路打折
8. 治疗结束时，拔出导引导管、导管鞘，进行缝合	8. 做好患者术中皮肤护理

六、并发症及护理措施（表7-21）

表 7-21　脊髓动静脉畸形栓塞术并发症及护理措施

并发症	护理措施
非选择血管误栓	保证患者栓塞过程中身体不移动
急性血栓形成	检测患者 ACT，保证患者肝素用量
血管痉挛	医师轻柔操作，术中不间断静脉泵入尼莫地平，一旦血管痉挛于动脉血管内注射罂粟碱
导管无法拔出	控制栓塞时间，拔管轻柔

七、围术期护理

1. 术前护理

（1）术前根据病情行 CT 平扫加增强扫描，MRI、MRA 检查。

（2）术前进行血、尿常规，出血、凝血时间，肝、肾功能，胸部透视，心、脑电图等检查。

（3）术前禁食，穿刺部位（如会阴部）备皮，留置导尿管。

（4）患者入室后要注意保暖，保护患者的隐私。协助过床，妥善固定四肢，防止患者因躁动或麻醉后无意识坠床。协助患者取仰卧位，头置于特制的头托内。进行生命体征监测，建立静脉通路，留 2～3 个三通管，方便术中给药。

2. 术后护理

（1）协助医师将患者送入监护室进行后续治疗，做好术后交接。

（2）血压观察：密切观察患者血压搏动，备好降压药避免出现过度灌注综合征。

（3）穿刺点观察：防止患者无意识活动出现穿刺点包扎松动出血，或是包扎过紧、下肢皮温下降等问题。如果出现穿刺点出血及时通知医护人员进行处理。

（4）通路观察：避免患者躁动，输液管脱落回血。如果尿袋太满，及时排放；如引流不畅，需查找原因。手术结束后准确记录引流尿量。

（5）体位指导：术后患者一定要卧床，穿刺一侧下肢应绝对制动 4～6 h，患者不能自己抬头，不能弯曲穿刺一侧的下肢，也不能侧卧，如要大、小便也应在床上进行，但为了有利于病情恢复、减少并发症的发生，绝对制动期过后，可以在医护人员指导下活动。

（赵文利　李玉峰）

参考文献

［1］尤黎明，吴瑛.内科护理学.6版.北京：人民出版社，2017.

［2］Royal College of Physicians. Mind the gap! The third SSNAP annual report，care received between April 2015 to March 2016. Annual Report，London：Royal College of Physicians，2016.

［3］Adeoye O，Hornung R，Khatri P，et al. Recombinant tissue-type plasminogen activator use for ischemic stroke in the United States. Stroke，2011，42（7）：1952-1955.

［4］Asadi H，Dowling R，Yan B，et al. Advances in endovascular treatment of acute ischemic stroke. Intern Med J，2015，45（8）：798-805.

［5］Goyal M，Menon BK，van Zwam WH，et al. Endovascular thrombectomy after large vessel ischemic stroke：a meta-analysis of individual patient data from five randomised trials. Lancet，2018，387（10029）：1723-1731.

［6］Fonarow GC，Zhao X，Smith EE，et al. Door-to-needle times for tissue plasminogen activator administration and clinical outcomes in acute ischemic stroke before and after a quality improvement initiative. JAMA，2014，311（16）：1632-1640.

［7］马廉亭.脊髓血管造影诊断脊髓血管疾病的进展.中国临床神经外科杂志，2016，21（03）：129-137.

［8］许乐宜，李静伟，任健，等.聚乙烯醇颗粒栓塞脊髓动静脉畸形术中破裂一例.中国脑血管病杂志，2016，13（07）：369-371.

［9］陈锐聪、陈锦华、林浩，等.脊髓髓周动静脉瘘13例.广东医学，2012，33（14）：2116-2118.

第八章 周围血管介入诊疗器材应用与护理

Chapter 8 Application and Nursing of Interventional Materials in Peripheral Vascular

第一节 概 述

随着介入技术和介入诊疗材料的快速发展，对于累及周围血管的疾病大都可以通过介入技术进行治疗，本章主要阐述周围血管疾病的介入治疗、介入材料的应用与护理要点。

一、周围动脉狭窄与闭塞性病变（peripheral artery stenosis and occlusive disease，PAD）

这些病变主要与动脉硬化有关，炎症性、遗传性发育不良和创伤性周围动脉疾病仅占 PAD 病例的 5% ～ 10%。病变主要累及的血管有主动脉、锁骨下动脉、颈动脉（相关章节已经阐述）、肠系膜上动脉、肾动脉和四肢动脉等，引起相应动脉的狭窄，从而影响动脉远端血供。另外，近年来，由于组织团块或其他异物堵塞外周动脉造成血流受阻而引起的急性脏器或肢体缺血的栓塞类疾病，已经成为临床上常见的引起周围动脉狭窄和闭塞的原因。一个关于动脉栓塞的大型研究显示，不同部位的栓塞占比如下：股动脉 28%，上肢动脉 20%，髂总动脉 18%，腘动脉 17%，内脏动脉 9%，其他动脉 9%。

二、周围血管动脉瘤

动脉瘤是因为动脉壁病变或损伤，导致动脉血管直径超过正常管径 50% 的永久性扩张病变。它以搏动性包块为主要表现，可以发生在动脉系统的任何部位，根据动脉瘤壁结构的不同可分为真性

动脉瘤和假性动脉瘤。周围血管动脉瘤按部位可分为下肢动脉瘤、上肢动脉瘤和内脏动脉瘤。上肢动脉瘤包括颈动脉瘤、锁骨下动脉瘤、腋动脉瘤和肱动脉瘤；下肢动脉瘤包括髂动脉瘤、股动脉瘤和腘动脉瘤；内脏动脉瘤包括脾动脉瘤、肝动脉瘤、肠系膜上动脉瘤和肾动脉瘤等。随着血管介入治疗技术的进步和材料的发展，尤其是覆膜支架和栓塞材料的出现，使得动脉瘤介入治疗在某些领域已经优于外科手术。

三、慢性静脉疾病（chronic venous disease，CVD）

慢性静脉疾病（CVD）是常见的血管疾病，是指静脉的结构或功能异常使静脉血回流不畅、静脉压力过高导致一系列症状和体征的综合征。导致 CVD 发生的因素有：①静脉反流：由静脉瓣膜功能不全引起的血液反流导致的静脉高压是原发性 CVD 的最常见病因。②静脉回流障碍：因先天性或后天性因素导致近端静脉阻塞、静脉回流障碍，可引起静脉高压，包括深静脉血栓形成后综合征（post-thrombotic syndrome，PTS）、布加综合征（Budd-chiari syndrome，BCS）、下腔静脉综合征、髂静脉压迫综合征（也称 Cockett 综合征或 May-Thurner 综合征）等。PTS 是继发性 CVD 最常见的病因。③先天发育异常：先天性静脉畸形骨肥大综合征，即 K-T 综合征（Klippel-trenaunay syndrome，KTS）等。④遗传因素：研究发现 55.2% 的 CVD 患者具有家族史，虽然目前尚未

发现明确的遗传特定因素，但家族聚集现象表明CVD与遗传有关。⑤其他因素：静坐、孕妇、女性、吸烟、肥胖等都是CVD的高危因素。一站式介入治疗已经成为慢性静脉疾病治疗的重要手段。

四、出血相关疾病

出血是指血液自心脏或血管腔流出，是一种临床常见症候群，也是临床导致死亡的常见原因。随着介入技术飞速发展，近年来传统出血疾病的救治体系已经发生了改变。以介入治疗为主导的多学科救治团队（MDT），针对出血及出血相关性疾病的救治开启了"快速、微创、精准、协作、高效"的出血急救新模式。介入医学在出血疾病的多学科临床急救过程中起到了关键性的枢纽作用。本章将详细阐述不同部位出血的介入救治诊疗材料和护理。

五、移植/透析血管狭窄、闭塞、夹层和血栓

近两年来，随着移植、透析通路等外科技术等的迅速发展，肝肾移植后血管通路的狭窄、夹层和血栓等并发症严重影响了供体的血供和患者的生命安全，随着介入技术和诊疗材料的发展，国内针对此类患者通过介入球囊扩张、支架植入、溶栓和取栓等技术，成功挽救患者的移植器官。文献报道，介入技术挽救急性透析用人工血管血栓的成功率为70%～95%，目前开展的挽救通路的手术方式有狭窄球囊扩张、血栓的药物溶栓以及机械血栓清除术，本章将作详细阐述。

六、其他

包括介入栓塞胃左动脉减肥，栓塞前列腺动脉治疗良性前列腺增生等新开展的介入治疗。

第二节　周围血管疾病介入通路建立诊疗器材应用

介入通路的建立应采用就近原则，以方便操作并减少通路建立所引起的并发症。目前临床上多采用改良的 Seldinger 法穿刺技术插管，其基本的操作方法是以不带针芯的穿刺针直接经皮穿刺血管前壁进入血管腔，血液从针尾喷出时，停止进针置入导丝。

一、动脉通路建立（表8-1）

表8-1　动脉通路建立

通路	适应证	穿刺部位	注意事项
股动脉通路	适用于大部分介入检查和治疗	耻骨联合与髂前上棘连线中点下方 2～3 cm	穿刺点选择需要精准，不能太靠上，也不能太靠下，进针角度不宜过大
腘动脉及膝下动脉通路	髂股动脉病变不宜进行股动脉穿刺，需要逆向开通进行介入治疗；膝下其他血管的穿刺类似，多用于需要逆向开通病变时	膝上：股骨腘面及膝关节囊后部	
		膝下：股骨髁间窝水平居膝后中部，垂直向下 1 cm（不建议作为常规穿刺部位，如必需可在超声引导下操作）	俯卧位或平卧位，以平卧位首选，患者膝关节微屈曲，适度外旋
肱动脉通路	实施部分介入手术治疗的次选途径或辅助途径	肘关节内侧皮肤皱褶上方 0.5～1 cm	上臂伸直，外展

二、动脉通路建立流程

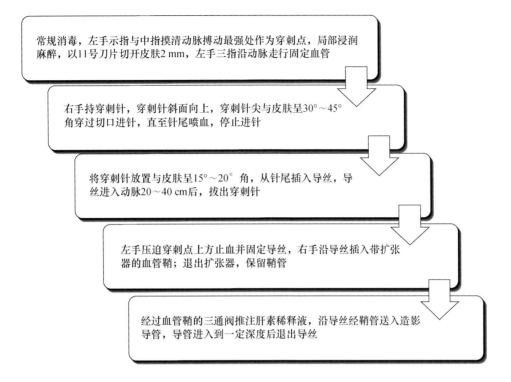

三、静脉通路建立（表8-2）

表 8-2　静脉通路建立

通路	适应证	穿刺部位	注意事项
股静脉通路	适用于下腔静脉及其属支血管造影，下肢静脉、右心房、右心室和肺动脉等血管的造影和介入治疗	扣及股动脉搏动后，在股动脉穿刺点内侧 0.5 ~ 1.0 cm 处进针	以股动脉搏动为标志；针头接注射器，保持负压进针
腘静脉通路	适用于同侧髂静脉、股静脉疾病介入治疗而股静脉入路困难者	腘动脉搏动点的内侧或腘窝中线偏内侧	腘窝上方穿刺较安全，避免伤及胫神经、腘动脉和关节囊
颈静脉通路	适用于上腔静脉、右心房、右心室、肺动脉和门脉系统等的介入治疗以及部分滤器释放和回收操作	胸锁乳头肌的锁骨头、胸骨头和锁骨所形成的三角区的顶部	头低 20° ~ 30°，肩枕过伸位

四、静脉通路建立流程

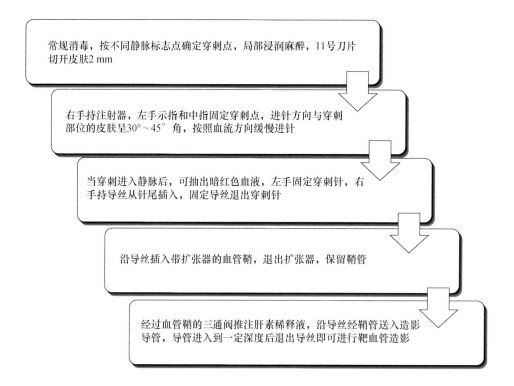

常规消毒，按不同静脉标志点确定穿刺点，局部浸润麻醉，11号刀片切开皮肤2 mm

右手持注射器，左手示指和中指固定穿刺点，进针方向与穿刺部位的皮肤呈30°~45°角，按照血流方向缓慢进针

当穿刺进入静脉后，可抽出暗红色血液，左手固定穿刺针，右手持导丝从针尾插入，固定导丝退出穿刺针

沿导丝插入带扩张器的血管鞘，退出扩张器，保留鞘管

经过血管鞘的三通阀推注肝素稀释液，沿导丝经鞘管送入造影导管，导管进入到一定深度后退出导丝即可进行靶血管造影

五、通路建立中的诊疗材料（表8-3）

表8-3　通路建立中的诊疗材料

型号	诊疗材料	特点及用途
4 F- 红色 5 F- 灰色 6 F- 绿色 7 F- 橙色 8 F- 蓝色 9 F- 黑色 10 F- 品红色 11 F- 黄色	穿刺针	穿刺皮肤，以进一步引导介入放射学器材（导丝、导管、滤器、支架等）进入体内，行血管性与非血管性介入操作的金属针：①单壁穿刺针，由不锈钢制成，针端锐利呈斜面，针柄部分可有不同形状的基板（grip shield），便于穿刺时控制针的进退。②两部件套管针，由外套管和针芯构成
	血管扩张器	扩张器 / 鞘管的顺滑过渡，使得插入部位的组织损伤极小
	导引鞘	进入血管系统的所有部件在 X 线下均可见；由于鞘管的最优化锥形设计以及导丝 / 扩张器和导丝之间的过渡，对组织造成的损伤较小；高度抗折特性同轴挤塑成形的鞘管产品易于操控；需要卓越的止血和防止空气吸入性能
	导丝	柔软和无创伤的导丝两端（直头和 J 弯型）

第三节　动脉系统疾病介入诊疗器材应用

周围动脉包括除心脏的冠状动脉和颅内动脉之外人体的所有动脉。本节将以四肢动脉、肠系膜上动脉和肾动脉狭窄与阻塞性病变为主介绍介入诊疗材料的应用与护理。

一、四肢动脉狭窄与阻塞性病变

1. 概述

PAD 包括主动脉和肢体供血动脉的狭窄和阻塞性病变，这些病变主要与动脉硬化有关，炎症性的、遗传性发育不良和创伤性周围动脉疾病仅占所有 PAD 病例的 5%～10%，动脉硬化相关的 PAD 的发展与性别（男性）、年龄、糖尿病、吸烟、高血压、高胆固醇血症、高纤维蛋白原血症、高半胱氨酸血症呈正相关。其中吸烟者发生 PAD 的概率是非吸烟者的 3 倍，多个危险因素并存会增加 PAD 的发病率。同时有症状的动脉硬化对上肢和手的血供影响较下肢小。主动脉疾病的介入治疗在第六章已经详细介绍，本节主要以四肢动脉狭窄为例介绍介入手术治疗的诊疗材料与护理。

2. 适应证

（1）肢体动脉急性栓塞；

（2）移植血管急性栓塞；

（3）有症状的四肢动脉狭窄；

（4）肢体动脉闭塞性疾病。

3. 绝对禁忌证

（1）近 3 个月有内脏出血史；

（2）近 3 个月有脑血管疾病史；

（3）近 3 个月内行神经外科手术或介入治疗；

（4）碘对比剂过敏者。

4. 相对禁忌证

（1）3 个月内严重创伤；

（2）10 天内心肺复苏；

（3）严重高血压（收缩压 > 180 mmHg 或舒张压 > 110 mmHg）；

（4）颅内肿瘤；

（5）近 3 个月非血管大手术；

（6）凝血功能障碍；

（7）妊娠。

5. 介入诊疗材料（表 8-4 至表 8-10）

表 8-4　下肢动脉狭窄介入诊疗常规物品

序号	诊疗材料	规格型号	数量
1	手术包	一次性 / 布类（个性化配置）	1
2	注射器	5 ml、10 ml×2、20 ml	各 1
3	无菌手套	6.5#、7#、7.5#	各 1
4	无菌刀片	11#	1
5	纱布	5 cm×5 cm	若干备用
6	肝素钠注射液	12 500 U/2 ml	2
7	2% 利多卡因	0.1 g/5 ml	1～2
8	碘对比剂	100 ml	1～2
9	0.9% 氯化钠溶液	500 ml	2

表 8-5　靶血管造影诊疗材料准备

序号	诊疗材料	规格型号	用途	数量
1	压力延长管	120 cm	连接高压注射器	1
2	猪尾（PIG）导管	5 F，100 cm	一级血管造影	1
3	MPA 导管	4 F/5 F，125 cm	靶血管造影	1
4	超滑导丝	0.035 inch，150 cm	引导造影管进入靶血管	各 1
5	加硬导丝	0.035 inch，260 cm	引导造影管进入靶血管	1
6	C2 导管	5 F，100 cm	靶血管造影	1
7	微穿针	21 G	逆行穿刺	1

表 8-6　球囊扩张术诊疗材料准备

序号	诊疗材料	规格型号	用途	数量
1	血管鞘	6～7 F，40～90 cm	植入血管诊疗材料	1
2	压力延长管	45 cm	连接压力泵与球囊	1
3	亲水涂层导丝	0.035 inch 系列（如泥鳅，Super stiff，Hiwire，Amplatz 等）；0.018 inch 系列（如 V18 导丝，Connect，Connect Flex，Connect 250T，Treasure Floppy，Treasure 12，Astato 30）；0.014 inch 系列（如 Cammand，Cammad ES，Regalia XS 1.0，Astato 20，V14 等）	血管内球囊导管的引导、放置	若干备用
4	充盈压力泵	IN4330	球囊扩张导管和球囊扩张支架的扩张和回抽	1
		碘对比剂：0.9% 氯化钠溶液 = 1∶2		
5	支撑导管	Rubicon，CXI，CXV，SEEKER，DIVER 等	为置入导丝和其他介入诊疗材料提供便利和支持，更换导丝，注入生理盐水或碘对比剂	1
6	球囊扩张导管	非顺应性，如 Mustang、Rival、Dorado、Atlas 等（3～12）mm×（20～200）mm	外周血管扩张成形；支架植入的后扩张	若干备用
7	球囊扩张导管	半顺应性，如 Admiral Xtreme（3～12）mm×（20～300）mm Reekross35（2～6）mm×（40～220）mm Savvy Long（2～6）mm×（120～220）mm Evercross（3～12）mm×（20～200）mm Armada 35/14（4～7）mm×（20～250）mm	外周血管扩张成形	若干备用
8	药物涂层球囊	如：Orchid 4～6 mm/100～300 mm	血管扩张成形 局部药物释放	若干备用

表 8-7　支架植入术诊疗材料准备

序号	诊疗材料	规格型号	用途	数量
1	亲水或非亲水涂层导丝	0.018 inch，300 cm 0.035 inch，260 cm	血管内支架植入的引导、放置	若干备用
2	自膨式外周支架 开环支架	如：Smart Control（6～14）mm×（20～100）mm Lifestent（5～8）mm×（20～170）mm Innova（5～8）mm×（20～200）mm EverFlex（4～10）mm×（20～200）mm Pulsar-18（4～7）mm×（20～200）mm	①球囊扩张弹性回缩或残留狭窄；②血管夹层、斑块剥离以及管腔闭塞；③溶栓后、血栓抽吸后、球囊扩张前闭塞；④再狭窄、再闭塞；⑤支撑血管内腔，改善动脉远端血流灌注	若干备用

序号	诊疗材料	规格型号	用途	数量
2	自膨式外周支架开环支架	Luminexx （4～14）mm×（20～120）mm Complete SE （4～10）mm×（20～150）mm Smart Flex（半开环） （5～8）mm×（30～200）mm		
3	自膨式外周支架闭环支架	如: Supera 0.014/0.035 （4.5～6.5）mm×（20～150）mm Wallstent 规格（略）	股浅动脉和腘动脉近端原发性或再狭窄、闭塞病变的治疗	若干备用
4	外周覆膜支架	Viabahn（Gore） （5～13）mm×（25～150）mm Fluency（Bard） （5～13.5）mm×（20～120）mm	髂动脉和股动脉球囊扩张后再狭窄、夹层、斑块脱落造成的远端血管堵塞	若干备用
5	球囊扩张式外周支架	Omnilink Elite （4～10）mm×（12～59）mm Express LD （5～10）mm×（17～57）mm Herculink （4～7）mm×（12～18）mm Palmaz Blue （4～7）mm×（15～25）mm	治疗外周动脉中断或狭窄病变	若干备用
6	球囊扩张式载药支架	Xience prime （2.25～4）mm×（8～38）mm （膝下）	膝下血管病变所致的远端血流中断或障碍	若干备用

表 8-8　经皮导管溶栓术诊疗材料准备

序号	诊疗材料	规格型号	用途	数量
1	动脉鞘	6 F	建立介入治疗通道	1
2	灌注导管	3～5 F 20-30-40-50 cm	将溶栓剂、碘对比剂注入外周血管	1
3	一次性使用输注导管包	FIS5-135- 20/30/40/50SO	将治疗溶液注入外周血管	1

表 8-9　血栓抽吸术／斑块旋切术／激光成形术诊疗材料准备

序号	诊疗材料	规格型号	用途	数量
1	AngioJet 血栓抽吸系统	AngioJet 血栓抽吸装置 AngioJet 120/90×6 F 血栓抽吸套件	详见第五章第十节 击碎并清除外周血管血栓	1 1
2	机械血栓切除系统	Straub 动脉	详见第五章第九节	1
3	外周机械血栓切除系统	TurboHawk™ THS-LX-C	外周血管动脉粥样硬化斑块、钙化斑块、纤维斑块病变的减容治疗	1
4	激光光纤导管	423-001 420-600 414-151	血管内纤维化、钙化和粥样硬化性病变进行激光切除	1

6. 介入治疗并发症及处理（表 8-10）

表 8-10　下肢动脉狭窄介入治疗并发症及处理

分类	并发症及处理
穿刺部位并发症	1. 出血：股动脉穿刺腹膜后血肿的发生率为 0.5%，患者术后出现腰背痛、腹痛或腹股沟区疼痛，同时伴有心动过速、血压下降时，要高度警惕；诊断明确后立即采取适当措施：压迫股动脉穿刺稍近端、停止所有抗凝和抗血小板药物、快速补液、补充血液制品、选择性髂动脉造影、球囊填塞止血 / 覆膜支架植入、外科处理等
	2. 假性动脉瘤：股动脉穿刺后发生率 0.6% ～ 6.0%；瘤体直径 ≤ 2 cm，保守治疗，超声引导下压迫或注射凝血酶；瘤体直径 ≥ 5 cm，外科手术切除-补片成形-搭桥-弹簧圈栓塞
	3. 动静脉瘘：股动脉穿刺的发生率为 0.2% ～ 2.1%，大多数患者无症状，查体腹股沟区有震颤，听诊有连续杂音，超声多普勒可确诊；较大的动静脉瘘需要覆膜支架或者外科手术处理
治疗部位并发症	1. 血管内膜损伤；夹层
	2. 血管破裂出血：部位不同采取的方法不同，包括覆膜支架植入等
远端血管栓塞	发生率 0.1%，栓子来源为斑块或血栓，少数为器材脱落所致；术中对远端血管全程造影是及早发现栓塞的有效办法，一旦发现，及时以抽吸、溶栓或取栓等方法进行治疗

二、肠系膜上动脉狭窄与阻塞

1. 概述

肠系膜上动脉狭窄与阻塞性病变可导致肠管缺血坏死，属于急腹症范畴，临床并不罕见，可由下列原因引起：肠系膜上动脉栓塞、肠系膜上动脉血栓形成。若不能得到早期的确诊和有效治疗，死亡率可高达 70% ～ 90%。当狭窄和阻塞引起急性小肠缺血，肠壁部分或全层坏死时，患者会出现腹膜炎、败血症、休克和多脏器衰竭。随着近几年介入治疗技术的发展，血管造影已经成为诊断肠缺血的金标准，介入溶栓、取栓、球囊扩张等治疗手段为开通血管、挽救缺血的肠管和患者生命提供了保障，在临床上得到广泛应用。

2. 适应证

（1）非闭塞性肠系膜血管缺血（non occlusive mesenteric ischemia，NOMI）；

（2）急性肠系膜上动脉闭塞（栓塞、血栓形成）；

（3）孤立性肠系膜上动脉夹层或狭窄。

3. 禁忌证

（1）已经出现急腹症、肠坏死症状；

（2）肠坏死导致的中毒性休克一系列表现。

4. 介入诊疗材料的使用与准备

（1）常规耗材同表 8-4；

（2）肠系膜上动脉狭窄与阻塞介入诊疗材料（表 8-11 至表 8-14）。

表 8-11　肠系膜上动脉血管造影术诊疗材料准备

序号	诊疗材料	规格型号	用途	数量
1	压力延长管	120 cm	连接高压注射器，用于靶血管造影	1
2	C2 导管	5 F，100 cm	血管造影	1
3	Rh 导管	HNB5.0-38-80-P-NS-RH	靶血管造影	1
4	超滑导丝	0.035 inch，150 cm 0.035 inch，260 cm	引导造影管进入靶血管	各 1
5	导引导丝	0.014 inch，190 cm	引导介入诊疗材料进入病变部位	1

表 8-12　肠系膜上动脉药物灌注 / 取栓 / 溶栓术诊疗材料准备

序号	诊疗材料	规格型号	用途	数量
1	动脉鞘	6 ～ 8 F	经皮介入治疗通道建立	1
2	导引导管 / 翻山鞘	6 ～ 7 F RDC 导引导管 / 6 ～ 7 F 55 cm 翻山鞘	经皮穿刺介入血管系统，可导入球囊、电极或导管，进行介入诊断或治疗	1

续表

序号	诊疗材料	规格型号	用途	数量
3	灌注导管	3 ～ 5 F/20-30-40-50 cm	溶栓剂、碘对比剂注入外周血管	1
4	一次性使用输注导管包	FIS5-135-20/30/40/50SO	溶栓剂、碘对比剂注入外周血管	1
5	尿激酶（或其他溶栓药物如阿替普酶、尿激酶原等）	25 万单位 / 支	溶栓药物	2 ～ 4
6	罂粟碱	每支 30 mg	血管扩张药，用于治疗外周血管痉挛所致的缺血	1 ～ 2

表 8-13　肠系膜上动脉球囊扩张术诊疗材料准备

序号	诊疗材料	规格型号	用途	数量
1	PTA 扩张球囊	0.014 inch/0.035 inch 球囊均可，如 Mustang（4 ～ 5）mm×（30 ～ 50）mm Armada35（3 ～ 4）mm×（20 ～ 40）mm Spriter（2 ～ 3.5）mm×（15 ～ 20）mm 等	狭窄和阻塞血管扩张	1
2	充盈压力泵	IN4330 碘对比剂：0.9% 盐水 = 1：1	球囊扩张导管和球囊扩张支架的扩张和回抽	1

表 8-14　肠系膜上动脉支架植入术诊疗材料准备

序号	诊疗材料	规格型号	用途	数量
1	自膨式支架	0.035 inch 如：Innova（4 ～ 6）mm×（30 ～ 60）mm EverFlex（4 ～ 6）mm×（20 ～ 50）mm 0.018 inch 如：Xpert Pro（3 ～ 20）mm×（8 ～ 60）mm 或 Pulsar（4 ～ 20）mm×（7 ～ 200）mm Wallstent（5 ～ 6）mm×（30 ～ 50）mm	支撑血管内腔，改善动脉远端血流灌注	1
2	球囊扩张式支架	Xience prime 0.014 inch		
3	覆膜支架	（2.25 ～ 4）mm×（8 ～ 38）mm Viabahn（Gore）	支撑血管内腔，改善动脉远端血流灌注	1
4	弹簧圈	（5 ～ 6）mm×（25 ～ 50）mm 0.014 inch/0.035 inch	无主要血管破裂，注意避免覆盖重要分支 分支血管破裂出血	1 若干 备用

5. 并发症（表 8-15）

表 8-15　肠系膜上动脉狭窄与阻塞介入并发症及处理

并发症	处理
远端血管栓塞	血管内操作最严重并发症，支架植入前预扩张、置管溶栓都增加远端血管栓塞的风险。因此细心轻柔操作，支架植入前最小限度预扩张或无预扩张是杜绝和避免这一并发症的关键
再灌注损伤	支架植入后，必须持续胃肠减压，抗感染及严密观察

三、肾动脉狭窄与阻塞

1. 概述

肾动脉狭窄（renal artery stenosis，RAS）与肾动脉阻塞是动脉粥样硬化患者常见的一种进行性疾病，也是导致部分患者高血压、缺血性肾病的病因。临床上对于肾动脉狭窄的诊断和治疗方法很多，随着介入治疗的发展，腹主动脉和肾动脉选择性造影、超选择性造影，确定狭窄部位、范围、程度，同时进行血流重建、血管内超声（对狭窄斑块性质进行确认）、血流储备分数（fractional flow reserve，FFR）测定（能有效判定肾动脉狭窄对肾血流的影响）等，已经是诊断和治疗肾性高血压的常规方法。介入治疗方法的干预有利于保护肾脏疾病患者的肾功能、降低血压、降低心血管事件的风险和病死率。

2. 适应证

（1）慢性肾脏病（eGFR < 45 ml/min）伴单侧肾动脉狭窄；

（2）充血性心力衰竭前期伴单侧肾动脉狭窄（C 级）；

（3）解剖学难度大或高危病变（近端分支、小血管、重度同心钙化和重度主动脉粥样硬化或附壁血栓）；

（4）孤立肾伴单侧肾动脉狭窄或双侧肾动脉狭窄患者血压控制良好、肾功能正常；

（5）孤立肾伴单侧肾动脉狭窄或双侧肾动脉狭窄患者肾大小 < 7 cm（长轴）；

（6）孤立肾伴单侧肾动脉狭窄或双侧肾动脉狭窄患者伴慢性终末期肾病，且血液透析 > 3 个月；

（7）孤立肾伴单侧肾动脉慢性完全闭塞或双侧肾动脉慢性完全性闭塞。

3. 禁忌证

（1）年轻患者动脉肌纤维发育不良导致的 RAS；

（2）多发性大动脉炎活动期的 RAS 病变没有弹性，PTA 扩张不足 50%，或者 RAS 位于肾内分支，不能植入支架；RAS 肾动脉正常段管径不足 4 mm。

4. 介入器材的使用与准备

（1）常规耗材同表 8-4；

（2）介入耗材表（表 8-16 至表 8-18）。

表 8-16　肾动脉血管造影术准备

序号	诊疗材料	规格型号	用途	数量
1	压力延长管	60 ～ 120 cm	连接高压注射器，高压快速注射碘对比剂	2
2	猪尾（PIG）导管	5 F，100 cm	血管造影	1
3	超滑导丝	0.035 inch，150 cm	引导造影管进入靶血管	1
4	C2 导管	5 F，100 cm	靶血管造影	1
5	封堵止血系统	6 F/7 F	闭合动脉穿刺部位	1

表 8-17　肾动脉球囊扩张术诊疗材料准备

	诊疗材料	规格型号	用途	数量
1	加硬导丝	0.035 inch，260 cm	插入和交换介入材料，定位导管	1
2	导引导管 RDC	6 F/7 F，55 cm	输送介入材料、药物	1
3	导引鞘	6 F，45 cm	穿刺插入血管系统，导入导管、球囊导管或支架，进行介入诊断或治疗	1
4	导引导丝	多用冠状动脉 0.014 inch 导丝，如 BMW ELITE190 cm	协助球囊扩张导管和支架的植入	1
5	充盈压力泵	IN4330 碘对比剂：0.9% 氯化钠溶液 = 1：1	球囊扩张导管和球囊扩张支架扩张和回抽	1
6	压力导丝（必要时）	C12008	狭窄病变近端和远端血流变化测定，识别血流动力学狭窄	1

续表

	诊疗材料	规格型号	用途	数量
7	血管内超声导管（必要时）	机械导管型号：89000 压力导丝：10185 PV 8.2 F 最大扫描直径60 mm	提供管腔和管壁的横截面图像，明确狭窄病变的性质、位置和范围	1
8	球囊扩张导管	如：AVIATOR Plus （2.0～2.5）mm×（12～15）mm	扩张狭窄的血管	若干备用

表 8-18　肾动脉血管造影术诊疗材料准备

诊疗材料	规格型号	用途	数量
球囊扩张 支架系统	RH Herculink Elite （4～7）mm×（15～18）mm×135 cm Palmaz Blue 0.014 （4～7）mm×（15～24）mm×142 cm	易通过狭窄部位；支撑血管内腔，改善远端血液灌注	1
	Express SD 0.018 （4～7）mm×（14～19）mm×150 cm Hippocampus 0.014 （4～7）mm×（10～24）mm	支架近端支撑力好；低回缩，可有效改善血管内腔，改善动脉远端血流灌注	1

5. 并发症及处理（表 8-19）

表 8-19　肾动脉狭窄与阻塞介入治疗并发症及处理

并发症	处理
再狭窄	（1）准确估算血管的直径和病变范围，选择合适的支架 （2）支架扩张适宜，避免扩张不充分或过度扩张 （3）特殊患者考虑使用药物洗脱支架
对比剂肾病	（1）高危患者充分水化 （2）肾功能障碍患者必要时给予肾替代治疗
支架移位	（1）多体位投照准确定位 （2）缓慢扩张支架，确定位置适宜后再贴壁扩张 （3）植入支架时嘱患者避免深呼吸或咳嗽
肾动脉夹层、穿孔	（1）注意导丝的选择，头端柔软，操作时注意导丝远端位置 （2）慎用切割球囊，避免高压力扩张 （3）严密观察患者的主诉，关注患者有无腰痛或其他不适

四、动脉疾病介入手术配合与围术期护理

1. 介入手术配合流程（表 8-20）

表 8-20　动脉疾病介入手术配合流程

手术流程	护理配合
1. 环境准备与评估；接患者入室，手术安全核查并准备手术开台	（1）评估患者，身份核查 （2）心理护理；保护隐私及保暖 （3）取舒适平卧位或者仰卧位，连接心电监护 （4）观察用药及静脉通路情况 （5）准备无菌器械台和手术用物

手术流程	护理配合
2. 根据手术穿刺部位消毒皮肤，铺巾	准备消毒液、协助铺巾
3. 入路建立（见第二节） 连接管路并肝素化	递送穿刺针、血管鞘、手术刀、注射器、纱布等穿刺用品；准备肝素稀释液（1 ml 浓度：1000 U），根据患者体重给予肝素化
4. 靶血管造影：调试高压注射器，根据部位设置适宜参数	递送相应造影导管；手术台上倾倒碘对比剂，抽吸碘对比剂至高压注射器，准备好连接管并排气
5. 制订手术计划，建立轨道，抽吸栓、取栓、置管溶栓、激光、旋切等	（1）准备治疗相应的设备和耗材 （2）协助医师做相应数据测量 （3）患者生命体征观察与记录 （4）根据医嘱配制和使用药物
6. 血管成形	（1）提供型号适宜的球囊 （2）压力泵与碘对比剂稀释液（1 ml 碘对比剂：1 ml 0.9% 氯化钠溶液） （3）严密观察手术并发症
7. 支架植入及评价：冲洗支架，沿导丝送入支架输送系统，精确定位，释放支架	（1）递送适宜的外周支架，和医师再次确认型号和长度 （2）根据不同部位的动脉支架植入，严密观察支架植入后并发症
8. 手术评价	递送相应造影导管，连接并准备高压注射器造影
9. 术后处理：撤出器械，使用缝合器/闭合器或压迫穿刺动脉止血	（1）递送缝合器/闭合器或纱布、自黏绷带等耗材 （2）血管镊、缝线、小号圆/角针、丝线等器械 （3）检查足背动脉搏动及肢体温度、色泽情况 （4）完善手术相关记录，核对使用的耗材并打印记录单 （5）协助包扎穿刺部位
10. 患者出室	（1）检查患者各种通路、皮肤等是否完好 （2）患者安全过床及转运，途中严密观察病情及管道 （3）规范患者交接并做好记录 （4）手术间终末处理

2. 围术期的护理（表 8-21）

表 8-21　动脉疾病介入围术期护理

护理	护理要点
心理护理	（1）护士给患者和家属介绍手术的方法、意义和注意事项，消除患者和家属紧张恐惧心理 （2）使用图片、录像等直观资料增强患者健康教育效果，增强患者配合治疗的信心，提升遵医行为，减少术后并发症
术前准备	（1）完善术前检查；充分评估患者；了解患侧肢体缺血情况、患者重要脏器功能情况；详细询问过敏史 （2）健康指导：低盐低脂富含纤维素饮食；注意肢体保暖和锻炼，加强足部护理，预防破溃；急性期疼痛时，患者应卧床休息，减少缺血诱因，并进行疼痛的治疗和护理；严密观察患肢皮肤温度、颜色改变以及疼痛程度的改变 （3）术前一天：训练患者卧床大小便；保证充足睡眠
术中护理 观察要点	（1）术中配合和护理（见表 8-20） （2）生命体征观察：血压和心率变化尤为重要，是发生并发症的主要表现 （3）疼痛观察：治疗过程中患者出现剧烈疼痛，难以忍受 （4）动脉痉挛和侧支血管闭塞：硝酸甘油 10 μg 或 30～60 mg 罂粟碱经导管注射，必要时 30 min 后重复用药 （5）急性动脉血栓形成：观察动脉远端血供情况，远端动脉搏动减弱或消失，立即进行溶栓治疗 （6）再灌注损伤：严密观察病情变化，出现损伤症状时及时处理，防止造成脏器或肢体功能丧失

护理	护理要点
术后护理	（1）一般护理：舒适体位，生命体征监测；关注患者主诉，及时发现病情变化；协助生活护理 （2）动脉置管的护理：固定妥当；防止移位、打折和脱落；正确给药，防止导管堵塞；严格无菌操作，穿刺处有渗出时及时更换敷料 （3）疼痛的护理：安慰患者，交谈、放音乐分散患者注意力；指导患者深呼吸；及时用药，严密观察并发症的症状和体征 （4）抗凝治疗的护理：严密观察有无局部或全身出血指征；严格遵医嘱用药，严密观察疗效和不良反应；观察有无颅内出血的症状和体征；护理操作轻柔，穿刺后延长按压时间 （5）并发症的观察和护理：穿刺部位渗血和血肿；组织器官出血；远端栓塞；急性血管闭塞；再灌注损伤等
健康教育	（1）生活指导：注意休息，适度运动，及时复诊；低脂、低盐、低胆固醇高维生素饮食；绝对禁烟，防寒保暖，保持情绪稳定，避免精神紧张；保持生活规律，养成良好的生活习惯 （2）按时服药，定期复查

第四节　周围动脉瘤介入诊疗器材应用

周围动脉瘤（peripheral arterial aneurysm）是指主动脉以外的动脉区域发生的局限性扩张，可发生在动脉系统的任何部位，以股动脉和腘动脉处最为常见。根据瘤壁的结构可分为真性动脉瘤、假性动脉瘤和夹层动脉瘤；按照发生的部位可分为上肢动脉瘤、下肢动脉瘤和内脏动脉瘤。随着血管介入技术的进步和诊疗材料的发展，尤其是覆膜支架的应用使得介入治疗动脉瘤的微创、恢复迅速优势得以体现，已经成为临床上解剖部位复杂和合并全身疾病的动脉瘤患者的优先选择。

1. 适应证（表 8-22）

表 8-22　周围动脉瘤介入治疗适应证

部位	名称	适应证
上肢动脉瘤	颈动脉瘤	（1）引起脑缺血事件、脑神经功能障碍、破裂出血等 （2）瘤体巨大，涉及颈内动脉远端 （3）手术操作复杂，并发症发生率高
	锁骨下动脉瘤	（1）可发生致命性破裂出血 （2）瘤体内血栓脱落有卒中风险和上肢急慢性缺血风险 （3）近中段、累及头臂干不适合外科手术的锁骨下动脉瘤
	肱动脉瘤	（1）周围压迫症状明显 （2）有栓塞、出血和破裂并发症 （3）有截肢概率和风险
下肢动脉瘤	腘动脉瘤	（1）有栓塞、出血和破裂并发症，有截肢概率和风险 （2）麻醉和手术风险高，解剖结构适宜的患者
	股动脉瘤	股动脉瘤体内血栓形成或脱落，造成远端肢体严重缺血
	髂动脉瘤	（1）瘤体直径 > 3 ～ 5 cm，应积极考虑干预 （2）瘤体直径 > 5 cm 且有破裂先兆应尽快处理
内脏动脉瘤	脾动脉瘤	（1）有明显临床症状，怀疑先兆破裂或已经破裂出血 （2）瘤体直径 > 2 cm 或瘤体直径 < 2 cm，但有增大趋势
	肝动脉瘤	（1）肝动脉瘤直径 > 5 cm 且有增大趋势 （2）瘤体自然破裂率 20% ～ 40%，死亡率 35%，无明显禁忌，及早处理

部位	名称	适应证
内脏动脉瘤	肠系膜上动脉瘤	（1）瘤体破裂、血栓形成后可引起肠管缺血、坏死等严重并发症 （2）瘤体自然破裂率13%，死亡率75%，无明显禁忌，及早处理
	肾动脉瘤	（1）瘤体直径＞2.5 cm者或瘤体直径＜2 cm但有增大趋势 （2）瘤体自然破裂率10%，若出现持续性疼痛、有先兆破裂或已经破裂者尽早治疗 （3）瘤体内血栓形成，合并动静脉瘘或肾性高血压难以用药物控制者

2.禁忌证

（1）难以恢复的肝、肾功能不全和恶病质者；

（2）靶血管附近有重要血管如脊髓动脉等严禁栓塞；

（3）碘对比剂过敏患者。

3.介入器材的使用与准备

（1）常规耗材同表8-4；

（2）介入耗材表（表8-23至表8-25）。

表8-23　靶血管造影术诊疗材料准备

序号	诊疗材料	规格型号	用途	数量
1	超滑导丝	0.035 inch，150 cm	引导造影导管进入肾动脉	1
2	抗折鞘	6 F	建立血管治疗通路	1
3	造影导管	5 F 猪尾/C2 导管	肾动脉造影	若干备用
4	微导管	2.8 F/2.4 F TAPERED 2.8 F 无渐变 2.9 无渐变 110～150 cm	用于远端扭曲闭塞的脉管系统，并可选择性将诊断、栓塞和治疗制剂输注到靶血管	1
5	导引导丝	0.018 inch 导丝	引导球囊、支架进入靶器官	1

表8-24　经导管血管栓塞术诊疗材料准备

序号	诊疗材料	规格型号	用途	数量
1	栓塞微粒	100～300/300～500 500～700/700～900 900～1200	通过颗粒间隙中血栓物质机化，使病变部位血管永久栓塞，达到治疗目的	若干备用
2	弹簧圈	0.018～0.035 inch （2～15）mm×（20～140）mm 0.018～0.035 inch （3～14）mm×（60～400）mm	阻止瘤体血供	若干备用
3	血管塞	AMPLATZER （4～16）mm×7/8 mm AMPLATZER Ⅱ （3～22）mm×（6～18）mm AMPLATZER4 （4～8）mm×（10.0～13.5）mm	动脉瘤或破裂血管的腔内隔绝，减少和阻断血流	若干备用

表8-25　经皮动脉内支架植入术诊疗材料准备

序号	诊疗材料	规格型号	用途	数量
1	覆膜支架	Wallgraft （6～12）mm×（30～70）mm Viabahn Fluency	动脉瘤或破裂血管的腔内隔绝	若干备用

序号	诊疗材料	规格型号	用途	数量
2	裸支架	首选 0.018 inch 系统自膨式支架如 Pulsar 或 Xpert Pro，可选球囊扩张式支架或 0.035 inch 系统自膨式支架	联合弹簧圈或栓塞剂阻断动脉瘤血液供应	若干备用

4. 并发症及处理（表 8-26）

表 8-26　周围动脉瘤介入治疗并发症及处理

并发症	处理
穿刺部位出血或血肿	（1）压迫不当或位置错误所致，及时发现，重新压迫止血和包扎 （2）血肿较大，明显造成压迫症状时，尽快手术清除血肿
动脉瘤穿孔或破裂	（1）比较严重的并发症，球囊封堵止血；中转开放手术 （2）植入覆膜支架封堵
动脉栓塞	（1）介入操作导致斑块或瘤体内血栓脱落；弹簧圈或栓塞剂脱落、移位等 （2）动脉主干造成的肢体或脏器缺血，尽快干预处理 （3）介入取栓、溶栓扩血管治疗；球囊或支架贴附处理 （4）外科手术切开
动脉夹层	（1）影响血流时，可进行球囊贴附或支架植入 （2）开放手术
急性动脉血栓形成	全身肝素化不足引起，取栓/溶栓

5. 手术配合与围术期护理　参照本章第三节。

第五节　慢性静脉系统疾病介入诊疗器材应用

慢性静脉疾病（chronic venous disease，CVD）是常见的血管疾病，是指静脉的结构或功能异常使静脉血回流不畅、静脉压力过高导致的一系列症状和体征为特征的综合征。导致 CVD 发生的因素有：①静脉反流：由静脉瓣膜功能不全引起血液反流导致的静脉高压是原发性 CVD 的最常见病因。②静脉回流障碍：因先天性或后天性因素导致近端静脉阻塞、静脉回流障碍可引起静脉高压，包括深静脉血栓形成后综合征（post-thrombotic syndrome，PTS）、布-加综合征（Budd-Chiari syndrome，BCS）、下腔静脉综合征、髂静脉压迫综合征（也称 Cockett 综合征或 May-Thurner 综合征）等。PTS 是继发性 CVD 最常见的病因。③先天发育异常：先天性静脉畸形骨肥大综合征，即 K-T 综合征（Klippel-Trenaunay syndrome，KTS）等。④遗传因素：研究发现 55.2% 的 CVD 患者具有家族史，虽然目前尚未发现明确的遗传特定因素，但家族聚集现象表明 CVD 与遗传有关。⑤其他因素：静坐、孕妇、女性、吸烟、肥胖等都是 CVD 的高危因素。一站式介入治疗已经成为慢性静脉疾病治疗的重要手段。

一、上腔静脉综合征介入诊疗材料的应用与护理

1. 概述

上腔静脉综合征（superior vena cava syndrome，SVCS）是指上腔静脉或其周围病变引起的上腔静脉完全或不完全阻塞，引起经上腔静脉回流到右心房的血液部分或完全受阻，从而导致的上肢、颈部、颜面部淤血水肿以及上半身浅静脉曲张的一组临床综合征。上腔静脉造影可显示上腔静脉的病理影像，如外来压迫、管壁浸润或管腔内占位，同时还可以明确病变的位置、大小和走向，侧支循环等，为介入手术和材料的发展、为诊断和治疗此类疾病提供了可靠的技术保障。

2. 适应证

（1）上腔静脉良性狭窄或闭塞，出现上腔静

脉阻塞症状和体征；

（2）腔静脉外肿瘤或转移淋巴结压迫而导致的上腔静脉狭窄闭塞者；

（3）腔静脉内血栓形成，导致上腔静脉综合征患者。

3. 禁忌证

（1）症状较轻，已有大量侧支循环形成者；

（2）局部肿瘤破溃者；

（3）有溶栓禁忌证的患者包括出血性疾病、2周内分娩、脑卒中病史、脑和脊髓的转移瘤；

（4）碘对比剂过敏者；

（5）心、肝、肺、肾功能不全为相对禁忌。

4. 介入器材的使用与准备

（1）常规耗材同表 8-4；

（2）介入耗材表（表 8-27 至表 8-30）。

表 8-27　上腔静脉造影术诊疗材料准备

序号	诊疗材料	规格型号	用途	数量
1	穿刺套件	5 ～ 8 F	血管通路建立	1
2	超滑导丝	0.035 inch-150 ～ 300 cm	引导造影导管进入血管	1
3	压力延长管	120 cm	连接高压注射器	1
4	造影导管	猪尾导管 5 F，100 cm MPA 导管 4 F/5 F，125 cm	靶血管造影	1
5	超硬导丝	0.035 inch，260 cm	引导或交换诊疗材料进入靶血管	1

表 8-28　静脉溶栓术药物准备

序号	诊疗材料	规格型号	用途	数量
1	尿激酶	25 万单位 / 支	血管内溶栓药物	1
2	肝素	600 ～ 1000 U/h 追加	全身肝素化	1 ～ 2

表 8-29　静脉内球囊扩张术诊疗材料准备

序号	诊疗材料	规格型号	用途	数量
1	充盈压力泵	IN4330	球囊扩张导管和球囊扩张支架的扩张与回抽	1
2	球囊扩张导管 （0.035 inch）	需要备高压球囊，也可以从非高压球囊开始应用，如：Powerflex Pro（4 ～ 12）mm×（4 ～ 22）mm Powerflex Pro（15 ～ 25）mm×（40 ～ 60）mm MAXI LD 球囊（15 ～ 25）mm×（40 ～ 60）mm Atlas	血管成形	若干备用

表 8-30　静脉内支架植入术诊疗材料准备

序号	诊疗材料	规格型号	用途	数量
1	镍钛合金支架及支架输送器	注意支架直径，如 Z 型支架 JRZD-14 F-600（20 ～ 26）mm×（40 ～ 60）mm Wallstent（5 ～ 16）mm×（30 ～ 90）mm	开通狭窄和闭塞腔静脉，血管成形	若干备用

5. 并发症及预防（表 8-31）

表 8-31　上腔静脉综合征介入治疗并发症及预防

并发症	原因及预防
支架移位	支架植入后，没有对病变部位进行后续治疗，病变没有缩小，挤压支架后，使支架移位
支架内继发血栓形成	支架植入后，应配合后续抗凝治疗，否则易发生血栓；围术期及术后需抗凝治疗
支架内再狭窄	此种情况一般由于肿瘤生长过快，压迫支架，导致支架内再狭窄；可以建议优先选择 Wallstent 支架，该支架网眼较密集，不易变形，术后积极配合放、化疗，可减少此类并发症
肺栓塞	（1）原本存在的血栓在增大的血流冲刷下，脱落经右心入肺动脉内 （2）支架植入时的机械作用使附壁血栓脱落所致 （3）支架释放时损伤血管壁，释放后支架膨胀不良，跨狭窄段压力差下降不明显，术后未及时行抗凝等治疗，血液高凝，诱发新鲜血栓形成并脱落 （4）与导管内继发血栓形成及注射器、连接管和导管内气体等因素有关。因肺栓塞一旦发生，危及生命，一般建议在行支架植入术前，积极降低血栓负荷。有报道显示，采用带有手枪式释放装置的 Angiomed 支架，其操作方便、定位准确、顺应性好、张力持续、使狭窄段不断得到扩张，1 周甚至数周后狭窄段才能达到最佳扩张状态；这种缓慢持续的张力，可能不易使患者的阻塞症状迅速消失，但其减少了血管因突然扩张而破裂的危险，也降低了附壁血栓脱落引起肺动脉栓塞的风险
急性右心功能不全	支架植入后，狭窄快速消失，回心血量骤增，加重右心前负荷，同时大量补液进一步加重了右心负担而导致急性右心功能不全。在介入术中，可先选用较小直径的球囊至大直径球囊进行逐步扩张，避免回心血量骤增，术后补液应缓慢，防止补液量大导致右心功能损害
急性心包积液	此类并发症较少发生，因解剖因素为心包外膜附于心脏，沿着大血管向上延伸约 3.5 cm，在心包反折线处向下折叠，形成壁层心包浆膜层包绕。这段上腔静脉穿孔后血液将漏至心包，因此，该段上腔静脉区域为"危险区"。提高术者操作技能，有效评估血管情况，操作轻柔，可有效减少该并发症的发生

6. 上腔静脉综合征介入手术配合与围术期护理　　　（1）介入手术配合流程（表 8-32）

表 8-32　上腔静脉综合征介入手术配合流程

手术流程	护理配合
1. 环境准备与评估 检查仪器设备性能，处于备用状态 接患者入室，安全核查并准备手术开台	（1）评估患者，身份核查 （2）心理护理，保护隐私及保暖 （3）取舒适平卧位，连接心电监护 （4）观察用药及静脉通路情况 （5）准备无菌器械台，打包手术用物
2. 根据手术穿刺部位消毒皮肤，铺巾	准备消毒液、协助铺巾
3. 入路建立（见第二节） 股静脉入路 肘静脉入路 颈静脉入路 连接管路并肝素化	（1）递送穿刺针、鞘管、手术刀、注射器、纱布等穿刺用品 （2）准备肝素稀释液（1 ml 浓度：1000 U），根据患者体重给予肝素化 （3）除颤仪、抢救药品处于备用状态
4. 上腔静脉血管造影：调试高压注射器，根据部位设置适宜参数	（1）递送相应造影管 （2）抽吸高压注射器，连接压力延长管并排气，参数设置：30 ml，5 ~ 10 ml/s
5. 经导管局部溶栓术：适用于血栓形成的患者，将溶栓导管或多侧孔直导管置于血栓表面或血栓中	（1）根据医嘱配制使用溶栓药物：尿激酶或重组组织型纤溶酶原激活剂 rt-PA （2）密切观察血压变化，有无出血并发症
6. 腔内血管成形	（1）提供导丝，型号适宜的球囊（8 ~ 20 mm） （2）压力泵与碘对比剂稀释液（1 ml 碘对比剂：1 ml 0.9% 氯化钠溶液） （3）关注患者主诉，及时发现并处理手术并发症

手术流程	护理配合
7. 支架植入及评价：根据病变部位、范围和球囊扩张程度，选择支架，沿导丝送入支架输送系统，精确定位，释放支架	（1）递送适宜的外周支架，和医生再次确认支架参数； （2）严密观察支架植入术后并发症 （3）熟悉不同并发症的抢救用物及流程
8. 手术评价	递送相应造影管，连接并准备高压注射器造影
9. 术后处理：撤出器械，压迫穿刺静脉止血	（1）递送绷带、纱布、自黏绷带等耗材；协助包扎穿刺点 （2）完善手术相关记录，核对使用的耗材并打印记录单
10. 患者出室	（1）检查患者各种通路、皮肤等完好 （2）患者安全过床及转运，途中严密观察病情及管道 （3）规范患者交接并做好记录 （4）手术间终末处理

（2）围术期护理（表 8-33）

表 8-33　上腔静脉综合征介入围术期护理

护理	观察与配合要点
1. 心理护理	（1）头面部双上肢水肿，严重者吞咽、呼吸困难让患者非常痛苦，烦躁；极易产生悲观失望和恐惧心理 （2）介入治疗费用较高，担心疗效，患者焦虑 （3）护士给患者和家属介绍手术的方法和意义，介入手术经过和注意事项，消除患者和家属紧张恐惧心理 （4）加强患者健康教育，提高患者配合治疗的信心，提升遵医行为，减少术后并发症
2. 术前准备	（1）完善术前检查；充分评估患者；详细询问过敏史 （2）高热量、富含纤维素、低盐易消化清淡饮食；术前 4 h 禁食，2 h 禁饮 （3）氧疗：持续中流量吸氧，半坐卧位保持呼吸道通畅，监测血氧分压、血氧饱和度和血气分析 （4）术前一天练习卧床排尿排便，训练患者深呼吸、屏气和咳嗽
3. 术中护理观察要点	（1）术中配合和护理见表 8-32； （2）生命体征观察：血压和心率变化尤为重要，是提示发生出血并发症的主要征象
4. 术后护理	（1）一般护理：心电和血氧饱和度监测；关注患者主诉，及时发现病情变化；协助生活护理 （2）术后局部包扎观察有无敷料渗出，股静脉入路用沙袋压迫 12 ～ 24 h，及时更换敷料，同时观察有无血肿形成 （3）术后 24 h 内注意患者的生命体征、意识及肢体皮肤颜色的变化，防止压迫时间过长影响患侧肢体血液循环 （4）预防血栓形成：选取双下肢进行静脉输注，避免加重压迫症状引起呼吸困难；术后遵医嘱使用抗凝药物，防止发生肺栓塞及支架内血栓 （5）术后给予患者高热量、高蛋白、低盐高纤维素清淡饮食 （6）耐心倾听患者主诉，注意细心观察，分析患者的心理状况，解除患者思想顾虑，以增强信心

知识拓展

根据阻塞程度及侧支循环建立情况，将上腔静脉阻塞分为 4 种类型（Stanford 分型）。Ⅰ型：上腔静脉部分（＜ 90%）梗阻伴有奇静脉开放。Ⅱ型：上腔静脉几乎或完全（＞ 90%）梗阻，并伴有奇静脉开通，顺行向右心房回流。Ⅲ型：上腔静脉几乎或完全（＞ 90%）梗阻，并伴有奇静脉反流。Ⅳ型：上腔静脉完全梗阻，伴有 1 个或数个大的 SVC 分支及其静脉阻塞。

二、布-加综合征介入诊疗材料的应用与护理

1. 概述

布-加综合征（Budd-Chiari syndrome）：是指肝静脉阻塞导致肝静脉回流障碍，肝淤血而产生门静脉高压的症状和体征；人们也将肝静脉和（或）肝静脉开口上方下腔静脉阻塞所引起的门静脉高压和下腔静脉高压导致的一系列临床症状和体征称为

广义的布-加综合征。肝静脉阻塞主要表现为肝硬化和门脉高压的症状和体征，下腔静脉阻塞主要表现为双下肢肿胀、静脉曲张等。

2. 分型与介入治疗的适应证和禁忌证（表8-34）

表 8-34　布-加综合征分型与介入治疗的适应证和禁忌证

分型	适应证	禁忌证
下腔静脉阻塞型	（1）下腔静脉膜性或节段性狭窄或闭塞 （2）下腔静脉球囊扩张或血管内支架植入术后再狭窄 （3）外科分流术后分流道狭窄或闭塞 （4）下腔静脉膜性或节段性狭窄或闭塞合并血栓形成，并排除血栓发生脱落的可能性	（1）下腔静脉阻塞合并血栓形成，且无法排除血栓发生脱落的可能时 （2）严重心、肝、肾功能不全 （3）凝血功能障碍
肝静脉阻塞型	（1）肝静脉开口处膜性和节段性阻塞 （2）副肝静脉支架植入术后引起的肝静脉开口处阻塞 （3）下腔静脉支架植入术后引起的肝静脉开口处阻塞 （4）肝静脉阻塞合并血栓形成	（1）严重的心、肝、肾功能不全 （2）凝血功能障碍 （3）肝静脉主干全程闭塞呈条索状或肝静脉管腔完全萎陷变细甚至消失
混合型	（1）下腔静脉原发性阻塞 （2）三支肝静脉均阻塞	（1）心、肝、肾功能不全 （2）凝血功能障碍

3. 腔静脉型布-加氏综合征介入器材的使用与准备

（1）常规耗材同表8-4；

（2）介入耗材表（表8-35至表8-37）。

表 8-35　腔静脉型布-加综合征静脉造影术诊疗材料准备

序号	诊疗材料	规格型号	用途	数量
1	经皮穿刺针	18 G/21 G	建立通道	1
2	造影导丝	0.035 inch-150 cm	引导造影导管进入靶血管	1
3	造影导管	猪尾导管 5 F，100 cm VER 导管 4 F/5 F，100 cm	靶血管造影	1
4	导管鞘	（10～12）F×（45～90）cm	建立治疗器械进入靶血管通道	1
5	房间隔穿刺针	0.035 mm	隔膜较厚时使用	备用
6	经颈静脉肝内穿刺器械	RUPS-100	隔膜较厚时使用	备用
7	压力传感器	DPT-218	与猪尾（PIG）导管通过三通和压力延长管连接，监测下腔静脉压力	1
8	压力延长管	120 cm	连接压力传感器与 VER 导管	1～2

表 8-36　腔静脉型布-加综合征腔内成形术诊疗材料准备

序号	诊疗材料	规格型号	用途	数量
1	加硬导丝	0.035 inch，260 cm	引导或交换治疗器械	1
2	充盈压力泵	IN4130	球囊扩张导管和球囊扩张支架扩张压力维持与撤除	1
3	球囊扩张导管（0.035 inch）	如：Maxi　LD （14～25）mm×（20～80）mm ATLAS 12/22 mm×40 mm	闭塞段腔静脉扩张	若干备用

表 8-37　腔静脉型布-加综合征支架植入术诊疗材料准备

诊疗材料	规格型号	用途	数量
支架系统（0.035 inch）	如：Z 形支架 JRZD-14 F-600 Wallstent （5 ～ 16）mm×（30 ～ 90）mm	开通狭窄和闭塞静脉血管	1

4. 肝静脉型布-加综合征介入器材的使用与准备（表 8-38 至表 8-40）

表 8-38　肝静脉型布-加综合征造影术诊疗材料准备

序号	诊疗材料	规格型号	用途	数量
1	穿刺针	18 G	经皮肝穿刺	1
2	延长管	60/120 cm	高压注射器 / 压力传感器	2
3	超滑导丝	0.035 inch，150 cm	引导造影导管进入靶血管	1
4	造影导管管	猪尾导管 5 F，100 cm	下腔静脉造影	1
		VER 导管 4 F，100 cm	肝静脉造影	1
		C2 导管 5 F，100 cm	1 根	
5	压力传感器	IN4130	与猪尾（PIG）导管通过三通和压力延长管连接，监测肝静脉压力	1
6	加硬导丝	0.035 inch，260 cm	引导或交换导管器械进入肝静脉	1
7	导管鞘	静脉导管鞘 5 ～ 7 F	建立通道	1
8	血管鞘	10 ～ 12 F，45 ～ 90 cm	为球囊扩张提供通路和支撑	1
9	穿刺针	RUPS100 0.97 mm×62.5 cm	隔膜病变较硬或较厚时，穿刺破膜用	1

表 8-39　肝静脉型布-加综合征球囊扩张术诊疗材料准备

序号	诊疗材料	规格型号	用途	数量
1	充盈压力泵	IN4330	球囊扩张导管和球囊扩张支架扩张压力的维持与撤除	1
2	球囊扩张导管（0.035 inch）	Maxi　LD （14 ～ 25）mm×（20 ～ 80）mm ATLAS （10 ～ 20）mm×40 mm	闭塞静脉扩张	若干备用

表 8-40　肝静脉型布-加综合征支架植入术诊疗材料准备

序号	诊疗材料	规格型号	用途	数量
1	支架系统（0.035 inch）	Z 形支架 JRZD-14 F-600 Wallstent （5 ～ 16）mm×（30 ～ 90）mm	开通狭窄和闭塞静脉血管	1
2	弹簧圈	弹簧圈 0.018 ～ 0.035 系列 2 ～ 4 mm	栓塞曲张的静脉血管	若干备用
3	明胶海绵	6 cm×2 cm×0.5 cm 根据穿刺口直径裁剪	栓塞曲张的静脉血管	若干备用

5. 并发症及处理（表 8-41）

表 8-41　布-加综合征介入并发症及处理

并发症	处理要点
心律失常	（1）导丝、导管经腔静脉入右心房时可引起心律失常 （2）迅速将导丝退出右心房一般均能消除，很少需要抗心律失常药物
心脏压塞	（1）此类为严重并发症，是导致患者术中死亡的主要原因之一 （2）在介入治疗过程中，特别是下腔静脉闭塞开通时，应密切观察患者症状并严密观察心电、心音、心影、脉压变化 （3）一旦发生，立即给予心包穿刺引流，注意根据心包积液量，遵医嘱确定是否需要使用肝素拮抗剂，必要时视患者病情、破口大小及技术条件，行心脏外科手术治疗
血管破裂大出血	下腔静脉节段性闭塞时，介入治疗前必须行闭塞段上、下端造影，以便了解静脉解剖形态、闭塞长度、侧支循环、主肝静脉及副肝静脉开放等情况，务必边穿刺边少量注入碘对比剂，一旦发现碘对比剂偏离血管或有异常滞留，立即停止穿刺。一旦发生血管破裂大出血，必要时行球囊封堵或覆膜支架隔绝术
肺动脉栓塞	是由于下腔静脉和肝静脉血栓脱落所致，患者表现为呼吸困难、气促、胸痛、心率加快等；如出现上述症状，可行经导管溶栓或机械血栓清除。患者绝对卧床，吸氧；监测呼吸状态、循环功能和神志意识
支架相关并发症	（1）支架移位：当支架下移时可不做处理，而支架上移时可脱入右心房，是下腔静脉内支架植入术较为严重的并发症，需要开胸取出支架 （2）扩张不良：当支架扩张不良时，可适当采用球囊扩张术，使支架贴壁 （3）下腔静脉支架对肝静脉的影响：下腔静脉内支架植入后，几乎不可避免地接触到肝静脉开口处。目前尚无有效的治疗措施 （4）支架再狭窄：当发生支架再狭窄时，可用较大直径球囊进行扩张，如球囊扩张效果不佳，可再次植入支架 （5）支架破损断裂：较少出现。文献报道，在植入支架后 5 ~ 15 年中可能出现，部分断裂的支架残端流入右心房及肺动脉，需密切观察患者自觉症状
穿刺部位并发症	包括穿刺部位出血、假性动脉瘤、局部血肿等，这些并发症均与局部穿刺插管对血管的损伤有关，在提高操作技术的同时，应在术后密切观察有无出血及血肿的发生，还应加强抗凝治疗，预防下肢静脉及病变部位的血栓形成

6. 布-加综合征介入手术配合及围术期护理　　　　（1）介入手术配合（表 8-42）

表 8-42　布-加综合征介入手术配合

手术流程	护理配合
1. 环境准备与评估 检查仪器设备性能，处于备用状态 患者安全核查	（1）评估患者，身份核查；心电监护 （2）询问过敏史；心理护理；建立静脉通路 （3）平卧位双下肢分开略外展 （4）准备无菌器械台，打包手术用物
2. 穿刺部位消毒皮肤，铺巾	准备消毒液、协助铺巾
3. 入路建立（见第二节） 股静脉穿刺行下腔静脉造影 右颈静脉穿刺植入猪尾导管	（1）递送穿刺针、鞘管、手术刀、注射器、纱布等穿刺用品 （2）除颤仪、抢救药品处于备用状态 （3）传递穿刺所需耗材
4. 双向静脉血管造影：调试高压注射器，根据部位设置适宜参数 溶栓治疗	（1）递送相应造影管 （2）抽吸高压注射器，连接压力延长管并排气，参数设置 20 ml，5 ~ 10 ml/s （3）下腔静脉闭塞远端有血栓需要溶栓治疗时，应遵医嘱配制尿激酶，并做好给药详细记录，以备术后查阅
5. 腔内血管成形	（1）提供超硬导丝，提供 10 ~ 12 F 扩张器对闭塞段进行扩张，选择型号适宜的球囊（8 ~ 10 mm） （2）严密观察患者生命体征，尤其是在使用房间隔穿刺针及 Rups100 穿刺针穿刺闭塞下腔静脉时，应注意患者有无气短、胸闷、大汗等心脏压塞的症状 （3）关注患者主诉，及时发现并处理手术并发症

手术流程	护理配合
6. 支架植入及评价：根据病变部位、范围和球囊扩张程度，选择支架，沿导丝送入支架输送系统，精确定位，释放支架	（1）递送适宜的外周支架，和医生再次确认型号和长度 （2）严密观察支架植入后并发症，熟悉不同并发症的抢救用品及流程
7. 手术评价	递送相应造影管，连接并准备高压注射器造影
8. 术后处理：撤出器械。压迫穿刺静脉止血	递送绷带、纱布、自黏绷带等耗材；协助包扎穿刺点
9. 患者出室	（1）完善手术相关记录，核对使用的耗材并打印记录单 （2）检查患者各种通路、皮肤等完好 （3）患者安全过床及转运，途中严密观察病情及管道 （4）规范患者交接并做好记录 （5）手术间终末处理

（2）围术期护理（表8-43）

表 8-43　布-加综合征介入手术围术期护理

护理	观察要点
1. 心理护理	（1）患者介绍同类手术治疗效果，提升患者接受手术治疗的信心 （2）给患者和家属介绍手术的方法和意义，介入手术经过和注意事项，消除患者和家属紧张恐惧心理，主动配合治疗和护理
2. 术前准备	（1）完善术前检查；充分评估患者；详细询问过敏史 （2）给予高热量、优质蛋白、低脂易消化清淡软流食；术前4h禁食，2h禁饮 （3）皮肤准备：进行备皮，包括右颈部、腹股沟区和会阴部 （4）合理休息，适当活动，避免疲劳；保持大便通畅，增加毒素排出，避免剧烈咳嗽、打喷嚏等增加腹压的因素，以免诱发曲张静脉破裂出血 （5）术前一天练习卧床排尿排便，训练患者平卧位屏气
3. 术中护理	（1）术中配合和护理见表8-42 （2）生命体征观察：血压和心率、血氧饱和度变化尤为重要，是提示发生严重并发症的主要表现
4. 术后护理	（1）一般护理：舒适体位，避免头颈部过度活动，穿刺肢体平伸制动6～12h （2）心电和血氧饱和度监测；关注患者主诉，及时发现病情变化；协助生活护理 （3）术后观察局部包扎有无敷料渗出，及时更换敷料，同时观察有无血肿形成 （4）抗凝治疗护理：术后遵医嘱使用抗凝药物，防止发生支架内血栓，密切观察患者皮肤黏膜有无出血点、大小便颜色、意识神志及凝血功能等 （5）术后给予患者高热量、优质蛋白、低脂易消化软流食；多饮水以促进对比剂的排泄
5. 健康教育	（1）生活指导：宣教休息、饮食与病情变化的关系；嘱患者注意休息，避免劳累和较重体力劳动 （2）禁烟酒、咖啡、浓茶，避免进食粗糙、干硬、过热、辛辣食物，避免诱发出血 （3）按时服药，定期复查；继续抗凝治疗，有皮肤黏膜、牙龈出血，血便，血尿等出血征象及时就诊

三、门静脉高压介入诊疗材料的应用与护理

1. 概述

门静脉高压（portal hypertension，PHT）是指各种原因引起门静脉内的血流受阻和（或）血流增加，导致门静脉系统压力升高，继而出现脾大和脾功能亢进、食管-胃底静脉曲张、呕血或黑便、腹水等一系列临床表现的综合征。正常人的门静脉压力为13～24 cmH_2O，平均为18 cmH_2O。当门静脉压力超过25 cmH_2O或门静脉压力与下腔静脉间压力梯度超过15 cmH_2O时即为门静脉高压。它并非一种独立的疾病，是一个综合征。PHT的典型表现为食管-胃底静脉曲张破裂出血，脾大、脾功能亢进，腹水等。

2.门静脉高压相关介入治疗适应证与禁忌证（表8-44）

表 8-44　门静脉高压相关介入治疗适应证与禁忌证

介入手术方式	适应证	禁忌证
经皮经肝曲张静脉栓塞术（percutanous transhepatic variceal embolization，PTVE）	（1）确诊为食管胃底静脉曲张破裂出血 （2）门静脉高压有逆肝血流和食管胃底静脉曲张 （3）既往有出血史，经血管造影或内镜检查有内出血的危险 （4）门静脉高压食管静脉曲张破裂出血，经血管加压素或垂体后叶素、三腔气囊压迫等常规内科治疗失败 （5）手术后或内镜硬化剂注射止血治疗后再出血 （6）不能耐受紧急手术治疗的出血者	（1）碘过敏 （2）凝血功能明显异常 （3）肝硬化合并大量腹水 （4）穿刺通道上有肿瘤性病变 （5）门静脉主干狭窄或阻塞、门静脉血栓形成
经颈静脉肝内门体静脉支架分流术（transjugular intrahepatic portosystemic stent shunt，TIPS）	（1）食管胃底静脉曲张破裂大出血，经保守治疗效果不佳 （2）中重度食管静脉曲张，随时有破裂出血危险 （3）外科分流术后再发出血 （4）门静脉高压所引起的顽固性腹水 （5）布-加综合征继发肝硬化门静脉高压，尤其是出现消化道出血或难治性腹水 （6）肝肾综合征 （7）肝移植术前等待期	（1）门静脉狭窄或阻塞性病变 （2）严重肝功能损害，并致黄疸和（或）凝血功能明显异常 （3）肝占位性病变位于穿刺区 （4）心力衰竭、肺动脉高压和肾功能严重障碍 （5）严重肝性脑病 （6）肝体积明显减小
脾动脉栓塞术	（1）各种原因所致的脾大并发脾功能亢进 （2）各种原因所致的脾大、门静脉高压、食管胃底静脉曲张破裂 （3）儿童脾功能亢进 （4）食管、胃底曲张静脉破裂出血后脾静脉血栓形成 （5）脾破裂出血 （6）脾肿瘤 （7）肝癌因脾大、脾功能亢进血细胞少而不能进行化疗者 （8）原发性脾功能亢进 （9）凡是具有外科手术切脾指征而由于各种原因不能实施手术者 （10）戈谢病（葡糖脑苷脂病，是一种家族性糖脂代谢疾病，为染色体隐性遗传病，是溶酶体沉积病中最常见的一种）	（1）全身感染、脓毒血症可能在栓塞后引起脾脓肿，是脾动脉栓塞术的绝对禁忌证 （2）严重黄疸 （3）凝血酶原时间显著延长，有严重出血倾向 （4）肝硬化大量腹水或伴有原发性腹膜炎 （5）严重低蛋白血症时门静脉高压造成门静脉至脾静脉反流，此时应在内科治疗后择期行介入治疗 （6）对碘过敏者

3.介入诊疗材料

（1）常规耗材（表8-4）。

（2）经皮经肝曲张静脉栓塞术（表8-45至表8-47）。

表 8-45　经皮经肝门静脉造影术诊疗材料准备

序号	诊疗材料	规格型号	用途	数量
1	穿刺针	21～22 G	引导导管鞘进入血管	1
2	导管鞘	5 F	建立通路	1
3	超滑导丝	0.035 inch，150 cm	引导造影导管进入靶血管	1
4	造影导管	C2 5 F，100 cm	靶血管造影	1

表 8-46　经皮经肝食管胃底曲张静脉栓塞术诊疗材料准备

序号	诊疗材料	规格型号	用途	数量
1	微导管	2.7 F	用于远端扭曲闭塞的脉管系统，并可选择性将诊断、栓塞和治疗制剂输注到靶血管	1
2	无水乙醇	适量	硬化曲张血管	1
3	弹簧圈	0.018 ～ 0.035 系列 2 mm 至 14 mm	栓塞曲张血管；阻断或减少血流	若干备用
4	明胶海绵	6 cm×2 cm×0.5 cm 根据穿刺口直径裁剪	栓塞静脉；止血	若干备用
5	栓塞剂	医用胶	栓塞曲张静脉	若干备用

表 8-47　经皮经肝食管胃底曲张静脉栓塞术并发症及预防

并发症	预防
肝包膜下血肿	术前应注意患者有无凝血功能障碍，术中避免患者咳嗽及大幅度运动，以减少出血的危险
异位栓塞	因曲张静脉过粗，医用胶注射过快可导致异位栓塞，术者在操作过程中，应控制栓塞剂的注射速度及注射剂量；可在注射栓塞剂前，根据血管情况，放置弹簧圈后，再使用栓塞剂
肝穿刺道出血	因肝硬化时凝血功能障碍、肝实质回缩不良导致。术中务必用吸收性明胶海绵或弹簧圈将穿刺道严密封闭，避免发生此类事件
术后再出血	由于胃冠状静脉栓塞后胃黏膜病变引起。部分患者在术后早期可能加重原有胃黏膜损害，出现少量出血，但随着术后康复或适当应用质子泵抑制剂、胃黏膜保护药等药物，这种影响将逐渐减轻以至消失

（3）经颈静脉肝内门体静脉支架分流术（表 8-48 至表 8-51）。

表 8-48　经颈静脉肝内造影术诊疗材料准备

序号	诊疗材料	规格型号	用途	数量
1	经颈静脉肝内穿刺器械	Rups100	建立体静脉至门静脉通道	1
2	超滑导丝	0.035 inch，150 cm	引导造影导管进入靶血管	1
3	造影导管	C2 导管 5 F，100 cm	靶血管造影	1
4	加硬导丝	Amplatz 0.035 inch，260 cm	引导和交换诊疗材料	1
5	压力传感器	PX20	测量门静脉、肝静脉压力	1
6	压力延长管	120 cm	连接高压注射器与测压套件	1 ～ 2

表 8-49　经颈静脉肝内球囊扩张术诊疗材料准备

序号	诊疗材料	规格型号	用途	数量
1	充盈压力泵	IN4330	球囊的扩张与撤压	1
2	PTA 球囊扩张导管	RIVAL （3 ～ 10）mm×（2 ～ 100）mm	分流通道的成形	若干备用

表 8-50　经颈静脉肝内支架植入术诊疗材料准备

序号	诊疗材料	规格型号	用途	数量
1	自膨式支架	Gianturco Z 型 （5 ～ 30）mm×（10 ～ 35）mm	建立肝内门体分流通道，使门静脉血流经支架进入体静脉	若干备用
		Wallstent （5 ～ 16）mm×（30 ～ 90）mm		
		LUMINEXX （12 ～ 14）mm×（20 ～ 120）mm		

序号	诊疗材料	规格型号		用途	数量
2	球囊扩张式支架	Palmaz （4 ~ 7）mm×（12 ~ 24）mm		支撑力强，用于坚韧、纤维化、钙化或弹性回缩较强病变	若干备用
		Strecker （6 ~ 12）mm×40 mm			
3	覆膜支架	Fluency （5 ~ 13.5）mm×（20 ~ 120）mm		有效降低术后再狭窄的发生，保证分流道内高速、高流量血流	若干备用
		Viatorr （8 ~ 12）mm×（60 ~ 100）mm			

表 8-51　经颈静脉肝内门体静脉支架分流术并发症及预防

并发症	预防
肝包膜穿透 胆管损伤 肝动脉损伤	TIPS 的常见并发症，且多无症状，操作时，应严密观察患者生命体征，必要时行肝动脉造影
支架内再狭窄	主要原因是假性内膜增生、血栓形成、肝组织向分流道内长入及血管内支架的成角等。新近的覆膜支架（Viatorr 覆膜支架）由经特殊降解处理的 3 层不同孔径膨化聚四氟乙烯膜组成，多中心临床研究表明，采用该支架 1 年的通畅率达 80% ~ 84%，经过介入处理的再次通畅率几乎达 100%，从而克服了支架内再狭窄的难题
肝性脑病（HE）	肝性脑病的发生是由于门体分流后肝血流减少，使部分富含血氨和其他的神经毒性物质直接进入体循环引起。分流道直径越大发生率越高，故术中应适当选择支架直径

（4）脾动脉栓塞术（表 8-52 至表 8-54）

表 8-52　脾动脉造影术诊疗材料准备

序号	诊疗材料	规格型号	用途	数量
1	穿刺针	21 ~ 22 G	引导鞘管进入血管	1
2	导管鞘	5 F	建立通道	1
3	超滑导丝	0.035 inch，150 cm	引导造影导管进入靶血管	1
4	造影导管	C2 导管 5 F，100 cm VER 导管 5 F，100 cm	靶血管造影	1

表 8-53　脾动脉栓塞术诊疗材料准备

序号	诊疗材料	规格型号	用途	数量
1	微导管	2.7 Fr	用于远端扭曲闭塞的脉管系统，并可选择性将诊断、栓塞和治疗制剂输注到靶血管	1
2	栓塞剂	弹簧圈 0.018 ~ 0.035 系列（3 ~ 15）mm×（3 ~ 15）mm 0.018 系列（3 ~ 18）mm×（4 ~ 40）mm	栓塞曲张血管；阻断或减少血流	若干备用
		明胶海绵 6 cm×2 cm×0.5 cm		若干备用
		栓塞微粒 100 ~ 300/300 ~ 500/ 500 ~ 700/700 ~ 900/ 900 ~ 1200		若干备用

表 8-54　脾动脉栓塞术并发症及处理

并发症	处理
左上腹疼痛	几乎所有患者都有此症状，因为梗死的部分脾肿胀、软化使脾包膜紧张所致，一般无需处理，患者自觉痛感明显，可遵医嘱给予镇痛剂
发热	一般持续时间较长，由于脾实质梗死所致。可给予补液、吲哚美辛等处理
脾脓肿	该并发症一旦发生，较为严重，体温可高达40℃，可导致败血症、左上腹剧痛，一般止痛药难以缓解。一旦发生该并发症，应积极外科干预
脾破裂	较为罕见，一旦发生应立即行外科手术
呼吸系统并发症	①左侧胸腔积液：由脾梗死后引起。②肺炎：由于胸膜反应及疼痛，限制了呼吸运动，大多数患者使用抗生素可治愈
脾外栓塞	栓塞物质反流引起非靶器官栓塞，术者需在操作过程中细心，推注栓塞剂应缓慢
门-脾静脉血栓形成	一旦发生会加重门静脉高压，引起消化道出血。适当地选择栓塞范围可以避免该并发症的发生

4.门静脉高压的介入治疗手术配合与围术期护理　　　　　　　　（1）介入手术配合（表8-55）。

表 8-55　门静脉高压介入手术配合

手术流程	护理配合
1.环境准备与评估； 检查仪器设备性能，处于备用状态，患者安全核查	（1）评估患者，身份核查；心电监护 （2）询问过敏史；心理护理；建立静脉通路 （3）平卧位双下肢分开略外展 （4）准备无菌器械台，打包手术用物
2.颈部及双侧腹股沟区皮肤消毒，铺巾	准备消毒液、协助铺巾
3.入路建立（见第二节） 右股动脉 经右颈内静脉	（1）递送穿刺针、鞘管、手术刀、注射器、纱布等穿刺用品 （2）除颤仪、抢救药品处于备用状态 （3）传递穿刺所需耗材
4.Rh造影管经肠系膜上动脉行门静脉血管造影：调试高压注射器，根据部位设置适宜参数 穿刺右颈内静脉 行肝、食管胃底曲张静脉栓塞术	（1）递送相应造影管 （2）抽吸高压注射器，连接压力延长管并排气，参数设置：30～45 ml，12～15 ml/s （3）根据患者体位将覆盖患者口鼻的无菌单剪开，确保患者呼吸顺畅 （4）与患者沟通，注意观察生命体征和意识变化，有无恶心、呕吐、烦躁、冷汗等症状，如患者出现胃部不适，遵医嘱给予药物；做好急救准备 （5）遵医嘱配置栓塞剂、弹簧圈，遵守无菌操作原则传递给术者，在注射栓塞剂时，应注意观察影像中栓塞剂的流动速度，避免快速注射致栓塞其他正常供血血管
5.猪尾导管行肝静脉造影 泥鳅导管引入肝右或肝中静脉 置换12 F长鞘，引入RUPS100 穿刺针到肝右或肝中静脉 穿刺门静脉 扩张分流道 支架植入及评价：根据病变部位、范围和球囊扩张程度，选择支架，沿导丝送入支架输送系统，精确定位，释放支架	（1）提供超硬导丝、猪尾导管、12 F长鞘、RUPS100等 （2）选择型号适宜的球囊，配合术者在球囊扩张及支架植入前后分别测量压力并记录 （3）递送适宜的外周支架，和医生再次确认型号和长度；严密观察支架植入后并发症 （4）严密观察患者生命体征，关注患者主诉，及时发现并处理手术并发症
6.手术评价	递送相应造影管，连接并准备高压注射器造影
7.术后处理：撤出器械。压迫穿刺静脉止血	（1）递送绷带、纱布、自黏绷带等耗材；协助包扎穿刺点 （2）完善手术相关记录，核对使用的耗材并打印记录单

手术流程	护理配合
8.患者出室	（1）检查患者各种通路、皮肤等完好 （2）患者安全过床及转运，途中严密观察病情及管道 （3）规范患者交接并做好记录 （4）手术间终末处理

（2）围术期护理（表8-56）。

表8-56　门静脉高压介入治疗围术期护理

护理	观察要点
1.心理护理	（1）患者多为慢性疾病患者，受病痛折磨多年，护士在术前应做好充分的心理护理，详细讲解微创手术痛苦较小、方法简单，可部分替代外科手术，提升患者接受手术治疗的信心 （2）给患者和家属介绍手术的方法和意义，介入手术经过和注意事项，消除患者和家属紧张恐惧心理，主动配合治疗和护理
2.术前准备	（1）完善实验室检查，包括心电图、肝胆B超、胃镜、上腹部CT或门静脉系统CTV等；充分评估患者有无继发贫血、活动性出血、脾功能亢进和凝血功能障碍及程度；详细询问过敏史 （2）易消化清淡软食，避免粗糙干硬带刺的食物；术前4 h禁食，2 h禁饮 （3）皮肤准备：进行清洁，包括右颈部、腹股沟区和会阴部 （4）急性期上消化道出血患者应绝对卧床，注意生命体征变化，严密心电和氧饱和度监测，遵医嘱给予抗休克、扩容和预防肝性脑病的治疗和护理，并做好急救和随时急诊手术的准备 （5）术前一天练习卧床排尿排便，训练患者平卧位深呼吸、屏气
3.术中护理	（1）术中配合和护理同前 （2）患者出现紧张、焦虑时，应询问患者感受，及时安慰患者 （3）密切观察患者的生命体征、意识、胃肠道症状等
4.术后护理	（1）一般护理：舒适体位，避免头颈部过度活动，穿刺肢体平伸制动6～8 h，卧床16～20 h，记录24 h出入量，测量腹围和体重变化 （2）心电和血氧饱和度监测，关注患者主诉，及时发现病情变化；密切观察患者的生命体征和腹部情况，注意有无腹痛、腹胀等症状。预防肝性脑病和肝功能衰竭 （3）术后观察局部包扎有无敷料渗出，及时更换敷料，同时观察有无血肿形成 （4）抗凝治疗护理：术后遵医嘱使用抗凝药物，防止发生支架内血栓，密切观察患者皮肤黏膜有无出血点、大小便颜色、意识神志及凝血功能等 （5）术后1周内进半流食、软食，限制蛋白摄入，饮食以高糖高维生素软食为主；多饮水以促进对比剂的排泄 （6）术后部分患者有发热情况，给予物理降温的同时可遵医嘱给予补液等对症治疗。若发生疼痛，应做好心理护理，减轻患者焦虑情绪，适当改变体位，转移注意力
5.健康教育	（1）生活指导：保持生活规律，心情舒畅，避免情绪激动；嘱患者注意休息，避免劳累和较重体力劳动 （2）禁烟酒、咖啡、浓茶，避免进食粗糙、干硬、过热、辛辣食物，避免诱发出血；多食蔬菜水果，保持大便通畅 （3）治疗原发病，按时服药，定期复查；继续抗凝治疗，有皮肤黏膜、牙龈出血，血便，血尿等出血征象及时就诊

四、髂静脉压迫综合征与静脉血栓栓塞症（VTE）介入诊疗材料的应用与护理

1.概述

髂静脉压迫综合征（iliac vein compression syndrome，IVCS）是指髂静脉受压狭窄甚至闭塞而导致的左下肢静脉回流障碍的症候群。主要是由于机械压迫或与髂动脉搏动产生的外力作用相关，同时也与静脉血栓形成以及慢性下肢静脉疾病相关。急性期患者主要表现为下肢肿胀与疼痛，慢性期患者发展为血栓后综合征（post-thrombotic syndrome，PTS）。

静脉血栓栓塞症（venous thromboemlism，VTE）包括深静脉血栓（deep venous thrombosis，DVT）和肺血栓栓塞（pulmonary thromboembolism，PTE）。DVT 是血液在深静脉内不正常凝结引起的静脉回流障碍性疾病，多发于下肢，是引起肺血栓栓塞症的主要血栓来源。PTE 是来自静脉系统或右心的血栓阻塞肺动脉或其分支，引起肺循环和呼吸功能障碍为主要临床和病理生理特征的疾病。两种疾病本质上是同一疾病在不同发病部位和不同患病阶段的不同表现。具有病因复杂、疗效欠佳、预后不良和病死率高的特点。介入方式的多种救治模式使 VTE 的一体式治疗成为可能，大大提高了救治的成功率。

2. 适应证

（1）急性期或亚急性期的中央型或混合型 DVT，慢性 DVT 急性发作；

（2）急性近端髂静脉、股静脉、腘静脉血栓；

（3）髂静脉压迫综合征（iliac vein compression syndrome，IVCS）；

（4）肺动脉栓塞（pulmonary embolism，PE）；

（5）全身状况好，预期生命大于一年同时出血并发症的危险较低。

3. 禁忌证

（1）溶栓药物过敏；

（2）于近期（2～4 周内）有活动性出血，包括严重的颅内、胃肠、泌尿道出血；

（3）近期接受过大手术、活检，心肺复苏，不能实施压迫部位的穿刺；

（4）近期有严重的外伤；严重的难以控制的高血压（血压＞ 160/110 mmHg）；

（5）严重的肝肾功能不全；

（6）细菌性心内膜炎；

（7）出血性或缺血性脑卒中病史者；

（8）动脉瘤、主动脉夹层、动静脉畸形患者；

（9）年龄大于 75 岁和妊娠者慎用。

4. 介入诊疗材料

（1）常规耗材同表 8-4。

（2）介入诊疗材料（表 8-57 至表 8-62）。

表 8-57　下肢顺行性造影术诊疗材料准备

序号	诊疗材料	规格型号	用途	数量
1	一次性防穿刺留置针	18～20 G	顺行静脉造影	1～2
2	注射器	20 ml	抽吸、推注碘对比剂	2～4
3	止血带		阻断浅静脉血流	2～4

表 8-58　下肢静脉造影术诊疗材料准备

序号	诊疗材料	规格型号	用途	数量
1	动脉鞘	5～8 F	介入治疗通道建立	1
2	翻山抗折长鞘	5～8 F	治疗器械的支撑与引导	1
3	超滑导丝	0.035 inch，150～260 cm	引导或交换导管器械	1
4	造影导管	5 F-Cobra/Simmons I/ 猪尾 / VER 导管 ×100 mm	靶血管造影	若干备用

表 8-59　下肢静脉置管溶栓术诊疗材料准备

序号	诊疗材料	规格型号	用途	数量
1	导引导管	6 F	治疗器械的引导与支撑	1
2	溶栓导管	Fountain 或 Unifuse（4～6）F×（10～50）cm	血栓溶栓治疗；术中脉冲式 / 术后微量泵连续灌注	1
3	溶栓药物	尿激酶，rt-PA	溶解血栓	1

表 8-60　下肢静脉碎栓 / 吸栓 / 旋切术诊疗材料准备

序号	诊疗材料	规格型号	用途	数量
1	机械取栓系统	AngioJet	见第五章第十节	1
		血栓抽吸导管：AngioJet Solent 6 F×120 cm	血栓溶解 / 血栓吸出	1
2	血栓抽吸系统	Straub 机械血栓切除系统 THS-LX-C	见第五章第九节	1
		血栓消融导管：Aspirex （8～10）F×（85～135）mm	切除血栓、血栓栓塞物等	1

表 8-61　下肢静脉球囊扩张术诊疗材料准备

序号	诊疗材料	规格型号	用途	数量
1	充盈压力泵	IN4330 常规球囊均可选，需要备高压球囊	球囊和支架的加压扩张与撤压	1 个
2	球囊扩张导管	Powerflex Pro （4～12）mm×（4～22）mm MAXI LD 球囊 （14～25）mm×（20～80）mm	静脉狭窄的腔内扩张成形	若干备用

表 8-62　下肢静脉支架植入术诊疗材料准备

诊疗材料	规格型号	用途	数量
自膨式外周支架	E-Luminexx （12～14）mm×（20～120）mm Wallstent （10～24）mm×（20～94）mm IFU-PI-ZVT-6 静脉支架 （14～16）mm×（60～140）mm SmartControl （6～8）mm×（20～100）mm	开通狭窄或闭塞的血管，治疗症状性静脉流出道梗阻	若干备用

5. 髂静脉压迫综合征与静脉血栓栓塞症的介入治疗手术配合与围术期护理

（1）介入手术配合（表 8-63）

表 8-63　髂静脉压迫综合征与静脉血栓栓塞症介入治疗手术配合

手术流程	护理配合
1. 环境准备与评估；接患者入室，安全核查并准备手术开台	（1）评估患者，身份核查 （2）心理护理，保护隐私及保暖 （3）取舒适平卧位，连接监护 （4）观察用药及静脉通路情况
2. 下肢静脉顺行造影：静脉血管腔充盈缺损，血栓病变范围、活动度、侧支循环	（1）顺行造影：足背静脉穿刺成功，以止血带束扎于脚踝上部，膝上 10 cm （2）20 ml 注射器抽取碘对比剂
3. 根据手术穿刺部位消毒皮肤，铺巾	（1）准备无菌器械台，打包手术用物 （2）准备消毒液，协助铺巾

手术流程	护理配合
4. 入路建立：股静脉或腘静脉穿刺（见第二节）连接管路并肝素化，下肢静脉逆行造影：检查血液反流、瓣膜功能；髂静脉造影	（1）递送穿刺针、鞘管、手术刀、注射器、纱布等穿刺用品 （2）准备肝素稀释液（1 ml 浓度：1000 U），根据患者体重予肝素化，传递手术耗材
5. 靶血管造影：调试高压注射器，根据部位设置适宜参数	（1）递送相应造影管 （2）手术台上倾倒碘对比剂，抽吸碘对比剂至高压注射器，准备好压力延长管并排气
6. 制定手术计划，建立轨道，经导管血栓抽吸、导管表面接触溶栓联合血栓抽吸、旋切等	（1）准备治疗相应的设备和耗材，熟练掌握设备操作 （2）药物配制 （3）协助医生做相应数据测量 （4）患者生命体征观察与记录
7. 经导管置管溶栓	提供溶栓导管，根据医嘱配制使用溶栓药物
8. 髂静脉、股静脉腔内成形	（1）提供型号适宜的球囊 （2）提供压力泵与碘对比剂稀释液（1 ml 碘对比剂：1 ml 0.9%盐水） （3）严密观察手术并发症
9. 支架植入及评价：冲洗支架，沿导丝送入支架输送系统，精确定位，释放支架	（1）递送适宜的外周支架，和医生再次确认型号和长度 （2）根据不同部位的动脉植入支架，严密观察支架植入后并发症的症状和体征
10. 手术评价	递送相应造影管，连接并准备高压注射器造影
11. 术后处理：撤出器械。妥善固定留置导管，压迫穿刺静脉止血	（1）递送绷带、纱布、自黏绷带等耗材； （2）持针器、缝线、小角针、4 号丝线等器械； （3）完善手术相关记录，核对使用的耗材并打印记录单； （4）妥善固定留置导管，协助包扎穿刺点
12. 患者出室	（1）检查患者各种通路、皮肤等完好 （2）患者安全过床及转运，途中严密观察病情及管路 （3）规范患者交接并做好记录 （4）手术间终末处理

（2）围术期的护理（表 8-64）

表 8-64　髂静脉压迫综合征与静脉血栓栓塞症介入治疗围术期护理

护理	观察要点
1. 心理护理	（1）下肢肿痛等疾病折磨让患者痛苦，烦躁 （2）介入治疗费用较高，担心疗效，患者焦虑恐惧 （3）护士用简单易懂的语言向患者和家属介绍手术的方式和配合方法，介入手术经过和注意事项，消除患者不良情绪
2. 病情观察	严密监测患者脉搏、呼吸、血压和血氧饱和度等，观察有无肺动脉栓塞的症状和体征
3. 术前准备	（1）完善辅助检查；充分评估患者；详细询问过敏史 （2）皮肤准备：皮肤清洁，根据穿刺部位备皮 （3）胃肠道准备　术前 4 h 禁食，2 h 禁饮 （4）术前一天：训练患者卧床大小便 （5）双下肢血运情况的确认：检查双下肢皮肤颜色、温度以及足背动脉搏动的位置、幅度大小，以便术后观察穿刺侧肢体的血供情况
4. 术中护理	（1）术中配合和护理见表 8-63 （2）生命体征观察：患者一直处于清醒状态，大多数比较紧张，多与患者沟通，密切观察神志、呼吸变化，严密观察并发症

护理	观察要点
	（3）肺栓塞观察：术中密切观察有无咳嗽、胸闷、胸痛、咯血和呼吸急促等症状
	（4）出血观察：溶栓最常见的并发症就是出血，包括穿刺部位、注射部位和全身出血，要严密观察有无消化道和颅内出血的症状和体征
5. 术后护理	（1）生命体征观察：心电、血压和血氧饱和度监测；严密观察病情变化；必要时氧气吸入
	（2）体位与活动的指导：舒适平卧位，穿刺侧肢体伸直制动 24 h，指导协助患者翻身，避免屈膝、伸髋动作；12 h 后床上轻缓活动；24 h 可下床活动，但避免做增加腹压的动作
	（3）穿刺部位的观察：有无渗血、血肿；压迫的盐袋、绷带有无移位；严密观察血压和心率，及早发现穿刺部位严重血肿或腹膜后血肿的发生
	（4）下肢肿胀程度与血运的观察：双下肢肿胀程度、皮肤张力情况、皮肤温度、颜色以及足背动脉搏动，比较两侧足背动脉的搏动是否一致
	（5）液体管理：鼓励患者多饮水，观察尿量和尿液的颜色，适当增加补液量；观察肾功能，防止对比剂肾病的发生
	（6）用药观察：应用抗凝药、溶栓药，注意观察有无出血倾向
6. 置管溶栓护理	（1）平卧位或 30° 侧卧位；置管部位关节禁止过度屈曲或活动
	（2）预防压疮，给予低脂、高纤维素、易消化食物
	（3）做好患者和家属的宣教：导管的用途和重要性，妥善固定；教会患者轴线翻身，避免导管打折、移位、弯曲、脱出
	（4）穿刺部位：敷料保持干燥，有渗出及时更换，2 ~ 3 天换药
	（5）维持用肝素和输液管每日更换，如果导管发生堵塞，使用注射器抽出堵塞血块，严禁将血块推入血管
	（6）输液泵的使用：严格遵医嘱要求剂量、速度设置输液泵参数，注意观察输液泵是否正常，及时排除故障
	（7）疗效观察：患肢皮肤青紫和肿胀消退改善情况，做好记录
	（8）出血的观察和预防
7. 健康教育	（1）保护患肢：指导正确使用弹力袜，避免久坐或长距离行走
	（2）饮食指导：低脂、高维生素饮食；多饮水；告诫患者戒烟
	（3）适当运动：加强日常锻炼，避免膝下垫硬枕，过度屈髋；避免用过紧的腰带或穿紧身衣物
	（4）用药指导：严格遵医嘱口服抗凝药，观察大便颜色和皮肤黏膜情况；遵医嘱复查血常规和出凝血时间
	（5）定期复诊：1 个月、3 个月、6 个月、12 个月来院复查

6. 并发症观（表 8-65）

表 8-65　髂静脉压迫综合征与静脉血栓栓塞症介入治疗并发症观察

并发症	观察要点
肺栓塞	（1）严密观察生命体征，尤其是呼吸和血氧饱和度
	（2）备齐急救药品和物品，患者出现呼吸困难、胸痛、咳嗽、咯血、眩晕等症状，立即通知医生组织抢救
	（3）患者绝对卧床，吸氧，抬高床头，进行深、慢呼吸
	（4）监测呼吸状态、意识状态、循环状态，及时溶栓和对症处理
出血	（1）关注穿刺点、消化道、皮肤黏膜、牙龈、泌尿系统及中枢神经系统情况
	（2）严密观察有无全身出血及穿刺点渗血现象，监测出凝血时间，出现皮肤黏膜出血、血尿、黑便等及时告知医生
	（3）患者出现头痛、视物模糊、说话吐字不清或表情淡漠、嗜睡或者喷射性呕吐等，提示颅内出血可能，立即通知医生组织抢救

五、肺动脉栓塞预防、介入治疗与器材应用（ECMO 辅助救治）

1. 概述

肺动脉栓塞（pulmonary embolism，PE）是指内源性或外源性栓子堵塞肺动脉或其分支引起肺循环障碍的临床和病理生理综合征。其中最主要、最常见的种类为肺动脉血栓栓塞（PTE），PE 还包括其他以肺血栓性栓子栓塞为病因的类型，如脂肪栓塞、羊水栓塞、空气栓塞、异物栓塞和肿瘤栓塞。肺动脉栓塞后发生肺出血或坏死者称为肺梗死。起源于肺动脉原位者称为肺动脉血栓形成。

2. 肺动脉栓塞的预防——下腔静脉滤器植入

（1）下腔静脉滤器的分类见表 8-66。

表 8-66　下腔静脉滤器分类

种类	规格型号	图片	植入路径	回收时间 / 回收路径
永久滤器	Trapease 输送鞘：6 F/55 cm/90 cm 下腔静脉直径：18 ～ 30 mm		股静脉 颈静脉	永久
	Simon 滤器长度 3.8 cm		股静脉	永久
	Vena Tech 输送鞘：12 F/85 cm 下腔静脉直径：18 ～ 34 mm		股静脉 颈静脉	永久
	Bird Nest Filter 输送鞘：12 F/85 cm 下腔静脉直径≤ 42 mm		股静脉 颈静脉	永久
临时滤器	Temofilter Ⅱ 输送鞘：10 F/12 F 下腔静脉直径 18 ～ 28 mm		右颈静脉	12 周直接拔出

种类	规格型号	图片	植入路径	回收时间／回收路径
可回收滤器	Tulip 鞘：12 F 下腔静脉直径≤ 30 mm		股静脉 颈静脉	30 天，颈静脉
	Celect 鞘：8.5 F×65 cm 下腔静脉直径≤ 30 mm		股静脉 颈静脉	90 天
	Optease 鞘：10 F×55/90 cm 导丝 0.035 inch 下腔静脉直径≤ 30 mm		股静脉 颈静脉 肘前静脉	12 ～ 25 天， 股静脉
	Recovery 鞘：9 F 下腔静脉直径≤ 28 mm		股静脉	300 天
	Aegisy 鞘：6 F×55 cm 导丝 0.035 inch 下腔静脉直径≤ 32 mm		股静脉 颈静脉	12 ～ 25 天， 股静脉

种类	规格型号	图片	植入路径	回收时间 / 回收路径
	Denali 鞘：9 F 下腔静脉直径 ≤ 28 mm		股静脉 颈静脉 锁骨下静脉	颈静脉
可转换滤器	Vena Tech LP 输送鞘：7 F/9 F 导丝 0.035 inch 下腔静脉直径 ≤ 35 mm		股静脉 颈静脉 臂静脉 锁骨下静脉	颈静脉

（2）下腔静脉滤器植入适应证与禁忌证（表 8-67）

表 8-67　下腔静脉滤器植入适应证与禁忌证

滤器种类	适应证	禁忌证
永久滤器	（1）抗凝治疗有效，但患者仍发生肺栓塞和存在长期下肢深静脉血栓持续进展 （2）肺动脉栓塞和深静脉血栓患者，溶栓或抗凝治疗出现并发症或全身抗凝治疗有禁忌证 （3）在有效抗凝治疗下，患者出现下腔静脉和髂静脉浮动型血栓 （4）大面积肺动脉栓塞的紧急救治 （5）抗凝禁忌或抗凝失败的慢性或复发性肺栓塞	（1）心、肝、肾等脏器功能严重障碍者 （2）下腔静脉发育畸形或已阻塞者 （3）下腔静脉以上水平静脉内有血栓的患者
临时滤器	（1）明确有肺栓塞风险的患者（如下肢或盆腔手术前明确 DVT 患者） （2）年龄 < 65 岁患者 （3）急性深静脉血栓栓塞拟近期进行介入溶栓、取栓的患者 （4）拟 30 天内结束肢体或盆腔有创治疗患者	（1）预期患者 3 个月以上不能摆脱高凝状态或肺动脉栓塞风险 （2）各种原因导致的右侧颈内静脉穿刺受限患者 （3）合并严重心律失常患者 （4）超高龄或诱发心肌梗死可能性较大的患者 （5）右颈内静脉狭窄合并血栓或胸出口狭窄患者 （6）有长期抗凝禁忌证患者 （7）测得的最大腔静脉直径超过 28 mm，患者身高低于 1.5 m 或高于 1.9 m
可回收滤器	（1）年龄 < 65 岁患者 （2）有严重心肺疾患不适合心房留置导管 （3）各种原因不适合右颈内静脉穿刺的年轻患者 （4）预期患者在 2 周内基本摆脱肺动脉栓塞高危风险 （5）患者有强烈取出意愿	（1）有严重凝血疾病患者 （2）植入滤器的静脉通路有血栓 （3）癌转移、有脓性栓塞和未控制感染的患者 （4）对碘对比剂或腔静脉滤器成分之一过敏患者

3.肺动脉栓塞介入治疗的适应证

（1）溶栓禁忌或溶栓治疗后效果不佳的大面积肺栓塞患者；

（2）有不良预后证据（如新出现的血流动力学不稳定、呼吸衰竭恶化、严重右心功能障碍或较大范围的心肌坏死）的急性次大面积PE；

（3）高危肺栓塞患者存在溶栓绝对禁忌或溶栓失败，无条件外科手术取栓或存在手术禁忌证。

4.肺动脉栓塞介入治疗的禁忌证

低危PE患者或次大面积PE右心功能轻微障碍、心肌坏死范围较小以及临床上病情无恶化的患者。

5.介入诊疗材料

（1）常规耗材同表8-4。

（2）肺动脉栓塞介入治疗耗材（表8-68至表8-70）

表8-68　肺动脉血管造影术诊疗材料准备

序号	诊疗材料	规格型号	用途	数量
1	穿刺针	22 G	建立穿刺进入血管的通道	1
2	穿刺鞘	5 F	通路建立	1
3	翻山抗折长鞘	5～8 F	治疗器械的支撑与引导	1
4	超滑导丝	0.035 inch，150/260 cm	引导造影导管进入靶血管	1
5	造影导管	猪尾导管 5 F×100 mm VER 导管 4～5 F×100 mm MPA 导管 6 F×125 mm	靶血管造影	若干备用

表8-69　下腔静脉滤器植入术诊疗材料准备

规格型号	用途	数量
永久滤器 临时滤器 可回收滤器 预防肺栓塞	机械阻拦血栓	若干备用

表8-70　肺动脉血栓压栓术诊疗材料准备

序号	诊疗材料	规格型号	用途	数量
1	血管鞘	8～10 F	建立器械治疗通道与支撑	1
2	球囊 扩张式导管	Powerflex Pro （4～12）mm×（4～22）mm MAXI LD 球囊 （14～25）mm×（20～80）mm	挤压使血栓碎解；扩张使血管腔增大，迅速恢复肺动脉血流	若干备用
3	自膨式外周支架	Wallstent （10～24）mm×（20～94）mm	靠自身的弹性自动弹开，将病变部位撑起，使狭窄部位扩展达到治疗目的	1
4	Z 型支架	JRZD-14 F-600		1
5	溶栓导管	Fountain 或 Unifuse （4～6）F×（10～50）cm	血栓溶栓治疗；术中脉冲式/术后微量泵连续灌注	1

（3）肺动脉血栓溶栓/碎栓联合溶栓术诊疗材料见表8-59。

（4）肺动脉血栓碎栓/吸栓/旋切术诊疗材料准备见表8-60。

6.ECMO 辅助高危肺动脉栓塞的抢救

（1）适应证：

1）严重血流动力学不稳定；

2）溶栓禁忌证；

3）溶栓或导管取栓失败；

4）病情危重无法耐受溶栓或取栓；

5）严重缺氧。

（2）禁忌证

1）呼吸衰竭和机械支持大于 7 天；

2）PaO_2/FiO_2 小于 100 达 5 天以上；

3）多器官功能衰竭；

4）长时间不确切的心肺复苏；

5）合并颅内出血、中枢神经系统功能障碍。

（3）ECMO 工作模式（表 8-71）

表 8-71　ECMO 工作模式

工作模式	路径	临床路径	适应证
V-A 模式	V- 离心泵-膜肺 -A	股静脉-氧合-股动脉	心、肺功能衰竭 心搏骤停
V-V 模式	V- 离心泵-膜肺 -V	股静脉-氧合-颈静脉 / 股静脉	肺功能衰竭

7. 腔静脉滤器取出

（1）适应证

1）滤器的保护作用已经不需要；

2）肺栓塞的风险明显降低或治疗状态已经改变；

3）预防性植入滤器后，经过治疗原发病后已经不需要滤器保护患者；

4）患者生存期较长，从滤器回收中明显获益；

5）回收静脉条件较好，患者同意回收。

（2）禁忌证

1）永久性滤器植入后；

2）可取出滤器植入时间已超过说明书所规定的期限；

3）造影证实腘、股、髂静脉和下腔静脉内仍有游离漂浮的血栓或较多新鲜血栓；

4）肺动脉栓塞或肺动脉栓塞高危患者（如易栓症）。

（3）腔静脉滤器取出介入诊疗材料（表 8-72）

表 8-72　下腔静脉滤器取出诊疗材料准备

序号	诊疗材料	规格型号	用途	数量
1	动脉鞘	6 F	通路建立	1
2	超滑导丝	0.035 inch，150/260 cm	引导造影导管进入靶血管	1
3	压力延长管	120 cm	连接高压注射器与造影管	1
4	造影导管	猪尾 /VER 导管 5 F×100 cm C 导管（2 ～ 5）F×100 cm	靶血管造影	各 1 根备用
5	回收导管组合	回收导管　10 F×80 cm VER 导管 5 F×100 cm 血管圈套器 /Snare 圈套器 QTQ15/20 mm/ 网篮	滤器的回收	1 套备用
6	滤器 回收套件	如：TRS-200-RB　11 F—80 cm		1 套备用

8. 肺动脉栓塞介入治疗手术配合与围术期护理

（1）介入手术配合流程（表 8-73）

表 8-73　肺动脉栓塞介入手术配合流程

手术流程	护理配合
1. 环境准备与评估；接患者入室，安全核查并准备手术开台	（1）评估患者，身份核查 （2）心电及血氧饱和度监测 （3）心理护理，保护隐私及保暖 （4）轻抬轻放移动患者，取舒适平卧位 （5）观察用药及静脉通路情况

续表

手术流程	护理配合
2. 根据手术穿刺部位消毒皮肤，铺巾	（1）准备无菌器械台，打包手术用物 （2）准备消毒液、协助铺巾
3. 下腔静脉、肺动脉造影： 健侧股静脉入路 右颈静脉入路 （见本章第二节）	（1）递 1% 利多卡因注射液，提供耗材 （2）连接高压注射器，协助排气，设置参数：主肺动脉碘对比剂总量 40 ml，25 ml/s；左右肺动脉碘对比剂总量 25～30 ml，25 ml/s （3）全身肝素化；台上配置肝素稀释液冲管（2000 U + 500 ml 盐水） （4）协助记录右心室、肺动脉压力
4. 下腔静脉滤器植入：选择合适的腔静脉滤器；交换滤器输送系统；沿长鞘输送滤器至下腔静脉植入	11 号刀片切开穿刺口，递输送长鞘、下腔静脉滤器
5. 撤出腔静脉滤器输送系统，以 5 F 猪尾导管进行下腔静脉造影，确定腔静脉滤器位置适宜	传递猪尾导管，严密观察患者生命体征
6. 经皮导管碎栓术：适用于肺动脉干等粗大的血管	递送相应造影管，取栓导管
7. 经导管肺动脉内局部溶栓术：交换导丝将溶栓导管送至大血栓处	提供溶栓导管，根据医嘱配置使用溶栓药物：尿激酶 25 万 U/rt-PA 10～20 mg
8. 经皮导管碎栓联合局部溶栓	传递导丝、碎栓导管，灌注导管应用 10～20 mg rt-PA
9. 经皮导管血栓吸除术 吸栓导管 取栓装置 旋转血栓切除	（1）准备治疗相应的设备和耗材，熟练掌握设备操作 （2）药物配置 （3）协助医生做相应数据测量 （4）患者生命体征观察与记录
10. 压栓术 球囊扩张	（1）提供型号适宜（6～16 mm）的球囊 （2）压力泵与碘对比剂稀释液（1 ml 碘对比剂：1 ml 0.9% 盐水） （3）严密观察手术并发症
11. 压栓术 支架植入及评价：冲洗支架，沿导丝送入支架输送系统，精确定位，释放支架	（1）递送适宜的外周支架，和医生再次确认型号和长度 （2）严密观察支架植入后并发症
12. 手术评价	递送相应造影管
13. 术后处理：撤出器械。妥善固定留置导管，压迫穿刺静脉止血	（1）递送绷带、纱布、自黏绷带等耗材，协助包扎穿刺点 （2）完善手术相关记录，核对使用的耗材并打印记录单
14. 患者出室	（1）检查患者各种通路、皮肤等完好 （2）患者安全过床及转运，途中严密观察病情及管路 （3）规范患者交接并做好记录 （4）手术间终末处理

（2）围术期的护理（表 8-74）

表 8-74 肺动脉栓塞介入治疗围术期护理

护理	观察要点
1. 心理护理	（1）了解患者心理特点，做好护理评估 （2）关心患者，了解患者需求，给患者安全感 （3）护士用简单易懂的语言向患者和家属介绍手术的方式和配合方法、介入手术经过和注意事项，消除患者不良情绪
2. 病情观察	（1）呼吸困难：严密监测患者脉搏、呼吸、血压、血氧饱和度、血气分析等，保持呼吸道通畅，给予氧气吸入 （2）疼痛的护理，遵医嘱给予镇静止痛药 （3）咯血的护理：减轻恐慌，鼓励患者放松，将血凝块和痰液咳出，备好吸痰、防窒息的抢救物品

护理	观察要点
3. 术前准备	（1）完善辅助检查；充分评估患者；详细询问过敏史 （2）胃肠道准备　术前 4 h 禁食，2 h 禁饮 （3）术前一天：训练患者卧床大小便
4. 术中护理	（1）术中配合和护理同前 （2）生命体征观察：患者一直处于清醒状态，大多数比较紧张，多与患者沟通，密切观察神志、呼吸变化，严密观察并发症 （3）高危肺栓塞观察：术中密切观察有无低氧血症、急性右心功能不全和休克等症状；呼吸机处于备用状态 （4）溶栓的护理：准备抢救器械、除颤仪等设备 （5）出血观察：溶栓最常见的并发症就是出血，包括穿刺部位、注射部位和全身出血，要严密观察有无消化道和颅内出血的症状和体征
5. 术后护理	（1）生命体征观察：心电、血压和血氧饱和度监测；严密观察病情变化；必要时氧气吸入 （2）制动与活动：急性期患者应卧床休息，尽量减少搬动，体位改变动作一定要慢，患者活动时要注意观察有无咳嗽、气短等症状 （3）穿刺部位的观察：有无渗血、血肿；压迫的盐袋、绷带有无移位；严密观察血压和心率，及早发现穿刺部位严重血肿或腹膜后血肿的发生 （4）液体管理：鼓励患者多饮水，观察尿量和尿液的颜色，适当增加补液量；观察肾功能，防止对比剂肾病的发生 （5）用药观察：应用抗凝药、溶栓药，注意观察有无出血倾向
6. 呼吸机支持下肺栓塞护理	（1）呼吸机管路装置正确，运行正常，参数设置合理 （2）严密监测患者脉搏、呼吸、血压、血氧饱和度、血气分析等 （3）保持呼吸道通畅，气管插管固定妥当，必要时雾化吸入，吸痰；及时清除呼吸机管路中的冷凝水 （4）体位护理：昏迷者平卧位；呼吸困难者半卧位，拉起护栏防止坠床 （5）保证营养物质的摄入，做好基础护理 （6）预防并发症：机械通气损伤，压力性损伤
7. 猝死后复苏成功肺栓塞护理	（1）生命体征的维持：心电、血压、呼吸及血氧饱和度监测，根据血氧饱和度和血气分析结果调整呼吸机参数，根据需要使用血管活性药物 （2）严密观察病情变化：严密观察神志、瞳孔和呼吸频率及形态的变化，严密观察有无心力衰竭、心源性休克和肾衰竭 （3）保持头部亚低温：头部、腹股沟、腘窝给予冰帽和冰袋，可有效减轻预防脑水肿，体温不可过低，防止诱发心室颤动、冻伤 （4）预防感染：有效清除呼吸道分泌物，及时吸痰；严格无菌操作，防止呼吸道、泌尿道感染；做好基础护理，防止压疮 （5）营养支持：鼻饲和静脉输注等方式改善营养状况，提升患者免疫力 （6）溶栓护理：遵医嘱给予药物，注意给药的剂量、途径、方法和速度；用药过程中严密观察有无出血并发症

9. 并发症与观察处理（表 8-75）

表 8-75　肺动脉栓塞介入治疗并发症与观察处理

并发症	观察处理
穿刺通路并发症	血肿、出血的发生率为 6% ~ 15%、动静脉瘘的发生率为 0.02%、穿刺部位血栓的发生率为 2% ~ 35%，随着鞘管改进，穿刺通路并发症发生率逐渐降低
滤器并发症	（1）滤器倾斜：滤器与纵轴成角大于 15°，滤器倾斜与滤器回收困难相关，同时 F.B. Rogers 等研究发现滤器倾斜 14° 以上与肺栓塞复发密切相关 （2）滤器未充分打开：发生率 0.7% ~ 13.9%：与操作失误、滤器本身问题和下腔静脉结构异常有关，可以采取腔内打开或回收滤器等方法处理

并发症	观察处理
术者因素相关并发症	滤器定位错误 / 滤器方向错误；造影发现及时取出
腔静脉血栓形成	急性期可表现为下肢肿胀、双下肢静脉曲张等，慢性期可进展为下肢静脉血栓及血栓后遗症；对于肾静脉以上放置滤器，血栓延伸至肾静脉可导致肾衰竭；对于孤独肾及肾功能不全者避免肾静脉水平以上放置滤器
滤器移位	通常将滤器向头侧或足侧移动超过 20 mm 称为滤器移位；原因有：滤器选择不当、滤器在腔静脉内受到血流冲击、血管外组织器官的挤压等；足侧移位不会造成严重后果，头侧移位可影响肾静脉回流，严重移位至右心室或肺动脉可致患者死亡，必须经外科手术或腔内治疗取出
滤器断裂	滤器的结构完整性消失，多是由于滤器内血栓改变血流动力学造成
下腔静脉穿孔	滤器穿透血管壁 3 mm 以上则定义为下腔静脉穿孔；大多临床表现轻微或无，严重时可出现腹膜后血肿、胰腺损伤后胰腺炎、主动脉假性动脉瘤等
新发或复发静脉血栓或肺栓塞	肺栓塞新发率 0.5% ～ 6%；静脉血栓发生率 35.7%；因此滤器虽然减少了肺栓塞的发生，但可引起静脉血栓的复发，建议非抗凝绝对禁忌者，应正规进行抗凝治疗

第六节　出血相关疾病介入诊疗器材应用

出血是一种临床常见症候群，也是临床上导致死亡的常见原因。致命性大出血可造成严重低血压或休克，甚至死亡，是需要紧急救治的出血。还有一类出血虽然量少，但在部位特殊，也可致残或危及患者生命如颅脑出血、心脏压塞等。随着介入技术的发展，第一时间精准控制出血，使得很多过去不可控或难治的致命性大出血变成可控、可治。尤其是一些内脏动脉出血，围产期和外科围术期的出血以及特殊部位的外伤性出血，首发症状为出血，但病因和出血部位不清楚，无法采取手术治疗，内科保守治疗效果欠佳，介入栓塞止血治疗和外科术前球囊预置介入治疗因创伤小、疗效确切、治疗速度快等优势被临床越来越多地推广应用。本章重点介绍咯血、上消化道出血和围产期出血的介入治疗。

一、咯血介入诊疗材料的应用

1. 概述

咯血是指喉部以下的呼吸器官（即气管、支气管或肺组织）出血，并经咳嗽动作从口腔排出的过程。咯血不仅可由呼吸系统疾病引起，也可由循环系统疾病、外伤以及其他系统疾病或全身性因素引起。应与口腔、咽、鼻出血以及呕血相鉴别。

引起咯血的疾病并非只局限于呼吸系统疾病（虽然咯血以呼吸系统疾病为多见）。下面列出引起咯血的各种疾病。

（1）呼吸系统疾病：如肺结核、支气管扩张、支气管炎、肺脓肿、肺癌、肺炎、肺吸虫病、肺阿米巴病、肺包虫病、肺真菌病、肺孢子虫病、支气管结石、肺部转移性肿瘤、肺腺瘤、矽肺等。这些炎症导致支气管黏膜或病灶毛细血管渗透性增高，或黏膜下血管壁溃破，从而引起出血。

（2）循环系统疾病：常见的有风湿性心脏病二尖瓣狭窄、高血压性心脏病、肺动脉高压、主动脉瘤、肺梗死及肺动静脉瘘等。

（3）外伤：胸部外伤、挫伤、肋骨骨折、枪弹伤、爆炸伤和医疗操作（如胸腔或肺穿刺、活检、支气管镜检查等）也偶可引起咯血。

（4）全身出血倾向性疾病：常见的如白血病、血友病、再生障碍性贫血、肺出血型钩端螺旋体病、流行性出血热、肺型鼠疫、血小板减少性紫癜、弥散性血管内凝血、慢性肾衰竭、尿毒症等。

（5）其他较少见的疾病或异常情况：如替代性月经（不从阴道出血）、氧中毒、肺出血肾炎综合征、支气管扩张、鼻窦炎、内脏易位综合征等。

无论哪一类咯血患者，除一般对症治疗外，介入治疗也是重要的手段之一。其中，最常用的方法就是经导管血管栓塞术。

经导管血管栓塞术（transcatheter arterial embolization，TAE）是介入放射学的最重要基本技术之一，具体是指在 X 线电视透视下将栓塞材料通过导管注入血管内而使之阻塞以达预期治疗目的的技术，故常也被称为栓塞疗法。

2.适应证

血管栓塞术的应用极为广泛。既可用于血管性病变如血管破裂出血、动静脉畸形、动脉瘤、动静脉瘘等的治疗，也可用于富血管性肿瘤、肿瘤样病变以及器官功能亢进等疾病的治疗。简而言之，无论何种病变，只要能够通过栓塞靶血管取得临床治疗目的，又不至于引起重要组织、器官功能损害，且患者能够承受栓塞术后反应者，均可以考虑实施血管栓塞术治疗。

栓塞指征：任何原因所致的急性大咯血，病因一时无法去除，为缓解病情，创造条件进行手术时；不适合手术，或者患者拒绝手术，内、外科治疗无效者；咯血量不大，但反复发生者。

3.禁忌证

由于栓塞术本身包含了不同的栓塞方法，使用的栓塞物质和栓塞程度也不相同，因此，有些禁忌证有所不同。但要注意一般原则：

（1）难以恢复的肝、肾功能不全和恶病质者；

（2）导管未能深入靶动脉时严禁栓塞，在释放栓塞物质的过程中严禁导管退出；

（3）注意导管头端是否有重要的非靶血管如脊髓动脉等，若不能避开非靶血管则不可进行栓塞。

4.介入诊疗材料

（1）常规耗材同表 8-4；

（2）经导管血管栓塞术诊疗材料（表 8-76 至表 8-77）。

表 8-76　经导管血管造影术诊疗材料准备

序号	诊疗材料	规格型号	用途	数量
1	穿刺针	21 ～ 22 G	建立经皮穿刺的血管通路	1
2	导管鞘	5 F	血管通路的建立	1
3	超滑导丝	0.035×150 cm	引导造影导管进入靶血管	1
4	造影导管	MIK 5 F×100 cm C2 或 COBRA 导管 胃左（RLG）导管	靶血管造影	1
5	微导管	2.7 F	用于远端扭曲闭塞的脉管系统，并可选择性将诊断、栓塞和治疗制剂输注到靶血管	1

表 8-77　经导管血管栓塞术诊疗材料准备

序号	诊疗材料	规格型号	用途	数量
1	栓塞微粒	100 ～ 300/300 ～ 500/ 500 ～ 700/700 ～ 900/ 900 ～ 1200	阻断或减少出血血管远端血流	若干备用
2	弹簧圈	0.018 ～ 0.035 系列 2 mm 至 14 mm 0.018 系列 （3 ～ 15）mm×（4 ～ 40）mm	阻断或减少出血血管远端血流	若干备用

二、消化道出血介入诊疗材料的应用

1.概述

消化道出血是临床常见症候群，可由多种疾病所致。消化道是指从食管到肛门的管道，包括食管、胃、十二指肠、空肠、回肠、盲肠、结肠及直肠。上消化道出血是指十二指肠悬韧带（Treitz 韧带，屈氏韧带）以上的食管、胃、十二指肠、上段空肠以及胰管和胆管的出血。十二指肠悬韧带以下的肠道出血统称为下消化道出血。随着内镜技术的发展，新名词"中消化道"改变了对消化道的传统分段概念的认识。新定义以十二指肠乳头、回盲瓣为标志，将消化道分为"上消化道"（十二指肠乳头以上）、"中消化道"（十二指肠乳头至回盲瓣）和"下消化道"（盲肠、结肠、直肠）。

经导管血管栓塞术（transcatheter arterial embolization，TAE）是介入放射学的最重要基本技术之一，具体是指在X线电视透视下将栓塞材料通过导管注入血管内而使之阻塞以达预期治疗目的的技术，故也被称为栓塞疗法。

2.适应证

（1）内镜未发现的病灶或新鲜出血灶；

（2）内镜不能到达的病变部位；

（3）内镜发现出血，但不能做出定位诊断；

（4）因病情不能行内镜检查，但需明确诊断。

3.禁忌证

（1）严重凝血功能障碍；

（2）严重感染患者；

（3）心、肺功能衰竭。

4.介入诊疗材料

（1）常规耗材同表8-4；

（2）经导管血管栓塞术诊疗材料（表8-76至表8-77）。

三、围产期出血介入诊疗材料的应用

1.概述

围产期出血是孕产妇在孕期、产时和产后发生的出血，有部分孕产妇因失血过多导致重度贫血及失血性休克，需要紧急输血，甚至切除子宫治疗。出血的主要原因为：剖宫产术后的瘢痕妊娠、前置胎盘、胎盘植入、宫缩乏力、子宫损伤以及延迟性产后出血（分娩24 h后出血）等。其主要表现为孕产妇间断性或持续性阴道出血、失血性贫血、失血性休克等。产后出血，因其出血量大、速度快、非常凶险，严重危及孕产妇的生命安全。伴随着二胎政策的开放，有剖宫产史的女性再次妊娠数量明显增加，前置胎盘和胎盘植入的孕妇数量随之增多。胎盘植入极易导致产科大出血，增加子宫切除率，甚至威胁孕产妇的生命安全。产前评估后应用介入手段预防性放置球囊封堵腹主动脉或髂内动脉，能够明显减少术中出血量及其他并发症。目前在临床上开展的有球囊阻断术和介入栓塞技术，这两项技术操作简便、术后恢复快、术后并发症少，已逐渐成为产后出血的重要治疗和预防手段。

2.适应证

（1）胎盘植入性疾病（胎盘粘连、胎盘植入、胎盘穿透性植入等）；

（2）有剖宫产史的前置胎盘；

（3）切口妊娠、中央型前置胎盘；

（4）已有宫内或阴道出血的患者；

（5）经保守治疗无效的难治性产后大出血；

（6）伴或不伴出血的瘢痕妊娠。

3.禁忌证

（1）穿刺部位伴有较严重感染；

（2）股动脉狭窄，支架植入史，没有球囊导管入路；

（3）下肢静脉血栓形成；

（4）严重肝肾功能障碍、凝血功能严重异常；

（5）碘对比剂过敏；

（6）生命体征不稳定，不适宜搬动的患者。

4.介入诊疗材料

（1）常规耗材同表8-4；

（2）经导管血管栓塞术诊疗材料（表8-77，表8-78）。

表8-78　经导管血管造影球囊预置术诊疗材料准备

序号	诊疗材料	规格型号	用途	数量
1	动脉鞘	6 F/8 F	建立血管通路	1
2	超滑导丝	0.035 inch，150 cm	引导造影导管进入靶血管	1
3	造影导管	5 F Rh 导管，100 cm C2 导管，100 cm Robert 子宫动脉导管	靶血管造影	1
4	充盈压力泵	13 inch（33 cm）延长管 三通阀 血管成形术用套件	球囊支架的扩张与撤压	1

序号	诊疗材料	规格型号	用途	数量
5	球囊扩张导管	ATLAS 14/22 mm×（40～60）mm Armada 35 （14～18）mm×（40～60）mm	封堵止血	若干备用
6	封堵止血器	6 F/7 F	穿刺点封堵止血	1

四、出血相关疾病介入手术配合及围术期护理

1. 介入手术配合（表 8-79）

表 8-79　出血相关疾病介入手术配合

手术流程	护理配合
1. 准备与评估： 检查仪器设备性能，处于备用状态；患者安全核查	（1）评估患者，身份核查；心电监护 （2）询问过敏史，心理护理 （3）建立两路以上静脉通路，保证液体通畅，预防出血性休克，必要时输血 （4）严密观察患者生命体征，关注患者主诉，当发生恶心、呕吐、咯血时，嘱患者头偏向一侧，防止误吸 （5）严格执行无菌操作及手卫生 （6）平卧位双下肢分开略外展 （7）准备无菌器械台，打包手术用物
2. 腹股沟区皮肤消毒，铺巾	准备消毒液、协助铺巾
3. 入路建立（见第二节） 右股动脉	（1）递送穿刺针、鞘管、手术刀、注射器、纱布等穿刺用品 （2）除颤仪、抢救药品处于备用状态 （3）传递穿刺所需耗材
4. 靶血管造影	（1）递送相应造影管 （2）与患者沟通，注意观察生命体征和意识变化，有无恶心、呕吐、烦躁、冷汗等症状，遵医嘱给予药物和急救准备
5. 靶血管导丝、微导管超选出血动脉，进行造影、球囊预置和栓塞	（1）提供导丝、造影导管、微导管和栓塞材料 （2）提供适宜栓塞剂、弹簧圈；在制作明胶海绵栓塞剂及施行栓塞过程时，栓塞剂不得过早暴露于空气中，栓塞剂不得接触非无菌区域 （3）严密观察患者生命体征，关注患者主诉，及时发现并处理手术并发症 （4）部分患者在注入栓塞剂时会有疼痛感，必要时可给予镇痛剂
6. 术后处理：撤出器械。压迫穿刺静脉止血	（1）递送绷带、纱布、自黏绷带等耗材；协助包扎穿刺点 （2）完善手术相关记录，核对使用的耗材并打印记录单
7. 患者出室	（1）检查患者各种通路、皮肤等是否完好 （2）患者安全过床及转运，途中严密观察病情及管道 （3）规范患者交接并做好记录 （4）手术间终末处理

2.围术期护理（表8-80）

表8-80　出血相关疾病介入手术围术期护理

内容	注意事项
心理护理	（1）患者由于出血伴发胸闷、呼吸困难等症状，容易产生濒死感、恐慌，根据患者不同心理状态，给予专门的疏导，稳定患者情绪，使其能够积极配合抢救 （2）患者对介入栓塞治疗知识缺乏，容易出现担忧、紧张等情绪，向患者讲解介入栓塞治疗的方法、目的、重要意义、常见并发症及预防措施，增加患者的治疗信心
术前准备	（1）患者发生出血后，血容量不足，体温偏低，调节好入室温湿度，预防感染 （2）协助完成实验室及心电图检查 （3）皮肤准备，并训练床上大小便 （4）术前4 h禁食，2 h禁饮 （5）备好抢救药物及设备
术中护理	（1）协助患者调整体位，充分暴露穿刺部位 （2）严密观察患者生命体征及全身状况 （3）保持静脉通路通畅 （4）注意及时清理呼吸道分泌物，尤其预防出血引起窒息
术后护理	（1）术后6～8 h穿刺侧肢体制动 （2）注意观察穿刺部位，若发生出血应立即压迫止血 （3）严密监测患者病情变化
饮食护理	（1）术后可根据病情进食高蛋白、高热量、低脂肪、清淡易消化的食物 （2）遵循少食多餐的原则，每次进食不宜过饱 （3）病情允许的情况下，多饮水，多食含纤维素高的食物，保持大便通畅，以免用力引起再出血

五、并发症及其预防和处理（表8-81）

表8-81　出血相关疾病介入并发症及其预防和处理

并发症	预防和处理
穿刺部位出血、血肿	主要与加压包扎不到位及穿刺手法不当有关，在提高穿刺技术的同时，术中及术后应严格制动
发热	（1）术前完善血常规等实验室检查 （2）术中严格执行无菌操作 （3）遵医嘱使用抗生素
异位栓塞	造影导管头端嵌入靶血管腔内，致腔内血流间隙性减少，血流速度减缓，甚至停止，进而阻止液态胶向远端移动，快撤微导管形成的负压极易使其反流，造成异位栓塞。在栓塞过程中，密切观察影像，保证造影管头端在合适的位置，避免过深，注射栓塞胶时，应缓慢，过快会导致栓塞胶流动快，引发异位栓塞
窒息	（1）当咯血严重时，术中务必保持患者呼吸道通畅 （2）做好气管切开或者是气管插管的配合工作 （3）备好负压吸引装置，并保持高流量吸氧
动脉血管痉挛	咯血往往出血血管不明确，需行血管造影寻找出血点，导丝、导管反复刺激血管或在血管腔内停留时间过长，以及多次穿刺、导管过粗等均可引起动脉痉挛，可适当运用血管扩张剂等
脊髓动脉缺血	较少见，常发生在支气管动脉栓塞术时，术中必须操作精准，术后应严密观察穿刺侧下肢血运情况，包括皮温、颜色、搏动和肢体活动度，如有异常，及时报告医生

第七节　缺血相关疾病介入诊疗器材应用

一、移植动脉血栓、夹层、狭窄 / 闭塞

1. 概述

器官移植（organ transplantation）已经涉及全身的很多器官，尤其以肝、肾移植技术最为成熟，短期和长期预后较好。随着外科技术、组织配型技术和多种强力免疫抑制剂的应用，移植手术的患者生存率逐年提升。但是，移植后吻合动脉出现血栓、夹层、狭窄或闭塞会严重影响供体脏器的功能和患者的生命。比如：肝动脉血供不足造成肝内外胆管缺血坏死可能对移植患者造成致命性的损伤，是预后较差的并发症；门静脉血栓或狭窄不但影响肝脏的门脉系统血管的畅通，同时门脉系统压力增高还会引起食管胃底静脉曲张，造成患者上消化道大出血（见第六节）。随着介入技术和诊疗材料的发展，介入治疗在挽救移植脏器的血液供应中发挥了积极的作用，取得了良好的效果。

2. 适应证

（1）移植肝 / 肾动脉夹层导致供体血供障碍；

（2）移植肝 / 肾动脉内急性血栓形成；

（3）移植肝 / 肾动脉狭窄、闭塞。

3. 禁忌证

出血倾向的患者。

4. 介入诊疗材料

（1）常规耗材同表 8-4；

（2）介入诊疗材料（表 8-82 至表 8-84）。

表 8-82　经导管靶血管造影术诊疗材料准备

序号	诊疗材料	规格型号	用途	数量
1	动脉鞘	6 F	建立通路	1
2	压力延长管	120 cm	连接高压注射器	1
3	造影导管	Cobra（肾）5 F×100 cm RH（肝）5 F×100 cm	靶血管造影	1
4	超滑导丝	0.035 inch×150 cm	引导造影管进入靶血管	1

表 8-83　经导管血管内取栓 / 溶栓术诊疗材料准备

序号	诊疗材料	规格型号	用途	数量
1	导引导管 RDC 或长鞘	6 F	建立治疗通道与支撑	1
2	导引导丝	0.014 inch×190/300 cm	引导球囊和支架进入靶血管	1
3	微导管	2.8 F 渐变至 2.4 F /2.8 F 无渐变 /2.9 F 无渐变 ×（110 ～ 150）cm	用于远端扭曲闭塞的脉管系统，并可选择性将诊断导管输注到靶血管	1
4	溶栓剂	尿激酶　25 万 / 支	溶栓用	1 ～ 2

表 8-84　经导管血管内球囊扩张 / 支架植入术诊疗材料准备

序号	诊疗材料	规格型号	用途	数量
1	充盈压力泵	13 inch（33 cm）延长管 血管成形术用套件	球囊与支架的扩张与撤压	1
2	球囊扩张导管 0.014 inch	各种型号适合的球囊均可，如：冠脉球囊 （2 ～ 3.5）mm×（15 ～ 20）mm	扩张狭窄血管 改善远端血流	若干备用

续表

序号	诊疗材料	规格型号	用途	数量
		Armada 14 （2.0～4.0）mm×40 mm Sterling （5～8）mm×（10～40）mm LitePAC （2～7）mm×（15～40）mm		
3	球囊扩张式支架 （肾）	RH Herculink Elite （4～7）mm×（15～18）mm×135 cm Palmaz　Blue 0.014 （4～7）mm×（15～24）mm×142 cm	易通过狭窄部位；支撑血管内 腔，改善远端血液灌注	若干备用
		Express SD 0.018 （4～7）mm×（14～19）mm×150 cm Hippocampus 0.014 （4～7）mm×（10～24）mm	支架近端支撑力好；低回缩，可 有效改善血管内腔，改善动脉远 端血流灌注	若干备用
4	支架（肝）	冠状动脉支架或外周覆膜支架及裸支 架，视病变情况选择 （3.0～5.0）mm×（20～40）mm	有效改善血管内腔，改善动脉远 端血流灌注	若干备用

5. 介入手术配合流程和围术期护理参照第三节动脉系统疾病介入诊疗器材应用

二、透析通路血栓、夹层、狭窄/闭塞

1. 概述

血液透析是肾替代治疗的一种方法，血液透析通路已经成为终末期肾衰竭患者的生命线。血液透析通路是通过一个非正常的血管通路，使其与体外血液透析装置持续、可重复地连接。通常使用的透析通路有：①皮下隧道直接植入中心静脉（TCC）；②自体浅表静脉（自体动静脉内瘘 AVF）或人工移植物（人工血管内瘘 AVG），建立动、静脉之间的新连接。由于内膜增生或反复穿刺，血管通路全程都有可能发生血流动力学狭窄，而长期的 TCC 置管或同侧肢体建立内瘘，可导致中心静脉闭塞。介入治疗因为创伤小、手术风险低，逐渐成为临床上失功动静脉治疗的首选。

2. 介入治疗基本原则与穿刺位置

（1）介入治疗的基本原则

1）流入道、流出道、瘘管/人工血管直到上腔静脉全程造影；

2）尽可能用少的穿刺点治疗所有病变。

（2）介入治疗穿刺位置

1）上臂头静脉逆行穿刺；

2）肱动脉顺行穿刺；

3）桡动脉逆行穿刺。

3. 介入治疗处理透析通路的血栓、狭窄及阻塞的适应证

（1）流出道静脉狭窄或中心静脉阻塞导致流出道梗阻；

（2）动脉吻合口狭窄或流入道狭窄导致流入道血流不足；

（3）瘘或人工血管、移植血管内狭窄；

（4）透析通路内急性血栓形成宜尽快手术治疗。

4. 介入治疗处理透析通路的血栓、狭窄及阻塞的禁忌证

（1）新建（小于30天）的人工血管或自体动静脉内瘘的血栓、狭窄和阻塞；

（2）碘对比剂过敏的患者。

5. 介入诊疗材料

（1）常规耗材同表8-4；

（2）介入诊疗材料（表8-85至表8-88）

表 8-85　经导管靶血管造影术诊疗材料准备

序号	诊疗材料	规格型号	用途	数量
1	套管针	20 G	穿刺血管用	1
2	微穿刺系统	MPIS-401-NT-SST	建立血管通路	1
3	动脉鞘	6 ~ 8 F	建立腔内治疗通路	1
4	超滑导丝	0.035 inch×150 cm	引导造影导管进入靶血管	1
5	造影导管	VER/Cobra 4 F/5 F×100 cm	上腔静脉造影	1

表 8-86　经导管血管球囊扩张术诊疗材料准备

序号	诊疗材料	规格型号	用途	数量
1	导引导管	MPA　6 F	介入治疗器械的导入与支撑	1
2	亲水涂层导丝	0.035 inch×150 cm 0.018 inch×190 cm 0.014 inch×190 cm	引导治疗器械进入狭窄部位	1
3	充盈压力泵	IN4130	球囊与支架的扩张与撤除	若干备用
4	球囊扩张导管（上肢血管内漏）	首选非顺应性球囊及高压球囊，0.018 inch 或 0.035 inch 系统（4 ~ 8）mm×40 mm	瘘管狭窄部位的扩张	若干备用
5	球囊扩张导管（中心静脉血管内漏）	首选非顺应性球囊及高压球囊，0.018 inch 或 0.035 inch 系统（8 ~ 14）mm×（40 ~ 60）mm	腔静脉狭窄部位的扩张	若干备用

表 8-87　经导管血管支架植入术诊疗材料准备

诊疗材料	规格型号	用途	数量
外周 自膨式支架	Fluency （4 ~ 16）mm×（20 ~ 40）mm	开通闭塞或狭窄血管	1
	W.L. Gore （6 ~ 14）mm×40 mm		1
	Maris （4 ~ 7）mm×（20 ~ 40）mm		1
	Wallstent （10 ~ 16）mm×（20 ~ 40）mm		1

表 8-88　经导管血管内溶栓 / 吸栓术诊疗材料准备

序号	诊疗材料	规格型号	用途	数量
1	溶栓灌注导管	3 ~ 5 F/20-30-40-50 cm	溶栓药物喷射到血栓部位	1
2	血栓抽吸装置	AngioJet	详见第五章第十节	1
3	血栓抽吸套件	AngioJet 6 F×120 cm	溶解和抽吸血栓	1
4	取栓导管	Fogarty 双腔（3 ~ 7）F×100 cm 单腔（2 ~ 7）F×100 cm	清除血管中新形成的栓子	1

6. 透析通路介入治疗手术配合与围术期护理　　　例）（表 8-89）；

（1）介入手术配合流程（肱动脉顺行穿刺为

表 8-89　透析通路介入手术配合流程

手术流程	护理配合
1. 准备与评估；患者入室 安全核查 体位摆放	（1）评估患者，身份核查，连接监护 （2）心理护理：保护隐私及保暖 （3）平卧位，垫高肘关节使之处于过伸位
2. 手术穿刺部位消毒皮肤，铺巾	（1）准备无菌器械台，打包手术用物 （2）准备消毒液、协助铺巾
3. 局部麻醉皮肤、皮下及动脉周围；建立入路；植入动脉鞘；通路造影	递送 1% 利多卡因；20 G 套管针或微穿刺系统，三通接头，碘对比剂
4. 失功血液透析通路介入治疗： 球囊扩张 支架植入	递送 5 F 动脉鞘，导丝；根据手术时间选择患者是否肝素化。根据病变传递球囊，根据扩张效果选择支架
5. 透析通路血栓腔内处理： 脉冲喷射溶栓治疗	（1）全身肝素化 （2）递送多侧孔脉冲溶栓导管插入血栓高压喷射溶栓药物 （3）药物配置：250 000 U 尿激酶（rt-PA 替代）/5000 U 肝素 （4）45 min 后可清除血栓，处理狭窄
6. 药物机械联合血栓清除 顺行和逆行插入血管鞘；导丝通过通路流出道；通过顺行的血管鞘取栓并用球囊挤压碎栓；注射溶栓药；充分球囊碎栓、吸栓；导丝和 Fogarty 取栓导管通过逆行血管鞘进入动脉流入道清除动脉端血栓；球囊扩张	（1）提供耗材 （2）根据医嘱配置使用溶栓药物：尿激酶 250 000 U + 0.9% 氯化钠溶液 10 ml （3）肝素稀释液冲洗（2000 U 肝素 + 500 ml0.9% 氯化钠溶液） （4）血流通畅后球囊处理残余的狭窄和潜在血管病变
7. 造影进行效果评价	透析环路血流畅通
8. 术后处理：撤出血管鞘，缝合	（1）血管镊、Prolene 缝线；递送绷带、纱布、自黏绷带等耗材 （2）检查穿刺点附近有无出血、肿胀；协助包扎
9. 患者出室	（1）完善手术相关记录，核对使用的耗材并打印记录单 （2）患者安全过床及转运，途中严密观察病情 （3）规范患者交接并做好记录 （4）手术间终末处理

（2）围术期的护理（表 8-90）。

表 8-90　透析通路介入手术围术期护理

护理	观察要点
1. 术前沟通	（1）同手术医师沟通，透析血管通路使用过程中出现通路穿刺困难、出血时间延长、静脉压升高等；确认病变特点 （2）与患者沟通，详细介绍腔内手术的操作和意义，对患者进行心理护理，使患者了解手术必要性及过程，以缓解患者焦虑情绪
2. 术前护理评估	了解患者通路病史、化验检查等，评估患者一般状态、意识精神状态、营养状态和生命体征

护理	观察要点
3. 术前准备	（1）完善辅助检查；详细询问过敏史 （2）皮肤准备：皮肤清洁，根据穿刺部位备皮 （3）透析治疗准备：完成术前透析治疗方案和抗凝方案等的调整，保证术前透析充分，防止术中心力衰竭及出血风险、感染风险的发生
4. 术中护理 观察要点	（1）术中配合和护理见表8-89 （2）生命体征观察：患者一直处于清醒状态，大多数比较紧张，多与患者沟通，密切观察神志、呼吸变化，严密观察并发症；备好急救用物 （3）肺栓塞观察：术中密切观察有无咳嗽、胸闷、胸痛、咯血和呼吸急促等症状 （4）出血观察：全身肝素化最常见的并发症就是出血，包括穿刺部位、注射部位和全身出血，要严密观察有无消化道和颅内出血的症状和体征
5. 术后护理	（1）不同类型的腔内治疗穿刺点的护理和观察要点：①股静脉，需腔内治疗术后加压包扎、平卧至少12 h，并观察穿刺侧肢体肿胀情况及足背动脉搏动，如穿刺时误伤股动脉，则需根据具体情况，适当延长压迫穿刺点时间。②颈内、颈外、锁骨下静脉，需根据应用鞘管尺寸，给予适当的加压包扎。③股动脉造影术后加压包扎、平卧12 h，并观察穿刺侧肢体肿胀情况及足背动脉搏动。治疗性穿刺，则根据具体鞘管的尺寸及是否应用血管闭合系统，决定加压包扎及卧床时间，并需观察患侧肢体治疗后的改善情况 （2）观察要点：①观察内瘘杂音震颤变化；观察穿刺点（有无出血、渗血、分泌物等）；观察治疗区域有无明显肿胀。②观察患者肢体张力改变及肿胀缓解情况（患侧与健侧对比），必要时测量臂围 （3）支架植入术后需指导患者遵医嘱终身服用抗血小板药物
6. 术后随访监测管理	定期根据内瘘狭窄评估表进行内瘘功能评估，建议1～3个月进行血管通路复诊随访

7. 并发症的观察与处理（表8-91）

表8-91　透析通路介入治疗并发症的观察与处理

并发症	观察与处理
穿刺入路血肿	（1）通路无血流，无法触摸到搏动，穿刺进入瘘血管困难 （2）动作轻柔，避免反复穿刺；超声引导穿刺
静脉破裂	（1）管腔内操作轻柔，高度关注导丝、导管头端，球囊扩张压力适宜 （2）准备球囊封堵，覆膜支架堵住破口
末梢动脉栓塞	（1）少见严重并发症，动脉端取栓轻柔 （2）导丝、球囊通过吻合口时缓慢、轻柔，防止血栓脱落 （3）手术结束远端动脉造影，术后观察手指颜色，皮肤温度
肺栓塞	（1）罕见但不容忽视，易发生无症状肺栓塞 （2）术中持续心电图和血氧饱和度监测

第八节　周围血管分段采血

双侧岩下窦静脉采血（bilateral inferior petrosal sinus sampling，BIPSS）是一种血管内置管介入分段采血的方法，通过比较岩下窦与外周静脉血的促肾上腺皮质激素（ACTH）水平，为库欣综合征做出精准的病因学诊断；被认为是库欣病定位诊断的金标准，对鉴别库欣病与异位 ACTH 综合征具有很高的敏感度和特异度。

双侧肾上腺静脉采血（adrenal venous sampling AVS），是原发性醛固酮增多症（原醛症）鉴别诊断的常规方法和诊断的金标准。采集双侧肾上腺静脉血测定醛固酮/皮质醇比值，有助于确定单侧或双侧肾上腺醛固酮分泌过多，对原醛症的分型诊断、治疗方式选择和疾病的转归及预后非常重要。

1. 适应证

（1）促肾上腺皮质激素依赖性库欣（Cushing）综合征；

（2）原发性醛固酮增多症。

2. 禁忌证

（1）出血倾向的患者；

（2）碘对比剂过敏的患者。

3. 介入诊疗材料

（1）常规耗材同表 8-4；

（2）介入诊疗材料（表 8-92，表 8-93）。

表 8-92　双侧岩下窦静脉采血术诊疗材料准备

序号	诊疗材料	规格型号	用途	数量
1	动脉鞘	10/11 F	单侧穿刺同时进入双侧静脉	1
		4 F	通路建立	2
2	超滑导丝	0.035 inch×150 cm	引导造影导管进入靶血管	1
3	MPA 导管	4 F×125 cm	靶血管造影、定位、采血	2
4	H1 猎人头导管	5 F×100 cm	靶血管造影、定位、采血	1

表 8-93　双侧肾上腺静脉采血术诊疗材料准备

序号	诊疗材料	规格型号	用途	数量
1	动脉鞘	5 F	通路建立	2
2	超滑导丝	0.035 inch×150 cm	引导造影导管进入靶血管	1
3	SIM2 导管（右）	5 F×100 cm	靶血管造影、定位、采血	1
4	MIK 导管（右）	5 F×100 cm	靶血管造影、定位、采血	1
5	C2 导管（右、左）	5 F×100 cm	靶血管造影、定位、采血	1

4. 介入治疗手术配合与围术期护理（表 8-94）

表 8-94　周围血管分段采血介入治疗手术

检查	手术流程	配合与护理
双侧肾上腺静脉采血	用物准备	（1）肝素稀释液 （2）碘对比剂 （3）10 ml 空针 ×9 （4）11 号刀片 （5）标志好试管 3 组（共 9 个），放在内置冰块的保温桶内
	采血部位	左侧肾上腺静脉（LAV）、右侧肾上腺静脉（RAV）、外周静脉（IVC）
	采血方法	（1）三个部位同一时间取样，每间隔 10 min 取样一次，共三次 （2）样本快速注入标志好的试管内，立即放置于内置冰块的保温桶内，送至实验室检测

续表

检查	手术流程	配合与护理
双侧肾上腺静脉采血	围术期护理	（1）术前停服抗高血压药物2周，停用利尿剂4～6周，严密观察血压、尿量 （2）术前患者补钾，严密观察心率、心律，有无乏力、腹胀等 （3）术中穿刺时嘱患者行Valsalva呼吸，以助于穿刺 （4）术中穿刺方法常用两种：同时法和顺序法，需告知患者 （5）术中严密观察生命体征
	并发症	（1）肾上腺静脉破裂出血 （2）肾上腺静脉栓塞 （3）肾上腺静脉梗死 （4）高血压危象 （5）肾上腺功能不足 （6）碘对比剂过敏 （7）股静脉穿刺部位渗血
双侧岩下窦采血	用物准备	（1）肝素稀释液 （2）碘对比剂 （3）5 ml空针×7 （4）11号刀片 （5）标志好试管7个，放在内置冰块的保温桶内
	采血部位	（1）左右侧岩下窦同时采血 （2）左右侧髂内静脉同时采血 （3）下腔静脉 （4）上腔静脉 （5）脐静脉
	采血方法	（1）均用一次性注射器在以上部位各取5 ml静脉血 （2）快速注入标志好的试管内，立即放置于内置冰块的保温桶内，送至实验室检测 （3）以便于计算岩下窦静脉血ACTH与外周ACTH的比值
	围术期护理	（1）患者保持心态平稳，放松身体，严密监测心率、心律、血压等生命体征 （2）观察腹部脂肪堆积情况 （3）每日测量体重，并做好记录 （4）观察四肢肌肉的变化情况 （5）观察双侧大腿内侧以及腋下是否有紫色斑纹 （6）严密观察血清电解质、血脂、血糖等 （7）骨质疏松指标的监测
	并发症	（1）岩下窦血栓形成 （2）脑干静脉损伤 （3）蛛网膜下腔出血

（肖娟　白婷　任云霞　罗轩）

参考文献

［1］黄连军.主动脉及周围血管介入治疗学.北京：人民卫生出版社，2018.

［2］毛华娟，戴伟辉，景在平.血管腔内器具学.上海：上海科学技术出版社，2017.

［3］张春清，王强修.消化系统疾病介入治疗学.北京：人民军医出版社，2011.

［4］高翀，沈超，周云，等.下肢动脉闭塞症血管腔内治疗进展.血管与腔内血管外科杂志，2017，3（6）：1086-1089.

［5］李涛洁，黄李华.肺癌合并上腔静脉综合征介入治疗的护理.全科护理，2018，16（03）：354-356.

［6］朱梅珍，陈丽花，张芬芬.布-加氏综合征介入治疗的围手术期护理.当代护士（学术版），2010：27-29.

［7］冯华，王广川，胡锦华，等.组织胶经皮经肝食管胃曲张静脉栓塞术治疗肝硬化胃静脉曲张破裂出血远期疗效评价.中华消化病与影像杂志（电子版），2012，2（06）：4-7.

［8］童玉琴.经皮经肝食管胃底曲张静脉栓塞术的护理.解放军护理杂志，2008，20：55-56.

［9］胡元明，谢宗贵，单鸿，等.经皮经肝食管胃底静脉曲张栓塞术的临床应用.中华放射学杂志，2005，7：736-739.

［10］翟义，张焱.TH胶栓塞治疗食管胃底静脉曲张的护理.中国中西医结合影像学杂志，2008，6（06）：472-473.

［11］吕勇.经颈内静脉肝内门体分流术治疗门静脉血栓伴发门脉高压并发症的临床研究.西安：第四军医大学，2016.

［12］祁兴顺.国人内脏静脉血栓的病因及经颈内静脉肝内门体分流术治疗的系列临床研究.西安：第四军医大学，2014.

［13］杜惠玲，何莉.脾动脉栓塞术护理质量影响因素研究.新疆中医药，2017，35（03）：86-89.

［14］袁惠，贺长斌.门脉高压性脾亢部分脾动脉栓塞手术围手术期护理.微创医学，2014，9（02）：248-249.

［15］孙勇，倪才方，周大勇，等.上腔静脉综合征支架植入术后并发症分析.中华放射学杂志，2010，44（2）：176-180.

［16］刘杏春，王慧敏.介入治疗肺癌并发上腔静脉综合征36例护理体会.中国实用医药，2014，9（29）：211-212.

［17］李涛洁，黄李华.肺癌合并上腔静脉综合征介入治疗的护理.全科护理，2018，16（03）：354-356.

［18］王欣.动脉栓塞术治疗大咯血的介入护理.当代护士（专科版），2011，8：24-25.

［19］张艳.产科重度出血疾病应用介入治疗围手术期护理.智慧健康，2019，5（26）：185-186.

［20］周立，王蓓，毛燕君.介入治疗护理管理与操作.北京：人民军医出版社，2012.

［21］肖书萍，陈冬萍，熊斌.介入治疗与护理.3版.北京：人民卫生出版社.

［22］谢科，王永利，王征宇，等.咯血介入治疗中两种栓塞方式的临床对比分析.临床放射学杂志，2018，37（06）：1034-1039.

［23］刘澜.介入治疗大咯血的术后护理研究.世界最新医学信息文摘，2018，18（90）：259＋264.

［24］田红燕.院内静脉血栓栓塞症的预防和治疗.西安：西安交通大学出版社，2018.

［25］刘杨东主译.血液透析血管通路手术与腔内介入实践指南.北京：科学出版社，2018.

［26］中国医学装备学会护理分会血液净化专委会.透析血管通路经皮腔内血管成形术护理规范.2017-11-23.

［27］王宾，肖恩华.血液透析通路狭窄相关问题介入治疗进展.国际医学放射学杂志，2017，40（3）：321-325，329.

［28］胡良柱，傅麒宁.经肱动脉入路治疗自体动静脉内瘘狭窄或血栓形成.西南医科大学学报，2017，40（4）：347-350.

［29］葛均波，徐永健，王辰.内科学.第9版.北京：人民卫生出版社，2018.

［30］吴在德，吴肇汉.外科学.第7版.北京：人民卫生出版社，2008.

［31］尤黎明，吴瑛.内科护理学.第6版.北京：人民卫生出版社，2018.

［32］莫伟，肖书萍.致命性大出血急救护理专家共识（2019）.介入放射学杂志，2020，29（3）：221-227.

［33］张靖，张国福.围分娩期产科出血介入治疗中国专家共识.中华介入放射学电子杂志，2020，08（01）：1-5.

［34］顾建平，徐克，滕皋军.下腔静脉滤器置入术和取出术规范的专家共识.介入放射学杂志，2011，5（20）：340-344.

第九章 肿瘤介入诊疗器材的应用与护理

Chapter 9 Application and Nursing of Interventional Materials in Tumor

第一节 概 论

一、肿瘤介入治疗方法

原发性肝癌、转移性肝癌、支气管肺癌、颅内恶性肿瘤、颌面部肿瘤、消化系统肿瘤、肾肿瘤、妇科肿瘤等恶性肿瘤的主要介入治疗方法如下。

（一）经导管药物灌注术（transca-theter intra-arterial infusion，TAI）

经导管药物灌注术是通过介入放射学方法，建立由体表到达靶动脉的通道（导管），再由该通道注入药物到达局部以治疗肿瘤的一种方法。其基本方法是经皮穿刺、插管，将导管引入靶动脉，再以等量或少量于常规静脉用药的药物剂量向靶动脉内灌注，使靶器官药物浓度提高并延长作用时间，而外周血药浓度不增加，达到提高疗效和减少副作用的目的。

（二）经导管动脉栓塞术（transca-theter arterial embolization，TAE）

经导管动脉栓塞术是介入放射学的基本技术之一，是指在X线透视下经导管向肿瘤靶血管内注入或送入某种栓塞物质，使之闭塞，致肿瘤或靶器官缺血坏死从而达到预期治疗目的的一项技术。栓塞术前后均应进行血管造影：术前的血管造影检查是栓塞的基础，血管造影可以明确病变部位和性质，了解血管的解剖位置和变异情况；栓塞术后造影则是对栓塞程度和范围评估的重要手段。选择或超选择性靶血管插管水平可影响栓塞术的疗效和并发症的发生率，原则上要求导管应插入欲被栓塞的血管，尽量避开非靶血管。

（1）常用栓塞物质包括吸收性明胶海绵、碘化油、聚乙烯醇栓塞微球、可载药微球、无水乙醇、可脱落球囊、弹簧圈、栓塞微粒、微囊类等。栓塞物质的选择是栓塞术的重要一环，选择适当的栓塞物质同样可提高疗效，减少并发症；选择原则为①根据靶血管直径选择适当大小的栓塞物质；②根据治疗目的选择作用性质不同的栓塞物质，如肿瘤姑息性治疗选用携带化疗药物的微球、碘化油、明胶海绵等，肿瘤术前栓塞则可选用中短期栓塞物质。

（2）栓塞术禁忌证：①难以恢复的肝、肾衰竭和恶病质患者。②导管未能深入靶动脉，在栓塞过程中随时有退出可能。③导管前方有重要的非靶血管不能避开，可能发生严重并发症者。

二、肿瘤介入常规物品及诊疗材料准备

肿瘤介入常规物品及药品见表9-1。常用诊疗材料准备见表9-2。

表 9-1 肿瘤介入常规物品及药品准备

物品名称	数量	药品名称	数量
一次性介入手术包 器械包	1	利多卡因注射液 50 mg	2

续表

物品名称	数量	药品名称	数量
一次性 20 ml 注射器	1	肝素钠注射液 12 500 U	2
一次性 10 ml 注射器	1 ～ 2	碘对比剂	按需
一次性 5 ml 注射器	2	化疗药物	根据疾病按医嘱
		生理盐水 500 ml 生理盐水 10 ml	按需

表 9-2　肿瘤介入常用诊疗材料准备

序号	诊疗材料	数量
1	高压注射器	1
2	导管鞘及穿刺套件	1
3	压力延长管	1
4	造影导管	按需
5	超滑导丝	1
6	微导管	1
7	栓塞物质	按需

（一）材料结构及型号

1. 高压注射器

高压注射器的作用是保证在一定时间内将足量的碘对比剂快速、准确地注射到检查部位，进行诊断性造影与治疗。高压注射器由注射头、可移动支架、控制屏及手动开关等组成。注射头是控制碘对比剂注射的装置，可以程控完成液体吸入、排出针筒和管路内空气及高压注射等动作，注射头界面具有提示当前工作状态的功能，如预备完毕、故障提示、注射状态显示等。控制屏主要作用是注射程序的设定、注射过程的控制、注射进程实时显示、注射过程实时压力曲线显示等。

2. 导管鞘及穿刺套件

由穿刺针、穿刺鞘、微型导丝、血管扩张器结构组成。主要功能是建立导丝、导管进入血管的通道（图 9-1）。

3. 导丝

常用 0.035 inch 超滑导丝、长度为 150 cm 的该类型导丝具有如下特点：外层涂覆亲水性聚合物，接触水或血液后表面变光滑，减少摩擦和阻抗力；有足够的柔韧性，具有良好的顺应性与操控性；导丝头端柔软或呈 J 形，最大限度减少血管损害；易进入所要选择进入的血管，起到良好的引导作用。

4. 造影导管

4 F/5 F RH、Cobra、RLG、VER、Head hunter、Simmons 等多种型号造影导管；是经皮血管造影的关键设备，应具有适宜的硬度、弹性、柔软性和扭力，应具有良好的透 X 线性能。造影导管又可分为选择性造影导管和非选择性造影导管，其中，常用的非选择性造影导管有：多侧孔猪尾造影导管和多侧孔直头造影导管，其最高流量可达 20 ～ 25 ml/s；选择性造影导管根据不同应用部位而具有不同形状，如常用于主动脉弓上几支动脉的 Headhunter Ⅰ、Ⅱ、Ⅲ 型导管和 Simmon Ⅰ、Ⅱ、Ⅲ 型导管；用于肾动、静脉的 RDC 型导管

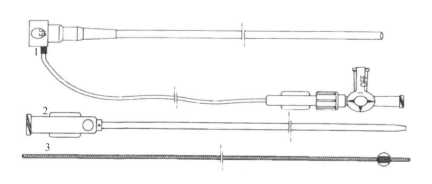

图 9-1　导管鞘套件

1. 穿刺鞘；2. 扩张器；3. 微型导丝

及 Simmon Ⅰ、Ⅱ、Ⅲ 型导管；用于髂动、静脉的 Cobra Ⅰ、Ⅱ、Ⅲ 型导管和 SHK 型导管。选择性造影导管多数不带侧孔，其最高流量可达 7～8 ml/s。

5. 微导管

为外径＜3 F（约 1 mm）的导管，其套装包括导管、导丝、塑性芯轴、插入器、注射器、导丝止动器等。主要用途：通过选择性插管，将微导管引入靶血管，从而将诊断和治疗介质灌注到靶血管中。导管表面（除近端外）有亲水性聚合物涂层，湿润后会提高导管表面的润滑能力。导丝由超弹性合金芯丝和聚氨酯保护层组成，表面覆有亲水性涂层，头端有不透 X 线的标记物，有助于观察导管头端位置（表 9-3）。

表 9-3　微导管规格

导管外径	导管内径	导丝外径	最小导引导管内径	最大导丝外径
2.7 F/2.9 F（0.90/0.97 mm）	0.025 inch（0.65 mm）	0.021 inch（0.53 mm）	0.038 inch（0.97 mm）	0.021 inch（0.53 mm）
2.8 F/3.0 F（0.93/1.0 mm）	0.027 inch（0.70 mm）	0.021 inch（0.53 mm）	0.038 inch（0.97 mm）	0.021 inch（0.53 mm）

6. 栓塞材料

包括可吸收性明胶海绵、碘化油、聚乙烯醇栓塞微球、可载药微球、无水乙醇、可脱落球囊、弹簧圈、栓塞微粒、微囊类等。

（1）可吸收性明胶海绵：是一种无毒、无抗原性的蛋白胶类物质，根据需要可切割成不同大小的颗粒，是常用的栓塞材料，具有制备方便、价格低廉、栓塞安全有效、优良的可压缩性和遇水再膨胀性等特点。血管栓塞后 14～19 天开始吸收，3 个月后组织病理学检查可见完全吸收（图 9-2）。

（2）碘化油：是植物油和碘结合的一种化合物，含碘量为 37%～41%，为淡黄色或黄色澄明油状液体，为介入治疗肝肿瘤的常用栓塞材料。

（3）聚乙烯醇：包括栓塞微粒、微球、微囊，为进行加工后形成的粒径在 100～1200 μm 范围的形状规则、粒径均一、表面光滑、具有可压缩变形特性的无色透明或蓝色圆球形微粒 / 微球 / 微囊。可压缩到 1/15～1/10 体积，遇水时很快膨胀，有继发性膨胀功能；不被机体吸收，化学降解慢，可造成血管的长期阻塞；生物兼容性好，不引起严重炎性和异物反应；不易引起血管痉挛。可压缩性和再膨胀性优于明胶海绵，利于较大口径血管，但其摩擦系数较大，注射相对困难。

（4）可载药微球：呈颗粒或球形，直径一般在 50～500 μm，可以负载阿霉素、表阿霉素、伊立替康等多种化疗药物，既有永久栓塞肿瘤血管的作用，又能在肿瘤病灶中缓释抗肿瘤药物，进而缩小肿瘤，控制肿瘤进展（图 9-3）。

（5）药物性洗脱微球（drug-eluting beads，DEB）是一种新的栓塞剂，可以加载化疗药物进行肝动脉插管化疗栓塞治疗。

（6）无水乙醇：是一种良好的血管内组织；它价格低廉，可直接使用，不必另行制备，易注射，且可通过微导管释放；具有强烈的局部作用而没有严重的全身性反应，安全可靠，栓塞后侧支循环不易建立。

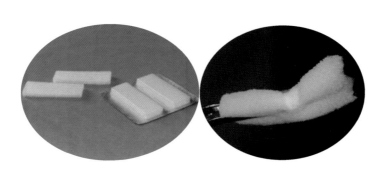

图 9-2　明胶海绵

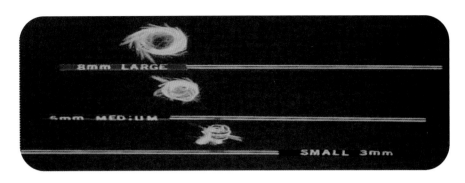

图 9-3　可载药微球

（7）金属钢圈：钢圈附有 Dacron 线，用以阻滞血流并形成血凝块，为永久性栓塞物质，栓塞定位准确，能通过较细的导管完成较大直径的血管栓塞（图 9-4）。

（8）氰 基 丙 烯 酸 正 丁 酯（N-butylcyano-acrylate，NBCA）：属组织胶，使用灵活，但控制难度较大。

7. 微导丝

由芯丝、绕丝和涂层组成，配有导丝扭控器、金属套管和插入针。芯丝为镍钛合金或不锈钢，绕丝为

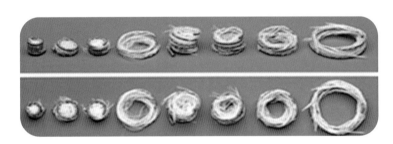

图 9-4　金属钢圈

304 不锈钢和钯铼、铂金属丝，涂层为聚四氟乙烯或树脂；扭控器为聚丁烯，金属套管为 304 不锈钢和聚碳酸酯，插入器为乙缩醛。导丝可插入微导管内，提供导引和支撑，其结构大致分为三个部分：柔软的头端（soft tip）、连接尖端与核心杆中间段（solder joint）及近端推送杆段；头端比较柔软，便于选择性进入血管；尾端较硬，可很好地发挥支撑作用。

三、血管栓塞术常见术后反应及并发症

1. 栓塞术后反应

指靶器官栓塞后出现的症状和体征，轻者可无明显症状和体征，重者可出现栓塞后综合征。

（1）疼痛：栓塞后靶器官缺血损伤，释放致痛物质或局部肿胀刺激包膜引起。

（2）发热：多数与坏死组织释放的致热物质和坏死组织、明胶等的吸收热有关。体温常在38℃左右。38℃以下时可不予处理，持续高热应排除合并感染可能。③消化道反应：主要有恶心、呕吐、食欲下降和腹胀等。多发生于腹部脏器肿瘤的栓塞治疗后，常持续 1～3 天，对症处理后可缓解。

2. 并发症

轻者可通过治疗好转，严重者可致残或致死，应尽量避免其发生。

（1）过度栓塞引起的并发症：是指栓塞程度和范围过大，尤其是在使用液态栓塞剂和过量使用颗粒或微小栓塞物质时。其后果是造成大范围组织坏死，引起相应的器官功能衰竭或胃肠、胆管坏死及穿孔等。

（2）意外栓塞：是指非靶血管或器官的误栓，与被误栓器官的重要性和程度相关。

（3）感染：实质性器官栓塞术后多见。

第二节 肝脏肿瘤介入诊疗器材应用

一、概述

肝脏肿瘤主要分为原发性肝癌和肝转移瘤，多采用综合治疗的策略，包括多种局部方案的不同组合，以及局部与系统治疗的联合。经动脉化疗栓塞术（TACE）目前被公认为是肝癌非手术治疗的最常用局部方法，提倡 TACE 联合局部消融、外科手术、放射治疗、分子靶向药物、免疫治疗、抗病毒治疗等综合治疗以进一步提高疗效。放射性粒子植入是局部治疗肝癌的一种方法，对于肝癌伴门静脉主干或一级分支癌栓形成，可使用门静脉内支架植入术联合 ^{125}I 粒子治疗或直接穿刺植入 ^{125}I 粒子进行治疗。氯化锶可用于靶向治疗肝癌骨转移病灶。

TACE 为把化疗药物与栓塞剂混合在一起，栓塞肿瘤供血动脉。通常采用 Seldinger 法穿刺股动脉，成功后先进行诊断性肝动脉造影，明确肿瘤的位置、大小、数目及供血情况，再以导丝导管法或同轴导管法超选择性插管至肝固有动脉或肿瘤的供血动脉。化疗药物分别与碘化油或明胶海绵颗粒混合后，分次注入靶区进行化疗栓塞。目前采用"夹心面包"式的注药方法，即：先以化疗药–碘化油乳剂栓塞肿瘤末梢血管，继而注入大量化疗药。最后再以明胶海绵栓塞肿瘤供血动脉的近端，以期延长化疗的时效。

二、适应证

（1）中国肝癌分期方案（CNLC）Ⅱb、Ⅲa 和部分Ⅲb期肝癌患者，肝功能 Child-Pugh A 级或 B 级，一般健康状态（PS）评分 0 ~ 2 分。

（2）可以手术切除，但由于其他原因（如高龄、严重肝硬化等）不能或不愿接受手术治疗的 CNLC Ⅰb、Ⅱa 期肝癌患者。

（3）门静脉主干未完全阻塞，或虽完全阻塞但门静脉代偿性侧支血管丰富或通过门静脉支架植入可以复通门静脉血流的肝癌患者。

（4）肝动脉–门静脉分流造成门静脉高压出血的肝癌患者。

（5）肝癌切除术后，DSA 可以早期发现残癌或复发灶，并给予 TACE 治疗。

三、禁忌证

（1）肝功能严重障碍（肝功能 Child-Pugh C 级），包括黄疸、肝性脑病、难治性腹腔积液或肝肾综合征等。

（2）无法纠正的凝血功能障碍。

（3）门静脉主干完全被癌栓栓塞，且侧支血管形成少。

（4）合并活动性肝炎或严重感染且不能同时治疗者。

（5）肿瘤远处广泛转移，估计生存时间 < 3 个月者。

（6）恶病质或多器官衰竭者。

（7）肿瘤占全肝体积的比例 ≥ 70%（如果肝功能基本正常，可考虑采用少量碘化油混合乳剂和颗粒性栓塞剂分次栓塞）。

（8）外周血白细胞和血小板显著减少，白细胞 < 3.0×10^9/L，血小板 < 50×10^9/L（非绝对禁忌，如脾功能亢进者，排除化疗性骨髓抑制）。

（9）肾功能障碍：血肌酐 > 2 mg/dl 或者血肌酐清除率 < 30 ml/min。

四、肝脏肿瘤介入常规物品及诊疗材料准备

1. 常规物品及药品（见表 9-1）

2. 肝脏肿瘤介入诊疗材料准备（表 9-4）

表 9-4 肝脏肿瘤介入诊疗材料准备

序号	诊疗材料	数量
1	1.5 m 超滑导丝	1
2	猪尾（Pig tail）、RH 造影导管	1
3	微导管	
4	微导丝	1
5	可载药微球、碘化油或栓塞微粒、微球等	按需

造影导管又可分为选择性和非选择性造影导管，其中，猪尾造影导管多数带侧孔，常用于非选择性造影，碘对比剂最高流量可达 20 ～ 25 ml/s。RH 造影导管作为选择性造影导管，不带侧孔，其最高流量可达 7 ～ 8 ml/s。

五、手术流程和护理要点（见表 9-5）

表 9-5　肝脏肿瘤介入手术流程和护理要点

手术流程	护理要点
患者入室，身份识别，手术安全核查	取平卧位，两手放于身体两侧，头偏向一侧，心电监护
消毒腹股沟区，范围：超出拟穿刺点及周围至少 15 cm 以上	（1）准备消毒液、局麻药，注意保暖，协助铺无菌手术单，保持患者呼吸通畅 （2）嘱患者术中避免说话、咳嗽、上肢活动 （3）观察并记录生命体征
整理无菌台，检查导管的通畅性和完整性	递送血管鞘、导管、导丝
在穿刺部位行局部麻醉，选择动脉穿刺点	给药，包括利多卡因、肝素盐水
行动脉穿刺，成功后在导丝导引下导入导管，透视下将导管头插入腹腔动脉或肠系膜上动脉及其他血管后造影	观察患者面色、意识、生命体征，询问患者感觉、了解有无胸闷、疼痛等不适
导管选择性插入供血动脉，灌注化疗药	询问患者有无不适症状
按需选择碘化油与一种化疗药物混合，制成混悬液或乳剂经导管注入，也可再用明胶海绵或微球栓塞肿瘤供血动脉，结束行供血动脉造影	将微球条形码粘贴在耗材使用登记本、高值材料使用登记表上
拔出导管，压迫止血	协助包扎伤口，观察穿刺点无出血，健康宣教，终末处置

六、术中常见不良反应和并发症的观察及护理

1. 栓塞后综合征　术中主要表现为疼痛、恶心和呕吐等。

（1）疼痛：发生原因是肝动脉被栓塞后引起局部组织缺血、坏死，注意密切观察患者生命体征变化，疼痛性质及持续时间，安慰患者并解释说明疼痛原因，消除患者恐惧心理，若疼痛较重按医嘱应用镇痛药物。

（2）恶心、呕吐：主要与化疗药物有关，灌注化疗药物前可给予恩丹西酮 8 mg，如有恶心可进行缓慢深呼吸，呕吐时头偏向一侧，及时清除口腔内容物，防止误吸入气管内引起窒息，同时观察呕吐物量、颜色、性状，有无消化道出血征象。观察穿刺部位出血、足背动脉搏动情况。介入治疗术后还常有发热、白细胞下降、一过性肝功能异常、肾功能损害以及排尿困难等其他反应，一般持续5 ～ 7 天，经对症治疗后大多数患者可以完全恢复。

2. 栓塞剂异位栓塞（包括碘化油肺和脑栓塞、消化道穿孔、脊髓损伤、膈肌损伤等）

术中注意观察患者生命体征、血氧饱和度、神志和意识变化、肢体活动度，同时注意有无气急、胸闷、腹痛等情况，一旦发现异常及时汇报医师作进一步处理。

第三节　妇科肿瘤介入诊疗器材应用

一、概述

妇科肿瘤通常以手术为主，但对于术后复发或错过手术时机的患者实施介入治疗，是一种较理想的治疗方法。妇科肿瘤介入治疗的方法主要有经导管动脉/静脉化疗药物灌注栓塞术。主要栓塞方法有：①子宫动脉栓塞术；②髂内动脉栓塞术；③卵巢动脉栓塞术。

二、适应证

（1）外科手术前或放疗前的辅助治疗。
（2）不能手术切除的中晚期肿瘤。
（3）复发性恶性肿瘤。
（4）不能控制的肿瘤性出血。
（5）外科手术后的辅助治疗。

三、禁忌证

（1）病情属终末期，恶病质，预计生存期≤3个月者。
（2）心、肺、肝、肾等重要脏器功能衰竭者。
（3）严重出血倾向和凝血功能障碍者。
（4）合并严重感染者。
（5）严重贫血和碘对比剂、麻醉药过敏者。

四、妇科肿瘤介入常规物品及诊疗材料准备

1. 常规物品及药品（见表9-1）
2. 妇科肿瘤介入诊疗材料准备（表9-6）

（1）RUC子宫动脉导管：该导管头端采用专利的 Beacon Tip 不透 X 线材料，由此增强了 X 线下的可视性。有一个不透 X 线金属标记位于导管转弯部位，便于导管在髂动脉分叉处操作。导管头端由 5 F 渐变细为 4 F，利于插管。最大流量为 12 ml/s（1200 PSI 下）可以非常容易进入同侧以及

表 9-6　肿科肿瘤介入诊疗材料准备

序号	诊疗材料	数量
1	1.5 m 超滑导丝	1 根
2	猪尾、Cobra 造影导管	1 根
3	RUC 子宫动脉导管	1 根
4	明胶海绵、聚乙烯醇（PVA）、可载药微球等	按需

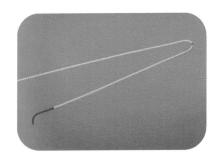

图 9-5　RUC 子宫动脉导管

对侧髂内动脉（图9-5）。

（2）主要栓塞剂特点及选择：根据栓塞目的、靶血管供血范围、侧支循环等情况综合考虑。包括明胶海绵、PVA、可载药微球、弹簧钢圈、碘化油（主要应用于子宫肌瘤栓塞）、氰基丙烯酸正丁酯（N-butyl cyanoacrylate，NBCA）等。

五、手术流程和护理要点（表9-7）

表 9-7　妇科肿瘤介入手术流程和护理要点

手术流程	护理要点
患者入室，身份识别，手术安全核查	取平卧位，两手放于身体两侧，头偏向一侧，心电监护
消毒腹股沟区，范围：超出拟穿刺点及周围至少 15 cm 以上	（1）准备消毒液、局麻药，注意保暖，协助铺无菌手术单，保持患者呼吸通畅 （2）嘱患者术中避免说话、咳嗽、上肢活动 （3）观察并记录生命体征
整理无菌台，检查导管的通畅性和完整性	递送血管鞘、导管、导丝
在穿刺部位行局部麻醉，选择动脉穿刺点	给药，包括利多卡因、肝素盐水
行动脉穿刺，成功后在导丝引导下导入导管，透视下将导管插入腹主动脉下段造影	观察患者面色、意识、生命体征，询问患者感觉，了解有无胸闷、恶心、疼痛等不适
导管选择性插入至子宫动脉或阴部内动脉或直肠下动脉等靶血管，灌注化疗药	询问患者有无不适症状
用明胶海绵等栓塞剂进行填塞，直至血流明显减慢或阻断	将栓塞剂条形码粘贴在耗材使用登记本、高值材料使用登记表上
拔出导管，压迫止血	协助包扎伤口，观察穿刺点有无出血，健康宣教，终末处置

六、术中常见不良反应和并发症的观察及护理

（1）穿刺部位出血或血肿：多为局部压迫止血不当或凝血功能异常所致，观察穿刺部位有无渗血和血肿、疼痛等情况及生命体征变化。嘱患者穿刺侧肢体制动，禁屈曲，如血肿较小可适当延长压迫时间，一般可自行吸收，如出血量大，早期冷敷，后期可热敷、理疗，无效行外科治疗。

（2）栓塞后综合征

1）疼痛：是最常见的副作用，以下腹痛为主，少部分合并腰痛，若栓塞过程中出现严重的栓塞剂反流，可出现臀部及下肢疼痛。常在栓塞后1 h甚至术中出现，持续6～12 h，长者可持续数天到数月。部分合并腰骶部酸胀痛、肛门坠胀感、便意感，多因栓塞部位缺血、肌瘤变性肿胀、坏死及包膜牵拉引起。应注意密切观察患者生命体征变化，疼痛性质及持续时间及伴随症状，安慰患者并解释说明疼痛产生的原因，消除患者恐惧心理，按医嘱适时应用镇痛药物。

2）发热：部分患者术后5天内可有发热，一般不超过38℃，少数可达38～39℃，由栓塞后组织坏死引起的吸收热所致，对症处理可缓解，术后一段时间后发生的高热或低热转为高热提示合并感染，需使用抗生素控制感染。注意观察体温变化及有无寒战等情况，高热时做好降温处理，并做好皮肤护理，补充水、电解质。

3）恶心呕吐：多发生于术后48 h内，由化疗药、碘对比剂、镇痛药物、栓塞后盆腔缺血性疼痛反射性引起迷走神经兴奋、坏死组织吸收导致，注意恶心呕吐次数、性质，呕吐物颜色性状，保持口腔清洁，必要时给予止吐药对症治疗。

4）乏力、疲倦、厌食：多出现在术后数天，与坏死组织的吸收有关，应做好心理安慰，注意休息，必要时可给予中医调理。

（3）异位栓塞：由于栓塞剂选择不当、导管未完全插入肿瘤供血血管、注入栓塞剂时用力过大而引起非靶器官血管栓塞导致坏死。应注意观察患者血压、脉搏、呼吸、血氧饱和度、神志和意识变化、肢体活动度，同时注意有无腹痛等情况。一旦发现异常及时汇报医师作进一步处理。

（4）其他并发症：阴道不规则流血、分泌物增多、月经过少或闭经、皮肤神经损伤等。注意分泌物量、颜色及性状观察，保持会阴部清洁，监测生命体征及体温变化，注意有无大出血和感染情况发生。

第四节　肾脏肿瘤介入诊疗器材应用

一、概述

手术切除虽然是肾脏肿瘤首选的治疗方式，但介入治疗用于术前肿瘤供血血管栓塞和无手术指征患者的肿瘤灌注及栓塞，效果明确、安全、有效。肾脏肿瘤介入治疗是指通过栓塞阻止肿瘤的供血，使之广泛坏死、缩小，同时经动脉灌注化疗药，提高局部药物浓度，增加化疗药在肿瘤组织的首过效应而发挥治疗效果。肾脏肿瘤术前行肾动脉栓塞治疗，可使肿瘤明显缩小，有利于手术剥离，减少术中出血，缩短手术时间，减少肿瘤细胞扩散，提高手术成功率和治愈率。介入治疗方法主要为经动脉化疗灌注术和（或）栓塞术及经皮消融术。

二、适应证

（1）对于小肾癌、不适于开放性外科手术、需尽可能保留肾单位功能、有严重合并症、肾功能不全、遗传性肾癌、双肾肾癌、有全身麻醉禁忌、肿瘤最大径＜4 cm且位于肾周边的患者可考虑消融治疗。

（2）对于不能耐受手术治疗但有严重血尿、腰痛的患者可采用肾动脉栓塞缓解症状。

三、禁忌证

（1）严重心、肺、肝、肾功能不全者。

（2）严重泌尿系感染者。

（3）凝血功能障碍，无法纠正者。

（4）碘对比剂、麻醉药过敏者。

3. 栓塞材料参见第一节

四、肾脏肿瘤介入常用物品及诊疗材料准备

1. 常规物品及药品（见表9-1）

2. 肾脏肿瘤介入诊疗材料准备（表9-8）

表9-8　肾脏肿瘤介入诊疗材料准备

序号	诊疗材料	数量
1	1.5 m 超滑导丝	1
2	猪尾、RDC 型导管或 Simmon Ⅰ、Ⅱ、Ⅲ造影导管	1
3	明胶海绵、栓塞微球、生物胶等	按需

五、手术流程和护理要点（表9-9）

表9-9　肾脏肿瘤介入手术流程和护理要点

手术流程	护理要点
患者入室，身份识别，手术安全核查	取平卧位，两手放于身体两侧，头偏向一侧，心电监护
消毒腹股沟区，范围：超出拟穿刺点及周围至少15 cm 以上	（1）准备消毒液、局麻药，注意保暖，协助铺无菌手术单，保持患者呼吸通畅 （2）嘱患者术中避免说话、咳嗽、上肢活动 （3）观察并记录生命体征
整理无菌台，检查导管的通畅性和完整性	递送血管鞘、导管、导丝
在穿刺部位行局部麻醉，选择动脉穿刺点	给药，包括利多卡因、肝素盐水
行动脉穿刺，成功后在导丝导引下导入导管，透视下将导管插入腹主动脉和（或）肾动脉造影	观察患者面色、意识、生命体征，询问患者感觉，了解有无胸闷、恶心、疼痛等不适
导管选择性插入肾动脉及肿瘤相关血管，灌注化疗药	询问患者有无不适症状
用栓塞剂进行填塞，直至血流明显减慢或阻断	将栓塞剂条形码粘贴在耗材使用登记本、高值材料使用登记表上
拔出导管，压迫止血	协助包扎伤口，观察穿刺点有无出血，健康宣教，终末处置

六、术中常见不良反应和并发症的观察及护理

（1）栓塞后综合征：最常见，与动脉栓塞所致的肾缺血坏死有关，术后即可出现，表现为腰部疼痛、体温 > 38.5℃ 及白细胞升高等，可予以抗炎、对症支持治疗。有感染风险者应在术后给予抗生素，并定期进行超声复查，对于伴有肾功能不全的患者，尽可能使用等渗型碘对比剂，并降低碘对比剂的浓度与用量，注意术前术后水化，有条件者可行透析治疗，以恢复至术前水平。注意观察患者出入液量，观察尿量、颜色及性状，观察和护理详见第三节。

（2）异位栓塞：栓塞剂反流误入其他血管，可造成下肢动脉栓塞、肠系膜上下动脉栓塞、对侧肾脏栓塞和肺栓塞等。为防止其发生，应在注射栓塞剂时控制流速与压力，预见栓塞剂的反流；当有动静脉瘘存在时，还需注意栓塞剂通过动静脉瘘引起的肺栓塞风险。应密切观察患者血压、脉搏、呼吸、氧饱和度、神志和意识变化、肢体活动度情况，有无气急、胸闷、腹痛情况，一旦发现异常及时汇报医师作进一步处理。

（3）术后再发性出血：在首次肾动脉造影后，需对可疑出血的血管再次造影，避免遗漏，选择微弹簧圈时选择直径稍大于靶血管直径的型号，将其在血管内盘成不规则形，形成致密栓塞。在栓塞完成后，等待 10 min，再依次行靶血管及肾动脉造影复查，若无血管再通，再撤管结束手术。注意观察患者生命体征变化，定时监测血压、脉搏情况，尿液颜色、性状及量等情况，安慰患者，保持其情绪稳定，发现异常及时报告医师。

（4）其他并发症：①感染，多因无菌操作不

严或肾脏原有感染所致，术中应严格遵守无菌操作原则，术后使用抗生素预防感染。②偶尔出现一过性高血压，术后数小时内可恢复正常。③出血、血尿及肾周血肿，均较轻微，对症处理即可缓解，应嘱患者多饮水，观察尿量及尿液性质，监测生命体征及体温变化。

第五节　肺脏肿瘤介入诊疗器材应用

一、概述

肺脏肿瘤是常见的恶性肿瘤之一，其发病率与病死率呈逐年上升的趋势，不少患者在就诊时已发展为中晚期，且合并多处转移，失去了外科手术的机会。肺癌的介入治疗，主要是指经支气管动脉灌注抗癌药物，可以治疗各种类型的肺癌，与常规的口服或静脉注射方法相比用药剂量小，但疗效更好、副作用更小，疗效明显优于单纯放射治疗和全身化疗，并且也可在支气管动脉灌注化疗的同时进行栓塞治疗，进一步提高疗效。故选择性支气管动脉灌注治疗术（bronchial artery infusion，BAI）和选择性支气管动脉栓塞术（transcatheter bronchial arterial embolization，BAE）已成为治疗中晚期肺脏肿瘤的重要方法。

二、适应证

（1）肺癌出现咯血、上腔静脉阻塞综合征、气道狭窄等严重并发症时。

（2）不能手术切除而病灶还局限于胸内者。

（3）病灶能行手术切除，但手术风险大或拒绝手术者。

（4）手术切除后胸内复发或转移者。

三、禁忌证

（1）病情属终末期，恶病质，预计生存期≤3个月者。

（2）合并严重感染者。

（3）有严重出血倾向和碘对比剂过敏等血管造影禁忌者。

四、肺脏肿瘤介入常用物品及诊疗材料使用

1. 常规物品及药品（见表9-1）

2. 肺脏肿瘤介入诊疗材料准备（表9-10）

表 9-10　肺脏肿瘤介入诊疗材料准备

序号	诊疗材料	数量
1	1.5 m 超滑导丝	1 根
2	猪尾、Cobra 等造影导管	1 根
3	明胶海绵、栓塞微球、生物胶等	按需

五、手术流程和护理要点（表9-11）

表 9-11　肺脏肿瘤介入手术流程和护理要点

手术流程	护理要点
患者入室，身份识别，安全核查	取平卧位，两手放于身体两侧，心电监护
消毒腹股沟区，范围：超出拟穿刺点及周围至少15 cm 以上	（1）准备消毒液、局麻药，注意保暖，协助铺无菌手术单，保持患者呼吸通畅 （2）嘱患者术中避免说话、咳嗽、上肢活动 （3）观察并记录生命体征
整理无菌台，检查导管的通畅性和完整性	递送鞘、导管、导丝
在穿刺部位行局部麻醉，选择动脉穿刺点	给药，包括利多卡因、肝素盐水
行动脉穿刺，成功后在导丝导引下导入导管，透视下将导管插入支气管动脉造影，再灌注化疗药	观察患者面色、意识、生命体征，了解有无胸闷、恶心、疼痛等不适，询问患者有无异常不适感觉

手术流程	护理要点
导管选择性插入至支气管动脉及肿瘤相关血管灌注化疗药	询问患者有无异常不适感觉
拔出导管，压迫止血	协助包扎伤口，观察穿刺点有无出血，健康宣教，终末处置

六、术中常见不良反应和并发症的观察及护理

（1）穿刺部位出血或血肿：多与手术后压迫止血不当、肢体制动不当、凝血功能障碍等因素有关。应做好宣教，训练床上排尿，肢体有效制动，或使用股动脉压迫器或止血敷料压迫止血，注意观察穿刺部位有无渗血、肿胀。

（2）动脉血栓形成：动脉栓塞操作时可能损伤血管内皮细胞，激活内源性凝血系统，致动脉血栓形成栓塞。应观察下肢血运情况，皮肤的颜色、温度、感觉，定时触摸双侧足背动脉，如出现肢体剧烈疼痛，皮肤苍白或发绀，可能发生肢体动脉栓塞，应立即报告医师。

（3）脊髓损伤：是最严重的并发症，由于支气管动脉与脊髓动脉有吻合，高浓度的碘对比剂或药物损伤脊髓，或者栓塞剂导致脊髓动脉阻塞，造成脊髓缺血，可出现脊髓损伤症状，损伤平面以下躯体感觉、运动功能降低或缺失。使用非离子型碘对比剂，抗癌药物充分稀释后缓慢注入可有效预防该损伤；脊髓损伤程度与栓塞材料、技术水平及原发疾病等均有关，且难以逆转。应于术前准备血管扩张剂、低分子右旋糖酐及地塞米松、甘露醇等药物，必要时遵医嘱使用；术中密切观察患者有无下肢感觉异常、尿潴留等症状，并关注肢体活动度。

第六节　肿瘤射频消融术诊疗器材应用

一、概述

肿瘤射频消融治疗的基本原理是肿瘤细胞对热的耐受能力比正常细胞差，射频发生器产生的高频射频波通过插入肿瘤组织中的电极发出射频电流，再经辅助电极形成回路，通过周围组织中的分子摩擦和离子逸散而产热，局部温度可达 $90 \sim 100℃$ 而导致肿瘤组织发生凝固性坏死。射频消融治疗肿瘤的机制有：①高温使靶区肿瘤组织发生凝固性坏死而直接杀灭肿瘤细胞；②高温影响肿瘤细胞质膜的相变及流动性，从而影响细胞膜的各种功能；③高温增加肿瘤细胞内溶酶体酶的活性，影响多种细胞器尤其是线粒体的正常功能；④高温使肿瘤周围的血管组织凝固，形成反应带，从而减少或阻断肿瘤血供，防止肿瘤扩散；⑤在肿瘤细胞发生凝固性坏死过程中，细胞膜等部位抗原暴露或肿瘤细胞免疫表型变化，可刺激机体产生特异性抗体，而杀灭或抑制肿瘤生长或扩散，即所谓的"内源性瘤苗"作用；⑥导致肿瘤细胞发生凋亡。

二、适应证

（1）病理组织学、细胞学明确的恶性肿瘤。

（2）签署肿瘤射频消融治疗的知情同意书。

（3）肝功能 Child-Pugh A 或 B 级，或 C 级经准备达到 B 级。

（4）无严重肝、肾、心、肺、脑等器官功能障碍，凝血功能正常或接近正常。凝血酶原时间不超过正常对照的 50%，血小板大于 $50 \times 10^9/L$。

（5）直径 $\leqslant 5 cm$ 的单发肿瘤或最大直径 $\leqslant 3 cm$ 的 3 个以内多发结节，无血管、胆管侵犯或远处转移；不愿意接受手术治疗或有手术禁忌证的小肝癌；深部中心型小肝癌，手术切除后复发或者残留小结节。

（6）中晚期肝癌因各种原因不能手术切除的姑息性治疗。

（7）患者等待肝移植前控制肿瘤生长以及移植后复发转移。

（8）大肝癌经肝动脉插管栓塞化疗术后的补充治疗。

（9）肝转移性肿瘤化疗前后辅助治疗。

（10）肺部恶性肿瘤的姑息性治疗。

三、禁忌证

（1）肿瘤位于肝脏脏面，其中 1/3 以上外裸的肿瘤。

（2）肝功能 Child-Pugh C 级，肿瘤发生远处脏器转移。

（3）弥漫性肝癌，或合并门脉主干至二级分支或肝静脉癌栓。

（4）严重的黄疸，尤其是阻塞性黄疸，或肝脏显著萎缩，肿瘤过大。

（5）近期 1 个月内有食管（胃底）静脉曲张破裂出血。

（6）活动性感染尤其是胆道系统炎症等。

（7）不可纠正的凝血功能障碍及严重血象异常，有严重出血倾向者。

（8）顽固性大量腹水，恶病质。

（9）妊娠、意识障碍或不能配合治疗的患者。

四、肿瘤射频消融术常用物品及诊疗材料使用

1. 常规物品及药品准备（表 9-12）

2. 诊疗耗材准备（表 9-13）

表 9-12　常规物品及药品准备

物品名称	数量	药品名称	数量
一次性介入手术包	1	生理盐水 500 ml	2
器械包	1		1
一次性 20 ml 注射器	1	利多卡因注射液 100 mg	1
一次性 10 ml 注射器	1	羟考酮 5 mg	2
一次性 5 ml 注射器	1	对比剂 100 ml	1
一次性无菌敷贴	1		

表 9-13　诊疗耗材准备

序号	物品名称	数量
1	肿瘤射频治疗仪	1
2	肿瘤消融针	1
3	输液器	1
4	电极板	1

（1）S-1500 射频治疗仪：高功率及广泛的功率选择范围适合于不同类型及大小肿瘤的治疗。优点在于其成功并具功率控制和温度控制模式，形成 S-1500 双模控制的鲜明特点。具有市面上最全的参数显示（功率、阻抗、温度、时间）功能，方便术中医生根据参数反馈评估消融情况（图 9-6）。

（2）S-500 射频治疗仪：在美国硅谷研发，美国制造。更精准的功率及温度选择范围，特别适合于小肿瘤的精准治疗；既可配套单极电极又适用于双极电极针，一机多能。优点在于其成功并具功率控制和温度控制模式，形成 S-500 双模控制的特

点。全面的参数显示（功率、阻抗、温度、时间）功能，方便术中医生根据参数反馈评估消融情况（图 9-7）。

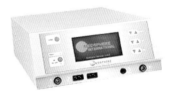

图 9-6　S-1500 射频治疗仪

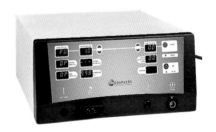

图 9-7　S-500 射频治疗仪

功率及消融时间与消融范围的关系见表 9-14 至 9-16

表 9-14　功率及消融时间与消融范围的关系（前极 0.5 cm）

治疗时间 消融范围（横径 / 直径）	功率		
	50 W	55 W	60 W
5 min	1.2 ～ 1.4/1.8 cm	1.4 ～ 1.6/2.2 cm	1.6 ～ 1.8/2.2 cm
8 min	1.6 ～ 1.8/2.0 cm	1.8 ～ 2.0/2.2 cm	2.0 ～ 2.2/2.4 cm
10 min	1.8 ～ 2.0/2.2 cm	2.0 ～ 2.2/2.4 cm	2.2 ～ 2.4/2.6 cm
12 min	2.2 ～ 2.4/2.4 cm	2.4 ～ 2.6/2.6 cm	2.6 ～ 2.8/2.8 cm
15 min	2.4 ～ 2.6/2.6 cm	2.6 ～ 2.8/2.8 cm	2.8 ～ 3.0/3.0 cm

表 9-15　功率及消融时间与消融范围的关系（前极 0.7 cm）

治疗时间 消融范围（横径 / 直径）	功率		
	55 W	60 W	70 W
5 min	1.4 ～ 1.6/2.0 cm	1.6 ～ 1.8/2.2 cm	1.8 ～ 2.0/2.4 cm
8 min	1.8 ～ 2.0/2.2 cm	2.0 ～ 2.2/2.4 cm	2.2 ～ 2.4/2.6 cm
10 min	2.2 ～ 2.4/2.4 cm	2.2 ～ 2.4/2.6 cm	2.6 ～ 2.8/3.0 cm
12 min	（2.4 ～ 2.6/2.6 cm	2.6 ～ 2.8/2.8 cm	2.8 ～ 3.0/3.0 cm
15 min	2.6 ～ 2.8/3.0 cm	2.8 ～ 3.0/3.0 cm	3.0 ～ 3.2/3.4 cm

表 9-16　功率及消融时间与消融范围的关系（前极 1.1 cm）

治疗时间 消融范围（横径 / 直径）	功率		
	55 W	60 W	70 W
5 min	1.6 ～ 2.0/2.2 cm	1.6 ～ 2.2/2.5 cm	2.2 ～ 2.4/2.6 cm
8 min	2.0 ～ 2.4/2.5 cm	2.2 ～ 2.5/2.8 cm	2.4 ～ 2.6/3.0 cm
10 min	2.4 ～ 2.8/2.8 cm	2.6 ～ 3.0/3.0 cm	2.6 ～ 3.0/3.2 cm
12 min	2.8 ～ 3.2/3.2 cm	3.0 ～ 3.2/3.4 cm	3.0 ～ 3.4/3.6 cm
15 min	3.2 ～ 3.5/3.6 cm	3.2 ～ 3.5/3.8 cm	3.4 ～ 3.8/4 cm

（3）爪形针材料有 8 个子针（部分材料有 10 个子针），子针为射频电流发射端。爪形子针直径越大，产生的凝固消融区域越大。有 100 多种不同规格型号的爪形针，包括不同的爪针直径、不同的工作长度、不同的套管外径。医师可根据肿瘤大小选择不同的爪针直径，根据肿瘤深浅选择不同工作长度，根据可承受的创伤大小选择不同套管外径（图 9-8）。

（4）单针射频电流发射区域前端为白色针尖，射频针尖长度越长则消融范围越大。有几十种不同规格型号单针材料，包括不同的射频针尖长度、工作长度、套管外径。医师可根据肿瘤大小选择不同的针尖长度，根据肿瘤深浅选择不同工作长度，根据可承受的创伤大小选择不同套管外径。市面上最

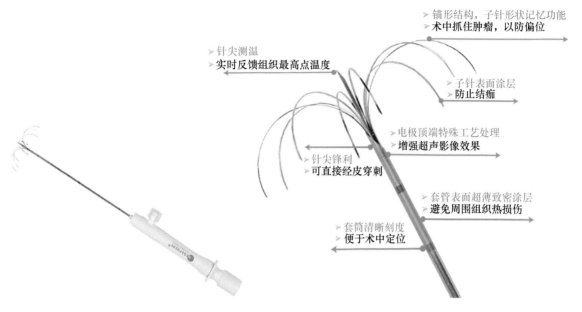

锚形结构，子针形状记忆功能
术中抓住肿瘤，以防偏位

针尖测温
实时反馈组织最高点温度

子针表面涂层
防止结痂

电极顶端特殊工艺处理
增强超声影像效果

针尖锋利
可直接经皮穿刺

套管表面超薄致密涂层
避免周围组织热损伤

套筒清晰刻度
便于术中定位

图 9-8　爪形针

细（19 G）的单针材料，可实现最精准、创伤最小的消融（图 9-9）。

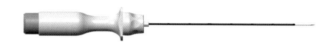

图 9-9　单针

五、手术流程和护理要点（表 9-17）

表 9-17　肿瘤射频消融术手术流程和护理要点

手术流程	护理要点
患者入室，身份识别，手术安全核查，CT 及超声造影强化肿瘤病灶影像学的位置、形态	（1）协助患者仰卧于检查床，建立静脉通路，连接心电监护，记录患者生命体征，负极板应用（双侧腰背部），对患者进行安全宣教 （2）准确递送对比剂
常规消毒铺巾，建立手术台。消毒范围:（上至额下、右上肢内侧、左至腋中线、下至脐水平处）	（1）根据患者病灶位置，协助患者配合卧位 （2）协助术者铺无菌手术单，注意保暖 （3）保持患者呼吸通畅
调试消融穿刺针，检查性能。在彩超下及 CT 定位下，暴露皮肤穿刺点，穿刺点位于右侧腋中线第 9、10 肋间（右上腹季肋区）和（或）剑突下偏左	（1）嘱患者术中避免说话、咳嗽、活动 （2）观察并记录生命体征 （3）协助术者穿手术衣 （4）准确无误递送术中所需耗材、器械
局部浸润麻醉，必要时予基础麻醉，进行穿刺	（1）给予利多卡因、生理盐水 （2）观察患者生命体征 （3）准确无误递送术中所需药物
穿刺针在彩超及 CT 下确认送达肿瘤病灶，打开消融针	观察患者生命体征
连接消融尾线，调整消融仪参数（根据肿瘤大小、位置及血供情况，选择控制模式以及相应功率、温度、时间等参数），开始消融（彩超 /CT 下确定消融针位于病灶内，消融治疗大约需要 8 min）	（1）告知患者消融治疗开始，密切观察患者生命体征，重点观察心率有无不适主诉，及时评估呼吸及疼痛程度 （2）如患者疼痛难忍，汇报医师，遵医嘱追加止痛药物应用
肝内病灶消融结束后，降低消融仪参数，行针道消融，缓慢退出消融针	（1）观察患者生命体征 （2）询问患者有无不适主诉

手术流程	护理要点
术毕，待穿刺点不出血，敷贴局部包扎	（1）记录患者生命体征，完成护理记录单，术中用药、耗材及手术情况 （2）协助术者包扎消融穿刺点，递送无菌敷贴，观察穿刺部位包扎情况，终末处理

六、术中常见不良反应和并发症的观察及护理

（1）疼痛：一般在术中及术后 1～2 天出现，轻度疼痛无需特别处理，中重度疼痛在排除急腹症等原因前提下给予镇静、镇痛处理。

（2）胆心反射：手术刺激胆道系统引起迷走神经兴奋导致冠状动脉痉挛和心功能障碍，可伴血压下降、心律失常、心肌缺血甚至发生心室颤动或心脏停搏。术前可应用阿托品 0.5 mg 静脉注射降低迷走神经兴奋性，一旦出现上述症状，立即停止消融治疗，静脉注射阿托品。对血压下降、心律失常等给予相应抢救治疗。

（3）迷走神经反射：射频产热对肝包膜及肝内迷走神经刺激所产生的迷走反射，可引起心率减慢、心律不齐、血压下降，严重者可导致死亡。术前可给予阿托品或山莨菪碱进行预防。如术中出现迷走神经反射，可给予阿托品或山莨菪碱治疗。

（4）消融后综合征：包括低热及全身不适等，为一过自限性症状。其严重程度及持续时间与消融肿瘤体积有关。治疗以对症支持为主，可给予退热、止吐、补液等处理。应严密观察患者有无不适。

（5）肝内外胆管的损伤：第一肝门区肝癌射频热凝应避免伤及较大的胆管，因此热凝范围不宜过大，应严密观察患者有无不适。

（6）肝周空腔脏器的损伤：尤其对于曾有手术史或影像检查发现肿瘤侵及周围空腔脏器时，射频热凝尤应谨慎，要防止为完全热凝肿瘤而伤及空腔脏器造成内瘘或外瘘等严重并发症。

（7）内出血：对于紧靠肝表面或突出肝外的肝肿瘤，穿刺时不可从肿瘤表面刺入，而应通过无瘤肝组织再穿入瘤组织。术中和术后需给予止血药物，治疗后即给予腹带胸腹部加压包扎。

（8）气胸：术中在 B 超引导下穿刺针尽可能避免穿入胸腔，术后注意观察呼吸是否平稳，如有呼吸困难应予急诊胸片以明确诊断，少量气胸且呼吸较平稳者可待其自行吸收，若肺压缩超过 30% 或呼吸困难明显者应立即给予胸腔闭式引流。

第七节　肿瘤微波治疗诊疗器材应用

一、概述

微波应用于临床以来，以其对组织加热块，升温高，组织凝固可靠，止血效果彻底，加热范围易掌握，使用方便等特点而被接受。随着高频传输线的不断发展，微波辐射方式已从体外辐射，发展到组织中介入辐射和血管、腔道中的直接辐射。应用范围不断扩大，在临床治疗肿瘤尤其是肝癌患者的应用发展迅速。

二、适应证

（1）因心、肺、肝功能等原因不能手术的实体肿瘤，单发肿瘤最大径 ≤ 5 cm，多发肿瘤数目 ≤ 3 个，每个肿瘤最大径 ≤ 4 cm。

（2）患者不愿意手术或者手术不能完全切除的肿瘤，肿瘤距离周边重要结构（如左右肝管等 ≥ 0.5 cm）。

（3）转移性癌灶，术后复发灶或多发性癌灶，无门静脉癌栓或肝外转移。

（4）晚期患者延长生命提高生存质量的姑息性治疗。

（5）尤其可用于其他疗法无法治疗或治疗失效的病例。

（6）肝功能为 Child-Pugh A 级或 B 级，无顽固性腹水。凝血酶原活性＞50%，血小板计数＞70×10^8/L。

三、禁忌证

（1）严重的肝肾功能衰竭、凝血功能障碍和大量腹腔积液。

（2）肿瘤体积过大、边缘不清、邻近重要血管、侵及胆囊、膈肌或肠管的肿瘤不宜进行微波消融治疗。

四、肿瘤微波治疗常用物品及诊疗材料使用

1. 常规物品及器械准备（表 9-18）

2. 诊疗耗材准备（表 9-19）

微波的不同波段对应参数见表 9-20。

表 9-18　常规物品及药品准备

物品名称	数量	药品名称	数量
一次性介入手术包	1	生理盐水 500 ml	2
器械包	1		1
一次性 20 ml 注射器	1	利多卡因注射液 100 mg	1
一次性 10 ml 注射器	1	羟考酮	1
一次性 5 ml 注射器	1		
一次性无菌敷贴	1		
连接管	1		
输液器	1		

表 9-19　诊疗耗材准备

序号	物品名称	数量
1	微波治疗仪（图 9-10）	1
2	微波消融针（图 9-11）	1
3	一次性使用植入式给药装置留置针	1
4	输液器	1

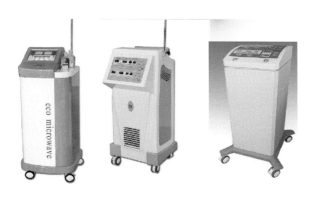

图 9-10　微波消融仪

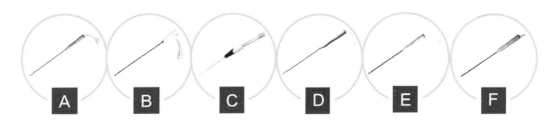

图 9-11　微波消融针

A. 普通针：用于人体实体肿瘤的凝固与治疗；**B.** 智能针：可测量术中针杆温度，提高手术的安全性；**C.** 超细针：1.4 mm 口径超细微波针，主要运用在甲状腺、乳腺方面的肿瘤治疗；**D.** 核磁针：用于核磁共振下，避免术中出现尾影；**E.** 圆头针：主要针对脊椎、骨科等治疗，圆形的设计不容易刺痛神经，可减轻患者的疼痛负担；**F.** 臻圆针：臻圆消融技术，消融形态可控

表 9-20　不同波段对应的参数

中心频率（MHz）	频率范围（MHz）	中心波长（cm）	波段代号
433	433 ± 10	69.2	P
915	915 ± 25	33.0	L
2450	2450 ± 50	12.2	S
5800	5800 ± 75	5.2	C
25125	25125 ± 125	1.4	E

五、手术流程和护理要点（表 9-21）

表 9-21　肿瘤微波治疗手术流程及护理要点

手术流程	护理要点
患者入室，身份识别，安全核查	协助患者仰卧于检查床，建立静脉通路，心电监护应用，记录患者生命体征。对患者进行安全宣教
建立手术台，消毒铺巾。范围：(上至额下、右上肢内侧，左至腋中线，下至脐水平处)	(1) 协助铺无菌手术单，注意保暖 (2) 保持患者呼吸通畅
准备彩超下或 CT 定位皮肤穿刺点，穿刺点位于右侧腋中线第 9、10 肋间（右上腹季肋区）和（或）剑突下偏左，右侧上肢外展	(1) 嘱患者术中避免说话、咳嗽、活动 (2) 观察并记录生命体征 (3) 协助术者穿手术衣
整理无菌台，再次检查术中所需消融针及消融机器性能	协助术者检查物品仪器
于预定穿刺部位行局部麻醉	(1) 给予利多卡因、生理盐水 (2) 准确无误递送术中所需耗材、药品、器械
术前遵医嘱予药物应用（羟考酮 5 mg 静脉注射）	(1) 观察患者生命体征 (2) 观察患者疼痛情况
在彩超 /CT 引导下穿刺病灶	观察患者生命体征，协助患者保持体位
彩超 /CT 下确定微波消融针直接刺入肿瘤中以微波发射能量，使肿瘤很快升温，当温度升到 60℃ 左右时肿块被"热"死，微波治疗大约需要 10 min	(1) 告知患者消融治疗开始，密切观察患者生命体征，有无不适主诉，及时处理观察患者生命体征，重点观察心率和呼吸及疼痛程度 (2) 如患者疼痛难忍，汇报医生，遵医嘱追加止痛药物
术毕，降低消融功率，消融穿刺道（预防出血）撤出消融针，局部包扎	(1) 记录患者生命体征，完成护理记录单，术中用药、耗材及手术情况 (2) 协助术者包扎消融穿刺点，递送无菌敷贴，观察穿刺点包扎情况，终末处理

六、术中常见不良反应和并发症的观察及护理

（1）发热、局部疼痛、无症状的反应性胸腹水、胆囊壁增厚、胆管轻微狭窄、肝包膜下血肿、动静脉瘘、不需处理的皮肤烫伤、肝功能异常等，通常在 1～2 周内可以自愈。

（2）气胸（较少见）：由于术中操作不慎，穿刺针损伤膈肌和胸膜可导致气胸。术后应注意观察患者呼吸情况，有无胸闷、呼吸困难等症状，一旦发生气胸，应配合医生行胸腔排气。

（3）严重并发症：术中胆管损伤及肠穿孔等，术中严密观察患者生命体征及主诉，一旦发生异常立即汇报手术医师，遵医嘱予以相应处理。

第八节　其他肿瘤介入诊疗器材应用

一、颅内肿瘤介入

（一）概述

颅内常见的恶性肿瘤有颅内胶质瘤、转移瘤、脑原发性淋巴瘤、生殖细胞肿瘤等。颅内肿瘤可分为原发性和继发性肿瘤两大类。原发性颅内肿瘤发生于脑组织、脑膜、脑神经、垂体、血管及残余胚胎组织等。而继发性肿瘤则是指身体其他部位恶性肿瘤转移或侵入颅内的肿瘤。近年来，随着神经介入技术、材料的发展，以及新的化疗药物出现和应用方法的改善，超选择脑动脉内灌注化疗已成为恶性颅内肿瘤综合治疗的重要手段之一。

（二）适应证

（1）颅内转移放化疗疗效欠佳者；

（2）不能手术切除和术后复发者；

（3）中枢神经系统淋巴瘤。

（三）禁忌证

（1）恶病质，严重骨髓抑制的患者；

（2）严重心、肺、肝、肾功能损害患者；

（3）有严重出血倾向和碘对比剂过敏等血管造影禁忌者。

（四）颅内肿瘤介入常规

1. 常规物品及药品（见表 9-1）

2. 颅内肿瘤介入诊疗材料准备（表 9-22）

表 9-22　颅内肿瘤介入诊疗材料准备

序号	诊疗材料	数量
1	PigTail、Ver、SIM 等造影导管	1
2	微导丝	1
3	微导管	1
4	弹簧圈、生物胶等	按需

（五）手术流程和护理要点（表 9-23）

表 9-23　颅内肿瘤介入手术流程和护理要点

手术流程	护理要点
患者入室，身份识别，安全核查	取平卧位，两手放于身体两侧，心电监护
消毒腹股沟区，范围：超出拟穿刺点及周围至少 15 cm 以上	（1）准备消毒液、局麻药，注意保暖，协助铺无菌手术单，保持患者呼吸通畅 （2）嘱患者术中避免说话、咳嗽、上肢活动 （3）观察并记录生命体征
整理无菌台，检查导管的通畅性和完整性	递送鞘、导管、导丝
在穿刺部位行局部麻醉，选择动脉穿刺点	给药，包括利多卡因、肝素盐水
行动脉穿刺，成功后在导丝导引下导入导管，透视下将导管插入进行全面的脑血管造影	观察患者面色、意识、生命体征，了解有无胸闷、恶心、疼痛等不适
导管选择性插入至肿瘤相关血管灌注化疗药，结束后再进行灌注区域的脑血管造影	询问患者有无异常不适感觉
拔出导管，压迫穿刺点	协助包扎伤口，观察穿刺点无出血，健康宣教，终末处置

（六）术中常见不良反应和并发症的观察及护理

（1）介入操作导致的并发症：血管痉挛、血管内膜损伤、血管夹层、颈动脉斑块脱落，颅内动脉穿孔等，主要由于治疗过程中操作不当所致。注意观察患者生命体征、意识、瞳孔、肢体活动度等情况变化，若出现双侧瞳孔不等大、意识模糊、烦躁不安，考虑颅内动脉破裂出血，遵医嘱立即予鱼精蛋白中和肝素并给予紧急抢救，如术中出现头晕、头痛、意识障碍、肢体麻木无力等神经系统症状考虑脑血管痉挛的存在，应用尼莫同微量泵静脉注入，改善脑血流，观察患者有无面色潮红、血压下降等用药后反应。

（2）急性血栓性事件：部分肿瘤患者本身处于高凝状态，术中有血栓形成可能。术中除常规肝素化，使用微导管时还需连接肝素盐水滴注，应密切注意观察患者意识、言语、肢体活动情况，经常与患者交流，如出现一侧肢体麻木、无力、失语等，应考虑缺血性卒中的可能，若出现功能区栓塞，应进行溶栓或取栓治疗。

（3）局灶性癫痫发作：在动脉灌注甘露醇开放血脑屏障和动脉灌注药物时，可能是由于高浓度甘露醇或药物刺激所致。遵医嘱应用药物对症治疗控制症状，观察病情变化，注意保护患者安全，防止坠床及外伤等意外。

（4）眼部症状：若导管置于眼动脉以前部分进行灌注，应观察患者眼部有无胀痛不适、结膜充血、视物模糊、幻视等症状。以防栓塞剂通过危险吻合或反流进入脑血管内，导致脑梗死，或栓塞视网膜动脉，导致视力障碍，严重者导致失明。

（5）脑疝形成：开通血脑屏障后，脑内水分增加，对于术前肿瘤较大，已经有中线移位的患者，进行血脑屏障开放和动脉灌注化疗要尤为小心（颅内压较高，中线移位明显的为禁忌）。应严密观察瞳孔、意识及生命体征变化，给予脱水治疗。

（6）一过性神经功能障碍：观察有无一过性肢体肌力下降、头晕等，一般为药物刺激所致，可自行恢复，应加强患者心理护理。

（7）化疗药物相关并发症：恶心、呕吐、肝肾功能损害、骨髓抑制。观察及护理同第三节。

二、头颈部肿瘤介入

（一）概述

头颈部重要器官集中，解剖关系复杂，良恶性肿瘤种类繁多，我国发病前几位的头颈部恶性肿瘤的发病率排位依次为喉、鼻咽部肿瘤，常用介入方式治疗的头颈部良性肿瘤是鼻咽血管纤维瘤，主要用于手术前栓塞治疗。血管内介入治疗主要包括动脉插管、区域性灌注化疗和栓塞治疗，动脉灌注化疗为头颈部恶性肿瘤综合治疗的辅助性治疗方法。

（二）适应证

（1）头颈部肿瘤不能手术切除和切除后复发者。

（2）头颈部肿瘤放化疗后疗效不佳者。

（3）并发大出血，需急性止血者。

（三）禁忌证

（1）肿瘤与邻近组织、重要器官有明显吻合支，甚至与颅内血管有吻合支，且经过介入性操作不能闭塞吻合支。

（2）严重心、肝、肾功能不全，营养不良及感染者。

（3）既往有碘对比剂过敏者。

（4）有凝血功能障碍、血管解剖入路困难、术前高血压控制不佳（＞180/110 mmHg）等。

（四）头颈部肿瘤介入常规物品及诊疗材料准备

1.常规物品及药品（见表9-1）

2.头颈部肿瘤介入诊疗材料准备（表9-24）

表9-24 头颈部肿瘤介入诊疗材料准备

序号	诊疗材料	数量
1	猪尾（Pigtail）、Ver、SIM 等造影导管	1
2	微导丝	1
3	微导管	1
4	明胶海绵、栓塞微球、生物胶等	按需

（五）手术流程和护理要点（表 9-25）

表 9-25 头颈部肿瘤介入手术流程和护理要点

手术流程	护理要点
患者入室，身份识别，安全核查	取平卧位，两手放于身体两侧，心电监护
消毒腹股沟区，范围：超出拟穿刺点及周围至少 15 cm 以上	（1）准备消毒液、局麻药，注意保暖，协助铺无菌手术单，保持患者呼吸通畅 （2）嘱患者术中避免说话、咳嗽、上肢活动 （3）观察并记录生命体征
整理无菌台，检查导管的通畅性和完整性	递送鞘、导管、导丝
在穿刺部位行局部麻醉，选择动脉穿刺点	给药，包括利多卡因、肝素盐水
行动脉穿刺，成功后在导丝导引下导入导管，透视下将导管插入进行双侧颈动脉造影	观察患者面色、意识、生命体征，了解有无胸闷、恶心、疼痛等不适，若既往有明确癫痫病史，常规准备抗癫痫药物
导管超选择性插入至肿瘤供血动脉灌注化疗药，血供丰富或有出血倾向时可再进行动脉栓塞，结束后再进行灌注区域的血管造影	询问患者有无异常不适感觉
拔出导管，压迫止血	协助包扎伤口，观察穿刺点有无出血，健康宣教，终末处置

（六）术中常见不良反应和并发症的观察及护理

（1）听力降低：由于铂类药物本身的耳毒性，动脉灌注的高浓度会导致听力减退，动脉灌注化疗后使用硫代硫酸钠可降低听力减退的发生率，对于已有听力障碍的患者，尤应注意观察听力情况。

（2）栓塞后综合征：最常见的栓塞后症状为疼痛，脑膜动脉和额浅动脉栓塞可导致偏侧头痛、张口困难、咀嚼疼痛、面部肿胀、发热等反应。应监测体温变化，观察发生疼痛肿胀的部位、规律、性质、时间及伴随症状，及时给患者调整舒适体位，指导患者保护疼痛部位，掌握减轻疼痛的方法，给予精神安慰和心理疏导，必要时遵医嘱给予止痛剂。

（3）急性栓塞性事件：血栓或栓塞剂进入颅内或椎动脉系统可导致脑梗死，若栓塞重要脑功能区可导致肢体功能障碍，严重时危及生命。

（4）化疗药物相关并发症：恶心、呕吐、肝肾功能损害、骨髓抑制等。

（5）手术操作相关并发症：血管痉挛、血管内膜损伤、血管夹层、颈动脉斑块脱落、动脉穿孔、穿刺部位血肿等，主要由于治疗过程中操作不当所致。

三、乳腺肿瘤介入

（一）概述

乳腺癌是女性最常见的恶性肿瘤之一。乳腺肿瘤有明确的供血动脉，且血管丰富，并对化疗药物敏感，通过动脉内给药可以提高局部药物浓度，动脉灌注化疗是行之有效的一种治疗手段。

（二）适应证

（1）局部晚期乳腺癌无法手术切除需术前辅助降期治疗；

（2）手术切除后局部复发的乳腺癌治疗；

（3）放化疗不良反应重，不能耐受者。

（三）禁忌证

（1）严重凝血机制障碍，碘对比剂过敏者；

（2）严重心、肾、肝等功能障碍，全身衰竭者；

（3）有明确的远处转移灶的播散性乳腺癌。

（四）乳腺肿瘤介入治疗常规物品和诊疗材料准备

1.常规物品及药品（见表 9-1）

2.乳腺肿瘤介入诊疗材料准备（表 9-26）

表 9-26 乳腺肿瘤介入诊疗材料准备

序号	诊疗材料	数量
1	猪尾（Pigtail）、Ver、SIM、H1 等造影导管	1
2	微导丝	1
3	微导管	1
4	明胶海绵、栓塞微球、生物胶等	按需

（五）手术流程和护理要点（表 9-27）

表 9-27　乳腺肿瘤介入手术流程和护理要点

手术流程	护理要点
患者入室，身份识别，手术安全核查	取平卧位，上肢及左下肢适当约束，右下肢稍外展，头偏向一侧，心电监护
消毒腹股沟区，范围：超出拟穿刺点及周围至少 15 cm 以上	（1）准备消毒液、局麻药，注意保暖，协助铺无菌手术单，保持患者呼吸通畅 （2）嘱患者术中避免说话、咳嗽、上肢活动 （3）观察并记录生命体征
整理无菌台，检查导管的通畅性和完整性	递送鞘、导管、导丝
在穿刺部位行局部麻醉，选择动脉穿刺点	给药，包括利多卡因、肝素盐水
行动脉穿刺，成功后在导丝导引下导入导管，透视下将导管插入进行锁骨下动脉造影	观察患者面色、意识、生命体征，了解有无胸闷、恶心、疼痛等不适
导管超选择性插入至肿瘤供血动脉灌注化疗药，在确保不会异位栓塞的情况下可再用栓塞剂进行栓塞，结束后再进行灌注区域的血管造影	询问患者有无异常不适感觉
拔出导管，压迫止血	协助包扎伤口，观察穿刺点有无出血，健康宣教，终末处置

（六）术中常见不良反应和并发症的观察及护理

主要为碘对比剂反应、穿刺、插管损伤、灌注化疗药物、血管栓塞等相关事件，观察及护理见第二节。

四、盆腔恶性肿瘤介入

（一）概述

盆腔恶性肿瘤主要包括妇科恶性肿瘤、膀胱癌、前列腺癌、盆腔淋巴结转移癌等，由于盆腔内组织器官复杂，晚期患者因病变侵犯周围器官或淋巴结转移而失去手术切除机会。随着介入放射学的发展，经肿瘤供血动脉进行灌注化疗和（或）栓塞已成为不能手术切除盆腔恶性肿瘤时的主要治疗方法之一。

（二）适应证

（1）外科手术前、后的辅助治疗。

（2）不能手术切除的中晚期肿瘤和复发性恶性肿瘤。

（3）放疗前的辅助治疗。

（4）不能控制的肿瘤性出血。

（三）禁忌证

（1）病情属终末期，恶病质，预计生存期 ≤ 3 个月者。

（2）严重心、肺、肝、肾疾病者。

（3）严重出血倾向和凝血功能障碍者。

（4）穿刺部位感染者。

（5）严重贫血，碘对比剂、麻醉药过敏者。

（四）盆腔恶性肿瘤介入常规物品和诊疗材料准备

1. 常规物品及药品（见表 9-1）

2. 盆腔恶性肿瘤介入诊疗材料准备（表 9-28）

表 9-28　盆腔恶性肿瘤介入诊疗材料准备

序号	诊疗材料	数量
1	猪尾（Pigtail）、Cobra、RC（RC2）、RIM 等造影导管	1
2	微导丝	1
3	微导管	1
4	碘化油、明胶海绵等	按需

（五）手术流程和护理要点（表9-29）

表9-29 盆腔恶性肿瘤介入手术流程和护理要点

手术流程	护理要点
患者入室，身份识别，手术安全核查	取平卧位，两手放于身体两侧，心电监护
消毒腹股沟区，范围：超出拟穿刺点及周围至少15 cm以上	（1）准备消毒液、局麻药，注意保暖，协助铺无菌手术单，保持患者呼吸通畅 （2）嘱患者术中避免说话、咳嗽、上肢活动 （3）观察并记录生命体征
整理无菌台，检查导管的通畅性和完整性	递送鞘、导管、导丝
在穿刺部位行局部麻醉，选择动脉穿刺点	给药，包括利多卡因、肝素盐水
行动脉穿刺，成功后在导丝导引下导入导管，透视下将导管插入腹主动脉下段造影	观察患者面色、意识、生命体征，询问患者感觉，了解有无胸闷、恶心、疼痛等不适
导管选择性插入至子宫动脉或阴部内动脉或直肠下动脉等靶血管，灌注化疗药	询问患者有无异常不适感觉
用明胶海绵等栓塞剂进行填塞，直至血流明显减慢或阻断	将栓塞剂条形码粘贴在耗材使用登记本、高值材料使用登记表上
拔出导管，压迫止血	协助包扎伤口，观察穿刺点有无出血，健康宣教，终末处置

（六）术中常见不良反应和并发症的观察及护理

（1）主要为碘对比剂反应，穿刺、插管损伤，灌注化疗药物、血管栓塞等相关事件，观察及护理见第二节。

（2）臀部外阴部疼痛、单侧或双侧下肢疼痛：注意观察疼痛的部位性质及持续时间，必要时遵医嘱予以止痛药。术中观察阴道分泌物及局部皮肤黏膜状况，保持皮肤及黏膜清洁。观察足背动脉搏动、下肢皮肤色泽、温度及有无疼痛、麻木、乏力及感觉异常、活动障碍情况，发现异常征象及时汇报医师处理。

（张 勤 居洁勤 庄海峰）

参考文献

［1］许秀芳，李晓蓉，刘玉金.肿瘤介入护理学.北京：科学出版社，2011.

［2］达米安E.杜佩，冯宇曼，威廉N.麦克马伦.影像引导下的肿瘤治疗.沈阳：辽宁科学技术出版社，2018.

［3］杨仁杰，李文华，Sclafani SJA.急诊介入诊疗学.北京：科学出版社，2008.

［4］孙军辉，陈新华.精准肝胆胰微创介入治疗.北京：人民卫生出版社，2018.

［5］李麟苏，滕皋军.介入放射学临床与并发症.北京：人民卫生出版社，2016.

［6］林汉英，毛燕君.介入治疗300问.北京：金盾出版，2016.

［7］沈立杰，严鹏，张娟娜，等.CT引导下氩氦冷冻、射频消融和微波消融治疗肝癌的疗效对比.医学影像学杂志，2015，25，（10）：1836-1839.

［8］何柳，张铭光.针对性护理干预对肝癌介入治疗患者疼痛和胃肠道反应的影响.实用临床医药杂志，2016，20，（16）：54-57.

［9］李麟苏，徐阳，林汉英.介入护理学.北京：人民卫生出版社.2015.

［10］赵真真，王忠敏，茅爱武.非小细胞肺癌的介入治疗现状.介入放射学杂志，2014，23：272-276.

［11］Ferlay J，Soer IB，Diksh R，et al.Cancer incidence and mortality worldwide：sources，methods and major patterns in GLOBOCAN 2012. Int J Cancer，2015，136，（5）：359-386.

［12］罗洁，陈斌，江森周，等.肺癌合并上腔静脉综合征的介入治疗.中华肿瘤杂志，2013，35：627-631.

［13］田忠祥，唐世早，芮兵，等.介入治疗与放射治疗联合应用治疗中晚期肺肿瘤的临床价值.中国临床实用医学，2017，8（1）：67-68.

［14］李冬妹，王洪武，张楠，等.恶性中心气道狭窄的狭窄类型与气管镜介入治疗疗效及预后的关系.国际呼吸杂志，2019，39（10）：773-775.

［15］王慧，黄礼年.支气管镜介入技术在外周肺病变中的应用.中国肺癌杂志，2016，19（8）：559-564.

［16］李灿阳，张长杰，孔瑛.选择性支气管动脉栓塞后脊髓损伤康复1例.中国介入影像与治疗学，2019，16（8）：513-514.

［17］Maramattom BV，Krishna PB，Padmanabhan s，et al.

spinal cordinfarction after bronchial artery embolization. Ann Indian AcadNeurol，2016，19（1）：156-157.

［18］Varela M，Real MI，Bunrel M，et al. Chemoembolization of hepatocellula carcinoma with drug eluting beads：emcacy anddoxombicin phamacokinetics. J Hepatol，2016，46，（3）：474-481.

［19］李涛洁，黄李华.肺癌合并上腔静脉综合征介入治疗的护理.全科护理，2018，16（3）：354-356.

［20］胡庭杨，周兵，俞文强，等.急性肾脏出血合并肾功能不全的超选择性肾动脉栓塞临床疗效和安全性分析.介入放射学杂志，2010，19，（6）：435-438.

第十章 非血管疾病介入诊疗器材应用与护理

Chapter 10 Application and Nursing of Interventional Materials in Non-vascular Diseases

第一节 气管狭窄介入诊疗器材应用

气管狭窄是气管及其周围良、恶性病变逐渐进展的严重并发症，预后差、病死率高。气管狭窄大体上可分为恶性狭窄和良性狭窄两种。恶性狭窄最常见的原因是邻近部位（如食管、纵隔、甲状腺等）原发或转移瘤侵及气管支气管，其次是支气管肺癌，可以引起气管支气管腔外压迫或腔内阻塞；国外文献报道最常见的良性狭窄是插管后狭窄，在我国，支气管内膜结核更常见；气管支气管良性肿瘤（如气管息肉）少见，其他原因还包括吻合口狭窄（如肺移植术后）、韦格纳（Wegener）肉芽肿、克罗恩病、纵隔良性肿块或纤维化牵拉压迫、先天性病变、气管软化症、复发性多发软骨炎、气管支气管淀粉样变性等。气管狭窄最常见的表现有呼吸困难、咳嗽、喘息，还可见咯血、阻塞性肺炎、肺不张等，部分患者不能平卧，或伴上腔静脉梗阻、声音嘶哑等。重度气管狭窄是临床急症，可致患者呼吸困难，严重时危及生命。患者由于狭窄段过长、状态较差等种种原因丧失了外科手术的机会。因此，人们开始尝试介入手术植入金属支架治疗气管狭窄。1952 年 Harkins 首次对 1 例恶性气管狭窄患者放置金属支架取得成功，到 20 世纪 80 年代，用于血管的金属支架开始应用于气管狭窄治疗，并取

得了良好效果。近年来也有新型支架，如生物降解支架、药物洗脱支架、放射性粒子支架等相关报道。气管内支架治疗的特点是能迅速解除气管狭窄，缓解呼吸困难，并且具有良好的生物相容性，最大限度保留了气管排泄分泌物的功能，从而提高生存期的生活质量，同时为进一步治疗争取时间。

一、适应证

（1）恶性气管狭窄。
（2）良性气管狭窄。
（3）支气管胸膜瘘。
（4）胸腔胃气管瘘。
（5）支气管镜肺减容术。
（6）高位食管气管瘘。
（7）气道破裂。

二、禁忌证

（1）气道大出血。
（2）大气道狭窄合并多发小气道狭窄、阻塞。
（3）心肺功能严重损害。
（4）肿瘤累及声门引起声门下狭窄、支架规格与病灶情况不符等为相对禁忌证。

三、常规物品及药品准备（表 10-1）

表 10-1　气管狭窄常规物品及药品准备

序号	诊疗材料	规格型号	数量
1	一次性介入手术包	适用	1
2	一次性注射器	20 ml	1
3	一次性注射器	10 ml	1
4	一次性注射器	5 ml	1
5	肾上腺素	每支 1 mg	2
6	生理盐水	每瓶 500 ml	1
7	利多卡因注射液	每支 5 ml	2
8	地塞米松	每支 5 mg	2
9	山莨菪碱	每支 1 mg	2

四、诊疗材料准备（表 10-2）

表 10-2　气管狭窄支架植入诊疗材料准备

序号	诊疗材料	规格型号	用途	数量
1	超滑导丝	0.035 inch	引导造影导管进入气管	1
2	超硬导丝（交换导丝）	0.035 inch/260 cm	加强导管硬度，利于操纵，保证支架输送器进入气管	1
3	造影导管	5 F VER/H1	维持气管内支架输送通道，进行交换导丝	1
4	（定制）气管支架及推送器	详见正文	气道狭窄部位的支撑	1

气管内支架根据内支架有无被膜，可分为覆膜气管内支架和非覆膜气管内支架。金属气管内支架分为镍钛记忆合金支架（又分为螺旋丝支架、Ultraflex 针织样支架和 Wallstent 网状支架 3 种）和不锈钢支架（又可分为 Palmaz 网状不锈钢球囊扩张支架和 Gianturco-Z 型不锈钢支架两种）。

根据支架形状，将气管内支架分为直管状气管内支架、气管主支气管分支内支架、L 型气管内支架、Y 型气管内支架、单子弹头气管内支架和 Y 型单子弹头气管内支架（见图 10-1）。

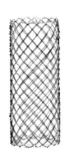
直管状气管内支架

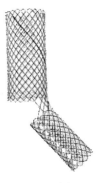
L 型气管内支架

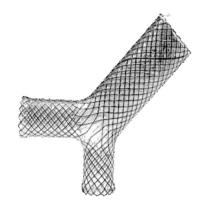
Y 型气管内支架

图 10-1　气管内支架

五、手术流程和观察要点（以气管分叉处病变为例）：

表 10-1　气管狭窄介入手术步骤和护理配合

手术步骤	护理配合
1.患者入室，去掉活动义齿，身份识别，安全核查	安置患者在手术床上，双手放在身体两侧，头尽可能后仰，固定四肢，心电监护，心理护理，开通静脉通路
2.全麻，气管插管	协助麻醉
3.根据术前辅助检查资料，结合术中透视确定病变远端与近端	观察并记录生命体征
4.经气管插管在透视下送入 0.035 inch 交换导丝，带入 5 F VER/H1 造影管至气管分叉处远端，左右各一根导丝，退出气管插管，放好牙垫	（1）递送超硬导丝、造影导管 （2）观察血压、心率和血氧饱和度 （3）注意患者情况，有痰液及时清理 / 吸痰
5.更换交换导丝，一根左主支气管、一根右主支气管，注意不要深入到段支气管以下，撤除导管	（1）递送交换导丝 （2）观察血压、心率和血氧饱和度 （3）注意患者情况，有痰液及时清理 / 吸痰
6.将导丝尾端套入支架头端。根据需要确定导丝放置在支架的小头还是大头，一般情况下大头进入右侧支气管，小头进入左侧支气管	递送定制气管支架，核查在有效期内，将条形码粘贴在耗材选用单、收费单上
7.做好释放前麻醉准备工作，吸氧。前移支架输送管	（1）观察血压、心率和血氧饱和度 （2）注意患者情况，有痰液及时清理 / 吸痰
8.固定导丝于原位，将装有支架的输送管沿导丝送至气管分叉处上缘	同上
9.松开保险扣，插入输送管内管	同上
10.拉出右支气管支架的固定丝，释放右支气管支架	同上
11.拉出左支气管支架的固定丝，释放左支气管支架	同上
12.固定输送管内管，回抽输送管外鞘管，释放气管段支架	同上
13.退出输送管及导丝，摄片复查，评估支架的位置及复张情况。	同上
14.复苏，送病房	观察呼吸困难有无明显缓解，健康宣教，终末处置

六、术中常见不良反应和并发症的观察及护理

（1）窒息：气管狭窄的患者在术前就存在严重的缺氧，体内氧气储备不足，加上术中操作风险，患者有窒息发生的可能。需密切观察血氧饱和度，必要时加压面罩吸氧。同时观察血压、心率、心律等，如果出现异常，立即提醒医生。但在医生具备精确熟练的技术且配合密切的团队，出现窒息的风险还是很低的。

（2）出血：内支架植入过程中难免对声门、气管黏膜造成不同程度的损伤，尤其是支架输送器通过狭窄段时会对病变段气管黏膜造成损伤出血。可经导管局部喷洒 1 : 10 000 肾上腺素或凝血酶止血。

（3）纵隔、皮下气肿及气胸：球囊扩张导致气管黏膜撕裂。一般卧床休息可缓解。若气肿加重，可经皮穿刺置管引流。少量（肺部压缩量 < 30%）气胸卧床休息会逐渐好转，中重度气胸严重影响呼吸时需做好经皮穿刺持续胸腔负压引流的护理。

（4）在麻醉复苏期，患者可能会出现苏醒延迟或者呛咳、躁动、呕吐等情况，需确保患者四肢妥善固定，吸引装置保持完好备用；同时注意身体保暖。

第二节　消化道梗阻及瘘介入诊疗器材应用

消化道梗阻主要分为食管梗阻及胃肠道梗阻，介入治疗在消化道梗阻方面取得较广泛的应用。主要包括胃肠道减压术、消化道球囊扩张术及支架植入术、经鼻肠营养管置入术、经皮胃造瘘术。胃肠减压术又包括肠梗阻导管引流术和经皮穿刺肠腔抽吸术。食管瘘、肠瘘的覆膜支架介入治疗原则及方法和梗阻的支架治疗相似，食管瘘传统"三管"疗法为：胸腔引流管、空肠造瘘管、鼻胃管或胃造瘘管。食管瘘"新三管"为经鼻置入空肠营养管、瘘腔引流管和保留胸腔引流管。

一、鼻肠营养管置入术

（一）适应证

适用于胃-空肠、胃-十二指肠术后的吻合口狭窄和肿瘤压迫性肠腔狭窄的营养支持治疗。

（二）禁忌证

无绝对禁忌证。

（三）常规物品及器械准备（表10-4）

（四）诊疗材料准备（表10-5）

鼻肠营养管（图10-2）：为长3 m的纯硅胶导

表10-4　鼻肠营养管置入术常规物品及药品准备

序号	诊疗材料	规格型号	数量
1	一次性介入手术包	适用	1
2	一次性注射器	20 ml	1
3	生理盐水	每瓶500 ml	2
4	碘对比剂	每瓶50 ml	1

表10-5　鼻肠营养管置入术诊疗材料准备

序号	诊疗材料	规格型号	用途	数量
1	鼻肠营养管	A14LY、A10LY	置入肠腔	1
2	超硬导丝（交换导丝）	0.035 inch/260 cm	作支撑、交换导管	1
3	造影导管	5 F HINCK	胃肠腔造影	1

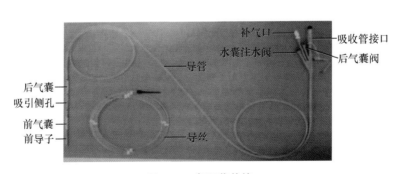

图10-2　鼻肠营养管

管，前端为不锈钢球的念珠状前导子，不透X线，便于观察与操作。导管分为单气囊或双气囊。鼻肠管由前导子、前气囊、导管主体、分歧部、前气囊阀、单向阀、后气囊阀、补气口、引流管接头、封止塞、竹节头、固定器及螺旋盖等主要结构组成。

前气囊作用主要是通过Treitz韧带后打开，导管可随着小肠蠕动不断前行并不断吸引肠内容物直至梗阻上部，后气囊可对小肠进行选择性造影；有补气孔可提高吸引效率。

（五）鼻肠营养管置入术手术流程和护理要点

表 10-6　鼻肠营养管置入术流程和护理要点

手术流程	护理要点
1. 患者入室，身份识别，安全核查	妥善固定肢体，心电监护，注意保暖，开通静脉通路
2. 常规消毒铺单	（1）安置患者体位，协助铺无菌手术单 （2）给予患者心理安慰
3. 整理无菌台	（1）给药：生理盐水 （2）咽部局部麻醉：协助患者口服利多卡因（达己苏），并使头偏向右侧
4. 在 DSA 透视下，充分暴露鼻、咽部、食管和气管的相对位置关系，在交换导丝引导下将造影导管依次经鼻腔、咽部、食管送入胃腔	（1）递送注射器、交换导丝、造影导管 （2）嘱患者放松，消除紧张情绪 （3）头偏向右侧，及时协助将分泌物、呕吐物吐出，保持呼吸道通畅，以防窒息
5. 胃腔造影：X 线证实导管头端位于邻近幽门部后以碘对比剂造影	（1）递送碘对比剂 （2）密切观察心电监护，观察患者生命体征变化 （3）密切观察有无碘对比剂过敏症状和表现
6. 在导丝引导下将导管送到十二指肠水平部，沿导管送入导丝至 Treitz 韧带远端，退出导管，沿导丝送入鼻肠管，退出导丝，造影观察，可见碘对比剂随小肠蠕动向小肠远端排空，无逆向反流，X 线下观察鼻肠管全程有无盘曲	（1）遵医嘱递送型号合适的鼻肠管 （2）密切观察心电监护，严密观察患者生命体征变化，观察有无并发症的发生
7. 固定鼻肠管	（1）递送胶布，协助医生妥善固定 （2）准确记录置入深度

（六）术中常见不良反应和并发症的观察及护理

（1）引流管插入过程中并发症：导丝前端可能造成食管、十二指肠、结肠穿孔和损伤；以及由于出血、穿孔造成的腹腔感染、压迫肠管引发溃疡。

（2）引流减压时的并发症：负压过大导致肠壁组织被吸入引流管侧孔造成缺血坏死。

二、经皮胃造瘘术

经皮胃造瘘术是在影像设备引导下，经皮穿入胃腔置入引流管或营养管等的一种介入治疗技术，经皮胃造瘘术是肠内营养方法之一，适用于各种原因引起的吞咽困难所致的营养不良。胃肠道功能正常或有部分功能的患者，通常经过胃前壁穿刺置管建立营养通道。

（一）适应证

（1）各种原因不能经口进食者，特别是继发于神经性吞咽困难的患者，其胃肠功能并未丧失。

（2）长期营养支持且留置鼻胃管需超过 1 个月或不能耐受经鼻置管者。

（二）禁忌证

（1）难以纠正的严重凝血功能障碍。

（2）胃前后壁有癌肿侵犯者。

（3）胃切除术后残胃较小者。

（4）胃前结肠覆盖者。

（5）大量腹水者。

（三）常规物品及器械准备（表 10-7）

表 10-7　经皮胃造瘘术常规物品及药品准备

序号	诊疗材料	规格型号	数量
1	一次性介入手术包		1
2	一次性注射器	50 ml	1
3	一次性注射器	20 ml	1
4	一次性注射器	5 ml	1
5	生理盐水	每瓶 500 ml	2
6	利多卡因注射液	每支 100 mg	4
7	肝素钠注射液	每支 12 500 u	2
8	胶布		若干

（四）诊疗材料准备（表 10-8）

表 10-8　经皮胃造瘘术诊疗材料准备

序号	诊疗材料	规格型号	用途	数量
1	经皮胃造瘘套件	PEG15 详见正文和图	置入胃腔，建立瘘管	1
2	超滑导丝	0.035 inch	引导造影导管进入胃腔	1
3	造影导管	5 F-Cobra	向胃腔内注入气体，扩张胃腔	1
4	充气装置		向胃腔内充气	1

（1）经皮胃造瘘套件材质：①胃瘘用导管：硅橡胶；②固定板：硅橡胶；③支撑套及穿刺针：聚乙烯、不锈钢（SUS 304）；④胃壁固定器：不锈钢（SUS 304），聚碳酸酯。

（2）经皮胃造瘘套件构成（图 10-3）

1）瘘用导管

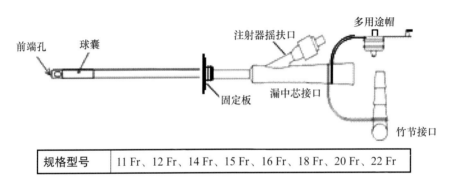

规格型号	11 Fr、12 Fr、14 Fr、15 Fr、16 Fr、18 Fr、20 Fr、22 Fr

图 10-3　经皮胃造瘘套件

2）固定板及固定带

3）持撑套（附带穿刺针）

4）胃壁固定器

5）多用途帽或封止塞

①使用封止塞时：营养袋接头与漏斗形接头形状相对应时，选择简单易行的方法使用封止塞（图 10-4）。仅使用封止塞时请将多用途接头卸下。

②使用多用途帽时：营养袋的接续口不论是漏斗形接口或鲁尔接口均可对应使用。使用多用途帽时请将封止塞卸下（图 10-5，图 10-6）。

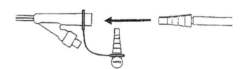

图 10-4　使用封止塞时与漏斗形接头形状对应

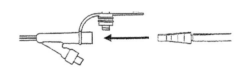

图 10-5　使用多用途帽时与漏斗形接头形状对应

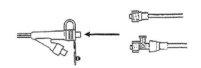

图 10-6　使用多用途帽时与鲁尔接口形状对应

（五）手术流程和护理要点（表 10-9）

表 10-9　经皮胃造瘘术手术流程和护理要点

手术步骤	护理配合
1. 患者入室，身份识别，安全核查	固定四肢，心电监护，注意保暖，开通静脉通路
2. 常规消毒铺单	（1）安置患者体位，协助铺无菌手术单 （2）给予患者心理安慰
3. 整理无菌台	（1）给药：达己苏 （2）递送注射器、超滑导丝、造影导管

手术步骤	护理配合
4. 胃扩张：超滑导丝引导下，将 5 F-Cobra 造影导管经口途径通过狭窄段插入，向胃腔内注入气体 250 ~ 400 ml，使胃腔明显扩张。在 X 线下正侧位定位穿刺点。证实胃充气后使肝叶上移及横结肠下移，确定胃壁及腹壁紧密接触	（1）提供充气装置或注射器 （2）嘱患者放松，消除紧张情绪 （3）密切观察心电监护，观察患者一般情况
5. 胃穿刺：利多卡因局部麻醉，针穿刺腹壁及胃壁：穿刺点一般选择左锁骨中线，剑突至脐上 1/3 处	（1）给药：利多卡因 （2）递送胃造瘘穿刺套装 （3）嘱患者放松，消除紧张情绪，避免咳嗽，用力呼气 （4）密切观察心电监护，严密观察患者生命体征变化
6. 固定胃壁：在 X 线下使用固定穿刺针在造瘘口右侧 1 cm 行穿刺后以丝线固定胃壁	密切观察心电监护，观察患者生命体征变化
7. 胃穿刺并置入胃造瘘管：以穿刺点为中心，切开皮肤 0.5 cm 小口，并钝性分离皮肤及皮下组织，穿刺针与腹壁垂直方向穿刺腹壁和胃前壁，穿刺成功后，拔出穿刺针，将造瘘管通过可撕脱导引鞘送入胃腔内	
8. 造影证实胃造瘘管在胃腔内	递送碘对比剂
9. 固定造瘘管	（1）递送胶布 （2）将条形码粘贴在耗材选用单、收费单上

（六）术中常见不良反应和并发症的观察及护理

（1）术中常见的并发症及原因：①气囊破裂：插入操作时诊疗材料损伤、注入量过多、气囊扩张时误注入其他物质（如生理盐水、碘对比剂等）、患者自己拔取等操作给材料造成急剧负荷而致。②导管堵塞：导管内腔可能会由于营养剂的附着造成堵塞。③导管无法拔出：如果使用生理盐水或碘对比剂扩张气囊，可能由于其成分的凝固，造成无法抽水使气囊无法收缩。④导管断裂：插入操作时诊疗材料损伤、意外（自己）拔出造成导管的急剧负荷增加等复合原因造成。⑤多用途接头或封止塞脱落：容易存留空气的体质、打喷嚏、咳嗽等使胃内压力较高时，加之多用途接头或封止塞处于松缓或润湿的状态，综合原因可能会造成多用途接头或封止塞脱落，胃内容物漏出。⑥球囊阀破损漏液。⑦支撑套弯曲、弯折、损伤、断裂。

一旦发生并发症，术中护理重点应关注手术过程中血压及心率、血氧饱和度情况，及时观察患者不适症状，提醒医生在 X 线严密监视下进行，

对相应的并发症根据不同情况遵医嘱对症处理。

（2）术中胃肠道出血等发生率一般为 3%，可遵医嘱给予止血、抗感染或腹腔灌洗治疗处理，必要时配合医生更换或重新置管。

三、食管支架植入术

（一）适应证

（1）食管癌术后吻合口狭窄。

（2）食管瘢痕性狭窄、反复球囊扩张无效的良性食管狭窄。

（3）贲门失弛缓症。

（4）不能手术切除的食管肿瘤。

（5）由于肿瘤引起的食管气管瘘。

（二）禁忌证

（1）食管手术后 3 周内，吻合口狭窄者。

（2）食管灼伤后的急性炎症期。

（3）重度高血压、冠心病、肺功能严重不全者。

（三）常规物品及器械准备（表 10-10）

表 10-10 食管支架植入术常规物品及药品准备

序号	诊疗材料	规格型号	数量
1	一次性介入手术包		1
2	一次性注射器	20 ml	1
3	一次性注射器	10 ml	1
4	医用咬嘴		1
6	生理盐水	500 ml	2
7	达己苏（利多卡因胶浆）	每支 0.1 g	1
8	碘对比剂	50 ml	1～2

（四）诊疗材料准备（表 10-11）

（五）不同类型食管支架结构及型号

支架的主要材质为镍钛合金、硅橡胶；置入器材质为聚四氟乙烯、塑料、304 不锈钢。

1. 覆硅胶膜食管支架系统（图 10-4）

用途：用于食管、贲门和吻合口的扩张治疗及食管瘘的堵瘘治疗。适用于：有手术禁忌的食管癌、贲门癌、化学损伤或其他创伤造成的食管狭窄，术后吻合口狭窄经多次扩张无效者及肿瘤复发

表 10-11 食管支架植入术诊疗材料准备

序号	诊疗材料	规格型号	用途	数量
1	食管支架	详见 5	置入食管狭窄或瘘口部位进行食管、贲门、吻合口的扩张治疗	1
2	造影导管	5 F HINCK	进入胃腔，建立通道、造影	1
3	造影导丝	RF/PA35263M 0.035 inch/260 cm	引导造影导管经过食管进入胃腔，建立通道，辅助支架释放	1

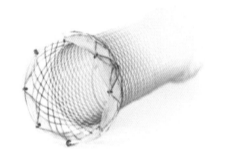
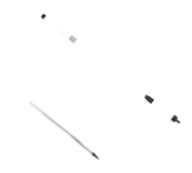

图 10-4 覆硅胶膜食管支架系统

者、贲门失弛缓症、食管气管瘘、食管纵隔瘘。

2. 可携带放射粒子食管支架（图 10-5）

用途：该材料与放射粒子配合使用。用于对失去手术机会又不愿意接受外放疗的中晚期食管癌患

者，可将放射粒子 ^{125}I 固定在支架外表面，与支架一同植入人体食管病变部位，从而达到既保持食管通畅又对肿瘤进行治疗的目的。

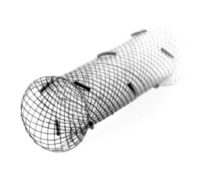
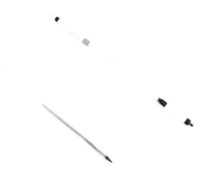

图 10-5 可携带放射粒子食管支架

3. 覆膜食管支架套装（图 10-6）

用途：用于食管、贲门和吻合口的扩张治疗。

4. 分段式食管支架系统（图 10-7）

用途：用于食管、贲门和吻合口的扩张治疗及食道管的堵瘘治疗。

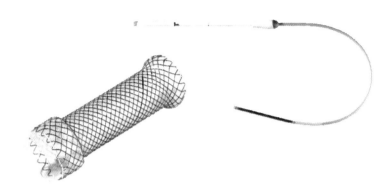

图 10-6　覆膜食管支架套装

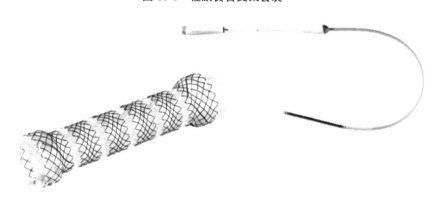

图 10-7　分段式食管支架系统

（六）手术流程和护理要点（表 10-12）

表 10-12　食管支架植入术手术流程和护理要点

手术步骤	护理配合
1. 患者入室，去掉活动义齿，身份识别，安全核查	安置患者在手术床上，双手放在身体两侧，颈部过伸位，头偏向术者，固定四肢，心电监护。无食管气管瘘患者服利多卡因（达己苏）行表面浸润麻醉
2. 口服碘对比剂 10 ～ 20 ml，在 X 线监视下，确定狭窄部位并做好体表标记	（1）递送碘对比剂 （2）观察并记录生命体征
3. 安置开口器，先经口送入 260 mm 交换导丝直到胃部，导管顺导丝进入，配合导丝通过狭窄口进入胃内，然后退出导丝，注入少量碘对比剂证实导管在胃内	（1）嘱患者深呼吸并做吞咽动作，以利于导丝一次性通过 （2）防止窒息，及时清理，帮助患者清除口腔分泌物 （3）做好心理护理，鼓励患者配合手术 （4）准备好吸痰装置
4. 经导管送入交换导丝，退出导管，送入球囊导管。扩张狭窄段食管	（1）心电监护，注意生命体征变化，观察面色、血氧饱和度，必要时吸氧 （2）递送交换导丝、球囊导管
5. 在导丝导引下，送入支架植入器，在 X 线监视下调整支架位置，支架中段位于狭窄中心，两端超过病变 2 ～ 3 cm，确认位置无误，缓慢释放	（1）心电监护，注意生命体征变化，观察面色、指脉氧饱和度，必要时吸氧 （2）和医生确认支架型号，核对有效期，递送支架。将条形码粘贴在耗材选用单、收费单、登记本上

手术步骤	护理配合
6. 撤出植入器和导丝，口服碘对比剂观察食管通畅情况，并摄片保存图像，如是可回收支架必要时将支架回收线经鼻腔引出，妥善固定于耳后	健康宣教，终末处置

（七）术中常见不良反应和并发症的观察及护理

（1）支架移位：覆膜支架放置后移位发生最多，良性病变尤其是贲门处支架容易滑入胃肠。病变过硬，放置位置不妥，进食过早，支架选择不当均可导致移位。正常不需紧急处理，可通过肛门排出体外，可能引起疼痛、溃疡和梗阻。应做好术后进食护理宣教。

（2）出血：放疗后放置食管支架最容易出血。出血体质、支架两端过度刺激也是出血的常见原因。术中密切观察血压及心率，术后观察呕血或便血情况，及时发现汇报处理。遵医嘱给予 1：10 000 的肾上腺素盐水口服液，严重者静脉应用止血药，必要时输血。

（3）支架植入术后穿孔：主要原因为支架两端过度刺激、贲门支架放置不当、肿瘤浸润生长致局部组织坏死破溃，支架放置操作不当，放疗致食管壁僵硬易穿孔。一旦穿孔，需考虑调整支架位置或重新放置支架。有穿孔征象的患者要禁食水，抗感染支持治疗。

（4）压迫气管：支架植入后发现患者出现呼吸困难，可予以气管支架植入外，遵医嘱静脉用氨茶碱等平喘药物。

（5）反流性食管炎：低位食管支架或贲门支架可能引起反流性食管炎，嘱患者饱食后 3～4 h 再平卧，采取头部抬高 30° 睡眠可改善反流症状。同时遵医嘱给予抗酸药物和胃动力药物。

四、肠道支架植入术

（一）适应证

（1）有手术禁忌的恶性狭窄或先天性、理化损伤或其他创伤造成的消化道狭窄而出现吞咽、进食困难者。

（2）贲门失弛缓或术后吻合口狭窄经多次扩张无效者。

（3）失去手术机会又不愿意接受放疗的恶性消化道梗阻。

（4）放疗前预置支架再放疗。

（二）禁忌证

（1）不能纠正的凝血系统疾病。

（2）严重的心肺功能不全、不能耐受手术者。

（3）对碘对比剂过敏者。

（4）食管化学性、腐蚀性损伤急性期。

（三）常规物品及器械准备（表 10-13）

（四）诊疗材料准备（表 10-14）

表 10-13　肠道支架植入术常规物品及药品准备

序号	诊疗材料	规格型号	数量
1	一次性介入手术包		1
2	一次性注射器	20 ml	1
3	生理盐水	每瓶 500 ml	2
4	碘对比剂	每瓶 50 ml	1

表 10-14　肠道支架植入术诊疗材料准备

序号	诊疗材料	规格型号	用途	数量
1	肠道支架	详见下文	置入肠道狭窄或梗阻处	1
2	肠道导丝	详见下文	引导造影导管进入肠腔，通过梗阻段	1
3	球囊导管	详见下文	扩张狭窄病变用	按需
4	造影导管	5 F HINCK	进入肠腔，建立通道、造影	1
5	交换导丝	RF PA 0.035 inch/260 cm	引导造影导管进入肠腔，建立通道辅助支架释放	1

（五）材料结构及型号

1.肠道支架

（1）韩新巍"Y"形一体化胃肠道内支架：外形如倒"Y"，包括一个管状或球状的主体部（胃部）和主体部相连成为一体的只有两个管状分支部（肠部）。主体部直径25～35 mm，分支部直径18～22 mm。可分裸支架也可为全覆膜内支架，多使用全覆膜内支架。专门用于治疗胃窦、十二指肠或胰十二指肠切除术后胃空肠毕Ⅱ式吻合口狭窄或胃吻合口治疗，既可以同时解除输入祥和输出祥狭窄，又可预防支架移位，还有有效预防倾倒综合征。

（2）覆膜肠道支架（图10-8）：支架主要材质为镍钛合金、硅橡胶。置入器材质为PTFE、ABS、304不锈钢。用途：用于恶性病变造成的肠道狭窄或梗阻。

（3）肠道支架（图10-9）：用于因恶性病变造成的肠道狭窄或梗阻的扩张治疗。

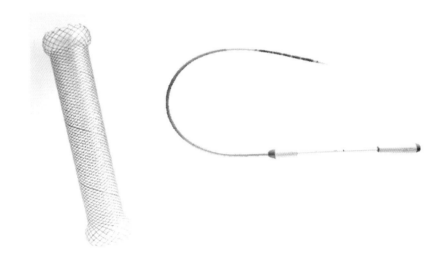

图 10-8　覆膜肠道支架推送系统

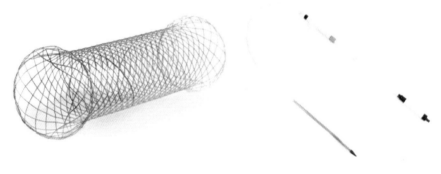

图 10-9　肠道支架（非覆膜支架）

2.肠道导丝

非血管介入常用导丝有Cope mandrel导丝、Lunderquist导丝、Amplatz超硬导丝，有0.032 inch、0.035 inch、0.038 inch规格，常用的为0.035 inch；长度180 cm、260 cm、300 cm最为常用。

3.球囊导管

球囊导管内芯直径多为0.018 inch、0.035 inch、0.038 inch规格，可以通过相应的交换导丝和加强导丝。球囊导管杆部外径多在5 F、6 F、7 F、8 F、8.5 F等，便于通过鞘管或导引导管，以便不同生理管腔选用。长度220 cm，便于不同长度的狭窄病变选用，球囊有效扩张长度两端各有一个不透X线的标志，便于扩张狭窄时取得准确定位。球囊能耐受的充盈压为1～20个大气压，根据狭窄病变程度和韧度选用。

（六）手术流程和观察要点（表 10-15）

表 10-15　肠道支架植入术手术流程和护理要点

手术步骤	护理配合
1. 患者入室，身份识别，安全核查	固定四肢，心电监护，注意保暖，开通静脉通路
2. 常规消毒铺单	（1）安置患者体位，协助铺无菌手术单 （2）给予患者心理安慰
3. 整理无菌台	给药：生理盐水
4. 在 DSA 透视引导下，将导丝和导管送至超过梗阻段	（1）递送注射器、导丝、导管 （2）嘱患者放松，消除紧张情绪
5. 造影：经导管注入碘对比剂造影，以明确梗阻的近侧和远侧位置，并排除有无肠穿孔	（1）递送碘对比剂 （2）密切观察心电监护，观察患者生命体征变化 （3）密切观察有无碘对比剂过敏症状、体征
6. 位置明确后，通过导管置入交换导丝，将导丝导入肠道，通过狭窄区，固定导丝撤出导管，在交换导丝引导下引入支架输送系统	（1）遵医嘱递送型号合适的肠道支架 （2）密切观察心电监护，严密观察患者生命体征变化，观察有无并发症的发生
7. 支架位置确定无疑后，固定推送器，回撤外套管，支架释放，然后拔出导丝和推送器，行 X 线及造影确认支架开放程度	将条形码粘贴在耗材选用单、收费单上

（七）术中常见不良反应和并发症的观察及护理

（1）肠道出血：通常为操作时轻微的十二指肠黏膜损伤或肿瘤组织被擦破引起，应密切观察血压、心跳的变化，询问患者有无不适，一般出血量较少无需处理，支架放置后对肠壁也具有压迫作用，出血量较大则可使用止血剂或经内镜在出血点表面喷洒凝血酶等。

（2）十二指肠破裂穿孔：一般不易发生。若经验不足或操作不当，则可引起肠壁破裂，也可因导引导丝太软不能引导推送系统越过肠曲锐角而使推送器尖端顶破肠壁，因此要提醒医生在 X 线严密监视下进行操作，观察患者的不适症状，一旦发生肠壁破裂穿孔，应立即撤除器械终止操作，协助医生留置胃肠减压，必要时行剖腹修补。

（3）腹腔内出血：晚期肿瘤发展至肠梗阻时常与周围组织浸润粘连使其位置固定，移动度减少，手术过程中支架推送系统的推移可使肠壁与粘连组织撕脱而引起腹腔内出血。若支架放置后出现不明原因的腹痛、腹胀及腰酸等症状，应行 B 超、腹腔穿刺及 CT 检查等排除腹腔内出血，同时密切监测生命体征，及时对症处理。一旦明确需进行药物止血或栓塞止血。

第三节　胆道系统梗阻介入诊疗器材应用

一、概述

梗阻性黄疸是一种临床常见病，经皮经肝穿刺胆道引流术可很快缓解肝内胆管的张力，明显减轻黄疸，改善症状，为外科手术创造条件，也可作为姑息性治疗手段，减轻患者痛苦，提高患者的生活质量，延长生存时间。我国自 20 世纪 80 年代开始应用此项技术，目前在临床广泛应用。随着介入器械逐步改善和发展，尤其国产支架的应用，多数原先单纯的胆道外引流已被内支架置入术所取代。在治疗过程中，根据病变类型和程度可选择不同的引流方式：如胆道外引流术、胆道内外引流术、胆道内涵管植入术、胆道内支架植入术。

胆道梗阻性黄疸多数由恶性肿瘤引起，最有

效的治疗手段是外科肿瘤切除加胆肠吻合术；如肿瘤无法切除，行姑息性的胆肠吻合术也可有效解除黄疸。但对于梗阻性黄疸患者，往往全身情况较差，肝功能明显异常，承受手术有一定难度。经皮经肝穿刺胆道引流已成为恶性梗阻性黄疸的一个常用姑息性治疗手段。对于恶性梗阻性黄疸患者，预计无法进行外科手术根治或吻合、无法耐受手术以及梗阻部位不明确者，只要术前预计技术上可行，均可进行经皮经肝胆道引流术。

二、经皮经肝穿刺胆道引流术、胆道支架植入术

（一）适应证

明显的梗阻性黄疸（通常以肝内胆管直径为 4 mm，胆红素值 10 mg/dl 为标准）和胆道感染症。

（1）胆道良性狭窄。

（2）有梗阻性黄疸表现，病因不明者。

（3）恶性肿瘤引起的胆道梗阻，无法进行手术根治者。

（4）各种原因引起的胆道梗阻，作为术前引流。

（5）手术后梗阻性黄疸复发者。

（6）严重胆道感染者。

（二）禁忌证

（1）有明显的出血倾向者。

（2）呼吸困难，不能很好屏气配合检查者。

（3）腹水潴留使肝与腹壁分离者。

（4）穿刺路径有占位性病变者。

以上均非绝对禁忌证，尤其后两者，有时从左肝管入路不失为很好的选择。

（三）常规物品及药品准备（表 10-16）

表 10-16　经皮经肝穿刺胆道引流术、胆道支架植入术常规物品及药品准备

序号	诊疗材料	规格型号	数量
1	一次性介入手术包		1
2	一次性注射器	20 ml	1
3	一次性注射器	10 ml	1
4	一次性注射器	5 ml	1
5	超声设备		1
6	三通开关		1～2
7	透明敷贴		1～2
8	康惠尔敷料		1～2
9	生理盐水	每瓶 500 ml	2
10	碘对比剂	每瓶 50 ml	1
11	利多卡因注射液	每支 100 mg	2
12	氟比洛芬注射液	每支 50 mg	1
13	引流袋		1～2
14	无菌套		1
15	剪刀		1
16	明胶海绵		1

（四）诊疗材料准备（表 10-17）

表 10-17　经皮经肝穿刺胆道引流术、胆道支架植入术诊疗材料准备

序号	诊疗材料	规格型号	用途	数量
1	超滑导丝	0.035 inch	引导穿刺套管进入胆管	1
2	交换导丝	0.035 inch/260 cm	作支撑导管，辅助支架释放	1
3	造影导管	5 F HINCK/HEADHUNTER	胆道造影	1～2
4	引流导管及附件（带穿刺针）	21 G	穿刺进入胆道，建立通路	1～2
5	外引流管/内外引流管	8～12 F	置入梗阻处、引流胆汁	1～2
6	动脉鞘管	8 F	建立引流胆管通道	1～2

（五）手术流程和护理要点（以经皮经肝胆道引流+胆道支架植入为例）（表10-18）

表 10-18　手术流程和护理要点

手术步骤	护理配合
1. 患者入室，身份识别，安全核查	固定四肢，心电监护，注意保暖，开通静脉通路
2. 常规消毒铺单	（1）安置患者体位，协助铺无菌手术单 （2）给予患者心理安慰
3. 整理无菌台，以生理盐水冲洗穿刺套装，用无菌套袋包裹超声探头，穿刺点在右侧锁骨中线第 7～9 肋间隙上缘，以 2% 利多卡因逐层局麻至肝被膜	（1）给药，包括利多卡因、碘对比剂，遵医嘱静推镇痛药氟比洛芬脂注射液 50 mg/5 ml （2）递送穿刺套装 （3）协助套超声无菌套，连接超声机
4. B 超下选择穿刺点，尽量避开粗大血管，选择直径在 5 mm 以上且离肝下缘较远的扩张胆管，以 21 G 穿刺针穿入胆管内，拔除针芯，确认针尖位于胆管内，抽出部分黏稠胆汁	嘱患者浅呼吸或屏气，避免咳嗽及深呼吸，以免误刺入胸膜腔导致气胸或血气胸
5. 胆管穿刺成功后，在数字减影血管造影（DSA）透视下，通过穿刺针置入 0.035 inch 导丝，退出穿刺针	观察并记录生命体征
6. 沿导丝放置胆道外引流管	递送胆道外引流管
7. 放置胆道内外引流管	递送胆道内外引流管
8. 调整导丝方向，通过狭窄部，再循导丝送引流管至狭窄段远端，注入碘对比剂顺利通过肠道，再显示梗阻段长度	观察并记录生命体征
9. 顺导丝置入 8 F 鞘管、胆道支架推送器，透视下调整位置，使支架释放后其两端超过狭窄段 1cm 以上，缓慢释放支架	递送胆道支架及推送器，上台前与医生再度确认推送器及支架有效期，将条形码粘贴在耗材选用单、收费单上
10. 见膨胀良好，行胆道造影，碘对比剂可经扩张狭窄段顺利进入肠道，示支架安放成功	观察并记录生命体征
11. 用明胶海绵条封堵穿刺隧道并逐步退出导管鞘	递送明胶海绵
12. 使用透明敷贴、康惠尔敷料固定引流管，尾端接三通开关，外接引流袋	协助固定，观察穿刺部位无渗血，健康教育，终末处置

（六）术中常见不良反应和并发症的观察及护理

（1）疼痛：术前遵医嘱给予止痛药，关注患者主诉，做好术中患者心理护理及沟通。

（2）胆心反射：反复穿刺时可引起，密切观察患者生命体征，准备好抢救药品，一旦发生患者采取去枕平卧位，保持呼吸道通畅，予以吸氧，遵医嘱予以阿托品 0.5～1 mg 静脉推注，若 1～2 min 内心率无明显好转，可增加阿托品 1～2 mg，并快速补液，必要时遵医嘱予以多巴胺 100～200 mg 加入 0.9% 生理盐水 250 ml 内静脉滴注，直至血压稳定。

（3）寒战发热：观察体温和患者的反应，发热时做好发热患者的护理。

（4）气胸与胸腔积液：注意观察患者呼吸情况、精神状态、有无呼吸困难。

（5）胆道内出血：穿刺成功后注意观察引流液的量、性状、色泽以及生命体征有无变化。一旦有血性引流液立即汇报手术医生，采取对症处理。

第四节 上尿路梗阻介入诊疗器材应用

上尿路梗阻是指输尿管膀胱开口以上的梗阻，常见原因为结石、输尿管炎症、结核、肿瘤、腹膜后及盆腔内的病变、手术或放射后狭窄等，其梗阻会较快形成肾积水而损害肾功能，因此需要及时诊断和处理。上尿路梗阻的介入治疗是指通过内、外引流的方法迅速缓解梗阻症状，降低泌尿系压力，改善肾功能；外引流是指经皮肾造瘘术，内引流是指经皮顺行性输尿管内涵管或内支架植入术。

一、经皮肾造瘘术（percutaneous nephrostomy，PCN）

是一种肾脏集合系统的引流与减压的介入技术，是通过置入导管将肾盂内积液（脓）排出体外，主要用于梗阻性肾盂积水或积脓的诊断和治疗。

（一）适应证

（1）结石引起的急性输尿管梗阻。

（2）输尿管损伤所致完全性梗阻暂时不能解除时可先行 PCN。

（3）怀孕引起的输尿管外压性梗阻。

（4）其他良、恶性原因导致的输尿管梗阻。

（5）顺行输尿管支架植入术的穿刺入路。

（二）禁忌证

（1）难以纠正的严重凝血功能障碍。

（2）脊柱严重后凸畸形，不能俯卧。

（3）严重心肺功能不全。

（4）未纠正的重度糖尿病和原发性高血压。

（5）服用抗凝药物者，需停药 3～4 周才可以进行手术。

（6）疾病晚期或濒死。

（7）如合并严重的代谢失调、高钾血症、代谢性酸中毒应纠正后再进行手术。

（三）常规物品及药品准备（表 10-19）

表 10-19 经皮肾造瘘术常规物品及药品准备

序号	诊疗材料	规格型号	数量
1	一次性介入手术包		1
2	一次性注射器	20 ml	1
3	一次性注射器	10 ml	1
4	一次性注射器	5 ml	1
5	三通开关		1～2
6	透明敷贴		1～2
7	康惠尔敷料		1～2
8	生理盐水	每瓶 500 ml	1
9	碘对比剂	每瓶 50 ml	1
10	利多卡因注射液	每支 100 mg	2
11	引流袋或一次性造瘘袋		1

（四）诊疗材料准备（表 10-20）

表 10-20 经皮肾造瘘术诊疗材料准备

序号	诊疗材料	规格型号	用途	数量
1	超滑导丝	0.035 inch	引导引流导管进入肾盂	1
2	引流导管及附件	21 G	建立通路	1
3	引流管	8～12 F	置入梗阻处、引流	1

（五）材料结构及型号

（1）穿刺套装：内含千叶针（Chiba 针，21 G×15 cm）、铂金微导丝（0.018 inch×60 cm）和扩张器（6 F×20 cm，三件套外鞘内径 4 F）。

（2）外引流管：PIG 型、球囊型、Blossom type catheter 型三种导管以及其各自的三种规格（图 10-10）。

1）PIG 型：导管远端的尾巴形状有助于减少导管滑脱的可能性，比直的导管引流好，规格从 5 F 到 12 F 不等。

2）球囊型：导管是头部有球囊的橡胶导管，有一个端孔和靠近头端的两个侧孔。它的摩擦系数

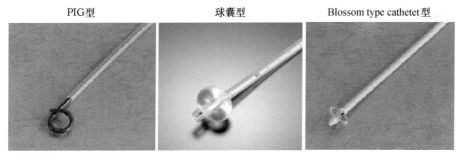

　　PIG型　　　　　球囊型　　　Blossom type cathetet型

图 10-10　外引流管

低，当球囊充气后可阻止导管滑脱，规格从 20 F 到 22 F 不等。

　　3）Blossom type cathete 型：导管头端有一蕈样膨大，防止引流管滑出，有利于引流，规格从 10 F 至 14 F 不等。

　　（3）造瘘器材：分为一次性造瘘袋与一次性引流袋。

　　1）一次性造瘘袋：用于保护切口及引流管口，可避免感染；经济实惠，操作简单；密闭效果好、不渗漏，粘贴牢固不易脱落，对皮肤无刺激性，安全实用；袋体透明，便于观察袋内渗液性状及局部有无渗血、渗液等；袋体柔软，不会摩擦皮肤引起不适。

　　2）一次性引流袋：便于引流，减少堵塞，连接紧密，舒适感好。

（六）手术过程及护理要点（表 10-21）

表 10-21　经皮肾造瘘术手术过程及护理要点

手术过程	护理配合
1.患者入室，身份识别，安全核查（注意核查手术侧）	固定四肢，心电监护，注意保暖，开通静脉通路
2.常规消毒铺单	（1）安置患者体位，协助铺无菌手术单 （2）给予患者心理安慰
3.整理无菌台，以生理盐水冲洗穿刺套装，用无菌套袋包裹超声探头。穿刺点：右侧取腋后线第 12 肋下方，左侧取腋后线第 11 肋下缘，以 2% 利多卡因行局部麻醉	（1）给药，包括利多卡因、碘对比剂 （2）提供穿刺套装 （3）协助套超声无菌套，连接超声机
4.B 超下选择双侧或单侧穿刺，选取肾后上方血管稀疏处对应的皮肤为穿刺点，用 21 G 穿刺针穿刺肾盂，观察有无尿液溢出	观察并记录生命体征
5.肾盂穿刺成功后，在数字减影血管造影（DSA）透视下，通过穿刺针置入 0.035 inch 导丝，退出穿刺针	递送导丝
6.沿导丝置入外引流管，注入碘对比剂，行顺行尿路造影	递送引流管
7.使用透明敷贴、康惠尔敷料固定引流管，尾端接三通开关，外接引流袋，或直接使用一次性造瘘袋	协助固定，观察穿刺部位有无渗血，健康教育终末处置

（七）术中常见不良反应和并发症的观察及护理

　　（1）肾盂输尿管穿孔：常由于穿刺针进入过深，误伤肾盂或肾盏造成。术中需密切观察患者生命体征、主诉，提醒术者操作动作轻柔，适时推注碘对比剂了解穿刺针位置，一旦发生穿孔，立即配合手术医生做好对症处理。

　　（2）迷走反射：密切观察患者生命体征，出现心率较基础心率显著下降时可嘱患者予以咳嗽；如仍无好转，需让患者采取去枕平卧位，保持呼吸道通畅，予以吸氧，遵医嘱予以阿托品 0.5～1 mg 静脉推注；若 1～2 min 内心率无明显好转，可增加阿托品 1 ～ 2 mg，并快速补液，必要时遵医嘱予以多巴胺 100 ～ 200 mg 加入 0.9% 生理盐水 250 ml 内静脉滴注，直至血压稳定。

（3）疼痛：术前遵医嘱给予止痛药，关注患者主诉，做好术中患者心理护理及沟通。

二、经皮顺行性输尿管内涵管或内支架植入术

为了获得长期的引流效果，在 PCN 基础上，放置输尿管内涵管或内支架，可以避免 PCN 术后携带引流袋的不便，减少 PCN 术后并发症，方便患者出院后在家中护理。如需进行内引流，经皮肾盂造瘘术后，造瘘引流管引流 2 ～ 3 天，引流液清亮后，行顺行输尿管支架植入术或可直接经皮穿刺行输尿管支架植入术，达到引流治疗目的。

（一）适应证

（1）逆行放置失败，不可能做逆行置管。

（2）输尿管良恶性梗阻。

（3）输尿管狭窄或瘘。

（4）经皮肾盂造瘘术置管外引流的同时，可进行尿动力学测定、取石、取异物等操作。

（二）禁忌证

（1）难以纠正的严重凝血功能障碍。

（2）肾萎缩，肾功能不足 20%。

（3）肾盂积脓、泌尿系急性感染期以及经皮肾造口术后严重出血者也不宜即刻植入输尿管支架。

（三）常规物品及药品准备（表 10-22）

表 10-22　经皮顺行性输尿管内涵管或内支架植入术常规物品及药品准备

序号	诊疗材料	规格型号	数量
1	一次性介入手术包		1
2	一次性注射器	20 ml	1
3	一次性注射器	10 ml	1
4	一次性注射器	5 ml	1
5	生理盐水	每瓶 500 ml	2
6	碘对比剂	每瓶 50 ml	1
7	利多卡因注射液	每支 100 mg	2

（四）诊疗材料准备（表 10-23）

表 10-23　经皮顺行性输尿管内涵管或内支架植入术诊疗材料准备

序号	诊疗材料	规格型号	用途	数量
1	超滑导丝	0.035 inch	引导穿刺套管进入肾盂	1
2	导管鞘	6 F	建立通路	1
3	交换导丝	0.035 inch/260 cm	作支撑导管 辅助支架释放	1
4	造影导管	5 F HINCK	肾盂及输尿管造影	1
5	引流导管及附件	21 G	建立通路	1
6	输尿管支架	详见正文	狭窄部位的支撑	若干

（五）材料结构及型号

输尿管支架由带缝线的输尿管支架、推送导管、猪尾矫直器三部分组成，部分型号包括 Nitinol 导丝或 HydroGlide 导丝。输尿管支架的主要材质为含有硫酸钡的聚氨酯，缝线为黑色尼龙单丝。推送导管的主要材质为具有不透射线物质的高密度聚乙烯。Nitinol 导丝的主要材质为 NiTi 记忆合金，涂覆聚四氟乙烯涂层。HydroGlide 导丝的主要材质为不锈钢，涂覆硅胶涂层。

（六）手术过程及护理要点（表10-24）

表10-24 经皮顺行性输尿管内涵管或内支架植入术手术过程和护理要点

手术过程	护理配合
同 PCN 手术过程 1 ～ 5	同 PCN 护理配合 1 ～ 5
6. 在 DSA 透视下，沿超滑导丝送入造影导管至肾盂或输尿管上段，退出超滑导丝，推入稀释的碘对比剂，观察肾盂、肾盏形态分布及输尿管至膀胱的走行、通畅情况	观察并记录生命体征
7. 在造影导管保护下送入超滑导丝，探查通过梗阻段，造影导管亦跟随通过梗阻段	同上
8. 交换置入交换导丝至膀胱，退出造影导管，将 6 F 输尿管支架送入膀胱	递送交换导丝、输尿管支架，上台前与医生再度确认输尿管支架的有效期，将条形码粘贴在耗材选用单、收费单上
9. 支架释放成功后，退导丝，包扎	协助包扎，观察穿刺部位无渗血，健康教育，终末处置

（七）术中常见不良反应和并发症的观察及护理

（1）疼痛与血尿：同 PCN 术中护理。

（2）双 J 管引流不畅与移位：术中穿刺成功后，要密切观察患者生命体征。如病情需要保留外引流管，需观察引流液体性状、颜色、量，协助妥善固定，防止发生移位或脱管。放置内涵管时，提醒手术医生合理定位，避免发生尿液反流、引流不畅等术后并发症。

第五节 经皮椎体成形术介入诊疗器材应用

一、概述

脊椎的转移性肿瘤、血管瘤及骨髓瘤等往往引起患者难以忍受的腰背痛，部分患者甚至因肿瘤直接侵犯脊髓或因椎体压缩性骨折压迫脊髓而导致瘫痪。经皮椎体成形术（percutaneous vertebroplasty，PVP）是目前最常见的介入治疗各种难治性脊椎转移性肿瘤、椎体压缩性骨折等的技术方法，是在影像设备（DSA、CT）等引导下经皮肤向发生骨折或破坏的椎体内注入骨水泥，以达到增强骨折椎体的强度、刚度及稳定性，部分恢复骨折椎体高度，部分灭活肿瘤，减轻甚至完全解除患者疼痛，提高生活质量的目的。经皮椎体后凸成形术（percutaneous kyphoplasty，PKP）治疗骨质疏松椎体压缩骨折亦可取得显著的止痛效果，其基本方法同 PVP，目前该技术主要为骨科医师推崇使用，本文不予讨论。

二、PVP 适应证

（1）骨质疏松性椎体压缩骨折。

（2）椎体转移性肿瘤。

（3）椎体骨髓瘤。

（4）椎体血管瘤。

三、PVP 禁忌证

1. 绝对禁忌证

结核、化脓等椎体感染性破坏病变。

2. 相对禁忌证

（1）出凝血功能障碍，有出血倾向者。

（2）椎体压缩程度大于 80%，确实无安全穿刺入路可进入菲薄的压缩椎体内者。

（3）椎体转移性肿瘤向椎管内生长，胸段压迫硬膜囊大于 1/2 且伴有下肢麻木和肌力减退等症状及体征，腰段压迫硬膜囊大于 2/3 且伴有下肢放射痛，并预期 2 ～ 4 周出现瘫痪可能性较大者。

（4）多发性椎体转移性肿瘤表现为弥漫性背痛，影像学检查和临床表现均不能确定致痛椎体。

（5）椎体转移性肿瘤已广泛破坏椎弓、横突和棘突，甚至周围软组织内有明显浸润，临床考虑背痛原因为上述多因素所致。

（6）体质虚弱，不能较长时间俯卧而难以耐受手术者。

四、常规物品及诊疗材料准备

1. 常规物品及器械准备（表 10-25）

2. 诊疗材料准备（表 10-26）

（1）组合式探针套管：由手柄、穿刺内管、穿刺外管组成。采用软聚氯乙烯塑料及优质医用不锈钢 06 Cr19Ni10、20 Cr13 和 30 Cr13 材料制造。完

表 10-25　PVP 常规物品及药品准备

序号	诊疗材料	规格型号	数量
1	一次性介入手术包		1
2	一次性注射器	10 ml	1
3	一次性注射器	5 ml	1
4	一次性注射器	1 ml	若干
5	利多卡因注射液	每支 100 mg	2
6	骨锤		1

表 10-26　PVP 诊疗材料准备

序号	诊疗材料	规格型号	用途	数量
1	组合式探针套管（穿刺系统）	详见正文	建立骨组织引导通道	1
2	引导丝	详见正文	引导定位	1
3	扩张套管	详见正文	扩张骨组织通道	1
4	钻头	详见正文	疏通骨组织通道	1
5	骨水泥填充器	详见正文	输送骨水泥	1
6	骨水泥	详见正文	填充破坏的骨组织	1

整的单步操作设计，得以快速并高效地进行经皮入路及建立骨组织引导通道；有效减少创伤；斜型刃口和菱形刃口可供医师按临床实际需要进行选择。

常规 DSA 或 CT 引导下的手术一般只需要组合式探针套管即可完成椎体成形术的主要步骤，规格如图 10-11。

	套管外径	套管内径	针直径	长度
胸椎	2	1.8	1.7	100
腰椎	3	1.9	1.8	120

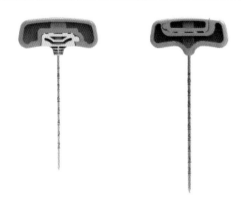

备注：测量单位均为 mm

图 10-11　组合式探针套管规格

（2）引导丝：在临床操作时引导丝做引导定位用，并可用来探测骨密度，规格见表10-27。

表 10-27　引导丝规格

套管外径	套管内径	针直径	产品金属部分长度
/	/	1.5	270

（3）扩张套管：圆锥尖端设计，切削更轻松，更容易穿过松质骨，规格如图10-12。

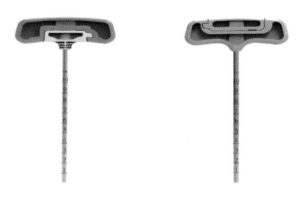

	套管外径	套管内径	长度
胸椎	3.6	3.1	130
腰椎	4.2	3.6	130

测量单位均为 mm

图 10-12　扩张套管规格

（4）钻头：特种材料经由精密磨削制成，充分保证临床需要，规格如图10-13。

	外径	长度
胸椎	3	230
腰椎	3.5	230

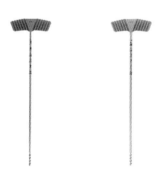

测量单位均为 mm

图 10-13　钻头规格

（5）骨水泥填充器：小直径设计，精密加工，输送更理想。标准接口设计，连接更可靠，规格如图10-14。

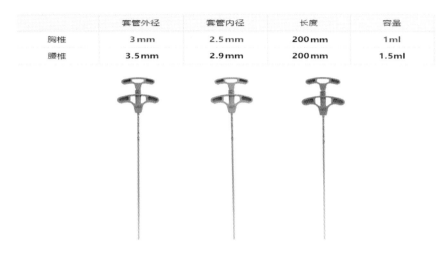

	套管外径	套管内径	长度	容量
胸椎	3 mm	2.5 mm	200 mm	1ml
腰椎	3.5 mm	2.9 mm	200 mm	1.5ml

图 10-14　骨水泥填充器规格

（6）骨水泥：包括粉体组分、液体组分；粉体组分的主要成分为：聚甲基丙烯酸甲酯、硫酸钡、过氧化苯甲酰；液体组分的主要成分为甲基丙烯酸甲酯、N,N 二甲基对甲苯胺、对苯二酚。低黏度 PMMA 骨水泥具有良好的弥散性，可操作时间充裕，便于安全操作。

（五）手术过程和护理要点（表 10-28）

表 10-28　PVP 手术过程及护理要点

手术过程	护理配合
1. 患者入室，身份识别，安全核查	协助患者取俯卧位，胸骨柄以及髂前上棘水平垫置横枕保持胸腰椎过伸，固定四肢，心电监护，注意保暖，建立静脉通路
2. DSA 透视定位伤椎椎弓根体表投影并做标记	协助做标记
3. 常规消毒铺单	（1）安置患者体位，协助铺无菌手术单 （2）给予患者心理安慰
4. 整理无菌台，以 2% 利多卡因局部麻醉	（1）给药——利多卡因 （2）递送注射器，穿刺针，骨锤
5. 调整角度进行经皮穿刺，穿刺针通过椎弓根，深度达椎体前 1/3	观察并记录生命体征
6. 确认穿刺针位置良好后，去除针芯	同上
7. 调制骨水泥至黏稠状态，在透视下用注射器接穿刺针注入伤椎，透视下见骨水泥沿骨小梁间隙浸润，边缘毛刺状形态至骨皮质为止	（1）递送骨水泥，上台前与医生再度确认骨水泥有效期，将条形码粘贴在耗材选用单、收费单上 （2）密切关注有无骨水泥过敏的症状和表现
8. 骨水泥完全硬化后，拔出穿刺针，穿刺点局部压迫 3～5 min 后包扎	协助包扎，观察穿刺部位有无渗血，健康教育，终末处置

（六）术中常见不良反应和并发症的观察及护理

（1）穿刺损伤神经根：密切监测患者的各项生命体征，观察患者病情的变化尤其关注相应神经分布肢体运动情况，一旦出现异常立即汇报手术医生遵医嘱处理。

（2）气胸、腰大肌及后腹膜间隙出血血肿：注意观察患者的心率、血压、血氧等情况，观察患者呼吸是否急促、意识是否清楚。

（3）骨水泥渗漏：注意倾听患者主诉，密切观察患者有无双下肢肌力、感觉及运动功能异常，有无放射性疼痛及排尿变化。如出现下肢肌力下降、麻木、剧烈放射痛等，应考虑骨水泥渗漏可能，一旦出现立即汇报手术医生遵医嘱予以脱水、营养神经、激素治疗等处理。

（4）骨水泥过敏反应：密切关注患者有无骨水泥过敏的症状及表现，如恶心、呕吐、全身荨麻疹、面部或喉头水肿等，一旦发生。应立即停止手术，遵医嘱予以抗过敏等对症处理。

（5）肺栓塞：术中重点关注血氧饱和度，观察患者呼吸状况，有无突然出现胸闷、气促、发绀、呼吸困难等现象。一旦发生应考虑有症状的肺栓塞，立即予以吸氧并及时汇报手术医生予以相应处理。

（6）疼痛及出血：密切关注患者生命体征，若血压持续下降并伴有明显腹痛应考虑血肿可能，及时汇报手术医生予以相应处理。

第六节　静脉输液港植入术介入诊疗器材应用

一、概述

静脉输液港，是一种可植入皮下、长期留置在体内的静脉输液导管装置。静脉港用于输注抗肿瘤药物、肠外营养、血液及血液制品、抗生素等，取得了较好的结果，也易于被患者接受。静脉港的使用提高了静脉输液的安全性，避免了反复穿刺带来的痛苦；静脉港完全置于皮下，体外无裸露部件，是目前感染率最低的中心静脉导管装置。目前静脉港植入的主要方式有两种，一是经颈内静脉、锁骨下静脉胸壁式植入，二是经贵要静脉上臂式植入。

二、适应证

（1）长期化疗的肿瘤患者。
（2）长期输注高浓度营养液患者。
（3）长期静脉输液治疗者。
（4）反复输注血制品或血样采集者。

三、禁忌证

无绝对禁忌证，相对禁忌证包括：
（1）存在严重的不可纠正的凝血功能障碍。
（2）已知对静脉港或导管材质过敏。

（3）无法控制的败血症或血培养阳性。
（4）穿刺部位存在静脉回流障碍，如上腔静脉综合征、穿刺路径有血栓形成。
（5）穿刺部位有感染性病灶、开放性伤口、放疗史、颈部肿物等。

四、常规物品及诊疗材料准备

1. 常规物品及药品准备（表 10-29）

表 10-29　静脉输液港植入术常规物品及药品准备

序号	诊疗材料	规格型号	数量
1	一次性介入手术包		1
2	器械包		1
3	一次性注射器	10 ml	2
4	一次性注射器	5 ml	1
5	慕丝线	按需	1
6	快薇乔线	按需	1
7	慢薇乔线	按需	1
8	透明敷料		1
9	生理盐水	每瓶 500 ml	2
10	利多卡因注射液	每支 100 mg	4
11	肝素钠注射液	每支 12 500 U	2

2. 诊疗材料准备（表 10-30）

表 10-30　静脉输液港植入术诊疗材料准备

序号	诊疗材料	用途	数量
1	植入式输液港型中心静脉导管及套件	长期留置在体内的用于静脉输液的导管装置	1
2	一次性使用植入式给药装置留置针	输液时与静脉港连接的输液通路	1

静脉输液港分为单腔和双腔静脉两种型号。由穿刺底座和静脉导管两部分组成。

（1）穿刺底座分为单腔和双腔（图 10-15）。

（2）静脉导管依据材质不同分为 Slicone 硅胶、Polyurethane 聚脲氨脂两类，Slicone 硅胶管分为三向瓣膜式导管（蓝色）、末端开口式导管（白色）。Polyurethane 聚脲氨脂管末端开口型号分别为 6 F 至 9.6 Fr 不等（图 10-16）。

单腔静脉输液港　　　　双腔静脉输液港

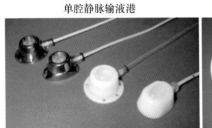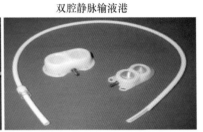

图 10-15　静脉输液港

Slicone硅胶　　　　　　Polyurethane 聚脲氨脂

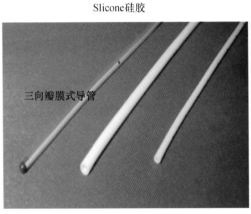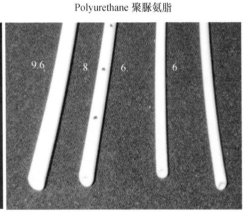

三向瓣膜式导管

图 10-16　静脉导管

（3）无损伤针：种类有弯型无损伤针、直型无损伤针、蝶翼针输液套件三种。其中弯型 / 直型无损伤针用于静脉推注及间歇期维护；蝶翼针适用于连续静脉点滴，可留置使用 7 天。

（五）手术过程和护理要点（表 10-31）

表 10-31　静脉输液港植入术手术过程及护理要点

手术过程	护理配合
1. 患者入室，身份识别，安全核查	经颈内、锁骨下静脉胸壁式植入：取仰卧位，头偏向左侧（常规埋入右侧颈内、锁骨下），麻醉架置于非手术侧，固定四肢，心电监护 经贵要静脉上臂式植入：取仰卧位，穿刺侧上肢保持与身体呈 120° 外旋外展位，固定四肢，心电监护
2. 消毒颈部，范围：超出拟置管、埋静脉港部位 15 cm 以上	（1）准备消毒液、局麻药、注意保暖，协助铺无菌手术单，保持患者呼吸通畅 （2）嘱患者术中避免说话、咳嗽、上肢活动 （3）观察并记录生命体征

手术步骤	护理配合
3. 整理无菌台，用无菌套袋包裹超声探头，检查静脉港的通畅性和完整性	（4）协助套超声无菌套，连接超声机 （5）递送器械包、静脉港、慕丝线、慢薇乔线、快薇乔线
4. 在穿刺部位和港体置入部位行局部浸润麻醉，选择静脉穿刺点	给药，包括利多卡因、肝素盐水
5. 在超声引导下行静脉穿刺，成功后置入导丝，透视下确定导丝进入上腔静脉，沿导丝引入可撕脱鞘，经鞘引入导管	询问患者感觉，观察呼吸情况，了解有无胸闷、疼痛等不适
6. 穿刺点下方 2～3 横指处切开皮肤，钝性分离皮下组织，制作合适大小的囊袋	同上
7. 透视下确定导管末端位于上腔静脉下段，不超过上腔静脉与右心房连接点，依据透视准确判断预留的导管长度后用剪刀垂直剪断，连接导管和港体。无损伤针刺入港体，回抽血液通畅，注入生理盐水证实无渗液	将静脉港条形码粘贴在耗材选用单、收费单上
8. 妥善固定港体，避免导管成角。逐层缝合，消毒后以无菌纱布覆盖，固定碟形无损伤针	递送酒精、透明敷料，协助包扎伤口，观察穿刺点无出血，健康宣教，终末处置

（六）术中常见不良反应和并发症的观察及护理

（1）气胸：最常见的损伤部位是肺尖，发生于经锁骨下静脉入路。应密切观察患者有无胸痛、呼吸困难、咳嗽等症状，并观察进展情况，一旦出现立即汇报手术医生予以处理，必要时行胸腔闭式引流。

（2）血胸：常见原因为误穿动脉、静脉损伤。患者可出现胸痛、呼吸困难，甚至出现低血压等症状。出现血胸应停止置管。密切观察生命体征，遵医嘱行胸腔闭式引流、静脉补液止血等治疗。出血量大、活动性出血者，行外科手术或介入治疗。

（3）误穿动脉：常见于盲穿，置入穿刺针或导管后有鲜红色血液喷出，患者一般无不适主诉，可出现血肿，产生压迫症状等。

（4）空气栓塞、心律失常、心脏压塞临床罕见。

第七节　介入手术辅助器械

一、液体加压袋

（1）用途：用于软性输液袋加压和快速液体置换（图 10-16）。

（2）使用方法：①将穿刺过的输液袋悬挂在加压袋上。②旋转三通旋塞手柄，使"OFF"指向侧孔，进行加压。③给球囊充气至绿带外观指示的适当尺寸。一旦达到需要的压力，将"OFF"手柄指向加压袋。

（3）清洁：加压袋可以用10%漂白剂或70%异丙醇进行清洗。切勿将加压袋弄湿或浸没在水中。

二、振荡器

（1）用途：对难以溶解的粉剂药物于 20 s 内充分混匀，避免药物浪费，也可以用于液基细胞标本的混匀（图 10-17）。

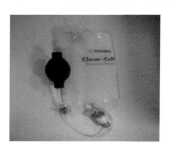

图 10-16　液体加压袋

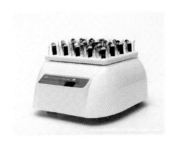

图 10-17　药物振荡器

（2）使用方法：

1）打开电源、指示灯亮。

2）旋转定时开关、选择所需要的时间。

3）调节"调速旋钮"从慢到快、调节到自己所需要的速度。

4）使用完毕后、请关闭电源。将工作面擦干。

三、解脱系统

弹簧圈分离控制盒以无菌方式包装，贴上的小圆形指示标记必须是绿色时才能使用此装置。绿色指示标记表示此装置是无菌的。如果指示标记是紫色的，请勿使用此装置（图 10-18）。

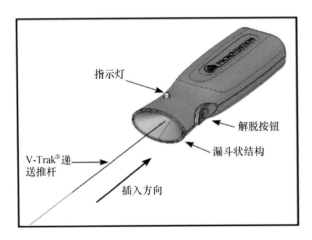

指示灯

解脱按钮

漏斗状结构

V-Trak® 递送推杆

插入方向

图 10-18　解脱系统

使用方法：

（1）线圈递送前，弹簧圈分离控制盒的相关准备

1）从其保护包装中取出弹簧圈分离控制盒，拉动弹簧圈分离控制盒侧面上的白色拉环。丢弃拉环，将弹簧圈分离控制盒置于无菌区中。解脱线圈时，只能使用 MICROVENTION 弹簧圈分离控制盒，不得使用其他动力源。

2）在使用弹簧圈系统 / 栓塞系统装置之前，

从包装圈内取出弹簧圈系统递送推杆近端。要小心避免异物（例如血液或碘对比剂）污染递送推杆近端。用力将递送推杆的近端插到弹簧圈分离控制盒的漏斗状结构中。这时不要按解脱按钮。

3）等待 3 s，同时观察弹簧圈分离控制盒上的指示灯。

• 若绿灯不亮或红灯亮起，须更换装置。

• 若指示灯变绿，然后在 3 s 观察时段内的任何时间熄灭，须更换装置。

• 若在整个 3 s 观察时段内绿灯持续亮起，可继续使用装置。

（2）解脱线圈时，弹簧圈分离控制盒的操作

1）弹簧圈分离控制盒与电池电源预装在一起，弹簧圈系统递送推杆正确连接后电池电源就会启动。

2）连接弹簧圈分离控制盒之前，须核实 RHV 已被牢固锁套在弹簧圈系统递送推杆上，以确保在连接过程中线圈不会移动。

3）如果触点上沾染有血液或对比剂，请在连接弹簧圈分离控制盒之前，用无菌清水或盐水擦洗触点。

4）用力将弹簧圈系统递送推杆的近端插到弹簧圈分离控制盒的漏斗状结构中，使弹簧圈系统递送推杆的近端与弹簧圈分离控制盒相连。

5）当弹簧圈分离控制盒与弹簧圈系统递送推杆正确相连后，会听到一声"哔"音，指示灯会变绿，表示一切就绪可以解脱线圈。如果在 30 s 内没有按解脱按钮，持续亮的绿灯会慢慢闪烁起来。持续亮的绿灯和闪烁的绿灯都表示一切就绪可以解脱线圈。如果绿灯没有亮起，请检查连接是否正确。如果连接正确，但是绿灯仍然没有亮起，须更换弹簧圈分离控制盒。

6）按解脱按钮之前，须核实线圈的位置。

7）按解脱按钮。按下解脱按钮时，会听到一声哔音，指示灯会闪烁绿光。

8）解脱过程结束时，会听到三声"哔"音，指示灯会变成黄色，闪烁三次。这表示解脱过程已经完成。如果线圈未能在解脱过程中解脱，继续保持弹簧圈分离控制盒与弹簧圈系统递送推杆的连接，待指示灯变成绿色后尝试再次解脱。

9）当解脱周期达到弹簧圈分离控制盒标签上规定的次数后，指示灯会变红。指示灯变成红色

后，不得再使用该弹簧圈分离控制盒。当指示灯变成红色后，须废弃弹簧圈分离控制盒，换一个新的弹簧圈分离控制盒。

10）先通过放松 RHV 阀来核实线圈是否已经解脱，然后再将递送系统缓慢后拉，核实线圈不会移动。如果植入体未能解脱，可再尝试解脱两次，但以此为限。如果三次尝试后仍然未能解脱，取出递送系统。

11）在确认解脱后，缓慢缩回并取下弹簧圈系统递送推杆。在脱离线圈之后，向前推动弹簧圈系统递送推杆会引发动脉瘤和血管破裂的风险。在解脱线圈之后请勿向前推动递送推杆。

四、活化凝血时间（ACT）监测仪

ACT（activated clotting time）血凝检测仪（图 10-19）是一种实时、动态、床旁用于测量全血凝血反应的设备。可为临床提供凝血酶原转化为凝血酶的时间，ACTALYKE 即时凝血分析仪可以监测到所用的抗凝药，尤其是肝素、低分子肝素等抗凝药（图 10-19）。

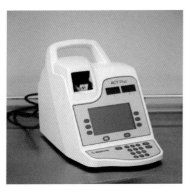
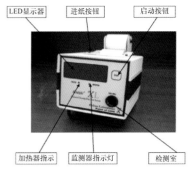

图 10-19　ACT 检测仪

1. 使用流程

（1）预热

1）开 ACT 监测仪电源，让机器预热 10 min。

2）将一对配套试管置入试剂槽内，与机器共同预热至 37℃，药筒放入试槽内（此时切勿将试剂槽推入机器中）预热 3 ～ 5 min。

3）必要时请输入患者 ID、用户 ID 和药筒批号。

4）选择适当的药筒类型，一般为 HR-ACT。

（2）测试

1）用注射器抽取 1 ml 血样。

2）将药筒自试剂槽中取出，轻弹药筒底部，使高岭土试剂混匀。

3）将注射器的针头插入药筒底部，缓缓注入血样，注意避免气泡在试管中产生。

4）当血样液平面到达两刻度线之间时，停止注入。取出针头，取出针头时需注意不要将针头血滴黏附在试管内壁和黑色旗标杆上。

5）将药筒放入试剂槽轻轻推入机器，开始测试。

6）测试结束时液晶屏上会显示两个通道的平均值（average）和差异值（difference）。若 difference/average100% ＜ 12% 则测试成功，接受该平均值，同时记录（ACT 的正常值为 80 ～ 120 s）。

2. 清洁与保养

（1）使用后关闭电源，对有明显沾染消毒液的部件，用含有一定比例的乙醇擦拭后，用湿纱布清洁。

（2）若沾染了血源性病原体标志物阳性患者的血液、体液，应用中性洗涤剂擦拭，擦拭后用环氧乙烷气体消毒灭菌处理。

五、放射性碘粒子植入枪

放射性碘粒子植入枪由枪体、手柄、粒子推进杆、弹夹型粒子仓及附件组成（图 10-20）。附件包括粒子装载台、装载台消毒盒。

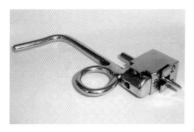

图 10-20　放射性碘粒子植入枪

（张勤　居洁勤　庄海峰）

参考文献

［1］毛燕君，许秀芳，李海燕．介入治疗护理学．修订2版．北京：人民军医出版社，2013.

［2］韩新巍．气道病变介入治疗与研究进展．郑州：郑州大学出版社，2017.

［3］吴刚，殷美攀，韩新巍，等．气道金属内支架的临床应用进展．中国医疗器械信息，2016，21（2）：8-12.

［4］李麟荪，徐阳，林汉英．介入护理学．北京：人民卫生出版社．2015.

［5］杨仁杰，李文华，张靖，临床急症介入治疗学．北京：人民卫生出版社，2017.

［6］韩新巍．介入治疗临床应用与研究进展．郑州：郑州大学出版社，2015.

［7］徐阳，一次性黏贴造口袋用于切口渗液保护．护理研究，2011，25：1413.

［8］陆荣枢，蔡慧，潘小蔓．输尿管内支架管常见并发症发生原因分析与护理对策．护理实践与研究，2016，13（10）：77-78.

［9］魏传菊，李青伟．经皮穿刺胆道支架置入联合胆道消融术治疗恶性阻塞性黄疸患者的护理．护理实践与研究．2016，13（14）：42-43.

［10］张强．肝癌的微波消融治疗现状及进展．中国医药指南，2011，5（9）：216-218.

［11］毛燕君，秦月兰，刘雪莲．介入手术室护理管理实用手册．上海：第二军医大学出版社，2017.

［12］李国宏．介入护理实践指南2019版．南京：东南大学出版社，2019.

［13］徐春兰，曹霞，杨静娇．上臂式静脉输液港与胸壁式静脉输液港临床应用研究．护士进修杂志，2018，33（5）：474-475.

［14］郑文恒，于韬，罗娅红，等．数字减影血管造影在恶性输尿管梗阻治疗中的应用．微创泌尿外科杂志，2019，8（3）：153-158.